国家卫生健康委员会"十三五"规划教材配套教材

全国高等学校配套教材

供基础、临床、预防、口腔医学类专业用

临床药理学
学习指导与习题集

第2版

主　编　李　俊

副主编　刘克辛　袁　洪　杜智敏　闫素英

编　者　(以姓氏笔画为序)

文爱东 (空军军医大学)	陈　汇 (华中科技大学同济医学院)
吕晓菊 (四川大学华西医学中心)	陈　霞 (吉林大学白求恩医学部)
刘克辛 (大连医科大学)	周家国 (中山大学中山医学院)
闫素英 (首都医科大学)	袁　洪 (中南大学湘雅三医院)
杜智敏 (哈尔滨医科大学)	高卫真 (天津医科大学)
李　俊 (安徽医科大学)	郭秀丽 (山东大学齐鲁医学院)
李庆平 (南京医科大学)	唐　漫 (中国医科大学)
何　明 (南昌大学江西医学院)	谭焕然 (北京大学基础医学院)
张　伟 (中南大学湘雅医院)	戴海斌 (浙江大学医学院附属第二医院)
张　菁 (复旦大学附属华山医院)	魏　伟 (安徽医科大学)

人民卫生出版社

图书在版编目（CIP）数据

临床药理学学习指导与习题集 / 李俊主编. -- 2 版
. -- 北京：人民卫生出版社，2019
全国高等学校五年制本科临床医学专业第九轮规划教
材配套教材
ISBN 978-7-117-28569-8

Ⅰ. ①临… Ⅱ. ①李… Ⅲ. ①临床医学 – 药理学 – 高
等学校 – 教学参考资料 Ⅳ. ①R969

中国版本图书馆 CIP 数据核字（2019）第 102980 号

人卫智网	www.ipmph.com	医学教育、学术、考试、健康，购书智慧智能综合服务平台
人卫官网	www.pmph.com	人卫官方资讯发布平台

临床药理学学习指导与习题集
第 2 版

主　　编：李　俊
出版发行：人民卫生出版社（中继线 010-59780011）
地　　址：北京市朝阳区潘家园南里 19 号
邮　　编：100021
E - mail：pmph @ pmph.com
购书热线：010-59787592　010-59787584　010-65264830
印　　刷：北京虎彩文化传播有限公司
经　　销：新华书店
开　　本：787 × 1092　1/16　印张：25
字　　数：656 千字
版　　次：2013 年 3 月第 1 版　　2019 年 8 月第 2 版
　　　　　2024 年 1 月第 2 版第 2 次印刷（总第 3 次印刷）
标准书号：ISBN 978-7-117-28569-8
定　　价：55.00 元
打击盗版举报电话：010-59787491　E-mail：WQ @ pmph.com
（凡属印装质量问题请与本社市场营销中心联系退换）

前 言

  《临床药理学学习指导与习题集》第 2 版是国家卫生健康委员会"十三五"规划教材,全国高等学校教材《临床药理学》第 6 版的配套学习教材,可作为高等医药院校本科生、研究生、医师和药师资格考试及医药工作者学习和应试的参考用书,也可作为教师备课和命题的参考教材。

  全书共 35 章,内容包括学习目标、内容要点、试题及答案、延伸阅读。试题包括单项选择题、多项选择题、填空题、名词解释、简答题和论述题。试题涉及临床药理学各方面的知识,集中反映了教学大纲的要求,重在培养学生分析问题、解决问题的能力。书中的延伸阅读内容,为相应章节的临床药理学科普或学科进展知识,意在拓展学生的知识面,激发学习兴趣。

  本书知识点新、内容系统、题型全面、试题量大、难易不一。希望本书能帮助学生更好地理解和掌握临床药理学教材的知识,成为学习临床药理学的良师益友。

  本书的编写得到参编单位的大力支持,安徽医科大学药学院药理教研室的老师和研究生作了大量的编务工作,在此一并表示衷心感谢。

  希望广大师生在使用本书过程中,提出宝贵意见。

李 俊

2019 年 03 月 18 日

目 录

第一章

绪 论

【学习目标】

1. 熟悉临床药理学的概念、新药临床试验的主要内容和设计方法、临床试验的伦理学要求。
2. 了解临床药理学的主要研究内容及职能、循证医学和转化医学对临床药理学发展的影响。

【内容要点】

一、临床药理学概要

1. 临床药理学是研究药物在人体内作用规律和人体与药物间相互作用过程的交叉学科。它以药理学与临床医学为基础,阐述药物代谢动力学(药动学)、药物效应动力学(药效学)、毒副作用及药物相互作用的性质、机制及规律等;以促进医药结合及基础与临床结合,指导临床合理用药,提高治疗水平,推动医学与药理学发展为目的。主要任务包括:对新药的有效性与安全性做出科学评价;通过治疗药物监测,调整给药方案,安全有效地使用药物;监测上市后药品不良反应,保障用药安全;临床合理使用药物,改善患者的治疗。

2. 临床药理学概念的提出约始于 20 世纪 30 年代,在最近几十年得以迅速发展,逐渐形成了一门独立的学科。近年来,循证医学和转化医学等现代医学模式极大地促进了临床药理学的发展。

3. 临床药理学的主要研究内容包括药效学研究、药动学研究、毒理学研究、临床试验、药物相互作用研究等。

4. 临床药理学的主要职能有新药的临床研究与评价、市场药物的再评价、药品不良反应监测、承担临床药理教学与培训工作、开展临床药理服务等。

二、新药的临床药理学评价

1. 新药指我国未上市的药品。已上市的药品改变剂型、改变给药途径、增加新的适应证或制成新的复方制剂,亦按新药管理。

2. 新药研究的内容包括临床前研究和临床研究。其中,新药临床研究指临床前一系列规定的研究内容完成后,向卫生行政部门申请并获得批准的以人(患者或健康志愿者)作为受试对象,在一定条件的控制下,科学考察和评价新药对特定疾病的治疗或预防、诊断的有效性及安全性进行评价的过程,它和临床前的基础研究及上市常规应用后的监测一起构成了新药研发的全过程。

3. 新药临床试验一般分为四期(Ⅰ、Ⅱ、Ⅲ、Ⅳ),每期均有特定的研究目的和研究内容。

4. 在临床试验中,很多因素会影响试验结论的可靠性,只有通过科学的试验设计方法,才能科学、正确的评价。临床药理学试验需要遵循的基本原则及方法包括:对照(安慰剂对照、剂量-反应对照、阳性药物对照、空白对照、历史对照等)、随机(单纯随机、均衡随机、均衡顺序随机等)、盲法(单盲、双盲)等。

三、临床试验的伦理学要求

临床试验的伦理学要求临床试验过程中,必须充分保障受试者的个人权益。《赫尔辛基宣言》是指导人体试验权威性、纲领性的国际医德规范,也是全世界人体医学研究的伦理准则。我国食品药品监督管理局颁布的GCP规定,所有以人为对象的研究必须符合《赫尔辛基宣言》,即公正、尊重人格、力求使受试者最大程度受益和尽可能避免伤害。根据《宣言》的原则,临床试验研究人员必须:①坚持符合医学目的的科学研究;②保护受试者权益;③知情同意的原则贯穿整个临床试验;④发挥伦理委员会的重要作用;⑤提高临床试验人员的素质。

【试题】

(一)名词解释

1. 临床药理学
2. 新药
3. 药效学
4. 盲法

(二)单项选择题

1. 临床药理学研究的内容是(　　　)
   A. 药效学研究
   B. 药动学与生物利用度研究
   C. 毒理学研究
   D. 临床试验与药物相互作用研究
   E. 以上都是

2. 临床药理学试验中必须遵循Fisher提出的三项基本原则是(　　　)
   A. 随机、对照、盲法
   B. 重复、对照、盲法
   C. 均衡、盲法、随机
   D. 均衡、对照、盲法
   E. 重复、均衡、随机

3. 治疗作用初步评价阶段为(　　　)
   A. Ⅰ期临床试验
   B. Ⅱ期临床试验
   C. Ⅲ期临床试验
   D. Ⅳ期临床试验
   E. 扩大临床试验

(三)简答题

1. 临床药理学的主要研究内容及职能是什么?
2. 为什么新药临床试验有时会采用安慰剂对照?

3. 新药临床试验一般分为Ⅰ、Ⅱ、Ⅲ、Ⅳ四期,主要研究内容分别是什么?

(四) 论述题

新药临床试验在伦理学方面有何要求?

【答案】

(一) 名词解释

1. 临床药理学:是研究药物在人体内作用规律和人体与药物间相互作用过程的交叉学科。它以药理学与临床医学为基础,阐述药物代谢动力学(药动学)、药物效应动力学(药效学)、毒副作用及药物相互作用的性质、机制及规律等;以促进医药结合及基础与临床结合,指导临床合理用药,提高治疗水平,推动医学与药理学发展为目的。

2. 新药:指我国未上市的药品。已上市的药品改变剂型、改变给药途径、增加新的适应证或制成新的复方制剂,亦按新药管理。

3. 药效学:旨在研究药物对人体生理与生化功能的影响和临床效应,以及药物的作用机制。简言之,即研究药物对机体的影响。通过药效学研究确定人体的治疗剂量,在每个病人身上能得到最大的疗效和最少的副作用;同时研究剂量、疗程、不同给药途径与疗效之间的关系,指导临床合理用药。

4. 盲法:指按试验方案的规定,不让参与研究的受试者、研究者以及其他有关工作人员知道患者所接收到的是何种处理(试验药或对照药),从而避免对试验结果的人为干扰。如果仅受试者不知道接受何种处理,称为单盲;如果受试者和研究者都不知道,称为双盲。

(二) 单项选择题

1. E　　2. A　　3. B

(三) 简答题

1. 临床药理学的主要研究内容及职能是什么?

临床药理学的主要研究内容:药效学研究、药动学研究、毒理学研究、临床试验、药物相互作用研究等。临床药理学的主要职能:新药的临床研究与评价、市场药物的再评价、药品不良反应监测、承担临床药理教学与培训工作、开展临床药理服务等。

2. 为什么新药临床试验有时会采用安慰剂对照?

安慰剂指没有药理活性的物质(如乳糖、淀粉等)制成与试验药剂型、大小、颜色、重量、气味及口味相同的制剂,作为临床对照试验中的阴性对照物。设置安慰剂对照能够最大限度地减少受试者和研究者由于心理因素所形成的偏倚,控制安慰作用;还可以消除疾病自然进展的影响,分离出由于试验药物所引起的真正的不良反应,从而直接量度在试验药和安慰剂之间的差别。应注意:①如果已有有效药物能给受试者带来益处,这时再用安慰剂对照就存在伦理问题,一般不宜采用;②不能用于危、重、急性患者;不能因为使用安慰剂对照而延误病情。

3. 新药临床试验一般分为Ⅰ、Ⅱ、Ⅲ、Ⅳ四期,主要研究内容分别是什么?

新药临床试验分四期,研究内容:①Ⅰ期临床试验:在人体进行新药研究的起始期,是初步的临床药理学及人体安全性评价试验,观察人体对新药的耐受程度,了解新药在人体内的药动学过程,为制订给药方案提供依据。②Ⅱ期临床试验:随机盲法对照临床试验,对新药的有效性和安全性作出初步评价,推荐临床给药剂量。③Ⅲ期临床试验:Ⅱ期临床试验的延续,扩大的多中心临床试验。应遵循随机对照原则,进一步评价有效性和安全性。④Ⅳ期临床试验:也称新药上市后监测（postmarketing surveillance），在广泛使用条件下考察疗效和不良反应，应特别注意罕见不良反应。

（四）论述题

新药临床试验在伦理学方面有何要求？

临床试验过程中，必须充分保障受试者的个人权益。《赫尔辛基宣言》是指导人体试验权威性、纲领性的国际医德规范，也是全世界人体医学研究的伦理准则。我国食品药品监督管理局颁布的GCP 规定，所有以人为对象的研究必须符合《赫尔辛基宣言》，即公正、尊重人格、力求使受试者最大程度受益和尽可能避免伤害。根据《赫尔辛基宣言》原则，临床试验研究人员必须要做到：①坚持符合医学目的的科学研究；②保护受试者权益；③知情同意的原则贯穿整个临床试验；④发挥伦理委员会的重要作用；⑤提高临床试验人员的素质。

【延伸阅读】

药物临床试验质量管理规范

随着科学技术，尤其是化学工业、生物技术的发展，每年都有许多新的药物进入研究、临床和生产。如何保证这些药物安全、有效已成为重要问题。药物的研究与开发已由简单的制药单位管理发展为国家管理，许多国家制定了管理法规。在保证药品生产的质量方面有生产质量管理规范（good manufacturing practice，GMP），在保证实验室研究质量方面有实验室管理规范（good laboratory practice，GLP）。而临床试验质量管理规范（good clinical practice，GCP）则是对临床试验提出的标准化要求。临床单位必须按此规范进行临床试验，使试验符合道德标准和科学标准，确保试验结果准确可靠，结论可信无误。

GCP 和 GMP、GLP 一样，本身不是法，但一经实施，即成为一种大家都必须执行的规范，起着类似法规的作用。例如，药厂如不符合 GMP 要求，就不能获得生产许可证；新药临床试验如不符合 GCP 要求，将不能通过审批，或根本就不予申报，不符合 GCP 的临床单位就不能承担临床试验任务。因此，从临床药理的观点来看，GCP 实际上就是把临床药理学的专业理论、伦理道德观念和对新药安全有效性的研究评价方法以及为了确保这些理论、观点、方法得以实施的管理措施用制定规范的办法将其规定下来，形成文件，成为新药临床试验的统一要求和必须遵循的依据。实行GCP 能明显提高新药临床评价质量，对药品的开发研究和科学管理均能起到重要的促进作用。

（李　俊　黄　成）

第二章

临床药动学

【学习目标】

1. 掌握药物吸收、分布、代谢、排泄过程的基本规律和特点。
2. 掌握一级、零级、米氏动力学的速率过程;熟悉主要的药动学参数概念及其临床意义。
3. 了解房室模型、生理药动学模型、统计矩的概念及其在药动学中的应用。

【内容要点】

一、药物转运体

药物转运体属于跨膜转运蛋白,行使着将药物主动转运至靶器官的重要功能。机体的几乎所有器官均存在多种与转运药物及内源性物质相关的转运体。药物转运体分为两大类:一类称为易化扩散型或继发性主动转运型的可溶性载体;另一类称为原发性主动转运型的 ATP 结合盒式转运体。根据转运机制和方向的不同分类,上述两类转运体还可分为摄取型转运体和外排型转运体两种:摄取型转运体的主要功能是促进药物向细胞内转运,增加细胞内底物浓度;外排型转运体则依赖 ATP 分解释放的能量,将底物泵出细胞,降低底物在细胞内的浓度,其功能类似外排泵,利于药物的解毒。此外,外排型转运体将抗肿瘤药物排出肿瘤细胞是肿瘤细胞产生多药耐药的原因之一。

临床上常见的转运体有很多,了解转运体的底物或抑制剂,对掌握药物相互作用有非常重要的临床意义。

二、药物吸收、分布、代谢、排泄过程的基本规律

吸收是指药物从用药部位进入血液循环的过程。吸收可分为消化道吸收(口服、舌下、直肠给药)和消化道外吸收(皮肤黏膜、注射部位、鼻黏膜、支气管或肺泡吸收),药物的吸收程度和速度与药物的理化性质、给药途径、制剂等因素密切相关。降低首关效应可提高口服药物经胃肠道吸收。改变给药途径(如舌下、直肠给药)也可不同程度克服首过效应。调节转运体的功能也能影响药物的吸收。

分布是指药物吸收后随血液循环到达各组织器官的过程。影响分布的因素包括药物与血浆

5

蛋白结合、各种体内屏障、体液的 pH 和药物的解离度、器官血流量与膜的通透性、药物与组织的亲和力以及药物转运体等。药物与血浆蛋白结合率的大小是影响药物在体内分布的重要因素。仅游离型药物才能转运到作用部位产生药理效应，或进入代谢、排泄器官被消除。两种与血浆蛋白结合率高的药物合用，可出现竞争性抑制而发生药物相互作用。

生物转化（药物代谢）是指药物在体内发生化学结构的改变。药物在体内代谢的方式和步骤包括第一相的氧化、还原、水解反应和第二相的结合反应。代谢的主要部位是肝，其他组织也可不同程度代谢药物。药物代谢酶分为专一性酶和非专一性酶，后者包括 CYP，CYP 是一个基因超家族，选择性低和变异性大是其催化底物的特性。环境中存在的许多化学物质可以使 CYP 活性增强（酶的诱导）或减弱（酶的抑制）；生理因素（年龄、性别、昼夜节律性等）与营养状态（饮食种类等）疾病等也可影响 CYP 活性。绝大多数药物经过代谢后，药理活性都减弱或消失，称为失活，但是也有一些药物经代谢后活性增强，甚至产生毒性。

排泄指药物及其代谢物通过排泄器官被排出体外的过程。肾脏是药物排泄的重要器官。药物排泄多为被动转运，但有些弱酸性药物和弱碱性药物可经药物转运体的主动转运从近曲小管分泌排出。药物在肾小管的重吸收有被动转运和通过转运体的主动转运两种方式。药物经胆汁排泄有分子量阈值的要求。有的药物由胆汁排入十二指肠后，再经肠黏膜上皮细胞吸收，经门静脉、肝脏重新进体循环，即肝肠循环过程。肝肠循环能延迟药物的排泄，使药物作用时间延长。药物转运体对药物的肾排泄和胆汁排泄有重要作用。其他排泄途径还有肠道、乳汁、唾液、汗液、泪液、皮肤、肺等。

三、药动学的基本原理

房室模型是将人体视为一个系统，内部按动力学特性分若干房室，通常分为一室和二室开放型模型。房室是一个假想的空间，它与解剖部位和生理功能无关。药物在体内的消除速率过程可分为一级、零级和米氏速率过程。一级动力学即等比转运，为线性动力学过程，其特点为半衰期、总体清除率恒定，与剂量或药物浓度无关，而 AUC 与所给予的单一剂量成正比。零级动力学即等量转运，为非线性动力学过程，其特点为半衰期、总体清除率不恒定，剂量加大，半衰期和总体清除率可超比例变化，AUC 与所给予的单一剂量不成比例。米 - 曼氏速率过程是一级动力学与零级动力学互相移行的过程。此过程在高药物浓度时是零级动力学过程，而在低药物浓度时是一级动力学过程。

半衰期是指血浆药物浓度降低一半所需的时间。是表述药物在体内消除快慢的重要参数；表观分布容积是指体内药物总量按血浆药物浓度推算时所需的体液总容积；AUC 是指血药浓度数据（纵坐标）对时间（横坐标）作图，所得曲线下的面积；生物利用度（F）是指药物活性成分从制剂释放吸收进入血液循环的程度和速度。它的吸收程度用 AUC 表示，而其吸收速度是以 T_{max} 来表示。F 可分为绝对生物利用度和相对生物利用度。F 是评价药物制剂质量及药物安全性、有效性的重要指标，易受药物制剂、生理、食物等多方面因素的影响。总体清除率即单位时间内有多少毫升血浆中所含药物被机体清除。是肝、肾以及其他途径清除率的总和。达到 C_{ss} 的时间仅决定于半衰期，与剂量、给药间隔及给药途径无关。增加给药剂量能提高 C_{ss}，但也不能加快到达 C_{ss} 的时间，首次给予负荷剂量，可加快到达 C_{ss} 的时间。

生理药动学模型是建立在机体的生理、生化、解剖和药物热力学性质基础上的一种整体模型。通常将每个组织器官作为一个单独的房室看待，房室间模拟生理情况，以血液循环连接。理论上，该模型不仅可以预测任何组织器官中药物浓度及代谢产物的经时过程，还可以定量地描述病理情况下当生理解剖参数发生变化时药物转运速率的改变。此外，利用该模型在动物中获得的结果还可以经过参数转换外推至人，从而预测药物在人体药动学过程。

利用生理药动学模型计算肝清除率时,肝疾患时肝血流速度的减少对于游离型肝血流限速药物和肝代谢活性限速药物浓度的影响是不同的。这些结果用房室模型计算是得不到的,因此,生理药动学模型较房室模型更具临床意义。

统计矩为非室分析。非室分析与室分析比较具有不依赖房室模型、计算简单,不需要大型计算机计算的优点,该分析在药动学领域中应用较广泛。统计矩可分为零阶矩和一阶矩、二阶矩等。常用一阶矩的 MRT 计算半衰期和表观分布容积等药动学参数(图 2-1)。

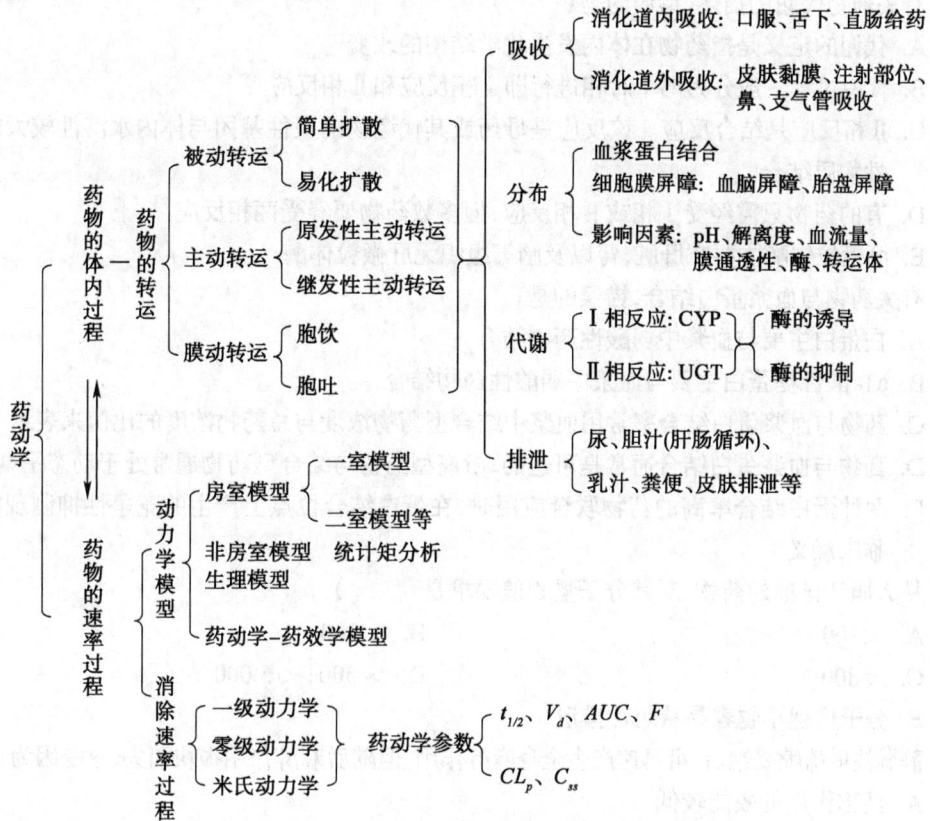

图 2-1 药动学的研究内容总结

【试题】

(一)单项选择题

1. 有关药物吸收的描述,**错误**的是( )

    A. 影响药物吸收的因素有药物的理化性质、剂型、给药途径

    B. 静脉注射无吸收过程

    C. 舌下给药的优点是舌下血流丰富,吸收较快,可避免首过效应

    D. 小肠摄取性药物转运体与药物的吸收有关,而外排性转运体与排泄有关,与吸收无关

    E. 局麻药中加入缩血管药物肾上腺素,目的是延缓局麻药在注射部位的吸收,从而延长局麻药的效果

2. 有关制剂因素对药物吸收的影响,**错误**的是( )

A. 影响药物从溶液剂吸收的因素有溶液的黏度、渗透压、络合物的形成、胶束的增溶作用以及化学稳定性等

B. 乳剂中的乳化剂有表面活性作用,可改善胃肠黏膜性能,促进药物吸收

C. 混悬剂促进吸收是因为混悬剂中药物颗粒小,在胃肠道中暴露面积较大的原因

D. 散剂服用后不需要崩解和分散过程,因此是吸收较快的固体剂型

E. 片剂应用最广,表面积大,因此是吸收最快的一种制剂

3. 有关药物代谢的描述,**错误**的是(　　　)

A. 代谢的定义是指药物在体内发生化学结构的改变

B. 代谢过程一般分为两个时相进行即Ⅰ相反应和Ⅱ相反应

C. Ⅱ相反应是结合反应。该反应是母药或其代谢物的极性基团与体内水溶性较大的内源性物质结合

D. 有的药物只需经受Ⅰ相或Ⅱ相反应,但多数药物要经受两相反应

E. 肝微粒体酶主要在肝脏,肾以及脑等组织无肝微粒体酶

4. 有关药物与血浆蛋白结合,**错误**的是(　　　)

A. 白蛋白主要与血浆中弱酸性药物结合

B. α1-酸性糖蛋白主要与血浆中弱酸性药物结合

C. 药物与血浆蛋白结合率常用血浆中结合型药物浓度与总药物浓度的比值来表示

D. 药物与血浆蛋白结合通常是可逆的,游离型药物与结合型药物通常处于动态平衡状态

E. 两种蛋白结合率高的药物联合应用时,在蛋白结合位点上产生的竞争性抑制现象才有临床意义

5. 从人胆汁排泄的药物,对其分子量阈值要求是(　　　)

A. < 100

B. < 200

C. < 300

D. > 500,< 5 000

E. 分子量越小越容易从胆汁排泄

6. 静脉注射硫喷妥钠后,可迅速产生全身麻醉作用,但随后麻醉作用很快消失,这是因为(　　　)

A. 药物作用的效能较低

B. 药物迅速被代谢清除

C. 药物重分布到脂肪组织

D. 药物与血浆蛋白结合,使游离药物浓度下降

E. 药物迅速从肾脏排泄

7. 药物生物转化的最终目的是(　　　)

A. 增强药物活性
B. 灭活药物
C. 促使药物排出体外

D. 促进药物的吸收
E. 提高药物脂溶性

8. 有关生物利用度的描述,**错误**的是(　　　)

A. 生物利用度可分为绝对生物利用度和相对生物利用度

B. 生物利用度是指药物活性成分从制剂释放吸收进入血液循环的程度和速度

C. 静脉注射药物的生物利用度是100%

D. 首过效应大,生物利用度也大

E. 生物利用度是评价药物制剂质量及药物安全性、有效性的重要指标,易受药物制剂、生理、食物等多方面因素的影响

9. 药物的肝肠循环影响药物在体内的（   ）

    A. 起效快慢   B. 代谢快慢   C. 分布

    D. 作用持续时间   E. 血浆蛋白结合率

10. 下列化合物中最可能失去药理活性的是（   ）

    A. 药物口服后经首关效应生成的产物

    B. 吸收入血后与血浆蛋白结合的药物

    C. 药物在肝脏中代谢生成的产物

    D. 随胆汁排入肠道的药物

    E. 从肾小球滤过后不被肾小管重吸收的药物

11. 药物的消除半衰期是指（   ）

    A. 药物被吸收一半所需要的时间

    B. 药物在血浆中浓度下降一半所需要的时间

    C. 药物被代谢一半所需要的时间

    D. 药物排出一半所需要的时间

    E. 药物毒性减弱一半所需要的时间

12. 影响药物血浆半衰期长短的常见因素是（   ）

    A. 剂量大小   B. 给药途径   C. 给药次数

    D. 肝肾功能   E. 给药速度

13. 某药的 $t_{1/2}$ 为 24 小时，每天给药一次，血药浓度达到稳态的时间应该是（   ）

    A. 24 小时   B. 36 小时   C. 2 ~ 3 天

    D. 5 ~ 7 天   E. 3 ~ 4 天

14. 如果某药按一级动力学消除，这表明（   ）

    A. 药物仅有一种消除途径   B. 单位时间消除的药量恒定

    C. AUC 与所给药物剂量不成比例   D. 消除半衰期恒定，与血药浓度无关

    E. 消除速率与吸收速率为同一数量级

15. 药物吸收到达血浆稳态浓度时意味着（   ）

    A. 药物作用最强   B. 药物的吸收过程已完成

    C. 药物的消除过程正开始   D. 药物的吸收速度与消除速度达到平衡

    E. 药物在体内分布达到平衡

16. 按一级动力学消除的药物，等量等间隔多次给药，血浆浓度达到稳态的时间取决于（   ）

    A. 剂量大小   B. 给药次数   C. 半衰期

    D. 表观分布容积   E. 生物利用度

17. 某药在口服和静注相同剂量后测得的药 - 时曲线下面积（AUC）相同，说明（   ）

    A. 口服吸收完全   B. 口服吸收迅速

    C. 药物不分布到血管外   D. 药物在体内不被代谢

    E. 药物以原型从体内排泄

18. 丙磺舒可以显著提高青霉素的药 - 时曲线下面积（AUC），这是因为丙磺舒（   ）

    A. 提高青霉素的生物利用度   B. 与青霉素竞争血浆蛋白结合位点

    C. 抑制青霉素的代谢   D. 与青霉素竞争肾小管分泌转运体

    E. 增加青霉素的肝肠循环

19. 产生零级动力学过程的主要原因是（　　）
    A. 药物的水溶性强
    B. 药物的溶解性低
    C. 药物与代谢酶、药物转运体以及与血浆蛋白结合有饱和过程
    D. 药物的 pK_a 值降低
    E. 药物的蛋白结合率增加

20. 氯霉素与苯妥英钠合用,可导致苯妥英钠中毒,这是因为氯霉素（　　）
    A. 增加苯妥英钠的生物利用度
    B. 减少苯妥英钠的分布
    C. 减少苯妥英钠与血浆蛋白结合
    D. 抑制肝药酶减慢苯妥英钠代谢
    E. 与苯妥英钠产生协同作用

21. 有关生理药动学模型,描述**错误**的是（　　）
    A. 是建立在机体的生理、生化、解剖和药物热力学性质基础上的一种整体模型
    B. 将每个组织器官都作为一个单独的房室,房室间均借助血液循环连接
    C. 肝硬化时肝血流速度降低,肝血流限速药物利多卡因的肝清除率明显下降
    D. 生理药动学模型较房室模型更具临床意义
    E. 在不考虑肝脏的血流速度、血浆游离药物浓度以及肝脏本身清除药物的能力等因素时,利用生理药动学模型

22. 有关统计矩的描述,**错误**的是（　　）
    A. 统计矩不依赖房室模型,克服了室分析时判断模型的随意性
    B. 常将血药浓度-时间曲线下时间从零到无穷大的面积（AUC_∞）定义为零阶矩 S_0
    C. 药物体内平均驻留时间（Mean Residence Time,MRT）为统计矩中的一阶矩
    D. 半衰期等于 0.693 除以 MRT_{iv}
    E. MRT 是一个反映药物进入体内速度的函数

23. 有关药物转运体的描述,**错误**的是（　　）
    A. 摄取型转运体的主要功能是促进药物向细胞内转运,增加细胞内底物浓度
    B. 外排型转运体将底物泵出细胞,降低底物在细胞内的浓度
    C. 药物转运体的转运为被动转运
    D. 外排型转运体将抗肿瘤药物排出肿瘤细胞是肿瘤细胞产生多药耐药的原因之一
    E. 药物转运体介导的药物相互作用在临床用药中非常普遍

（二）多项选择题

1. 有关药物的肾排泄,正确的是（　　）
   A. 如药物只经肾小球滤过,无肾小管分泌和肾小管重吸收过程,并全部从尿排出,则药物排泄率与肾小球滤过率相等
   B. 肾小管分泌主要在远端肾小管细胞进行
   C. 药物在肾小管的主动重吸收,主要在近曲肾小管进行
   D. 水溶性药物难于通过肾小管上皮细胞的类脂质膜,不易重吸收,易从尿中排出
   E. 多数弱酸或弱碱性药物的肾排泄均经过肾小球滤过、肾小管分泌及重吸收过程

2. 药物在血液中与血浆蛋白结合后（　　）
   A. 药效维持时间缩短　　B. 不能透过细胞膜　　C. 向组织转运受阻
   D. 药物排泄加快　　E. 暂时失去药理活性

3. 关于细胞色素 P_{450} 的描述正确的有（　　　）

    A. 大量存在于肝细胞内质网的脂质中

    B. 诱导剂和抑制剂可影响其活性

    C. 其特异性不高，能催化许多结构不同的药物

    D. 专司外源性化学异物的代谢

    E. 其结构与血红蛋白相似

4. 下列关于一级动力学消除药物的描述中，**错误**的是（　　　）

    A. 每日总量不变，增加给药次数能升高坪值水平

    B. 增加每次给药剂量可缩短达到坪值的时间

    C. 以半衰期为给药间隔，首剂加倍，可在一个半衰期后达到坪值

    D. 每日总量不变，延长给药间隔，必然增大血药浓度的波动幅度

    E. 定时恒量给药，达到坪值所需要的时间只与其半衰期有关

5. 某药以相同剂量每日一次静脉输注，连续用药一个月后再次测得的药 - 时曲线下面积（*AUC*）较初次用药后的 *AUC* 明显增大，可能的解释包括（　　　）

    A. 药物生物利用度增大　　　　　　　　B. 药物的血浆蛋白结合减少

    C. 给药速率过快，超过药物消除速率　　D. 肝药酶被抑制

    E. 患者出现肾功能障碍

6. 有关肝肠循环的描述，哪几项正确（　　　）

    A. 肝肠循环明显的药物，口服后其血药浓度 - 时间曲线有双峰或多峰现象

    B. 如中止药物的肝肠循环，可减少药物的重吸收，促进药物排泄

    C. 有肝肠循环的药物，改为静脉注射，可使肝肠循环更为明显

    D. 做胆瘘手术后，肝肠循环可消失

    E. 所有的药物都有不同程度的肝肠循环

7. 药物清除率（*CL*）是指（　　　）

    A. 在单位时间内有多少毫升血中的药量被清除

    B. 其值与分布容积有关

    C. 其值与消除速率有关

    D. 其值与药物剂量大小无关

    E. 其值与血药浓度有关

8. 药物消除半衰期的影响因素有（　　　）

    A. 首关效应　　　　　　B. 曲线下面积　　　　　　C. 表观分布容积

    D. 药物清除率　　　　　E. 血浆蛋白结合率

9. 下列描述，**错误**的是（　　　）

    A. 临床上首量加倍的给药方法即为了加快到达 C_{ss} 的时间

    B. 利多卡因为肝代谢活性限速药物，肝硬化时利多卡因的肝清除率降低

    C. *AUC* 是反映药物进入体内量的函数，而 *MRT* 是一个反映药物进入体内速度的函数

    D. 药物分布容积的大小取决于药物的脂溶性、膜通透性、组织分配系数及药物与血浆蛋白结合率等因素

    E. 表观分布容积代表细胞内液和细胞外液的总和

10. 下列描述，哪几项正确（　　　）

　A. 米 - 曼氏速率过程是一级动力学与零级动力学互相移行的过程

　B. 零级动力学过程的特点之一是 AUC 与剂量不成正比,剂量增加,其面积可超比例增加

　C. 开放性二室模型假定药物仅从中央室消除

　D. 吗啡、阿托品等弱碱性药物可以较多地自乳汁排泄,故哺乳期妇女用药应注意

　E. 两种蛋白结合率低的药物联合应用时,在蛋白结合位点上产生的竞争性抑制现象才有临床意义

（三）填空题

1. 药物吸收入血后都可不同程度地与_____结合,弱酸性药物主要与血浆中的_____结合,弱碱性药物主要与血浆中_____结合。

2. 药物的分布速率主要取决于_____、_____以及_____。

3. 临床药动学应用动力学原理与数学模型,定量地描述药物的_____、_____、_____和_____过程随时间变化的动态规律,研究体内药物的存在位置、数量与时间之间的关系。

4. 首关效应（first-pass effect）:又称首过消除（first-pass elimination）,是指某些药物首次通过_____或_____时被其中的酶所代谢,使体循环药量_____的一种现象。

5. 在生理情况下,细胞内液 pH 为_____,细胞外液 pH 为_____,由于弱酸性药物在_____解离型多,故细胞外液的弱酸性药物不易进入细胞内。

6. 绝大多数药物经过生物转化后,药理活性都_____或_____,称为_____,但也有极少数药物被转化后才出现药理活性,称为_____。

7. 经肠道排泄的药物主要有以下几种:①_____;②_____;③_____。

8. 药物从中央室消除的速率常数用_____来表示;药物从中央室转运到周边室的一级速率常数用_____表示;药物从周边室转运到中央室的一级速率常数用_____表示。

9. AUC 是计算生物利用度的基础数值。AUC 与吸收后进入体循环的_____成正比,反映进入体循环药物的_____。

10. 生物利用度可分为_____和_____。

11. 根据转运机制和方向的不同分类,转运体可分为_____和_____两种。

（四）名词解释

1. 分布（distribution）

2. 再分布（redistribution）

3. 首关效应（first-pass effect）:

4. 生物转化（biotransformation）

5. 肝肠循环（hepato-enteral circulation）

6. 米 - 曼氏速率过程（Michaelis-Menten rate process）

7. 半衰期（half-life, $t_{1/2}$）

8. 表观分布容积（apparent volume of distribution, V_d）

9. 生物利用度（bioavailability, F）

10. 总体清除率（total body clearance, $TBCL$）

11. 药物转运体（transporter）

（五）简答题

1. 如何计算绝对生物利用度和相对生物利用度?

2. 简述半衰期对临床合理用药的重要意义。

3. 简述直肠内给药的优点。

4. 举例简述药物与组织的亲和力对药物分布的影响。

5. 简述血浆蛋白结合的临床意义。

（六）论述题

1. 什么是一级和零级动力学？各有哪些特点？为什么会发生零级动力学？

2. 药物经代谢后会产生哪些结果，有什么临床意义？

3. 何谓酶的诱导和酶的抑制？药物经酶的诱导和酶的抑制后分别会产生什么后果？

4. 有肝肠循环特点的药物，口服后其血药浓度 - 时间曲线有什么特点？如何设计一个实验，证明某药确实有肝肠循环？

5. 一位健康受试者接受一种新药的Ⅰ期临床试验，该药在受试者体内的总体清除率（$TBCL$）为 1.386L/h，表观分布容积（V_d）为 80L，如何计算该药在该受试者体内的半衰期？

【参考答案】

（一）单项选择题

1. D　2. E　3. E　4. B　5. D　6. C　7. C　8. D　9. D　10. B
11. B　12. D　13. D　14. D　15. D　16. C　17. A　18. D　19. C　20. D
21. E　22. D　23. C

（二）多项选择题

1. ACDE　2. BCE　3. ABCE　4. AB　5. CDE　6. ABD
7. ABCD　8. CD　9. BE　10. ABCD

（三）填空题

1. 血浆蛋白　白蛋白　α1- 酸性糖蛋白

2. 药物的理化性质　器官血流量　膜的通透性

3. 吸收　分布　代谢　排泄

4. 肠壁　肝脏　减少

5. 7.0　7.4　弱碱性环境下

6. 减弱　消失　灭活　活化

7. 未被吸收的口服药物　随胆汁排泄到肠道的药物　由肠黏膜主动分泌排泄到肠道的药物

8. k_{10}　k_{12}　k_{21}

9. 药量　相对量

10. 绝对生物利用度　相对生物利用度

11. 摄取型转运体　外排型转运体

（四）名词解释

1. 分布（distribution）：指药物吸收后随血液循环到各组织器官的过程。

2. 再分布（redistribution）：药物首先分布到血流量大的组织器官，然后再向肌肉、皮肤或脂肪等血流量少的组织器官转移，这种现象称为再分布

3. 首关效应（first-pass effect）：又称首过消除（first-pass elimination），是指某些药物首次通过肠

壁或肝脏时被其中的酶所代谢,使体循环药量减少的一种现象。

4. 生物转化(biotransformation):是指药物在体内发生的化学结构的改变。也被称为药物代谢(metabolism)。

5. 肝肠循环(hepato-enteral circulation):口服药物再经肠黏膜上皮细胞吸收,经门静脉、肝脏重新进体循环的反复循环过程。

6. 米 - 曼氏速率过程(Michaelis-Menten rate process):是一级动力学与零级动力学互相移行的过程。此过程在高浓度时是零级动力学过程,而在低浓度时是一级动力学过程。

7. 半衰期(half-life,$t_{1/2}$):通常是指药物的血浆消除半衰期,它的概念是血浆药物浓度降低一半所需的时间。

8. 表观分布容积(apparent volume of distribution,V_d):是指体内药物总量按血浆药物浓度推算时所需的体液总容积。

9. 生物利用度(bioavailability,F):指药物活性成分从制剂释放吸收进入体循环的程度和速度。通常,它的吸收程度用 AUC 表示,而其吸收速度是以用药后到达最高血药浓度(C_{max})的时间即达峰时间(T_{max})来表示。

10. 总体清除率(total body clearance,$TBCL$):指体内诸消除器官在单位时间内清除药物的血浆容积,即单位时间内有多少毫升血浆中所含药物被机体清除。它是肝、肾以及其他途径清除率的总和。

11. 药物转运体(transporter):药物转运体属于跨膜转运蛋白,行使着将药物主动转运至靶器官的重要功能。机体的几乎所有器官均存在多种与转运药物及内源性物质相关的药物转运体。

(五) 简答题

1. 如何计算绝对生物利用度和相对生物利用度?

生物利用度可分为绝对生物利用度和相对生物利用度。一般认为,静脉注射药物的生物利用度是100%,如果把血管外途径给药(ev)时的 AUC 值与静脉注射(iv)时的 AUC 值进行比较,计算前者的生物利用度,即为绝对生物利用度,按公式(1)计算。生物利用度也可在同一给药途径下对不同制剂进行比较,即相对生物利用度,按公式(2)计算:

$$F(\%)=\frac{AUC_{ev}}{AUC_{iv}}\times100 \tag{1}$$

$$F(\%)=\frac{AUC_{受试制剂}}{AUC_{标准制剂}}\times100 \tag{2}$$

2. 简述半衰期对临床合理用药的重要意义。

半衰期对临床合理用药的重要意义包括:①它可以反映药物消除的快慢,作为临床制订给药方案的主要依据;②它有助于设计最佳给药间隔;③预计停药后药物从体内消除时间以及预计连续给药后达到稳态血药浓度的时间。

3. 简述直肠内给药的优点。

直肠内给药的优点有:①防止药物对上消化道的刺激性;②部分药物可避开肝脏的首关消除,从而提高药物的生物利用度。药物经肛管静脉和直肠下静脉吸收后进入下腔静脉,可避开首关效应,但药物被吸收后如进入直肠上静脉,则可经过门静脉入肝而不能避开首关效应。

4. 举例简述药物与组织的亲和力对药物分布的影响。

药物与组织的亲和力不同可导致药物在体内选择性分布,常可导致某些组织中的药物浓度高于血浆药物浓度。如碘对甲状腺组织有高度亲和力,使碘在甲状腺中的浓度超过在其他组织的1万倍左右。所以放射性碘可用于甲状腺功能的测定和对甲状腺功能亢进的治疗。氯喹在肝内的浓度比在血浆中浓度高出700多倍,故常选氯喹治疗阿米巴性肝脓肿。

5. 简述血浆蛋白结合的临床意义。

血浆蛋白结合的临床意义:①当一个药物结合达到饱和以后,再继续增加药物剂量,游离型药物可迅速增加,导致药物作用增强或不良反应发生;②在血浆蛋白结合部位上药物之间可能发生相互竞争,使其中某些药物游离型增加,药理作用或不良反应明显增强。

(六)论述题

1. 什么是一级和零级动力学? 各有哪些特点? 为什么会发生零级动力学?

一级动力学过程(线性动力学过程)(定比转运)

概念:药物在某房室或某部位的转运速度与该部位药物量或浓度的 1 次方成正比。

一级动力学过程的特点:

(1) 单位时间内转运率不变,药物转运呈指数衰减。

(2) 清除率,速率常数,分布容积,半衰期恒定,不因剂量而改变。

(3) AUC 与所给剂量成正比。

零级动力学过程(定量转运过程)

概念:药物在某房室或某部位的转运速度与该部位药物量或浓度的 0 次方成正比。

零级动力学过程的特点:

(1) 药物按恒量转运。

(2) 清除率,速率常数,分布容积,半衰期不恒定,因剂量而改变。

(3) AUC 与所给剂量不成正比。属非线性动力学。

因为代谢酶、载体、血浆蛋白结合、药物转运体等有饱和现象,所以产生零级动力学。

2. 药物经代谢后会产生哪些结果,有什么临床意义?

绝大多数药物经过代谢后,药理活性都减弱或消失,称为失活。如局麻药普鲁卡因在体内活性基团酯键被水解后,失去活性;磺胺类药物在体内氨基被乙酰化后也失去活性;有极少数药物被代谢后才出现药理活性,称为活化。如乙酰水杨酸钠只有在体内脱去乙酰基,转化为水杨酸钠才具有药理活性。可待因在体内经去甲基代谢后,生成镇痛作用更强的吗啡;很多药物经代谢生成的代谢物通常是水溶性加大,易从肾或胆汁排出,因此起到了解毒作用。此外,生成的代谢物常失去药理活性。因此,代谢是许多药物消除、解毒的重要途径;值得注意的是,有些药物本身无毒性或毒性很低,但是在体内经代谢后,生成毒性代谢产物。如乙醇在体内经代谢生成毒性较大的乙醛;非那西丁在体内代谢后生成对乙酰氨基酚和对羟基苯乙胺,前者有解热镇痛药理活性,后者则对肝脏有毒性作用。因此代谢所产生的结果是复杂的,不能单纯理解为解毒过程。

3. 何谓酶的诱导和酶的抑制? 药物经酶的诱导和酶的抑制后分别会产生什么后果?

某些化学物质能提高肝微粒体药物代谢酶的活性,从而提高代谢的速率,此现象称酶的诱导。具有肝药酶诱导作用的化学物质称酶的诱导剂。酶的诱导剂能促进自身代谢,连续用药可因自身诱导而使药效降低。常见的诱导剂有苯巴比妥和其他巴比妥类药物、苯妥英钠、卡马西平、利福平、水合氯醛等。酶的诱导作用可产生两种临床后果:①使治疗效果减弱:由于药酶诱导后代谢加快、加强,导致血浆药物浓度降低,从而使治疗效果减弱。例如苯巴比妥是典型的酶诱导剂,它能加速华法林的代谢,使其抗凝效果降低。②使治疗效果增强:甚至产生毒性反应,这主要是指那些在体内活化或产生毒性代谢物的药物。例如乙醇是肝 CYP2E1 的酶诱导剂,长期饮酒可增加对乙酰氨基酚的肝毒性。

酶的抑制是指某些化学物质能抑制肝微粒体药物代谢酶的活性,使其代谢药物的速率减慢。在体内灭活的药物经酶抑制剂作用后,代谢减慢,作用增强,作用时间延长。具有临床意义的酶抑制剂有别嘌醇、氯霉素、异烟肼、磺胺苯吡唑及西咪替丁等。

酶的抑制作用也可产生两种临床后果:①使治疗效果减弱:这主要是指那些在体内活化的药物。这些药物经酶抑制作用后,活性代谢物生成减少,药物作用减弱。如可待因在体内与葡萄糖醛酸结合而被代谢。②使治疗效果增强:对于在体内灭活的药物经酶抑制作用后,代谢减慢,作用增强,甚至导致毒性反应。如酮康唑是 CYP3A4 的竞争性抑制剂,当与被同酶催化的特非那定合用时,导致特非那定代谢明显减慢,血药浓度明显增加,可诱发致命性的心律失常。

4. 有肝肠循环特点的药物,口服后其血药浓度 - 时间曲线有什么特点? 如何设计一个实验,证明某药确实有肝肠循环?

有肝肠循环特点的药物,口服后其血药浓度 - 时间曲线可呈双峰或多峰现象。这是因为药物经小肠吸收后从门静脉入肝,经胆汁排泄进入小肠再经吸收计入血中所致。如果经胆囊造瘘或胆总管引流后,双峰或多峰现象消失,则证明该药确实有肝肠循环。

5. 一位健康受试者接受一种新药的 I 期临床试验,该药在受试者体内的总体清除率($TBCL$)为 1.386L/h,表观分布容积(V_d)为 80L,如何计算该药在该受试者体内的半衰期?

欲知半衰期,应该先知道消除速率常数 K_e,因为 $t_{1/2}=0.693/K_e$。根据已知条件 $TBCL$ 和 V_d,可先求出 K_e。因为 $TBCL=V_d \times K_e$,故 $K_e=TBCL/V_d=1.386/80=0.017\,325\,(h^{-1})$,$t_{1/2}=0.693/K_e=0.693/0.017\,325=40h$,该药在该受试者体内的半衰期为 40h。

【延伸阅读】

药物转运体介导的药物相互作用

药物转运体是存在于机体几乎所有器官的跨膜转运蛋白,其功能是主动转运药物。药物转运体的功能变化直接影响药物的吸收、分布、代谢和排泄。在临床上,很多药物联合用药时发生药物相互作用(drug-drug interaction,DDI)的靶点就是药物转运体。药物转运体介导的 DDI 与药物疗效、药代动力学及临床安全用药休戚相关。

1. 药物转运体影响药物吸收的 DDI

影响药物吸收的 DDI 将导致药物的吸收速率或吸收程度发生改变,或对二者均产生影响。

小肠上皮细胞的寡肽药物转运体 PEPT1 是介导药物吸收的摄取性转运体。PEPT1 典型的底物为二肽、三肽类药物,如抗肿瘤药乌苯美司(二肽)。β-内酰胺类抗生素、血管紧张素转化酶抑制剂(ACEI)、伐昔洛韦等药物由于有类似于二肽的化学结构,因此也为 PEPT1 的典型底物。作为 PEPT1 底物药物,如果两个或两个以上的药物联合应用,就会相互竞争 PEPT1 而发生 DDI,从而影响这些药物的吸收。

在小肠上皮细胞上还存在着外排性转运体 P- 糖蛋白(P-gp)。P-gp 的作用是将其底物药物外排至肠腔,防止其吸收入血。地高辛是 P-gp 底物,奎尼丁、维拉帕米、硝苯地平、胺碘酮、克拉霉素、罗红霉素和伊曲康唑等均为 P-gp 的抑制剂。当地高辛与这些 P-gp 抑制剂合用时,由于地高辛的外排被 P-gp 抑制剂所抑制,可导致地高辛吸收增加,血药浓度增加 50% ~ 300%,极易导致地高辛中毒。

乌苯美司除了是小肠 PEPT1 的底物外,还是 P-gp 的底物。白藜芦醇使乌苯美司血药浓度升高的原因之一是抑制了小肠的外排型转运体 P-gp 及 Mrp-2,从而使乌苯美司从小肠细胞外排减少,增加了乌苯美司的小肠吸收,导致血药浓度升高。

2. 药物转运体影响药物分布的 DDI

如果临床上同时给予 P-gp 底物的药物,则在 P-gp 结合位点上将发生 DDI,影响药物的外排而使药物在组织的分布发生变化。如止泻药咯哌丁胺虽是 P-gp 的底物,但单用时由于血脑屏障 P-gp 的外排作用,脑内药物浓度很低,不会产生呼吸抑制作用。但当临床上咯哌丁胺与 P-gp 抑制剂奎尼丁合用时,由于奎尼丁抑制了中枢 P-gp 外排咯哌丁胺的作用,使一般情况下几乎不能进入中枢的咯哌丁胺避开了 P-gp 对其的外排而导致咯哌丁胺的脑内浓度明显增加。咯哌丁胺作用于中枢的阿片受体后可产生严重呼吸抑制等神经毒性。

3. 药物转运体影响药物代谢的 DDI

西立伐他汀与吉非贝齐联合口服后,可导致西立伐他汀的血药浓度明显升高,AUC 可增加 4.4 倍,C_{max} 升高 2.5 倍,血浆半衰期延长 2.4 倍。西立伐他汀是肝细胞血管侧膜上有机阴离子转运多肽(organic anion transporting polypeptide,OATP)的底物,经 OATP 摄取入肝细胞,而吉非贝齐也为 OATP 的底物。西立伐他汀与吉非贝齐合用后,由于吉非贝齐竞争了 OATP 对西立伐他汀的肝摄取,使西立伐他汀的肝清除率下降而过多的进入血中,使其血药浓度升高。此外,吉非贝齐又是肝细胞内代谢西立伐他汀的 CYP2C8 的抑制剂。当西立伐他汀与吉非贝齐合用后,吉非贝齐抑制了西立伐他汀的肝代谢,进一步使西立伐他汀的血药浓度升高。这种在转运体和代谢酶水平上发生 DDI 所产生的后果,对病人的病情来说可谓是"雪上加霜",这可能是西立伐他汀与吉非贝齐合用后产生严重不良 DDI 的作用机制。

葡萄柚汁中含有黄酮类柚苷、呋喃香豆素香柠檬素(furano coumarins bergamottm)和 6′7′- 双氢香柠檬素(6′7′-dihydrobergamottin)。这几种化学物质是 P-gp 的底物,而洛伐他汀也是 P-gp 的底物。当葡萄柚汁与洛伐他汀同服时,由于葡萄柚汁中 P-gp 的底物与洛伐他汀竞争小肠上的 P-gp,使 P-gp 不能外排洛伐他汀而导致洛伐他汀经小肠吸收增多,血中浓度升高。除此之外,葡萄柚汁中的黄酮类柚苷物质和洛伐他汀均为 CYP3A4 的底物。二者合用后,可相互抑制对方被 CYP3A4 代谢而使其血药浓度升高。因此,与西立伐他汀和吉非贝齐合用时发生 DDI 的机制相似,葡萄柚汁也可同时通过抑制转运体和 CYP 的功能而导致洛伐他汀的血药浓度升高。

4. 药物转运体影响药物排泄的 DDI

很多药物(包括代谢物)通过肾小管主动转运系统分泌后由尿排出体外。联合用药时,如果两种或多种药物同时经肾小管的相同主动转运系统分泌,则会由于竞争性抑制作用减少某些药物的排泄。例如,奎尼丁与地高辛均为 P-gp 的底物。当临床上奎尼丁与地高辛同时给药时,地高辛的血药浓度明显升高。这是由于奎尼丁抑制了肾近端小管上皮细胞的外排性转运体 P-gp,使地高辛经 P-gp 的外排性分泌受到抑制,重吸收增加,因此导致地高辛的血药浓度明显升高。法莫替丁的肾小管主动分泌主要经有机阴离子转运体 OAT_3 介导,小部分经有机阳离子转运体 OCT_2 介导。法莫替丁与丙磺舒合用时,由于丙磺舒能竞争性抑制 OAT_3 活性,导致法莫替丁的肾清除明显降低。法莫替丁给药量的 80% 以原形从尿中排泄,肾清除率下降会导致药物在血中蓄积,严重时可导致药物中毒。除了青霉素外,丙磺舒还能竞争性地抑制阿司匹林、头孢噻吩、吲哚美辛、对氨基水杨酸等药物经肾小管的 OATs 分泌,减少了这些药物的尿中排泄,因此可使这些药物血中浓度升高。利尿药呋塞米可抑制尿酸经肾小管的 OATs 分泌,使其在体内蓄积,诱发痛风。临床上非甾体抗炎药可增加甲氨蝶呤的毒性,与非甾体抗炎药抑制甲氨蝶呤经肾小管的 OATs 分泌有关。如果临床需要合用非甾体抗炎药和甲氨蝶呤,则甲氨蝶呤的剂量应减少。此外,还应密切观察骨髓毒性反应。

药物转运体介导的 DDI 已经从实验室研究转到了临床应用,而评价药物转运体与 DDI 作用机制的新技术及新方法的不断涌现,将大大提高预测 DDI 的水平,保证临床药物治疗的质量。医护人员以及病人对转运体介导 DDI 的理解、重视和掌握,必将大大减少临床药物治疗中出现的药害事件。而医学生在现阶段掌握药物转运体介导的 DDI 才能在将来的工作中真正做到"以病人为本"。

(刘克辛)

第三章
治疗药物监测和给药个体化

【学习目标】

1. 掌握治疗药物监测（TDM）的概念。
2. 掌握 TDM 的临床指征；掌握常规需要进行 TDM 的药物种类。
3. 熟悉 TDM 的流程和取样时间。
4. 熟悉根据半衰期和治疗窗设计给药剂量和给药间隔的方法。
5. 熟悉利用血药浓度调整给药方案的常用方法。
6. 了解群体药动学的概念和常用的数据分析方法。

【内容要点】

治疗药物监测是以药物代谢动力学原理为指导,运用现代分析手段测定给药后药物在血液或其他体液中的浓度,用以评价或确定给药方案,使给药个体化,以最大限度地提高疗效,减少不良反应。

第一节　治疗药物监测

一、概述

TDM 是在药动学原理的指导下,应用灵敏快速的分析技术,测定血液中或其他体液中药物浓度,分析药物浓度与疗效及毒性间的关系,进而设计或调整给药方案。

临床上同样的给药方案在不同患者可能获得不同的疗效,而达到同样疗效所需的药物剂量在患者个体间也存在明显的差异,仅仅凭经验判断治疗方案是否合理常有偏差。TDM 用药动学的方法对治疗方案及药效学进行综合评价,是临床个体化用药的重要根据。

二、血药浓度与药理效应

药物进入人体后,经历吸收、分布、代谢和排泄过程,使血药浓度的改变成为一个剂量依赖性及时间依赖性的动态过程。大多数药物疗效的高低及维持时间的长短取决于药物在靶标或受体部位活性药物浓度的高低。血液中的药物浓度与细胞外液、细胞内及靶标部位的药物浓度维持动态平衡,测定血液中的药物浓度尤其是血浆药物浓度(血药浓度)可间接地反映药物在受体部位的浓度。

三、需要监测的药物

血药浓度只是药效的间接指标。当药物本身具有客观而简便的效应指标时,就不必进行血药浓度监测。

(一) 治疗药物监测实施的临床指征

在下述情况下或使用下列药物时,通常需要进行 TDM。

1. 药物的有效血药浓度范围狭窄。

2. 血药浓度个体差异大。

3. 具有非线性动力学特性,尤其是非线性动力学过程发生在有效血药浓度范围内或小于最低有效血药浓度时。

4. 肝肾功能不全的患者使用主要经肝代谢消除或肾排泄的药物时,以及胃肠道功能不良的患者口服某些药物时。

5. 长期用药的患者用药依从性下降、或某些药物长期使用后产生耐药性、诱导(或抑制)肝药酶的活性而引起药效降低(或升高),以及原因不明的药效变化。

6. 怀疑患者药物中毒,尤其当药物的中毒症状与剂量不足的症状类似,而临床又不能明确辨别的时候。

7. 合并用药产生相互作用而可能影响疗效时。

目前在临床上常见进行监测的药物为:强心苷类、抗心律失常药、抗癫痫药、三环类抗抑郁症药、抗狂躁药、抗哮喘药、氨基苷类、部分抗生素、部分抗肿瘤药、免疫抑制剂及抗风湿药等。

(二) 决定是否进行 TDM 的原则

以下情况需作 TDM:病人使用了适合其病症的最佳药物;药效不易于判断;血药浓度 - 药效间的关系与病情相吻合;药动学参数因病人内在的变异或其他干扰因素而不可预测;疗程较长,病人在治疗期间可受益于 TDM;血药浓度测定的结果可显著改变临床决策。

四、治疗药物监测的方法

(一) 监测流程

提出申请→取样→测定→数据处理→结果的解释

(二) 取样时间

1. 单剂量给药时,选择在血药浓度平稳状态时取血。

2. 多剂量给药时,在血药浓度达到稳态后的下一次给药前采血(偏谷浓度)。

3. 怀疑用药剂量偏高,应在稳态峰值浓度时采血;怀疑用药剂量不足,应在稳态谷值浓度或偏谷浓度时采血。

4. 缓释制剂或半衰期特长的药物可在两次给药之间的任何时间点采血。

5. 如果怀疑病人出现中毒反应或者在急救时,可随时采血。

(三) 测定对象

依不同药物特点,可选测原形药物浓度、游离药物浓度、活性代谢物及对映体浓度等。

(四) 血药浓度测定方法

可供血药浓度测定的方法很多,主要有光谱法、色谱法和免疫法等。

(五) TDM 结果的解释

根据患者当前血药浓度提供的信息,解释血药浓度与药物作用、毒性之间的关系,解释患者肝、肾等脏器功能对药动学的影响,利用血药浓度和药动学参数,设计个体化给药方案。

第二节 给药个体化

借助 TDM 手段,通过测定体液中的药物浓度,计算出各种药动学参数,然后设计出针对患者个人的给药方案,这种方式称为给药个体化(individualization of drug therapy)。给药个体化的内容包括:①给药剂量和剂型;②给药间隔;③预期达到的血药浓度;④药物过量中毒的救治方法等。

一、个体化给药方案设计

(一) 影响血药浓度的因素

要做到给药个体化,必须明确药物的有效血药浓度范围(治疗窗),以此作为个体化给药的目标值和调整血药浓度、设计给药方案的基本依据,以期达到最佳疗效和避免毒副作用。

还需掌握患者的个体化资料,因为同样的治疗方案对不同患者可能产生截然不同的药动学药效学差异,这与不同患者的生理、病理状态、用药情况等密切相关。个体化给药必须明确的影响因素包括:患者的年龄、体重与身高;合并用药;剂量、服药时间和采血时间;病史、用药史、肝肾功能、血浆蛋白含量等以及病人的依从性等。

(二) 给药个体化的步骤

治疗决策→处方及初剂量设计→调剂、投药→观察→抽血→血药浓度监测→药动学处理→按患者个体化特点调整给药方案。

二、根据血药浓度制定与调整给药方案

(一) 初始给药方案设计

负荷剂量和维持剂量 反复用药时,在体内药物蓄积达到稳态浓度后,摄入量等于消除量,此时摄入量即为维持剂量(D_M)。若要迅速达到治疗有效浓度,必须增加初始用药剂量,即负荷剂量(D_L),负荷剂量为维持剂量与给药间隔末体内残留量之和。给药方案可设计成维持血药浓度在治疗窗范围内。

为了便于临床用药,须按需要选择合适的给药频率,即确定给药间隔。给药间隔时间的主要依据是药物的半衰期,并取易于控制的时间。需根据有效血药浓度范围,调节相应的维持剂量。

(1)半衰期短($t_{1/2} < 6h$)的药物:要维持有效血药浓度水平,对于治疗指数低的药物,如肝素等,为减少血药浓度波动,最好静滴;而对于治疗指数大的药物,如青霉素,为了给药方便,可采用大剂量长间隔方法,初始剂量等于维持剂量。

(2)半衰期中等($t_{1/2}$ 在 6 ~ 24h 之间)的药物,主要考虑治疗指数和给药是否方便。治疗指数高的药物,给药间隔通常与半衰期相当,负荷剂量大约为维持剂量的 2 倍;治疗指数低的药物,则要求加大给药频率并减少维持剂量,以减少给药间隔期间的血药浓度波动。

(3)半衰期长($t_{1/2} > 24h$)的药物,一般每天给药一次,给药间隔小于 $t_{1/2}$,初始剂量高于维持剂

量的 2 倍。

(二) 利用血药浓度调整给药方案

1. 稳态一点法　适用于多次用药,当血药浓度达到稳态水平时,采血测定血药浓度,校正剂量 $D'=D \times C'/C$(式中 D 为原剂量,C' 为目标浓度,C 为测得浓度)。

2. 重复一点法(repeated one-point method)　先后给予病人两次试验剂量,每次给药后采血一次,采血时间须在消除相的同一时间;准确测定两次血样的浓度,即可求算出消除速率常数(K)和表观分布容积(V_d)。

3. Bayesian 反馈法　是以群体药动学参数为基础,将患者 1 ~ 2 点血药浓度的信息与已知的群体药动学参数信息相结合,估算出个体的药动学参数。此法取血点少、获得的个体药动学参数准确性高;由于可同时考虑心、肝、肾功能的影响,对于药动学参数偏离群体值的个体,如老年人、婴幼儿、孕妇、心衰或肝、肾功能不全患者尤为适用。

(三) 肾衰时的用药方案

需先计算肌酐清除率以评价肾功能,然后根据公式求出肾衰患者的消除速率常数 K 及消除半衰期 $t_{1/2}$,以此调整给药方案。

第三节　群体药动学

群体药动学(PPK)是将药动学基本原理与统计学方法相结合,定量描述药物体内过程的群体平均动力学、个体间差异和残差(包括体内差异、模型误设和测量误差)。

一、群体药动学的方法学

(一) 群体药动学分析的依据

1. 群体典型值,其中群体值指药动学参数的平均值,典型值为有代表性的、能表征群体特征(或某一亚群特征)的参数。

2. 固定效应(确定性变异),指个体的生理和病理因素对药物体内过程的影响,属于可衡量、可测定的因素。

3. 随机效应(随机性变异或残差),是除固定效应外的个体间变异和个体自身变异。

(二) 数据的收集与整理

①动力学数据由给药方案数据和浓度-时间数据构成;②人口学数据即影响因素数据,如年龄、体重、身高、性别、种族、肝肾等主要脏器功能、疾病状况及用药史、合并用药、吸烟和饮酒、生化及血液学指标等。以上两类数据的整理、归类、收集与储存可通过特定设计的临床药动学/临床药效学数据库进行。

(三) 模型建立

1. 基础药动学模型　即传统的药动学模型,如房室模型、非线性模型和生理模型等。

2. 固定效应模型　用于估算固定效应,在群体标准值的基础上,将各种固定效应和固定效应参数考虑进去,对群体典型值进行拟合与量化。

3. 随机效应模型　又称统计学模型,用于估算随机效应。

(四) 数据分析方法

1. 单纯聚集法　将所有个体的同一时间点的浓度数据先计算其平均值,然后将平均血药浓度-时间数据拟合到适当的动力学模型,从而求得参数。

2. 二阶段法（两步法）　首先根据不同个体的血药浓度 - 时间数据拟合适当的动力学模型,求出相应个体的药动学参数;再根据上述个体药动学参数的平均值、方差和协方差,估算受试者的群体参数。

3. 非线性混合效应模型（nonlinear mixed effect model,NONMEM）程序法　此法将传统的药动学模型和群体模型相结合,评价固定效应与随机效应相结合的混合效应。由于该法综合考虑了固定效应与随机效应,对确定性变异、个体间差异和个体内变异造成的各种误差的估计比传统方法更精确可信,可用于常规数据、少量数据以及不均衡数据的分析。

二、群体药动学在治疗药物监测中的应用

1. 治疗药物监测　NONMEM 法已用于多种治疗药物监测并估算其群体参数值。
2. 优化个体化给药方案　目前多采用 Bayesian 反馈法。

【试题】

(一) 单项选择题

1. 间隔用药时治疗药物检测的标本采集时间一般为（　　）
   A. 血药浓度达稳态后任一次用药后
   B. 用药后的任意时间点
   C. 血药浓度达稳态后任一次用药后的 1 个 $t_{1/2}$ 时
   D. 血药浓度达稳态后任一次用药前
   E. 停药以后

2. 关于血药浓度,下列叙述**不正确**的是（　　）
   A. 随着血药浓度的变化,药物的药理作用有时会发生变化
   B. 随着血药浓度的变化,中毒症状会发生变化
   C. 血药浓度是指导临床用药的重要指标
   D. 通过不同时间的血药浓度可以计算药动学参数
   E. 血药浓度与表观分布容积成正比

3. 治疗药物监测的主要目的是（　　）
   A. 发现新的药物靶点　　　　　　　　　B. 评价或确定给药方案,使给药个体化
   C. 发现新的药物代谢产物　　　　　　　D. 监测药物的排泄途径
   E. 评价监测手段是否科学

4. TDM 测血药浓度的主要依据是因为血药浓度（　　）
   A. 高于靶器官药物浓度　　　　　　　　B. 低于靶器官药物浓度
   C. 与靶器官药物浓度一致　　　　　　　D. 与靶器官药物浓度动态平衡、具有相关性
   E. 用药后浓度维持不变

5. 关于采血样时间和采样方法,下列表述**不正确**的是（　　）
   A. 多剂量服药达稳态前采血样　　　　　B. 多剂量服药达稳态后采血样
   C. 口服给药在消除相采血样　　　　　　D. 评价疗效时取谷值浓度
   E. 评价毒性时取峰值浓度

6. 治疗窗是指（　　）

A. 低于最小有效浓度　　　　　　　　B. 高于最小有效浓度

C. 低于最小中毒浓度　　　　　　　　D. 高于最小中毒浓度

E. 最小有效浓度与最小中毒浓度之间的范围

7. 等间隔多剂量给药,达到稳态浓度需经过几个半衰期(　　)

A. 1~3个　　　　　　B. 2~4个　　　　　　C. 3~5个

D. 4~6个　　　　　　E. 7~8个

8. 个体化给药的给药间隔都应(　　)

A. 等于药物的消除半衰期　　　　　　B. 小于药物的消除半衰期

C. 大于药物的消除半衰期　　　　　　D. 等于药物消除半衰期的2倍

E. 以上都不对

9. 延长给药间隔(　　)

A. 峰浓度降低,血药浓度波动范围变小　　B. 峰浓度降低,血药浓度波动范围变大

C. 峰浓度不变,血药浓度波动范围变小　　D. 峰浓度不变,血药浓度波动范围变大

E. 对血药浓度没有影响

10. 下列处理**不正确**的是(　　)

A. 实测血药浓度在有效浓度范围内,临床有效,不需调整给药方案

B. 实测血药浓度在有效浓度范围内,临床无效,不需调整给药方案

C. 实测血药浓度低于有效浓度,疗效不佳,需调整给药方案

D. 实测血药浓度低于有效浓度,临床有效,暂不需调整给药方案

E. 实测血药浓度在有效浓度范围内,出现毒副作用,需调整给药方案

(二) 多项选择题

1. 下列**不是**治疗药物监测适应范围的为(　　)

A. 病人肾功能损害,且使用的药物及活性代谢物由肾排泄

B. 患肝病而使用药物及活性代谢物主要在肝脏代谢

C. 胃肠道功能不良的病人肌注某些药物

D. 合并用药相互作用而影响疗效

E. 虽长期使用某药物,但病人顺应性好

2. 需进行常规治疗药物监测的药物是(　　)

A. 阿托品　　　　　　B. 地高辛　　　　　　C. 硝酸异山梨酯

D. 丙戊酸钠　　　　　E. 阿米卡星

3. 下列**不需**常规监测的药物是(　　)

A. 阿米卡星　　　　　B. 依那普利　　　　　C. 万古霉素

D. 洛伐他汀　　　　　E. 茶碱

4. 属于治疗药物监测适应范围的是(　　)

A. 个体间药动学差异大的药物

B. 半衰期长的药物

C. 治疗指数窄、毒性反应强的药物

D. 中毒症状与剂量不足时症状类似,而临床又不能明确辨别

E. 合并用药有相互作用而影响疗效

5. 列入常规监测的药物有(　　)

A. 青霉素　　　　　　B. 茶碱　　　　　　　　C. 地高辛
D. 维生素 C　　　　　E. 环孢素 A

(三) 填空题

1. 运用现代分析手段测定给药后药物在血液或其他体液中的浓度,用以评价或确定给药方案,使给药个体化。这一过程称为_____。

2. 任举三个需要进行 TDM 的药物为_____、_____、_____。

3. 临床使用地高辛药进行 TDM 的原因是因为_____、_____。

4. 在治疗水肿是使用利尿药一般不需进行 TDM 的原因是_____。

5. NONMEN 是一种_____方法。

6. 根据 TDM 结果调整给药方案的常用方法有_____、_____和_____。

(四) 问答题

1. 简述治疗药物监测的临床应用。

2. 阐述对药物进行治疗药物监测应考虑的主要因素。

3. 如何依据测得的血药浓度调整给药方案?

【答案】

(一) 单项选择题

1. D　2. E　3. B　4. D　5. A　6. E　7. D　8. E　9. B　10. B

(二) 多项选择题

1. CE　　　2. BDE　　　3. BD　　　4. ACDE　　　5. BCE

(三) 填空题

1. 治疗药物监测(TDM)

2. 地高辛　卡那霉素　奎尼丁

3. 治疗窗窄　心衰症状和毒性症状不易区别

4. 临床疗效易于观察

5. 群体药动学方法

6. 稳态一点法　重复一点法　Bayesian 法

(四) 问答题

1. 简述治疗药物监测的临床应用。

TDM 在临床上主要用于指导最适个体化用药方案的制订、调整剂量和肝肾功能损伤时剂量的调整,提供客观的实验室依据,保证药物治疗的有效性和安全性。

2. 阐述对药物进行治疗药物监测应考虑的主要因素。

在以下情况下需考虑进行 TDM:①安全范围窄、治疗指数低的药物;②以控制疾病发作或复发为目的的用药;③不同的治疗目的需不同的血药浓度;④药物过量中毒;⑤药物治疗无效;⑥已知治疗浓度范围内存在消除动力学方式转换的药物;⑦首过消除强及生物利用度差异大的药物;⑧存在影响药物体内过程的病理情况;⑨长期用药及可能产生药动学相互作用的联合用药;⑩需要确定患者的依从性。

3. 如何依据测得的血药浓度调整给药方案?

常用的有:①稳态一点法:适用于多次用药,当血药浓度达到稳态水平时,采血测定血药浓度,

校正剂量 $D'=D \times C'/C$(式中 D 为原剂量,C' 为目标浓度,C 为测得浓度);②重复一点法:先后给予病人两次试验剂量,每次给药后采血一次,采血时间须在消除相的同一时间;准确测定两次血样的浓度,即可求算出消除速率常数(K)和表观分布容积(V_d);③ Bayesian 反馈法:是以群体药动学参数为基础,将患者 1 ~ 2 点血药浓度的信息与已知的群体药动学参数信息相结合,估算出个体的药动学参数,据此可调整个体化给药方案。

【延伸阅读】

一、临床治疗药物监测的药物种类

截至 2012 年 10 月底,用"therapeutic drug monitoring"为关键词可检索到的文献为 6 638 篇,以"治疗药物监测"为关键词在维普期刊资源整合服务平台检索到 1989—2012 年的中文文献为 408 篇。治疗药物监测已成为保障和监控药物临床合理治疗的重要手段,在国际和国内得到接受和推广。随着新药不断进入临床,需要 TDM 的药物种类也在增多。

1. 抗癫痫药和抗精神病药

新型抗癫痫药如拉莫三嗪和唑尼沙胺,已被建议需进行 TDM。国内也已有研究采用群体药动学手段建立数据库和药动学模型的报道。

许多抗精神病药如氯丙嗪、氟哌啶醇、氟奋乃静、碳酸锂、丙米嗪和氯氮平等都已经明确治疗窗,临床已开展对上述药物的 TDM。奥氮平和利培酮由于血药浓度与临床效应相关,也被提醒和推荐需作 TDM。

对抗抑郁药丙米嗪和抗躁狂药碳酸锂的 TDM 已开展多年,成为临床常规。对其他相关疾病的治疗药物如氯丙米嗪、阿米替林、氟西汀、吗氯贝胺以及米塔扎平等药物的 TDM 也已逐步开展。

2. 化学治疗药

由于对于大多数抗肿瘤药尚无标准的剂量调整方案,TDM 一般需通过已知的量效关系,在药动学原则的指导下进行。由于针对新靶点的药物不断涌现,针对相应药物的药动学 - 药效学研究也在积极进行,对 TDM 所涉及的检测手段、有效血药浓度范围的确定以及药动学 - 药效学关系等,逐渐获得数据、积累经验,相关研究也为合理用药提供了依据。目前已经开展 TDM 的抗肿瘤药有甲氨蝶呤、氟尿嘧啶、环磷酰胺、巯嘌呤、白消安、多柔比星、他莫昔芬、伊马替尼、紫杉烷类、铂盐、伊立替康、伊立替康、伊立替康类酪氨酸激酶抑制药等。

抗微生物药物的使用大多针对性强、疗程较短、疗效易观察,不需进行 TDM。对毒性较大的药物如氨基苷类、万古霉素类以常规要求进行 TDM。对罗红霉素、加替沙星、利福平以及伏立康唑等药物的 TDM 也已有研究报道,为合理用药提供了重要的依据。

抗反转录病毒药如蛋白酶抑制剂大多毒性较大且体内过程复杂,需进行 TDM。其中对依非韦仑的 TDM 研究发现,该药的最小有效血药浓度应高于 1mg/L,而当血药浓度高于 4mg/L 时,发生中枢神经系统不良反应的几率增大。对齐夫多定等核酸反转录酶抑制剂、地拉夫定等非核酸反转录酶抑制剂以及茚地那韦等蛋白酶抑制剂,药动学研究已获得重要的参数资料,为开展相关药物的 TDM 提供了重要的参考。

3. 免疫抑制药

该类药物中,环孢素和他克莫司是较早开展 TDM 的药物,已经有大量的研究报道,方法成熟,数据也较完善,许多研究建立和使用了群体药动学的手段。对其他药物如霉酚酸酯、CsA、麦考酚酸酯、西罗莫司、他罗利姆等的 TDM 研究也获得大量数据,为合理用药、提高器官移植成功率提供了一定保障。

4. 其他

抗心律失常药和强心苷类由于毒性大、治疗窗较窄,是最早被列为需进行 TDM 的药物种类。目前已经常规开展 TDM 的心血管系统用药有:地高辛、利多卡因、胺碘酮、普罗帕酮和美托洛尔等。

对毒性较大的中药的 TDM 也已开展。但由于中药成分复杂,TDM 的监测对象和意义有待研究探讨。

此外,TDM 也用于药物滥用、酒精测试、兴奋剂检测等领域。

二、给药个体化的方法评价

1. 比例法 比例法所依据的公式为:

$$D_1/D_2=Ct_1/Ct_2=Cmax_1/Cmax_2=Cmin_1/Cmin_2。$$

首先需要按具体情况设计一个表格,表中包括某一个需监测的药物针对不同半衰期的人群,在某常规给药间隔,给药剂量达到稳态时,各时间点对应的血药浓度。按常规的给药方案(给药间隔、给药剂量)给药,到达稳态后,在某一个给药间隔的某一时间,采集一个血样,测定其药物浓度,通常测定 C_{min},即在下一次给药前取血,将测定的结果与表格对比,可初步确定患者的药物动力学参数,并可按比例调整,得到一个较为合理的给药方案。

2. 稳态一点法 只需在给一次初剂量后的某一时间取血,根据测定的结果及规定的稳态时平均血药浓度,推算出维持剂量。此法无需求算药动学参数,允许患者间的半衰期有一定范围的波动。适用于血管外给药时,药物在体内的吸收与分布很快,药物的吸收速率常数与表观分布容积不随浓度的改变而改变,误差的大小由 K 值或 $t_{1/2}$ 的波动程度而定,波动范围越大,误差也越大。

3. 重复一点法 是对一点法的改进,需要给两个相同的试验剂量,在每一个试验剂量后同一时间,分别取两次血样,同时求出两个参数 K 和 V_d。此法需要注意的是两次取血的时间间隔应等于两次给药的时间间隔,且两次给药必须是初次给药和第二次给药,不是指在给药过程中的任一连续的两次给药。

4. 血清肌酐法 肌酐清除率是评价肾功能的常用指标,通常由血清肌酐计算肌酐清除率。

肌酐清除率如低于正常值,表明患者的肾功能有损害,会影响对药物的清除功能,此时药物的清除速率常数需要进行相应的校正(见教材正文)。

5. Bayesian 反馈法

三、NONMEN 方法用于 TDM 的评价

(一) NONMEM 程序法的局限性

NONMEM 程序是根据非线性混合效应模型原理编制的计算机程序,在此程序中每一个体只要取少许几个血样,积累一定的数据后,将所有病人的数据集中在一起,同时考虑到食物、环境、遗传、合并用药及生理病理等因素,将经典的药动学模型与群体统计模型结合起来,不需单独估算个体药动学参数而一步算出群体药动学参数,并确定其与病人的生理特性或病理状况之间的定量关系。然而,由于 NONMEM 程序法方法复杂、计算费时、数据结构复杂,结论确定性相对较差。由于 NONMEM 法的前提之一是假设所有个体的药动学参数符合正态或对数正态分布,而实际上在

许多情况下此前提假设并不成立,由此将带来估定值的偏差。另外,由于 NONMEM 程序的数据主要来自于日常收集之临床数据、毒性动力学研究的数据、临床 Ⅱ 期及 Ⅲ 期研究的数据,主要用来分析含稀少数据的资料,不一定适用于所有临床药物的药动学分析。

众所周知,个体的药动参数会随时间而变,因此在不同取样点其药动参数可能会不尽相同,用 NONMEM 对模拟数据的研究表明,忽视这种个体随时间的差异(interoccasion variability,IOV)会使群体药动参数产生偏差,更为严重的是,它会导致治疗药物监测中得出错误的最优值。

(二) 提高 NONMEM 程序法适用范围的方法

1. 改变取样点数、时间及人数

有研究人员研究了数据稀少实验的设计,研究改变病人人数、取样次数及时间对所估算的群体药动参数的影响。研究结果可归纳如下:①增加个体人数可以显著改进参数的估定值,即使在所有个体中有相当一部分个体只取一个血样也是如此;②增加每个个体的取样点数会改进参数的预估,但这种改进程度不如增加个体人数的效果好;③取样的时间会对参数的估定值的精度及误差产生较大影响。Bama 等研究表明,如每一个体只取两个血样(一个点尽可能早,另一个点尽可能迟),再取第 3 个点则会显著提高群体随机效应的估定值。另一种取样方案是随机取样,Shiener 等研究表明,与固定取样时间相比,所有个体的取样时间随机化对不详尽模型(model misspecification)有较好的"忍受性"。但实际上由于种种限制,不可能所有取样点全部按随机方式取样或都集中在某一特定时间取样。Jonsson 等在综合前人研究的基础上结合自己的实验研究得出如下结论:①在目标群体人数相同的情况下,每个个体取两个点比取一个点所得结果精确且误差小,而不管这两个取样点的间隔有多长;②每个个体取 2 个血样可以增加其判别较复杂统计模型的能力;③如果所有总的取样数不变,减少个体人数而使其中某一部分人取两个血样,也可以提高参数估定的准确度;④如果有两种取样设计方案中总的取样时间较早的血样数及取样时间较晚的血样数分别相等,一种方案是一部分个体都取较早的点,另一部分都取较晚的点;另一种方案是所有个体一个点取样时间较早,另一个点取样时间较晚。两种方案相比,后者设计方案优于前一种。

2. 简化给药信息

对于群体药动学来说,研究口服多剂量给药的关键是尽可能精确地知道给药的信息以得出剂量 - 血浓关系模型。最近人们发展了一种微型用药监测系统(medication event monitoring system,MEMS,APREX Corp,Fremont CA),将其置于有药片的瓶子里,可以连续几个月甚至几年记录下开瓶及关瓶的次数及日期的详尽信息。对于住院病人来说,只要保证每次开瓶都取出固定的剂量并服用下去,这种装置便可提供最为详细的给药信息。但如此详尽的给药信息与相对而言稀少得多的血药浓度信息相比,就显得不协调。在实际应用中如此多的给药信息会导致计算机计算时间大为延长,为了解决这一问题,就有必要对给药信息进行适当筛选以简化。Gircord 等研究了 MEMS 信息中哪些较为有用,并在保证估定药学参数精度及误差不变的情况下如何简化 MEMS 信息以减少计算机计算时间,研究结果表明,合理的简化在不影响原有结果的基础上可使计算时间减少 75% 以上。

(李庆平)

第四章
临床药物效应动力学

【学习目标】

1. 掌握临床药效学及药物作用的基本概念　药理效应、药物作用、兴奋、抑制、药物作用选择性、药物作用两重性。

2. 掌握药物量效关系、时效关系及主要术语　量效关系、量效曲线、量反应、质反应、最小有效量、效能、效价强度、半数有效量、半数致死量、治疗指数、时效曲线、起效时间、最大效应时间、疗效维持时间、作用残留时间。

3. 掌握受体的概念与特征、分类及信号通路、作用于受体的药物　受体和配体、受体的特性、受体类型、亲和力和内在活性。激动药、拮抗药（竞争性拮抗药，非竞争性拮抗药）、部分激动药、反向激动药、受体脱敏、受体增敏、受体上调、受体下调。

4. 熟悉生物标志物的概念、分类、特性，以及在药物治疗中的作用。了解肿瘤化疗中的生物标志物，阿尔茨海默病中的生物标志物等。

5. 熟悉影响药物作用因素　药物方面、机体方面、其他方面。

【内容要点】

一、临床药物效应动力学的概念

临床药物效应动力学（Clinical Pharmacodynamics）简称临床药效学，是研究临床用药过程中药物对机体的效应、作用规律及作用机制，其内容包括药物与靶位之间相互作用所引起的生理生化反应、药物作用的分子机制等。

二、药物对机体的作用

1. 药物作用（drug action）　是药物对机体细胞或组织的初始作用，药理效应（drug effect）是药物作用的结果。药物增强机体原有功能，称为兴奋（excitation），药物减弱机体原有功能，称为抑制（inhibition）。过度兴奋转入衰竭（failure），是另一种性质的抑制。

2. 药物对机体的作用具有选择性　有的药物只作用于一种组织器官，影响一种功能；而有的则可作用于多种组织器官,影响多种功能。前者选择性高;后者选择性低。这一性质是指导临床选药和拟订治疗剂量的依据。药物作用的选择性有时与用药剂量有关。一般来说,选择性高、特异性强的药物在应用时针对性好,反之,效应广泛的药物副作用较多。

3. 药物对机体的作用具有两重性 符合防治疾病目的的药物作用称为治疗作用(therapeutic action);与防治疾病目的无关的对人体不利甚至有害的作用称为不良反应(adverse reaction)。

三、药物作用"量"的规律

(一) 药物的量效关系和量效曲线

1. 量效关系和量效曲线 药物效应的强弱与其剂量或浓度呈一定关系,即量效关系。以药物效应为纵坐标,药物剂量或浓度为横坐标作图,得到量效曲线。量效曲线分为量反应的量效曲线和质反应的量效曲线。量反应的药物效应是可以计量的,如心率、血压等;质反应是以反应的"有"或"无"来表示,常以阳性率、有效率或死亡率等表示。

2. 量反应的量效曲线提供的药效学参数 ①最小有效量或称为阈剂量:指药物剂量逐增到刚能产生效应时的剂量。②最大效应或称效能:指药物效应达到最大,继续增加剂量但效应不再增大时的纵坐标数值。常与药物的内在活性有关,是临床选药的重要决定因素。③效价强度:指药物产生一定效应时所需要的剂量。可以比较同类药物间的效价强度。达到同样效应,剂量愈小者效价强度愈大。

3. 质反应的量效曲线提供的药效学参数:①半数有效量:能使群体中有半数个体出现某一效应时的剂量,称为半数有效量。如效应为中毒或死亡,则称为半数中毒量或半数致死量;②治疗指数:即 LD_{50}/ED_{50} 之比值,用以衡量药物的安全性。TI 越大,药物越安全。

(二) 药物的时效关系与时效曲线

1. 时效关系和时效曲线 一次用药后,药物作用随时间的推移发生动态变化,称为时效关系。相隔不同时间测定药物效应,以时间为横坐标、药物效应强度为纵坐标作图,得到时效曲线。

2. 时效曲线提供的参数 ①起效时间:指时效曲线与有效效应线首次相交点的时间,代表药物发生疗效以前的潜伏期;②最大效应时间:即给药后作用达到最大值的时间;③疗效维持时间:指从起效时间开始到时效曲线再次与有效效应线相交时的时间;④作用残留时间:指曲线从降到有效效应线以下到作用完全消失之间的时间。

(三) 药物蓄积和中毒

在前次给药的"作用残留时间"内第二次给药,可能会产生药物在体内蓄积。蓄积过多可产生蓄积中毒。

四、药物特异性作用机制

(一) 受体的概念及类型

1. 受体(receptor) 是一类存在于细胞膜、胞质或细胞核内的功能蛋白质,具有识别和结合特异性细胞外化学物质(配体)、介导细胞信号转导并产生生物学效应的特性。药物作为配体,只能与其相应的受体结合,这是药物作用特异性的根本原因。

2. 受体具有的特性 ①特异性;②高亲和力;③敏感性;④饱和性;⑤可逆性;⑥多样性。

3. 受体的类型与信号转导机制 按其蛋白结构、信息转导过程、效应性质、受体位置不同,可分为配体门控离子通道受体、G 蛋白偶联受体、酪氨酸激酶活性受体及核激素受体。

(二) 作用于受体的药物

最常用于受体与药物相互作用的评价指标是亲和力和内在活性。亲和力指药物与受体的结合能力。内在活性指配体与受体结合成复合物后激发生理效应的能力。

1. 激动药　既有亲和力又有内在活性,能与受体结合并激动受体产生效应的药物。

2. 拮抗药　根据是否可逆分为两类:①竞争性拮抗药:能与激动药竞争相同受体,其与受体结合是可逆的;②非竞争性拮抗药:能与激动药竞争相同受体,其与受体结合是不可逆的。

3. 部分激动药　与受体结合的方式和亲和力与受体激动药相似,但其内在活性很小,在与受体结合后只产生较弱的效应,却能妨碍其他激动药与此受体结合和产生效应。

4. 反向激动药　这类药物与受体结合后可引起受体构型变化,引起与原来激动药相反的效应。

(三) 受体反应性的变化

受体的数量、亲和力及激发反应的能力可因受体分子结构、构型的修饰、细胞膜流动性改变或 G 蛋白的变化等因素的影响而发生调节性改变。其中最重要的就是机体在长期使用一种激动药后,受体逐渐对激动药的敏感性降低,这一现象叫做受体脱敏。若受体的调节性改变只表现为数量(或密度)的增加与减少,则分别称之为上调和下调。通常,受体激动药的浓度增高时,受体下调;反之则上调。

(四) 受体理论与临床用药

受体学说在临床用药中也有重要实用价值:①受体的调节变化对药效学的影响;②内源性配体对药效学的影响;③协同和拮抗的新概念;④患者整体功能状态的重要性。

五、生物标志物

生物标志物是从生物学介质中可以检测到的细胞、生物化学或分子改变,测定这些信号指标可表征生物样本中结构和功能的异常变化。生物学标志物根据分子大小,可分为小分子生物标志物、大分子生物标志物、复合生物标志物。从功能上可分为接触(暴露)生物标志物,效应生物标志物和易感性生物标志物。

1. 生物标志物的选择和验证　研究较多的是肿瘤的生物学标志物。选择生物标志物有 5 条原则,对于新的标志物被用于临床实践前需要对其进行验证。

2. 生物标志物在药物治疗中的作用　一种疾病特异性的生物标志物,对于疾病的鉴定、早期诊断及预防、治疗过程中的监控可能起到帮助作用。肿瘤化疗中的生物标志物按其临床价值考虑,可分为已知的有效标志物、可能有效的标志物、和探索性标志物。已知有效的标志物与临床药物疗效密切相关,如人表皮生长因子受体 2(HER2)与曲妥珠单抗(赫赛汀),表皮生长因子(EGFR)表达和 KRAS 突变与西妥昔单抗,EGFR 突变与吉非替尼,血管内皮生长因子(VEGF)突变与贝伐单抗等。阿尔茨海默病中的生物标志物,如 Aβ42、Tau 蛋白、视锥蛋白样蛋白 1(VILIP-1)、α_2-巨球蛋白等,有助于开辟新的方法来诊断或治疗 AD 患者。也已发现有益于诊断及预后判断心血管疾病的生物标志物,如脂蛋白类、B 型利钠肽素(BNP)、氨基末端 B 型利钠肽前体(NT-proBNP)、肌钙蛋白、和肽素等。

六、影响药物作用的因素

1. 药物方面的因素　①给药方案:包括给药剂量、给药途径、给药时间、疗程等。②药物的剂型:同一药物的不同剂型吸收速率和分布的范围可以不同,从而影响药物起效时间、作用强度和维持时间等。③制药工艺:制药纯度是应该重视的一个问题。制药工艺的差异,包括所用赋形剂的不同,可能会导致药物颗粒大小不同而影响药物吸收。④药物相互作用:临床用药时必须考虑药物的相互作用,特别应注意配伍禁忌。在手性药物中,对映体间往往药效不同且相互作用。另外应注意中药与化学药物的相互作用。

2. 机体方面的因素　①年龄(尤其是老年人和儿童);②性别;③营养状态;④精神因素;⑤疾病因素(疾病对药物体内过程的影响,以及疾病对药物反应性的影响);⑥遗传因素;⑦生物节律。

3. 其他影响因素　①生活习惯(食物、吸烟、饮酒等);②环境污染(空气污染中的含铅微粒、有机溶剂可能影响药物作用)。

七、合理用药的原则

一般说来,合理用药应考虑:①明确诊断,确定用药目的;②制订详细的用药方案;③及时完善用药方案;④少而精和个体化。

【试题】

(一)单项选择题

1. 药物作用的两重性是指（　　）
   A. 既有对因治疗,又有对症治疗　　　B. 既有副作用,又有毒性作用
   C. 既有治疗作用,又有不良反应　　　D. 既有局部作用,又有全身作用
   E. 既有原发作用,又有继发作用

2. 药物的内在活性是指（　　）
   A. 药物穿透生物膜的能力　　　　　　B. 药物激动受体的能力
   C. 药物水溶性的大小　　　　　　　　D. 药物对受体亲和力高低
   E. 药物脂溶性强弱

3. 量反应是指（　　）
   A. 药理效应用阳性或阴性来表示　　　B. 药理效应用数字或量的分级表示
   C. 引起50%动物阳性效应的剂量　　　D. 药物所能产生的最大效应
   E. 药物产生一定效应时所需要的剂量

4. 受体激动药与受体结合（　　）
   A. 有亲和力,又有内在活性　　　　　B. 无亲和力,有内在活性
   C. 有亲和力,无内在活性　　　　　　D. 有亲和力,但内在活性较小
   E. 无亲和力,无内在活性

5. 受体部分激动药与受体结合（　　）
   A. 有亲和力,又有很强的内在活性　　B. 无亲和力,有内在活性
   C. 有亲和力,有较弱的内在活性　　　D. 无亲和力,内在活性较强
   E. 无亲和力,无内在活性

6. 药物的选择作用取决于（　　）
   A. 药效学特性　　　B. 药动学特性　　　C. 药物化学特性
   D. 药物的剂量　　　E. 药物的脂溶性

7. 受体拮抗剂是指药物与受体结合后,（　　）

A. 有亲和力又有内在活性　　　　B. 无亲和力又无内在活性

C. 有亲和力而无内在活性　　　　D. 无亲和力但有内在活性

E. 亲和力和内在活性都弱

8. 药物与受体结合后,产生激动或阻断效应取决于（　　）

A. 药物作用的强度　　　B. 药物剂量的大小　　　　C. 药物的脂溶性

D. 药物的内在活性　　　E. 药物与受体的亲和力

9. 药物吸收后对某些组织、器官产生明显作用,而对其他组织、器官作用很弱或几乎无作用,称为药物作用的（　　）

A. 耐受性　　　　　B. 依赖性　　　　　C. 选择性

D. 高敏性　　　　　E. 两重性

10. 量反应中药物的 ED_{50} 是指（　　）

A. 50% 动物死亡的剂量　　　　B. 50% 最大效应的剂量

C. 中毒的剂量　　　　　　　　D. 产生最大效应的剂量

E. 产生一定效应时所需要的剂量

11. 产生竞争性拮抗作用的一对药物是（　　）

A. 阿托品与肾上腺素　　　　B. 间羟胺与麻黄碱

C. 毛果芸香碱与阿托品　　　D. 阿托品与吗啡

E. 毛果芸香碱与去氧肾上腺素

12. 有关受体的叙述,正确的是（　　）

A. 受体在本质上都是细胞膜上的蛋白质

B. 受体的数目和亲和力是恒定的

C. 内源性配体与受体结合均引起兴奋性效应

D. 配体与受体的结合是化学性的

E. 激动剂产生最大效应需要 95% 以上的受体被占领

13. 以下最符合部分激动剂特点的叙述是（　　）

A. 对受体亲和力低,内在活性低

B. 对受体亲和力低,内在活性高

C. 对受体亲和力高,内在活性低

D. 对部分受体亲和力高,部分亲和力低

E. 对部分受体内在活性高,部分内在活性低

14. 质反应中药物的 ED_{50} 是指（　　）

A. 引起最大效能 50% 的剂量　　　B. 引起 50% 动物阳性效应的剂量

C. 和 50% 受体结合的剂量　　　　D. 达到 50% 有效血浓度的剂量

E. 引起 50% 动物中毒的剂量

15. 下列可表示药物安全性的参数,最恰当的是（　　）

A. 最小有效量　　　B. 极量　　　　　C. 治疗指数

D. 半数致死量　　　E. 半数有效量

16. 阈剂量是指（　　）

A. 应用的最大药量

B. 刚能产生效应的剂量

    C. 国家药典明确规定的,安全用药的最大限度

    D. 大于治疗量的药量

    E. 引起中毒的药量

17. 表示一种药物不管剂量大小所能产生的最大效应的概念是(　　　)

    A. 效价强度　　　　　　　B. 效能　　　　　　　　　C. 安全范围

    D. 治疗系数　　　　　　　E. ED_{99}

18. 效价强度是指(　　　)

    A. 药物产生一定效应时所需要的剂量　　　B. 与药物的内在活性有关

    C. 药物刚能产生效应时的剂量　　　　　　D. 达到 50% 有效血浓度的药物剂量

    E. 引起 50% 动物中毒的药物剂量

19. 治疗指数是(　　　)

    A. ED_{50}/LD_{50}　　　　　　B. LD_{50}/ED_{50}　　　　　　C. ED_{95}/LD_5

    D. LD_5/ED_{95}　　　　　　E. ED_{99}/LD_1

20. 连续使用后人体对药物的反应性降低,称之为(　　　)

    A. 耐药性　　　　　　　　B. 耐受性　　　　　　　　C. 依赖性

    D. 成瘾性　　　　　　　　E. 个体差异

21. 长期应用药物产生的不良反应**不包括**(　　　)

    A. 适应性变化　　　　　　B. 反跳现象　　　　　　　C. 依赖性

    D. 快速耐受性　　　　　　E. 毒性反应

22. 视锥蛋白样蛋白 1(VILIP-1),可作为哪种疾病的生物标志物(　　　)

    A. 慢性髓性白血病　　　　B. 乳腺癌　　　　　　　　C. 胃肠间质瘤

    D. 2 型糖尿病　　　　　　E. 阿尔茨海默病

(二) 多项选择题

1. 非特异性药物作用包括(　　　)

    A. 改变渗透压　　　　　　B. 改变 pH　　　　　　　C. 酶抑制

    D. 络合作用　　　　　　　E. 补充机体所缺乏的物质

2. 部分激动药(　　　)

    A. 与受体结合亲和力小　　　　　　　　　B. 内在活性较大

    C. 量效曲线高度较低　　　　　　　　　　D. 与激动药共存时其效应与激动药拮抗

    E. 具有激动药与拮抗药两重特性

3. 关于药物不良反应的概念,正确的是(　　　)

    A. 副作用是治疗剂量下出现的　　　　　　B. 变态反应与剂量关系不大

    C. 毒性反应一般与剂量过大有关　　　　　D. 可在停药后出现或加重

    E. 致畸作用与妊娠哪个时期用药无关

4. 受体应具有以下哪些特征(　　　)

    A. 特异性　　　　　　　　B. 高亲和性　　　　　　　C. 饱和性

    D. 结合可逆性　　　　　　E. 稳定性

5. 可以检测到生物标志物的生物学介质包括(　　　)

    A. 组织　　　　　　　　　B. 尿液　　　　　　　　　C. 粪便

    D. 头发　　　　　　　　　E. 呼气

6. 病人对药物反应的个体差异包括（　　　）

    A. 高敏性　　　　　　　B. 耐受性　　　　　　　C. 耐药性

    D. 遗传因素的差异　　　E. 病理因素

7. 影响药物疗效的药物方面因素有（　　　）

    A. 给药途径　　　　　　B. 给药剂量　　　　　　C. 药物剂型

    D. 给药时间　　　　　　E. 给药间隔

8. 下列关于身体依赖性特征的叙述中，正确的有（　　　）

    A. 为连续用药，可不择手段地获得药品　　　B. 用药量有加大的趋势

    C. 停药后病人有戒断症状　　　D. 对用药本人危害不大

    E. 对他人产生危害

（三）填空题

1. 药物对机体的基本作用包括增强或减弱机体的原有功能。前者称为_____，后者称为_____，过度兴奋转入_____。

2. 药物对机体的作用具有两重性。符合用药目的，具有防治疾病的药物作用称为_____；不符合用药目的，对人体不利甚至有害的药物作用称为_____。

3. 药物的量效曲线可分为_____和_____两种。从前者中可获得_____、_____和_____等参数，从后者中可获得_____、_____和_____等参数。

4. 药物发挥作用的机制可分为_____、_____两方面。

5. 药物特异性作用的靶点主要包括_____、_____、_____、_____和_____等。

6. 最常用于受体与药物相互作用的评价指标是_____和_____。

7. 受体通常具有的特征包括_____、_____、_____、_____和_____等。

8. 受体按其分子结构和功能不同，可分为_____受体、_____受体、_____受体及_____受体等。

9. 受体脱敏的机制可能是_____、_____、_____及_____。

10. 从功能上来讲，生物学标志物可分为_____、_____及_____。

11. 大分子生物标志物根据结构可分为_____、_____、_____及_____。

12. 合理用药应遵循的共同原则_____、_____、_____及_____。

（四）名词解释

1. 临床药效学（clinical pharmacodynamics）

2. 药物作用（drug action）

3. 药理效应（drug effect）

4. 药物作用的选择性（selectivity）

5. 治疗作用（therapeutic action）

6. 不良反应（adverse reaction）

7. 量效曲线（dose-effect curve）

8. 最小有效量（minimal effective dose）

9. 最大效应（maximal effect）

10. 效价强度（potency）

11. 半数有效量（median effective dose，ED_{50}）

12. 半数致死量（median lethal dose，LD_{50}）
13. 治疗指数（therapeutic index，TI）
14. 时效关系（time-effect relationship）
15. 时效曲线（time-effect curve）
16. 受体（receptor）
17. 亲和力（affinity）
18. 内在活性（intrinsic activity）
19. 激动药（agonist）
20. 拮抗药（antagonist）
21. 竞争性拮抗药（competitive antagonist）
22. 非竞争性拮抗药（non-competitive antagonist）
23. 部分激动药（partial agonist）
24. 反向激动药（reverse agonist）
25. 受体脱敏（receptor desensitization）
26. 受体增敏（receptor hypersensitization）
27. 受体上调（up regulation）
28. 受体下调（down regulation）
29. 协同作用（synergism）
30. 生物标志物（biomarkers）
31. 定量蛋白质组学（quantitative proteomics）
32. 蓄积中毒（cumulative intoxication）
33. 药物相互作用（drug interaction）
34. 耐受性（tolerance）
35. 快速耐受性（tachyphylaxis）
36. 交叉耐受性（cross tolerance）
37. 耐药性（drug resistance）
38. 药物依赖性（drug dependence）
39. 生理依赖性（physiological dependence）
40. 心理依赖性（psychological dependence）
41. 时间（时辰）药理学（chronopharmacology）
42. 安慰剂（placebo）

（五）简答题

1. 简述量效曲线的分类以及各类可提供的药效学参数。
2. 简述从时效曲线上可以获得哪些与临床用药有关的信息。
3. 简述受体的特性以及根据信号转导机制的类型。
4. 简述激动药与拮抗药的特点。
5. 简述目前肿瘤化疗中的几种生物标志物。

（六）论述题

1. 试述竞争性拮抗药和非竞争性拮抗药的特点。
2. 试述影响药物作用的因素主要有哪些。

【答案】

（一）单项选择题

1. C　　2. B　　3. B　　4. A　　5. C　　6. A　　7. C　　8. D　　9. C　　10. B
11. C　　12. D　　13. C　　14. B　　15. C　　16. B　　17. B　　18. A　　19. B　　20. B
21. D　　22. E

（二）多项选择题

1. ABDE　　2. CDE　　3. ABCD　　4. ABCD　　5. ABCDE　　6. ABDE
7. ABCDE　　8. ABCE

（三）填空题

1. 兴奋　抑制　衰竭

2. 治疗作用　不良反应

3. 量反应　质反应　最小有效量　最大效应　效价强度　半数有效量　半数致死量　治疗指数

4. 特异性机制　非特异性机制

5. 受体　酶　离子通道　核酸　载体　基因

6. 亲和力　内在活性

7. 特异性　高亲和力　敏感性　饱和性　可逆性　多样性

8. 配体门控离子通道受体　G蛋白偶联受体　具有酪氨酸激酶活性受体　核激素受体

9. 可逆性的修饰或构象变化　膜上受体数目减少　受体数量下调　G蛋白减少

10. 接触（暴露）生物标志物　效应生物标志物　易感性生物标志物

11. 核酸类　蛋白质类　糖类及脂类

12. 明确诊断确定用药目的　制订详细的用药方案　及时完善用药方案　少而精和个体化

（四）名词解释

1. 临床药效学（clinical pharmacodynamics）：是研究临床用药过程中药物对机体的效应、作用规律及作用机制，其内容包括药物与靶位之间相互作用所引起的生理生化反应、药物作用的分子机制等。

2. 药物作用（drug action）：药物对机体细胞或组织的初始作用。

3. 药理效应（drug effect）：药物初始作用引起的机体器官、组织、细胞、分子等不同层次水平上的改变。

4. 药物作用的选择性（selectivity）：药物在适当剂量下对机体的作用具有选择性，表现为机体各组织器官由于受体种类、信号通路、代谢类型等的不同，对药物的反应性是不一样的。

5. 治疗作用（therapeutic action）：符合防治疾病目的的药物作用称为治疗作用。

6. 不良反应（adverse reaction）：与防治疾病目的无关的对人体不利甚至有害的作用称为不良反应。

7. 量效曲线（dose-effect curve）：药物效应的强弱与其剂量或浓度呈一定关系，即量效关系。以药物效应为纵坐标，药物剂量或浓度为横坐标作图，即为量效曲线。

8. 最小有效量（minimal effective dose）：或称为阈剂量（threshold dose），是指药物用量逐渐增加，至刚能产生效应时的剂量或浓度。

9. 最大效应(maximal effect):或称效能,指药物效应达到最大,继续增加剂量效应也不再增大时的纵坐标数值。

10. 效价强度(potency):指药物产生一定效应时所需要的剂量。

11. 半数有效量(median effective dose,ED_{50}):能使群体中有半数个体出现某一效应时的剂量。

12. 半数致死量(median lethal dose,LD_{50}):能引起50%实验对象出现死亡的剂量。

13. 治疗指数(therapeutic index,TI):即LD_{50}/ED_{50}之比值,用以衡量药物的安全性。一般来说,TI越大,药物越安全。

14. 时效关系(time-effect relationship):一次用药后,药物作用随时间发生动态变化的过程。

15. 时效曲线(time-effect curve):相隔不同时间测定药物效应,以时间为横坐标,药物效应强度为纵坐标作图,即得到时效曲线。

16. 受体(receptor):存在于细胞膜、胞质或细胞核内,具有识别和结合细胞外特定化学物质,介导细胞信号转导并产生生物学效应的功能蛋白质。

17. 亲和力(affinity):是药物与受体的结合能力。

18. 内在活性(intrinsic activity):指配体与受体结合后产生效应的能力。

19. 激动药(agonist):既有亲和力又有内在活性,能与受体结合并激动受体产生效应的药物。

20. 拮抗药(antagonist):有亲和力但无内在活性,与受体结合后不能产生效应,反而会妨碍受体激动药与受体的结合,表现为拮抗作用。

21. 竞争性拮抗药(competitive antagonist):与受体的结合是可逆的,只要增加激动药的剂量,就能与拮抗药竞争结合部位,最终仍能使量效曲线的最大效应达到原来的高度。

22. 非竞争性拮抗药(non-competitive antagonist):与受体的结合是不可逆的,或者能引起受体的构型改变,从而干扰激动药与受体正常结合,而且激动药不能竞争性地克服此种干扰。

23. 部分激动药(partial agonist):与受体结合的方式和亲和力与受体激动药相似,但其内在活性很小,与受体结合后只产生弱的效应;但在有其他强激动药存在时,这种药物与受体的结合反而妨碍了强激动药的作用,起到受体拮抗药的作用。

24. 反向激动药(reverse agonist):药物与受体结合后可引起受体构型变化,引起与原来激动药相反的效应。

25. 受体脱敏(receptor desensitization):机体在长期使用一种激动药后,受体的敏感性逐渐降低的现象。

26. 受体增敏(receptor hypersensitization):机体长期使用一种拮抗药,导致受体对激动药的敏感性增高的现象。

27. 受体上调(up regulation):受体的调节性改变表现为数量(或密度)的增加。

28. 受体下调(down regulation):受体的调节性改变表现为数量(或密度)的减少。

29. 协同作用(synergism):同类作用的两种药物合用,其作用相加或相互增强,称为协同作用。

30. 生物标志物(biomarkers):从生物学介质中可以检测到的细胞、生物化学或分子改变,测定这些信号指标可表征生物样本中结构和功能的异常变化。

31. 定量蛋白质组学(quantitative proteomics):定量蛋白质组学:检测正常与疾病状态下组织全部表达蛋白质在量上的差别。

32. 蓄积中毒(cumulative intoxication):如在药物的残留期内连续给药,会产生药物蓄积,蓄积过多可产生蓄积中毒。

33. 药物相互作用(drug interaction):同时或先后序贯使用两种以上药物时,药物在体内甚至在体外容器内产生作用上的变化,即药物相互作用。

34. 耐受性(tolerance):机体在连续使用一些药物时敏感性降低,需增加剂量才能达到原先的效应。

35. 快速耐受性(tachyphylaxis):若在短时间内连续用药数次后,立即产生耐受性,称快速耐受性。

36. 交叉耐受性(cross tolerance):机体对某药产生耐受性后,对另一药的敏感性也降低,称交叉耐受性。

37. 耐药性(drug resistance):亦称抗药性,在化学治疗中,反复用药后病原体或肿瘤细胞对药物的敏感性降低,只有加大剂量或改用其他药物才有效。

38. 药物依赖性(drug dependence):某些麻醉药品或精神药品,患者连续使用能产生药物依赖性,表现为对该类药物继续使用的欲望。

39. 生理依赖性(physiological dependence):也称躯体依赖性,阿片类镇痛药连续使用后,会产生生理依赖性,一旦停用会产生戒断综合征。

40. 心理依赖性(psychological dependence):也称精神依赖性,指用药后产生愉快满足的感觉,使用药者在精神上渴望周期性或连续用药,以达到舒适感。

41. 时间(时辰)药理学(chronopharmacology):是研究药物作用的时间节律问题的一门药理学分支科学。

42. 安慰剂(placebo):指不含任何药理活性成分,仅含赋形剂,外观上(形状、颜色、大小)与所试验的药物完全一样的制剂,有时能产生"安慰剂效应"。

(五) 简答题

1. 简述量效曲线的分类以及各类可提供的药效学参数。

量效曲线分为量反应、质反应的量效曲线。

量反应可提供的药效学参数有:最小有效量、最大效应、效价强度。

质反应可提供的药效学参数有:半数有效量、半数致死量、治疗指数。

2. 简述从时效曲线上可以获得哪些与临床用药有关的信息。

从时效曲线上可以获得的信息:①起效时间,即潜伏期;②最大效应时间;③疗效维持时间;④作用残留时间。

3. 简述受体的特性以及根据信号转导机制的类型。

受体的特性有:①灵敏性;②特异性;③饱和性;④可逆性;⑤多样性。

类型有配体门控离子通道受体、G蛋白偶联受体、具有酪氨酸激酶活性受体、核激素受体。

4. 简述激动药与拮抗药的特点。

激动药既有亲和力又有内在活性,能与受体结合并激动受体产生效应的药物。拮抗药有亲和力但无内在活性,与受体结合后不能产生效应,反而会妨碍受体激动药的作用。

5. 简述目前肿瘤化疗中的几种生物标志物。

目前肿瘤化疗中的几种生物标志物:①已知的有效标志物:如人表皮生长因子受体2之于曲妥珠单抗;②可能有效的标志物:如UGT1A1/28或/6之于伊立替康;③探索性标志物:如胸苷酸合成酶之于培美曲塞和氟尿嘧啶类;④其他一些标志物,如B细胞淋巴瘤中的CD_{20}。

(六) 论述题

1. 试述竞争性拮抗药和非竞争性拮抗药的特点。

竞争性拮抗药的特点:与受体的结合是可逆的,增加激动药的剂量就能与拮抗药竞争结合部位,最终仍能使量效曲线的最大效应达到原来的高度。在应用一定剂量的拮抗药后,激动药的量效曲线平行右移。

非竞争性拮抗药的特点:与受体的结合是不可逆的,或者能引起受体的构型改变,从而干扰激动药与受体正常结合,而且增大激动药的剂量也不能使量效曲线的最大效应达到原来的水平。增加此类拮抗药的剂量,激动药的量效曲线下移。

2. 试述影响药物作用的因素主要有哪些。

影响药物作用的因素主要:①药物方面的因素:包括药物剂量,给药途径,给药时间和间隔时间,药物剂型,制药工艺,药物相互作用;②机体方面的因素:年龄、性别、营养状态、精神因素、疾病因素、遗传因素、生物节律性;③其他方面的因素:生活习惯和环境污染等。

（郭秀丽）

第五章
现代医学模式与临床药理学

【学习目标】

1. 熟悉现代医学模式的发展历程。
2. 了解循证医学、转化医学、精准医学的概念、发展简史、主要内容及实践应用。

一、现代医学模式

现代医学模式主要包括：循证医学、转化医学和精准医学。

1. 循证医学（evidence-based medicine） 是遵循科学证据的医学，可定义为"慎重、准确而明智地使用目前所能获得的最佳证据，同时结合临床医生的个人专业技能和临床经验，考虑患者的价值和愿望，将三者统一起来，制定出患者的治疗方案"。

2. 而相对于传统经验医学中基础研究与临床应用的孤立性，转化医学强调临床实践与基础研究的互动，以临床问题为导向的基础研究和以基础研究结果为依据的临床转化应用。

3. 精准医学 则是对循证医学和转化医学两种现代医学模式的继承与发扬，既继承了转化医学的临床问题导向和强调临床应用，又避免了传统循证医学的千篇一律，强调对患者个体化的、多组学的诊疗。

二、循证医学

1. 概念 循证医学是指临床医生针对个体患者，在充分收集病史、体检及必要的实验室和影像检查基础上，结合自身的专业理论知识与临床技能，围绕患者的主要临床问题（如病因、诊断、治疗、预后以及康复等），检索、查找、评价当前最新最佳的研究证据，进一步结合患者的实际意愿与临床医疗环境，形成科学、适用的诊治决策，并在患者的配合下付诸实施，最后分析与评价其效果。

2. 循证医学的发展简史 循证医学的哲学起源可以追溯到 19 世纪中叶。我国最早于 1996年在原国家卫生部的领导与支持下，在原华西医科大学附属第一医院（现四川大学华西医院）正式成立了中国 Cochrane 中心及循证医学中心，相继开展了循证医学国际协作研究与普训工作，陆续创刊了两种全国性的循证医学杂志，并率先在医学院校开设循证医学课程，编辑出版了循证医学专著以及 5 年制、8 年制循证医学规划教材。

3. 循证医学的内容 ①临床流行病学是实践循证医学的方法学基础；②临床流行病学和循

证医学均是以临床医学为主体的多学科交叉协作;③循证医学与临床流行病学的对象是患者及其群体。

4. 循证医学的实践　循证医学实践的基础由四大要素组成:医生、患者、最佳证据和医疗环境。

5. 实践循证的目的　①加强临床医生的临床训练,提高专业能力,紧跟先进水平。②弄清疾病的病因和发病的危险因素。③提高疾病早期的正确诊断率。④帮助临床医生为患者选择最真实可靠、具有临床价值并且实用的诊疗方案。此外,还能指导临床合理用药,以避免药物的不良反应。⑤改善患者预后。

6. 循证医学实践对临床医学以及预防医学的影响　①促进医疗决策科学化,避免乱防乱治,浪费资源,因而可提高临床医疗及预防医学水平,促进临床医学与预防医学的协调发展;②促进临床与预防医学教学培训水平的提高,培养高素质人才,紧跟科学发展水平;③发掘临床与预防医学难题,促进并开展临床与预防医学及临床流行病学的科学研究;④提供可靠的科学信息,有利于卫生政策决策的科学化;⑤有利于患者本身的信息检索,监督医疗,保障自身权益。

7. 循证医学实践者的四项要求　①必须做踏实地临床基本训练,正确地收集病史、查体和检验,掌握患者的真实情况,方能发掘临床问题;②必须将循证医学作为终身自我继续教育的途径,不断丰富和更新知识;③保持谦虚谨慎,戒骄戒躁;④要有高度的热情和进取精神,否则就要成为临床医学队伍的落伍者。

三、转化医学

1. 概念　转化医学是指多组学的将体外和实验动物基础研究结果向人类临床应用转化,以解决临床的实际问题或公共卫生问题为目的;又以临床上或者公共卫生体系中发现的问题为引导,为基础研究提供新的思路。从而实现临床与基础研究的相互反馈和相互促进——"从基础到临床(bench to bedside)"和"从临床到基础(bedside to bench)"。

2. 转化医学的发展简史　①转化医学的提出源自 20 世纪 90 年代的"转化研究(translational study or translational research)"。其时代背景是生物医学研究面临的基础研究与临床问题解决之间脱节,医学研究每 19 年翻一番,有逾 200 余万生物医学基础研究成果未得到良好的在临床上的应用转化,比如在肿瘤研究领域,大量的分子生物学研究被发表,但是肿瘤的疗效进展和真正在临床得到应用的研究并未同步大量增加。生物医学研究手段的迅速发展,我们对疾病本质的认知、防御和治疗手段均有很大改变。②Engel 于 1977 年在 Science 杂志发表"需要新的医学模式:对生物医学的挑战"文章,医学在新的医学模式下被定义为处理健康相关问题的科学,以治疗和预防疾病、提高人体自身素质为目的。③1992 年,Choi 在 Science 杂志率先提出"从实验室到临床(bench to bedside)"(B-to-B,B2B)概念,倡导把实验室的生物医学研究成果向临床应用诊疗方法和技术转化。④1996 年,Geraghty 在 Lancet 发表文章,首次提出"转化医学(translational medicine)"名称。

3. 转化医学的主要目标包括　①发现与验证人体的药物靶标,以期开发新的临床治疗手段;②人体生物标志物有效性和安全性的早期评价,以便早期诊断某些疾病以及进行疾病的临床分子分型。

4. 转化医学的实践步骤可以分为 4 个阶段　第一阶段是从模型到人的转化(translation to humans);第二阶段是从健康志愿者到患者的转化(translation to patients);第三阶段是从研究成果向医学实践的转化(translation to practice);第四阶段是从疾病诊疗向人群健康的转化(translation to population health)。

四、精准医学

1. 精准医学的概念　精准医学旨在根据病人个体在基因、环境和生活方式的特异性而制定个性化的精准诊断、精准治疗和精准预防方案,是具有颠覆性的全新医学模式,将从根本上缓解以群体为诊疗对象的现今医学因错误诊治导致的患者损伤及医疗资源巨大浪费,降低社会医疗成本,缓解医患矛盾,具有巨大社会和经济效益。

2. 精准医学的发展简史　哈佛大学商学院商业战略家 Clayton Christensen 在 2008 年首次提出“精准医学(Precision Medicine)”一词。其意义是分子诊断方法的发展使得医生能够不用像过往一样依赖于直觉和经验便可以做出诊断。但是,当时他的这个词汇并没有引起太多的关注。直到美国国立研究委员会下属的“发展新疾病分类法框架委员会”发表里程碑式纲领性文件《迈向精准医学:建立一个生物医学知识网络和一个新疾病分类法》,“精准医学”才开始被重新定义。由于上面提到的原因,在《迈向精准医学》中,委员会放弃继续“个体化医学”一词:精准医学中的“精准”包括“准确(accurate)”和“精密(precise)”两种含义。当然,对于采用“精准医学”一词的做法也存在着不同意见:范德堡大学的 Roden 和 Tyndale 认为“精准医学”一词过于超前。Eric Topol 在 cell 杂志发表文章认为:“精准医学”一词过于模糊不清,且没有认清 precision 派生于 individual 的事实;于是他相应的提出用“Individual Medicine”而非“Precision Medicine”代替“Personalized Medicine”。不过,白宫最终还是选择了“精准医学”作为新医学计划的名称。

3. 精准医学的内容　①测序技术:测序技术的进步和组学研究进展为精准医学提供了关键技术和科学基础;测序技术的快速发展加速了对生命过程和疾病发生机制的认识;②大规模人群队列研究:大规模人群队列研究和海量临床样本为精准医疗体系的建立奠定基础;③生物大数据技术:组学研究产生的海量数据引领生物医学研究进入大数据时代;精准医学研究需要大数据技术的支持;④个体化治疗:个体化治疗技术开发与临床方案制定是精准医学理念的具体体现。

4. 精准医学的应用　实施意义:①精准医学研究的实施将构建新的疾病分类体系和诊疗标准;②精准医学的发展将大大提升相关学科研究和技术水平;③精准医学的发展将带动相关产业的快速发展,孕育巨大市场空间。应用领域:目前精准医学应用领域较多的是癌症、糖尿病等多基因复杂性疾病以及罕见病。未来,随着精准医学在癌症、罕见病领域的研究和应用逐渐成熟,其他对基因复杂性疾病以及病因未明疾病,例如心血管疾病、神经系统疾病、自身免疫性疾病、心脑血管疾病、呼吸系统疾病等都可以通过精准医学研究寻找更加完善和有效的预防方法和治疗方案。

【试题】

(一) 名词解释

1. 循证医学(evidence-based medicine)
2. 转化医学(translational medicine)
3. 精准医学(precision medicine)

(二) 简答题

1. 现代医学模式有哪些?
2. 转化医学的实施步骤有哪些?
3. 精准医学的内容有哪些?

（三）论述题

1. "转化医学"对临床药理学发展有何影响？
2. 精准医学有哪些应用？

【答案】

（一）名词解释

1. 循证医学（evidence-based medicine）：是遵循科学证据的医学，可定义为"慎重、准确而明智地使用目前所能获得的最佳证据，同时结合临床医生的个人专业技能和临床经验，考虑患者的价值和愿望，将三者统一起来，制定出患者的治疗方案"。

2. 转化医学（translational medicine）：是指多组学的将体外和实验动物基础研究结果向人类临床应用转化，以解决临床的实际问题或公共卫生问题为目的；又以临床上或者公共卫生体系中发现的问题为引导，为基础研究提供新的思路。从而实现临床与基础研究的相互反馈和相互促进——"从基础到临床（bench to bedside）"和"从临床到基础（bedside to bench）"。

3. 精准医学（precision medicine）：是从分子生物学层面考虑疾病的发生、发展与相应干预措施，依据驱动因子（molecular driver）将疾病重新分类，以驱动因子为靶向，寻找并验证治疗手段。以精准的诊断和分型为基础，对疾病进行精准的评估、精准的分期，并依据个体的组学背景进行精准的个体化治疗。

（二）简答题

1. 现代医学模式有哪些？

现代医学模式主要包括：循证医学、转化医学和精准医学。相对传统经验医学的主观性，循证医学讲求以证据为基础，科学客观的进行规范化的诊疗。而相对于传统经验医学中基础研究与临床应用的孤立性，转化医学强调临床实践与基础研究的互动：以临床问题为导向的基础研究和以基础研究结果为依据的临床转化应用。精准医学则是对循证医学和转化医学两种现代医学模式的继承与发扬，既继承了转化医学的临床问题导向和强调临床应用，又避免了传统循证医学的千篇一律，强调对患者个体化的、多组学的诊疗。

2. 转化医学的实施步骤？

第一阶段是从模型到人的转化（translation to humans）；第二阶段是从健康志愿者到患者的转化（translation to patients）；第三阶段是从研究成果向医学实践的转化（translation to practice）；第四阶段是从疾病诊疗向人群健康的转化（translation to population health）。

3. 精准医学的内容有哪些？

精准医学的内容：①测序技术：测序技术的进步和组学研究进展为精准医学提供了关键技术和科学基础；测序技术的快速发展加速了对生命过程和疾病发生机制的认识；②大规模人群队列研究：大规模人群队列研究和海量临床样本为精准医疗体系的建立奠定基础；③生物大数据技术：组学研究产生的海量数据引领生物医学研究进入大数据时代；精准医学研究需要大数据技术的支持；④个体化治疗：个体化治疗技术开发与临床方案制定是精准医学理念的具体体现。

（三）论述题

1. "转化医学"对临床药理学发展有何影响？

转化医学是国际医学界近年兴起的一种崭新的医学研究模式。长期以来，医学研究中存在基础研究和临床研究严重脱节的现象。转化医学在基础和临床研究之间架起桥梁，极大地促进了医学的发展。转化医学的目的是促进基础医学研究的成果向临床实际应用的转化,同时根据临床医学的要求提出前瞻性的应用基础研究方向,其基本特征是多学科交叉合作。转化医学理念的提出为临床药理学的发展提供了新的契机,能够打破传统药理学研究中基础研究和临床应用之间的鸿沟,为新药研发及研究新的药物治疗方法开辟新途径。一方面,我们需要将药理学基础研究获得的知识和成果转化为临床上的治疗新方法,即实现"从实验台到病床"(bench to bedside)的转化;另一方面,再从药物在临床应用中发现的新问题,回到实验室,为基础研究提供新的研究思路。

2. 精准医学有哪些应用?

精准医疗的实施将在原有的"4P医学"理念上加入精准化,成为"5P医学",大大提高新健康理念下的医疗精准化。精准医学的开展将推动预防为主的健康医学发展。与传统医学不同,精准医学的发展可以从根本上精准地优化诊疗效果,避免医疗资源浪费,减少无效、有害和过度医疗,降低医疗成本,优化医疗资源配置。①精准医学研究的实施将构建新的疾病分类体系和诊疗标准;②精准医学的发展将大大提升相关学科研究和技术水平;③精准医学的发展将带动相关产业的快速发展,孕育巨大市场空间。应用领域:目前精准医学应用领域较多的是癌症、糖尿病等多基因复杂性疾病以及罕见病。未来,随着精准医学在癌症、罕见病领域的研究和应用逐渐成熟,其他对基因复杂性疾病以及病因未明疾病,例如心血管疾病、神经系统疾病、自身免疫性疾病、心脑血管疾病、呼吸系统疾病等都可以通过精准医学研究寻找更加完善和有效的预防方法和治疗方案。

（张　伟）

第六章

新药研制与开发

【学习目标】

1. 掌握新药的概念、药物靶标确定的方式,掌握新药筛选模型的建立,先导化合物的发现和优化。
2. 了解新药临床前研究和临床研究。

【内容要点】

第一节　药物研制与开发概述

按照《药品注册管理办法》(2005 年 5 月 1 日),新药是指未曾在中国境内上市销售的药品。已上市药品改变剂型、改变给药途径、增加新适应症的,按照新药管理。国家鼓励研究创制新药。

由于计算机技术、现代合成技术、生物技术的应用以及药物化学与分子生物学、遗传学、免疫学、酶学等学科的交叉渗透,新药研究开发进入了新的发展阶段。主要表现出以下特点:药物合理设计的进一步应用、完善与发展;设计调控长期效应信号分子的药物;逆向分子药理学在新药研究中的应用;利用转基因动物来研制新药;基因治疗药物的应用和发展;应用生物技术改进新药筛选方法和创建新药筛选模型;利用组合化学及其他资源获得更多新药。

近年来,新药研制与开发进入了新的发展阶段。主要表现为:①合理药物设计;合理药物设计(rational drug design)是依据生命科学研究中所揭示的包括酶、受体、离子通道、核酸等潜在的药物作用靶点,再参考其内源性配体或天然底物的化学结构特征来设计药物分子,以发现选择性作用于靶点的新药,这些药物往往具有活性强、选择性好、副作用小的特点。这是目前新药研究的主要方向之一。②应用现代生物技术研究新药;以基因工程、细胞工程、发酵工程和酶工程为主体的现代生物技术是 70 年代开始异军突起的高新技术领域,为大量新型药物的发现开辟了一条新途径。自 1982 年第一个基因重组医药产品人胰岛素在美国面市以来,至今全世界已有数十个生物技术药物上市,我国目前也能生产 15 种重要的基因工程药物。现代生物技术开辟了人体内源性多肽、蛋白质药物的新天地。与此同时它也正渗透到医药的各个领域,从抗生素、氨基酸、细胞融合种及基因工程菌、化学合成药的生物转化到单克隆抗体、靶向制剂等。③组合化学技术;近年来组合化学(combinatorial chemistry)技术已应用于获取新化合物分子。该技术是通过化学或生物合成的程序将一些基本的小分子(如氨基酸、核苷酸、单糖等)系统地装配成不同的组合,由此得到大量的分子,这些化合物具有多样性特征,从而建立化学分子库。对上述获得的化合物进行高通量筛选,寻找到具有活性的先导物。据统计,90年代后用组合技术获得的各类化合物总和,已超过人类有史以来所发现全部化合物的总和。这种快速获取多样性分子,并经群集筛选,获得有苗头的化合物和结构与活性信息,大大提高了研究新药的效率和水平。

第二节 药物研制的环节

一、新药筛选模型的建立

新药筛选模型(drug screening model)是用于证明某种物质具有药理活性的实验方法,用于以筛选和评价化合物的活性。这些实验方法是寻找和发现药物的重要条件之一。人们在长期寻找药物的实践过程中,建立了大量用于新药筛选的各类模型,在新药发现和研究中发挥了积极作用。随着生命科学的发展,新的药物筛选模型不断出现,这些筛选模型不仅促进了药物的发现,而且对药物筛选的方法、理论、技术都产生了巨大影响。应用于药物筛选的模型有多种,根据所选用的材料和药物作用的对象以及操作特点,可以将这些模型分为体外模型和体内模型两大类。

(一)体内模型的建立

1. 整体动物模型的建立

用整体动物进行新药筛选,是长期以来备受重视的方法,其最大优点是可以从整体水平,直观地反应出药物的治疗作用、不良反应以及毒性作用。

2. 组织器官水平的筛选模型

随着现代医学和现代药理学的发展,采用动物的组织、器官制备的药物筛选模型越来越多,如离体血管实验,心脏灌流实验、组织培养实验等方法。

(二)体外模型的建立

1. 细胞水平药物筛选模型 细胞水平的筛选模型是观察被筛样品对细胞的作用。用于筛选的细胞模型包括各种正常细胞、病理细胞(如肿瘤细胞和经过不同手段模拟的病理细胞)。

2. 分子水平药物筛选模型 分子水平筛选模型是高通量药物筛选中使用最多的模型,根据生物分子的类型,主要分为受体、酶和其他类型的模型。

3. 基因芯片技术 基因是遗传信息的载体,药物通过不同的作用靶点作用于组织细胞,直接或间接地影响细胞内基因的表达。随着分子生物学的发展而建立起来的基因水平的药物筛选模型,可以从更深入的层次评价药物的作用,从而可以为许多疑难病症提供新的治疗途径和方法。

基因芯片技术是分子生物学与微电子技术相结合的 DNA 分析检测技术,因其具有突出的并行性、高通量、微型化和自动化,已成为后基因组时代基因功能分析的最重要技术之一。用于药物筛选的基因芯片主要是 DNA Micro array 表达谱基因芯片,通过对用药前后两组样品进行表达谱基因芯片检测,可反映出该药物作用后相应组织或细胞中基因表达谱的变化,从而揭示药物作用的靶基因。利用基因芯片进行药物筛选,可以省略大量的动物试验,大大缩短药物筛选的时间和成本。

二、靶标的确立

总的来说新药的研发分为两个阶段:研制和开发。这两个阶段是相继发生有互相联系的。区分两个阶段的标志是候选药物的确定,即在确定候选药物之前为研究阶段,确定之后的工作为开发阶段。所谓候选药物是指拟进行系统的临床前试验并进入临床研究的活性化合物。研究阶段包括四个重要环节,即靶标的确定,模型的建立,先导化合物的发现,先导化合物的优化。

确定治疗的疾病目标和作用的环节和靶标,是创制新药的出发点,也是以后施行的各种操作的依据。药物靶标是指体内具有药效功能并能被药物作用的生物大分子,包括酶、受体、离子通道、核酸等,编码靶标蛋白的基因被称为靶标基因。目前,确认靶标的技术,一是利用基因重组技术建立转基因动物模型或进行基因敲除以验证与特定代谢途径相关或表型的靶标;二是利用反义寡核苷酸技术通过抑制特定的信使 RNA 对蛋白质的翻译来确认新的靶标。

(一) 药物靶标的发现

1. 以基因组学、生物信息学为基础发现药物靶标

基因组学技术在药物靶标发现中的应用主要体现在以下两个方面:确认致病蛋白质的综合策略和致病蛋白质部分表征的靶标专一策略。前者注重于对致病相关基因序列、蛋白质序列等分子信息的分析,包括计算机同源校准(在宿主和病原基因组之间进行同源性比较分析,进而找出致病基因序列)、差别基因表达分析及整体蛋白组分析;后者侧重于对疾病相关基因(靶基因)功能的分析,包括基因敲除,反义 mRNA 和核酶抑制以及计算机模拟对基因产物结构和功能的预示。

基因组学技术在靶标的验证方面也有重要作用。人类遗传学(human genetics)、生物信息学(bioinformatics)、表达图谱(expression profiling)、代谢途径分析(pathway analysis)、基因敲除(gene knockout)、过量表达(over-expression)、基因筛选(gene-to-screen)等技术可以在基因组水平上高通量大规模筛选和确证靶基因及疾病相关遗传标记。

在生物信息学方面,应用 INVDOCK 软件进行计算机搜寻药物靶标是一个很便捷的途径,此软件可同时寻找数个中草药有效成分的治疗靶标,并同已知实验结果进行比较。研究结果显示该软件具有实际应用潜力及在普及型计算机上进行运算的可行性。此方法除用于研究药物或先导化合物的未知靶标外,亦可用来研究中草药的作用机制。

2. 以蛋白质组学为基础发现药物靶标

大多数药物靶标都是在生命活动中扮演重要角色的蛋白质,如酶、受体、激素等。通过蛋白质组学的方法比较疾病状态和正常生理状态下蛋白质表达的差异,有可能找到有效的药物作用靶标,其中应用较多的是二维凝胶电泳(2-DE)和质谱分析技术(MS)。

3. 以中草药单分子化合物为探针发现药物靶标

近年来兴起的生物分子相互作用分析技术(biomolecular interaction analysis,BIA)可以将中草药单分子化合物作为探针,通过跟踪监测它与蛋白质分子之间的相互作用来发现药物靶标。

(二) 基于靶标的药物设计

基于靶标分子结构的药物设计是利用生物大分子靶标及相应的配体 - 靶标复合物三维结

构的信息设计新药。其基本过程是：①确定药物作用的靶标分子（如蛋白质、核酸等）；②对靶标分子进行分离纯化；③确定靶标分子的三维结构，提出一系列假定的配体与靶分子复合物的三维结构；④依据这些结构信息，利用相关的计算机程序和法则如 DOCK 进行配体分子设计，模拟出最佳的配体结构模型；⑤合成这些模拟出来的结构，进行活性测试。反复重复以上过程，若对测试结果感到满意，可进入前临床实验研究阶段。基于靶标分子结构的药物设计需要采用 X 线衍射分析和磁共振波谱（NMR）等结构生物学的研究手段，对靶标蛋白质的分子结构进行深入研究，获得相关信息，借助计算机技术建立靶标的蛋白质结构模型。如治疗艾滋病的安瑞那韦（amprenavir，Agenerase）和奈非那韦（nelfinavir，Viracept）就是利用人类免疫缺陷病毒（HIV）蛋白酶的晶体结构开发的药物。

（三）药物靶标在药物开发及疾病治疗中的应用

在疾病相关的靶标分子被发现和确认以后，即可根据这些靶标分子的特点设计出相关的药物进行靶向治疗。例如，世界性的疑难病症阿尔茨海默病（Alzheimerps disease，AD）是一种常见的神经退行性病变，发病率较高，已成为现代社会严重威胁老年人健康的疾病之一。AD 的病因复杂，发病涉及许多环节，包括神经递质与受体、淀粉样蛋白沉积、tau 蛋白磷酸化、炎症反应及其他环节，这些环节为药物靶标的发现和选择提供了多种靶点，据此人们找到了针对这些靶点的相关药物，如胆碱酯酶抑制剂类主要有多奈哌齐（donepezil）、加兰他敏（galantamine）、石杉碱甲（huperzine A）等；N- 甲基 -D- 天冬氨酸（NMDA）受体阻滞剂如美金刚（memantine）。

三、先导化合物的发现和优化

先导化合物的发现：先导化合物（lead compound）是指新发现的对某种靶标和模型呈现明确药理活性的化合物。是一类虽然在治疗方面具有合乎要求的性质，但要么活性不是很高，要么具有某些毒副作用等不足之处，因而不能直接用于临床的化合物，以其作为新药设计的起始点，通过设计改造加强其有用的性质，剔除或减弱不适合的副作用可能得到的新的化合物。要发现先导化合物必须通过药理活性筛选，从众多的化合物中挑选出具有生物活性的先导物。评价化合物生物活性的实验模型称为筛选模型，准确地建立筛选模型是发现先导化合物的关键。一种筛选模型可以用于筛选多种化合物，一种化合物应该进行多种模型筛选。筛选模型主要包括：体外（in vitro）模型、体内（in vivo）模型。新的大容量的化合物库的建立是药物设计的基础和保障，包括人工合成和天然提取的新化学实体，以及相关的药理活性数据。

（一）已知生物活性物质的修饰和改良

通过对已知活性化合物进行结构改造和化学修饰，可以发现活性、选择性和安全性更高的新型化合物，这也是先导物发现中最常用、最简单的一种方法。

（二）利用特定的生物学评定方法对任意选定的化合物的筛选

1. 随机筛选（random screening）与偶然发现
2. 彻底筛选（extensive screening）
3. 高通量筛选（high-throughput screening，HTS）
4. 药物合成中间体作为先导化合物

（三）利用生物学、医学领域的新发现以及偶然发现的各种生物信息

生物信息指的是从人、动植物和细菌中某些物质偶然的或自发引起的生理现象而得到的信息，包括有益的、有害的或者不太清楚其价值的生理活性。

（四）以与病理学异常有关的分子知识为基础，对新的生理活性物质进行合理设计

第三节　新药的临床前研究

新药的临床前安全性评价包括新药的一般药理学研究、新药的急性毒性研究、新药的长期毒性试验和新药的特殊毒性研究。一般药理学研究是对新药主要药效作用以外广泛药理作用研究。新药急性毒性试验是指机体一日内一次或多次接触新药产生毒性反应,甚至引起死亡。长期毒性研究是通过重复给药的动物试验表征受试物的毒性作用,预测其可能对人体产生的不良反应,降低临床试验受试者和药品上市后使用人群的用药风险。新药的特殊毒性研究包括:致突变作用研究;致癌作用研究;生殖毒性和发育毒性作用研究;药物依赖性作用研究。

一、药学研究主要内容

1. 原料药生产工艺研究。
2. 制剂处方及工艺研究。
3. 确证化学结构或组分研究。
4. 质量研究　包括理化性质、纯度检查、溶出度、含量测定等。
5. 质量标准草案及起草说明。
6. 稳定性研究。
7. 临床研究用样品及其检验报告。
8. 产品包装材料及其选择依据。

二、药理毒理学研究

(一)药理学内容

1. 药效学试验　主要药效学试验和一般药理学试验。

(1)主要药效学研究

1)药效学试验:以动物体内试验为主,必要时配合体外试验,从不同层次证实其药效。

2)观测指标:应选用特异性强、敏感性高、重现性好、客观、定量或半定量的指标进行观测。

3)实验动物:根据各种试验的具体要求,合理选择动物,对其种属、性别、年龄、体重、健康状态、饲养条件、动物来源及合格证号等,应有详细记录。

4)给药剂量及途径:试验分组:各种试验至少应设三个剂量组,剂量选择应合理,尽量反映量效和(或)时效关系,大动物(猴、狗等)试验或在特殊情况下,可适当减少剂量组。给药途径:应与临床相同,如确有困难,也可选用其他给药途径进行试验,但应说明原因。

5)对照:主要药效学研究应设对照组,包括:正常动物空白对照组;模型动物对照组;阳性药物对照组(必要时增设溶媒或赋形剂对照组)。阳性对照药应选用正式批准生产的药品,根据需要设一个或多个剂量组。

(2)一般药理学研究

主要观察给药后对动物以下三个系统的影响:

1)神经系统:活动情况、行为变化及对中枢神经系统的影响。

2)心血管系统:对心电图及血压等的影响。

3)呼吸系统:对呼吸频率、节律及幅度的影响。须设 2～3 个剂量组,低剂量应相当于药效学的有效剂量;给药途径应与主要药效学试验相同。

2. 药动学研究 对有效成分明确的第一类新药,可参照化学药品的药动学方法,研究其在动物体内的吸收、分布、代谢及排泄,并计算各项参数。

(二)毒理学研究

包括急性毒性(acute toxicology)、慢性毒性(chronic toxicology)和特殊毒性(special test),其中涉及半数致死量 lethal dose 50(LD$_{50}$)和最大耐受量(maximal resistance experiment)。

第四节 新药的临床研究

新药临床研究包括 I、II、III 和 IV 期临床研究。

I 期临床研究是初步的临床药理学及人体安全性评价试验。观察人体对于新药的耐受程度和药物动力学,为制定给药方案提供依据;I 期临床试验的内容为药物耐受性试验与药物动力学研究。其目的是在健康志愿者中研究人体对药物的耐受程度并通过药物动力学研究,了解药物在人体内的吸收、分布、消除的规律,为新药 II 期临床研究提供安全有效的合理试验方案。

II 期临床试验是随机双盲对照临床试验,对新药有效性及安全性做出初步评价,确定适应证,推荐临床给药剂量、给药途径与方法、单日给药次数等,评价其不良反应,并提供防治方法。III 期临床研究是扩大的多中心临床试验,是治疗作用确证阶段。其目的是进一步验证药物对目标适应证患者的治疗作用和安全性,评价利益与风险关系,最终为药物注册申请获得批准提供充分的依据。

III 期临床试验的设计原则及要求一般应与 II 期临床试验一致,试验一般应为具有足够样本量的随机盲法对照试验。

IV 期临床试验即上市后临床试验,又称上市后监察(postmarketing surveillance),是新药临床试验的继续,其目的是考察在广泛使用条件下药物的疗效和不良反应(注意罕见不良反应),评价在普通或者特殊人群中使用的利益与风险关系;改进给药剂量等,并根据进一步了解的疗效、适应证与不良反应情况,指导临床合理用药。

【试题】

(一)选择题

药物的基本属性是( )

A. 安全 B. 有效

C. 可控性 D. 三者均是

(二)填空题

1. 药主要包括_____、_____、_____、_____。

2. 新药的选题和论证主要从_____、_____、_____三方面入手。

3. 新药开发的三要素是指_____、_____、_____。

4. 临床试验的基本原则是_____。

5. 新药临床研究审批包括_____、_____、_____、_____、_____、_____、_____、_____八个阶段。

6. 在新药开发中药理研究的基本内容包括_____、_____、_____。

（三）名词解释

1. 新药

2. 先导化合物（lead compound）

3. 基因工程药物

（四）简答题

1. 什么是新药研究的风险及风险有哪些？

2. 新药为什么要进行临床研究，其研究的内容包括哪些？

3. 新药临床前研究的安全评价内容？

（五）论述题

1. 新药临床前药动学研究的目的与意义。

2. 药物靶标的发现和药物设计。

【答案】

（一）选择题

A

（二）填空题

1. 中药 天然药 化学药品 生物制品

2. 市场 功能 效益

3. 资金 设备 人员

4. 符合法规要求 符合科学性 符合道德规范

5. 原始申请 初审与抽样 注册检验 申请受理 审批与批准 退审 复审 重审

6. 药效学研究 一般药理学研究 药动学研究

（三）名词解释

1. 新药：指未在中国境内上市销售的药品。已上市的药品，若改变剂型、改变给药途径和增加新适应症的药品，则按新药管理。

2. 先导化合物（lead compound）：是指新发现的对某种靶标和模型呈现明确药理活性的化合物。

3. 基因工程药物：是先确定对某种疾病有预防和治疗作用的蛋白质，多为人体固定的内源性物质，然后将该蛋白质对应的基因提取出来，经过基因重组和分子克隆等操作将该基因连接到一定的载体上，然后重组的载体可以高效表达的宿主细胞中去，大规模生产具有预防和治疗这些疾病的蛋白质。

（四）简答题

1. 什么是新药研究的风险及风险有哪些？

新药研究的风险是指在新药的发现开发、工艺放大、产业化和商业化的过程中，由于研究的难度、各种因素的不确定性以及研究主体综合创新能力的制约，导致项目失败或未达到预期效果，造成巨大经济损失或其他严重不良后果的可能性危险。主要包括技术风险、市场风险、政策风险、生产风险和财务风险等多个方面。

2. 新药为什么要进行临床研究，其研究的内容包括哪些？

新药的临床研究是新药开发后期进行的临床药理学评价,旨在认识新药临床应用的安全性和有效性。新药的临床研究包括临床试验和生物等效性试验两种方式。

3. 新药临床前研究的安全评价内容?

临床前安全性评价即毒理学试验研究,是指实验室(体外或者动物)条件下进行的各种毒性试验,包括急性毒性试验、长期毒性试验、生殖毒性试验、遗传毒性试验、致癌毒性试验、局部毒性试验、免疫原性试验、依赖性试验、毒代动力学试验及评价药物安全有关的其他试验。

(五) 论述题

1. 新药临床前药动学研究的目的与意义

目的:了解药物在体内吸收、分布、转化和排泄等过程的动态变化过程,并提供一些重要的参数,进而揭示新药在体内动态变化规律性,包括吸收的速度和程度;全身分布情况,药物的血浆蛋白结合率;阐明代谢物的结构、转化途径及其动力学;排泄的途径、速率和排泄量。它可以为设计有优化临床研究给药方案提供理论依据,确保临床用药的安全性和合理性。同时还可以为药效学和毒理学评价提供重要的线索,有助于我们了解药效或毒性器官,阐明药效或毒性产生的物质基础,进而为新药的开发提供线索,对发展更为安全有效的新药及拟定解毒措施都有及其重要的指导意义。

意义:新药临床前药动学研究是临床前药理研究的重要内容之一,对新药合成的药效学,毒理学以及药剂学等研究具有指导意义。

2. 药物靶标的发现和药物设计。

药物靶标的发现:①以基因组学、生物信息学为基础发现药物靶标。基因组学技术在药物靶标发现中的应用主要体现在以下两个方面:确认致病蛋白质的综合策略和致病蛋白质部分表征的靶标专一策略。②以蛋白质组学为基础发现药物靶标,大多数药物靶标都是在生命活动中扮演重要角色的蛋白质,如酶、受体、激素等。通过蛋白质组学的方法比较疾病状态和正常生理状态下蛋白质表达的差异,有可能找到有效的药物作用靶标。③以中草药单分子化合物为探针发现药物靶标,近年来兴起的生物分子相互作用分析技术(biomolecular interaction analysis,BIA)可以将中草药单分子化合物作为探针,通过跟踪监测它与蛋白质分子之间的相互作用来发现药物靶标。

药物设计:基于靶标分子结构的药物设计是利用生物大分子靶标及相应的配体 - 靶标复合物三维结构的信息设计新药。其基本过程是:①确定药物作用的靶标分子(如蛋白质、核酸等);②对靶标分子进行分离纯化;③确定靶标分子的三维结构,提出一系列假定的配体与靶分子复合物的三维结构;④依据这些结构信息,利用相关的计算机程序和法则如 DOCK 进行配体分子设计,模拟出最佳的配体结构模型;⑤合成这些模拟出来的结构,进行活性测试。反复重复以上过程,若对测试结果感到满意,可进入前临床实验研究阶段。基于靶标分子结构的药物设计需要采用 X 线衍射分析和磁共振波谱(NMR)等结构生物学的研究手段,对靶标蛋白质的分子结构进行深入研究,获得相关信息,借助计算机技术建立靶标的蛋白质结构模型。

【延伸阅读】

新药研究选题的信息来源包括研究文献、专利、行政状态等知识产权信息、药品说明书和药品质量标准以及市场情报。目前,药效团模拟法是新药设计方法之一,这是对一系列活性化合物做 3D-QSAR 分析研究,并结合构象分析总结出一些对活性至关重要的原子和基团以及空间关系,反推出与之结合的受体的立体形状、结构和性质,推测出靶点的重要信息,得到虚拟受体模型,再依次来设计新的配基分子。建立的基本步骤:①活性化合物的选择及药效特征元素的定义,即收集一系列结构多样化、旋转自由度低、与靶点受体具有高亲和性的配体,选定药效团特征元素。②对该系列的每个化合物进行构象分析,得到某一能量范围内的构象。③将系列化合物构象进行叠合以得到共同的药效团模型,确定所有高亲和性化合物的三维药效团,叠加时以药效团特征元素作为分子间叠合的叠合点。④经分子叠加得到的药效团模型不一定是最优的,需要根据试验或计算结果对药效团模型加以修饰。

(李　俊　黄　成)

第七章
药物的临床研究

【学习目标】

1. 掌握药物临床试验质量管理规范（Good Clinical Practice, GCP）的概念。
2. 掌握新药 I、II、III、IV 期临床试验的主要内容和意义。
3. 掌握新药的 II 期临床试验设计原则。
4. 掌握新药的生物等效性试验。
5. 掌握药品上市后再评价的主要内容。
6. 熟悉实施 GCP 的意义。
7. 熟悉 ICH 的概念及其原则。
8. 熟悉药品上市后再评价的意义。

【内容要点】

一、药物临床试验质量管理规范

1. **新药临床研究** 是新药在人体进行的安全性与疗效的评价,是指任何在人体(病人或健康志愿者)进行的新药系统性研究,以证实或揭示试验用新药的作用及不良反应等,目的是确定试验用新药的疗效与安全性。

2. **实施 GCP 具有重要的意义** 使医学伦理原则在临床试验的实践中得到落实,充分保障受试者的权益和健康。在药物临床试验中强调科学规范、严谨诚信,确保试验数据准确、可靠,为药物的临床评价提供科学、真实的临床数据,对保障民众用药的有效性和安全性具有重要的意义。在药物临床试验中强调质量控制,是提高新药研究监督管理水平的有效措施。实施 GCP 是缩小发展中国家与发达国家药物临床试验差距的有力措施,有利发展中国家创新药物进入国际市场。保证发展中国家药物临床试验在管理模式和技术质量与发达国家一致,有利于国际多中心临床试验同期实施。

3. **中国 GCP 的要点** ①药物临床试验前的准备与必要条件;②受试者的权益保障:伦理委员会与知情同意书是保障受试者权益的主要措施;③药物临床试验方案;④研究者应具备的资质和

职责;⑤申办者的职责;⑥合同研究组织;⑦记录与总结报告;⑧数据管理与统计分析;⑨多中心临床试验等。

二、药物的临床试验

(一) Ⅰ期临床试验

Ⅰ期临床试验(phase Ⅰ clinical trial)是初步的临床药理学及人体安全性评价试验。观察人体对于新药的耐受程度和药物代谢动力学,为制定给药方案提供依据;Ⅰ期临床试验的内容为药物耐受性试验与药代动力学研究。

1. 耐受性试验   耐受性试验(tolerance test)一般在健康志愿者中进行。但毒性较大的药物应在其适应证的患者中进行。研究者事先应对药物可能出现的不良反应有充分认识和估计,准备好处理意外的条件。受试者事先经过健康检查合格,试验前与试验后均应按规定要求检查各项生理、生化指标,判定机体对药物的耐受程度。包括:①耐受性试验分组及例数确定;②确定最小初试剂量;③确定最大试验剂量;④终止试验标准;⑤剂量递增的基本原则。

2. 药代动力学研究   人体药动学研究是以人体为研究对象,探讨药物在人体内吸收、分布、代谢和排泄的规律和特点,与药效学相关联,研究在临床用药的各种因素影响下,药动学可能发生改变的规律性,为指导临床试验设计合理给药方案和临床安全有效用药提供依据。

药动学研究内容包括:①单次给药的药动学研究;②多次给药的药动学研究;③进食对药物吸收影响的研究;④人体内、外药物血浆蛋白结合率的研究;⑤如果新药为前体药物或药物在人体内主要以代谢方式进行消除,并产生大量具有药理活性代谢物者,则需进行新药的代谢途径、代谢物结构及其药动学研究。

3. Ⅰ期人体药动学研究方法与设计包括:

(1) 受试对象选择。

(2) 给药途径与剂量。

(3) 样本采集时间点的设计:单次给药法,①血药浓度测定:静脉给药,一般在注射前及注射后不同时间点取血,各取血点可视该药的体内分布、消除速度而定($t_{1/2}$),一般保证各时相有 3 ~ 4 个时间点。非血管内给药时,吸收相、平衡相各 3 个点,消除相 4 ~ 6 点,总取样点不少于 10 个,总取样时间 3 ~ 5 个半衰期,不少于 3 个半衰期或取样至 C_{max} 的 1/10 或 1/20 的浓度点。②尿药浓度测定:给药前排空膀胱尿液(0 时),然后每 2 ~ 4 小时分段收集尿液,测定尿药浓度,一般收集点时间为24 ~ 48 小时,有需要时应再延长。多次给药法,样本采集时间点设计主要根据单次给药的药动学中求得的消除半衰期,估算试验药物可能达到稳态浓度的时间,一般为 5 ~ 7 个消除半衰期。在达稳态浓度之后应连续测定至少 3 日的谷浓度,以确定是否已达稳态浓度。当确定体内血药浓度已达稳态浓度后,则在最后 1 次给药后,采取包括吸收相、分布相和消除相的系列样本,以求得稳态血药浓度 - 时间曲线。

(4) 药动学参数计算:包括 T_{max}、C_{max}、$t_{1/2}$、CL、平均稳态血药浓度(C_{av})、稳态血药浓度 - 时间曲线下面积(AUC_{SS})及波动系数等系列药动学参数。

(5) 药动学研究结果的分析与评价。

4. 生物样品分析方法的要求:①灵敏度;②特异性;③精密度;④准确度;⑤标准曲线;⑥样品稳定性:如冻融条件;⑦方法学质控。

5. 新药Ⅱ期和(或)Ⅲ期临床试验的药动学研究内容包括:根据新药药理学特点、临床用药需要以及试验条件的可行性选择和决定进行下列研究:①新药在人体内血药浓度和临床药理效应(药效和不良反应)的相关性研究。②药物和可能配伍用药的其他药物相互作用中药动学研究。③新药在人体组织及分泌物中分泌和排泄研究。④新药特殊人群药动学研究,包括肝功能受损、肾功能受损、血流动力学障碍、老年人等因素对人体药动学影响的研究。⑤个体差异和不同种族差异(遗传因素影响)药动学研究。

(二) Ⅱ期临床试验

Ⅱ期临床试验是随机双盲对照临床试验,对新药有效性及安全性进行初步评价,推荐临床给药剂量。

1. Ⅱ期临床试验的主要目的　确定试验新药是否安全有效,与对照组比较有多大的治疗价值,通过试验确定适应证,找出最佳的治疗方案包括治疗剂量、给药途径与方法、每日给药次数等,对其有何不良反应及危险性做出评价并提供防治方法。

2. Ⅱ期临床试验设计原则　Ⅱ期临床试验设计符合代表性(representation),重复性(replication),随机性(randomization)和合理性(rationality)的4R原则。代表性:受试对象的确定应符合统计学中样本的抽样总体规律原则。重复性:试验结果准确可靠,经得起重复验证。要求在试验时尽量克服各种主、客观误差,设计时要注意排除偏因。随机性:试验中二组病人的分配是均匀的,不随主观意志为转移。合理性:指试验设计既符合专业要求与统计学要求,又要切实可行。

3. Ⅱ期临床试验设计方法:①对照试验;②随机化设计;③盲法试验;④药物编盲与盲底保存;⑤应急信件与紧急揭盲;⑥揭盲规定;⑦安慰剂;⑧病例选择与淘汰标准;⑨药效评定标准;⑩病人的依从性;⑪临床试验的病例数确定;⑫安全性评估;⑬索性试验和确证性试验;⑭探观察指标;⑮偏倚的控制;⑯比较的类型。

4. Ⅱ期临床试验统计分析:①统计分析计划书;②统计分析集:意向性分析(intention-to-treat, ITT)、全分析集(full analysis set,FAS)、符合方案集(per-protocol,PP)和安全性数据集(safety set, SS)。在定义分析数据集时,需遵循以下两个原则:一是使偏倚达到最小;二是控制Ⅰ类错误的增加。③缺失值及离群值;④数据变换;⑤统计分析方法,采用的统计模型应根据研究目的、试验方案和观察指标选择,一般可概括为以下几个方面:描述性统计分析、参数估计、可信区间和假设检验和协变量分析;⑥统计分析报告。

(三) Ⅲ期临床试验

Ⅲ期临床试验是扩大的多中心临床试验,进一步评价新药的有效性和安全性。Ⅲ期临床试验是治疗作用确证阶段。其目的是进一步验证药物对目标适应证患者的治疗作用和安全性,评价利益与风险关系,最终为药物注册申请获得批准提供充分的依据。

(四) Ⅳ期临床试验

Ⅳ期临床试验即上市后临床试验,又称上市后监察(postmarketing surveillance),是新药上市后由申办者自主进行的应用研究阶段。

1. Ⅳ期临床试验可包括　①扩大临床试验;②特殊对象的临床试验;③补充临床试验;④不良反应考察。

2. 上市后新药不良反应监察有　①一般性监察;②重点监察;③个例监督研究;④群体流行病学调查研究。

三、新药的生物等效性试验与设计

生物等效性(bioequivalence,BE)试验,是指用生物利用度研究的方法,以药动学参数为指标,比较同一种药物的相同或者不同剂型的制剂,在相同的试验条件下,其活性成份吸收程度和速度有无统计学差异的人体试验。

(一) 生物利用度

生物利用度(bioavailability)是指药物吸收入血液循环的程度和速率。药物的吸收程度或吸收量可以通过测定给药后的血浆药物 AUC 来估算,不管曲线下的形状如何,曲线下的面积越大,表示吸收越完全,药物的吸收速率通常可由测定用药后所能达到的 C_{max} 及达到 T_{max} 来评价。AUC、C_{max} 和 T_{max} 三个动力学参数构成了生物利用度、生物等效性评价最重要的指标。除了血药浓度,生物利用度也可用尿中药物浓度 - 时间曲线来确定。

1. 人体生物利用度试验的目的　①指导药物制剂的生产;②指导医生合理用药;③寻求新药无效或中毒的原则;④为评价药物处方设计的合理性提供依据。

2. 人体生物利用度试验的意义　①评价仿制新药的生物等效或者不等效;②观察食物对药物吸收的影响;③观察一种药物对另一种药物吸收的影响;④观察年龄及疾病对药物吸收的影响;⑤评价药物的"首过效应";⑥观察药物相互作用。

3. 生物利用度常用的测定方法　①从血药浓度数据估算绝对生物利用度;②从尿排泄数据估算绝对生物利用度;③由多剂量给药估算生物利用度;④以多剂量经药时的尿排泄量计算生物利用度。

4. 生物利用度评价方法　①药代动力学法;②药理效应法。

5. 影响生物利用度的因素　①剂型因素;②生理因素;③食物因素。

(二) 单剂给药的人体生物利用度试验

1. 选择健康成年志愿者。

2. 随机交叉试验。

3. 标准参比制剂。

4. 应在空腹状态下给予待测试品和标准制剂。

5. 服药剂量选择。

6. 取样时间的长度,整个采取血、尿样本的时间至少长达活性药物成分或代谢产物的半衰期的 3 ～ 5 倍,以保证完成消除过程。

7. 血样采取的频度。

8. 清洗期。

9. 试验过程。

(三) 多剂量双周期的生物利用度试验

1. 在下列情况下应考虑采用多次给药评价两制剂生物等效性　①两种制剂的吸收程度没有显著差异,但吸收速率有较大不同;②单次给药的结果表明该药的生物利用度有极显著的个体间差异;③单次给药后血中活性药物及代谢产物的浓度太低,以致不能被精确地分析定量;④所试制剂或新药为控释制剂;⑤具有非线性动力学特性的药物。

(四) 多种制剂生物利用度的比较试验

1. 随机交叉试验(双交叉试验设计)　对于两个制剂,即一个为受试制剂,一个为参比制剂,常采用双周期两制剂交叉设计,以抵消试验周期和个体差异对试验结果的影响。

2. 3×3 拉丁方式　对于 3 个制剂,即两个受试制剂和一个参比制剂,此时宜采用 3 制剂、3 周期的二重 3×3 拉丁方式试验设计。同样每个周期之间的洗净期通常为 1 周或 2 周。

3. 平行对照设计试验　长半衰期药物是指终末消除半衰期超过 24 小时的药物。在交叉试验设计中,清洗期要足够长,可采用平行组设计;样本采集时间要足够,确保胃肠转运和药物吸收的完成(接近 2 ~ 3 天);体内分布和清除变异小的药物,可使用 $AUC_{0\rightarrow72h}$ 代替 $AUC_{0\rightarrow-t}$ 和 $AUC_{0\rightarrow-\infty}$。

4. 高变异药物生物等效性试验方法 药动学资料的个体内变异(RSD_{ANOVA})大于30%者为高变异药物,对于高变异药物生物等效性的评估,在试验研究设计方法上可以考虑:①多剂量研究;②重复测量设计;③稳定同位素研究;④成组序贯研究。

(五) 生物等效性评价的统计方法

1. 生物等效性3种定义 ①平均生物等效性;②总体生物等效性;③个体生物等效性。

2. 所用的统计分析方法主要有 方差分析法、双单侧检验法和$(1-2\alpha)$% 置信区间或90%可信限法、贝叶斯方法(Bayesian)和Westlake方法等,最常用是双单侧检验法。

(六) 生物等效性研究的常用方法

1. 药代动力学研究方法。

2. 药效动力学研究方法。

3. 临床比较试验方法 当无适宜的药物浓度检测方法,也缺乏明确的药效学指标时,可通过以参比制剂为对照的临床比较试验,以综合疗效终点指标来验证两制剂的等效性。

4. 体外研究方法。

四、上市后药品再评价

(一) 药品上市后再评价的意义

药品上市后再评价是指根据药学最新理论和技术水平,从药理学、药剂学、临床医学、药物流行病学、药物经济学及药物政策等主要方面,对已正式批准上市的药品在社会人群中的有效性、安全性、用药方案、稳定性及经济学等是否符合安全、有效、经济的合理用药原则作出科学的评议和估计。

通过再评价可以发现新药上市前未发现的风险因素。通过对上市后药品ADR监测,对出现ADR原因进行药品和非药品两方面因素进行分析、调研以及评价,可以发现存在于药品生产环节、流通环节和使用环节的风险信号,可以为药品监管部门制定相关监管政策提供依据。此外,再评价工作还可鼓励创新药物的研究与开发,比如一些上市新药可以进行二次研发和开发,增加适应证。从企业自身发展的意义上讲,进行再评价的企业,对其生产的产品可以有更加清晰的认识,取得评价新产品的大样本资料,以便产品更广泛的被接受和使用、增加医生经验和用药习惯,增加医生对药物的信心,降低企业药品风险管理。

(二) 药品上市后再评价与IV期临床试验区别

二者既有共性,又有区别。共同点是都是新药上市后应用研究。目的都是考察在广泛使用条件下药物的疗效和不良反应,评价在普通或者特殊人群中使用的利益与风险关系以及改进给药剂量等。可以积累大规模的临床试验数据,提供循证医学依据,更好地指导患者用药,促进市场推广。

二者不同是:①药品上市后再评价样本量没有明确要求,且上市药品均可参与再评价,而IV期临床试验明确规定样本量需2 000例以上,适用于依据注册管理办法新药一类和二类,试验结果数据作为申请再注册重要依据。②药品上市后再评价和临床IV期试验的评价范围不同,上市后再评价则不仅仅局限于考察扩大应用人群后疗效和不良反应的临床评价,还应包括多个方面,如药物经济学评价、根据药品临床使用情况还可对除药品之外的药学因素,包括原料制备生产工艺、制剂工艺以及其他非临床研究内容进行再评价。因此,上市后再评价的范围既包括临床再评价也包括非临床再评价内容。

Ⅳ期临床试验可以认为包含在上市后再评价体系中。具有以下几个特点：①Ⅳ期临床试验为上市后开放试验，不要求设对照组，但也不排除根据需要对某些适应证或某些试验对象进行小样本随机对照试验；②Ⅳ期临床试验病例数按要求 > 2 000 例；③Ⅳ期临床试验虽为开放试验，但有关病例入选标准、排除标准、退出标准、疗效评价标准、不良反应评价标准、判定疗效与不良反应的各项观察指标等都可参考Ⅱ期临床试验的设计要求。

(三) 药品上市后再评价主要内容

药品上市后再评价涉及临床医学、药物流行病学、药物遗传学、药剂学、药理学、药物经济学及药物政策多方面的知识。主要分为六种形式：Ⅳ期临床试验、循证医学研究、真实事件研究、中药保护试验、药物经济学评价、仿制药一致性评价。

1. Ⅳ期临床试验　Ⅳ期临床试验不良反应监察有以下几种：

(1) 一般性监察：在Ⅳ期临床试验中与疗效观察同时进行不良反应观察。临床设计时应把不良反应监察内容与观察指标包括进去，对不良反应评定标准、记录方法均应事先设计好。

(2) 重点监察：对某种已肯定的不良反应或某种不能肯定的不良反应均可作为重点监察。前者为了进一步搞清广泛应用的发生率及由此引起的药源性疾病的发生率与严重程度等，后者为了弄清新药是否存在这种不良反应及其发生率。

(3) 个例监督研究：在上市后药物不良反应监察中，个例监督研究 (case control study) 是一种研究药物与某种药源性疾病之间关系的较好方法。常用于某些可能由药物引起的疾病的监察，从中了解与所用药物的关系，再进一步对药物的这一不良反应组织重点监察。

(4) 群体流行病学调查研究：在广泛应用上市新药的地区或若干个医疗单位中进行流行病学调查研究。调查内容根据需要确定，如调查新药的疗效、不良反应、与其他药物联合应用情况、用量、疗程、处方量等。流行病学调查可获得新药上市后临床应用的一般情况，与其他药物相互关系，以及地区之间、单位之间该新药使用量的消长情况等。

2. 循证医学　循证医学 (evidence based medicine, EBM) 是遵循科学证据的临床医学。循证医学提倡将临床医师个人临床实践、经验与客观的科学研究证据结合起来，将最佳的诊断、最安全有效的治疗和最精确的预后估计服务于每位具体患者。循证医学对我国中医药走向国际市场起到了积极地推动作用。目前我国有部分中药通过循证医学研究确认其临床有效性和安全性，并受到国际的认可。如"参松养心胶囊抗心律失常循证医学研究""通心络胶囊防治急性心梗介入治疗后心肌无复流循证医学研究""连花清瘟胶囊治疗甲型 H1N1 流感循证医学研究"以及"芪苈强心胶囊治疗慢性心衰的循证医学研究"等。

3. 中药保护临床试验　中药保护临床试验是针对已经上市的药品进行的临床试验，其目的旨在加强中药品种保护管理工作，突出中医药特色，鼓励创新，保证中药品种保护工作的科学性、公正性和规范性。2009 年 2 月 3 日，国家食品药品监督管理局发布了《中药品种保护指导原则》，提高保护品种门槛，明确初次保护申请中药品种申报资料应能说明申报品种的可保性，并能客观全面地反映中药品种生产工艺、质量研究、安全性评价、临床应用等方面的情况。

4. 药物经济学　药物经济学评价是药物经济学研究最主要的研究内容，其目的是从社会和群体角度，研究如何合理选择和利用药物，如何利用有限的资源使经济和社会效益最大化。实践证明药物经济学对国家卫生决策、药品决策 (如基本药物筛选、医疗保险药品目录制定、非处方药物遴选等)、药品研发和市场开发以及临床用药决策都有重要作用，药物经济学评价常用分析方法有三种：成本 - 效果分析、成本 - 效益分析和成本 - 效用分析。

5. 真实事件研究　一般认为临床随机对照试验 (randomized controlled trial, RCT) 作为评价药品上市的方式之一,控制条件过于苛刻,如目标人群范围窄,样本量小,研究时间短,不能有效挖掘出药品潜在的一些特性。在欧洲和北美,相关研究人员和组织开展了一些真实世界研究(real world study,RWS),包括观察性设计、横断面设计和队列设计等,RWS受到越来越多医学研究者关注。所谓真实世界研究是指试验数据来源于实际医疗环境,不仅仅局限在临床试验,如研究数据可以来源于门诊、住院、检查等,数据类型可以是试验数据、病历数据、检验数据等。与RCT相比较,真实世界研究可以纳入复杂的、患有多种疾病的患者;可以在治疗中根据患者的需求和临床医师治疗策略的变化,同时用多种措施;允许临床医师根据病情和患者的全身状况确定剂量而不是按照计划书确定剂量,从而精确地满足患者的需要;可以设定更长研究期限以测量干预措施的远期效益和风险,使研究证据有更强的外推性,更具临床实用价值。

6. 仿制药一致性评价　仿制药一致性评价是指对已经批准上市的仿制药,按与原研药品质量和疗效一致的原则,分期分批进行质量一致性评价,仿制药需在质量与药效上达到与原研药一致水平。为了提高仿制药质量,2016年5月26日CFDA发布了关于落实《国务院办公厅关于开展仿制药质量和疗效一致性评价的意见》,明确指出化学药品新注册分类实施前批准上市的仿制药,包括国产仿制药、进口仿制药和原研药品地产化品种,均须开展一致性评价。

(四) 一致性评价的研究内容

一致性评价的研究内容主要包括:

1. 开展比对研究。

2. 进行程序备案。

3. 对无参比制剂需开展临床有效性试验的品种,区分两种情况处理:①如属于未改变处方、工艺的,应按一致性评价办公室的要求进行备案,并按照有关药品临床试验指导原则的相应要求开展试验研究;②如属于改变已批准处方、工艺的,按照《药品注册管理办法》补充申请有关要求开展试验研究。

【试题】

(一) 单项选择题

1.《药品临床试验管理规范》适用于(　　)

A. 药品进行各期临床试验

B. 人体生物利用度试验

C. 药品进行各期临床试验,包括人体生物利用度或生物等效性试验

D. 药品生物等效性试验

E. 药品的毒性试验

2. 药物的临床研究包括(　　)

A. 临床试验　　　　　　　　　　B. 生物等效性试验

C. 临床试验和生物等效性试验　　D. 药理、毒理试验

E. 动物药代动力学试验

3. 临床试验方法的选择必须符合(　　)

A. 现代化伦理标准　　　　　　　B. 科学和道德标准

C. 合理和规范的标准　　　　　　D. 标准化和科学化

E. 科学和伦理标准

4. 开展临床试验单位的所有研究者都应具备（　　　）

　　A. 承担科学的临床试验的专业资格

　　B. 经过 GCP 培训

　　C. 承担该项临床试验的专业特长、资格和能力，并经过 GCP 培训

　　D. 承担科学研究的专业特长

　　E. 承担临床试验研究和能力

5. 新药临床研究期间若发生严重不良反应，应向所属省级和国家食品药品监督管理部门报告，时间必须在（　　　）

　　A. 6 小时内　　　　　B. 12 小时内　　　　　C. 18 小时内

　　D. 24 小时内　　　　　E. 30 小时内

6-10 题

　　A. Ⅰ期临床试验　　　B. Ⅱ期临床试验　　　C. Ⅲ期临床试验

　　D. Ⅳ期临床试验　　　E. 临床验证

6. 扩大的多中心临床试验，遵循随机对照原则，进一步评价有效性、安全性（　　　）

7. 随机盲法对照临床试验，对新药有效性及安全性作出初步评价，推荐临床给药剂量（　　　）

8. 初步的临床药理学及人体安全性评价试验（　　　）

9. 观察人体对新药的耐药程度和药代动力学，为制定给药方法提供依据（　　　）

10. 新药上市后监测，在广泛使用条件下考察疗效和不良反应（　　　）

11-14 题

　　A. 试验方案　　　　　B. 记录与报告　　　　　C. 试验用药品

　　D. 质量保证　　　　　E. 多中心试验

11. 临床试验中所有观察结果和发现都加以核实，以保证数据的可靠性的是（　　　）

12. 由多位研究者按同一试验方案在不同地点和单位同时进行的临床试验（　　　）

13. 对严重不良事件报告表的评价和讨论属于（　　　）

14. 根据统计学原理计算要达到试验预期目的所需的病例数是属于（　　　）

（二）多项选择题

1.《药品临床试验管理规范》规定在药品临床试验的过程中，必须对受试者的个人权益给予充分的保障，主要规定有（　　　）

　　A. 应在参加临床试验的医疗机构内成立伦理委员会

　　B. 临床试验开始前，试验方案需经伦理委员会审议同意并签署批准意见后方能实施

　　C. 试验进行期间，试验方案的任何修改均应经伦理委员会批准后方能执行

　　D. 伦理委员会对临床试验方案的审查意见应在讨论后以投票方式作出决定，委员中参与临床试验者不投票

　　E. 试验中发生任何严重不良事件，均应向伦理委员会报告

2. 研究者或其指定的代表必须向受试者说明的临床试验的详细情况包括（　　　）

　　A. 受试者参加试验应是自愿的，有权随时退出，其医疗待遇与权益不受影响

　　B. 必须使受试者了解，参加试验及在试验中的个人资料均属保密

　　C. 试验期间，受试者可随时了解与其有关的信息资料

    D. 如发生与试验相关的损害时,受试者可以获得治疗和适当的保险补偿

    E. 试验目的、过程与期限及检查操作等的受益和风险,告知受试者可能被分配到试验不同的组别

  3. 负责临床试验的研究者应具备的条件是(　　　　)

    A. 在合法的医疗机构中具有任职行医的资格

    B. 具有试验方案中所要求的专业知识和经验

    C. 对临床试验研究方法具有丰富经验

    D. 熟悉申办者所提供的与临床试验有关的资料与文献

    E. 具有并有权支配进行临床试验所需的人员和设备条件

  4. 承担临床研究的单位和临床研究者,应当(　　　　)

    A. 有义务采取必要的措施,保障受试者的安全

    B. 密切注意临床研究用药物不良事件的发生

    C. 在有不良反应发生时,能及时对受试者采取适当的处理措施,并记录在案

    D. 在发生严重不良事件时,在 24 小时内报告省级食品药品监督管理局和国家食品药品监督管理局及申请人

    E. 在发生严重不良事件时,及时向伦理委员会报告

  5. 以下关于药物临床研究的说法正确的是(　　　　)

    A. 临床研究包括临床试验或生物等效性试验,临床试验分四期

    B. 申请人完成每期临床试验后,应向国家和省级药品监督管理部门提交临床研究和统计分析报告

    C. 临床研究时间超过 1 年的,申请人应当自批准之日起每年向国家和省级药品监督管理部门提交临床研究进展报告

    D. 临床研究被批准后应当在 2 年内实施

    E. 逾期未实施的原批准证明文件自行废止,仍需进行临床研究的,应当重新申请

(三)填空题

  1. ＿＿＿＿、＿＿＿＿ 和 ＿＿＿＿＿三个动力学参数构成了生物利用度、生物等效性评价最重要的指标。

  2. 影响生物利用度的因素:(1)＿＿＿＿＿　(2)＿＿＿＿＿＿＿　(3)＿＿＿＿

  3. 所有以人为对象的研究必须符合＿＿＿＿＿＿,即公正、尊重人格、力求使受试者最大程度受益和尽可能避免伤害。

  4. 选择临床试验方法必须符合＿＿＿＿和＿＿＿＿要求。

  5. 如果在临床试验过程中,出现与本研究有关的严重不良反应或死亡病例,研究者及所在医院立即采取适当的处理措施,并在＿＿＿＿小时以内报告组长单位、申办单位及国家食品药品监督管理局安全监督司。

  6. 双盲试验时试验药物和安慰剂在＿＿＿＿、＿＿＿＿、＿＿＿＿、＿＿＿等特征上一致。

  7. 研究者应保存临床试验资料至临床试验终止后＿＿＿＿年。申办者应保存临床试验资料至试验药物被批准上市后＿＿＿＿年。

  8. Ⅱ期临床试验设计符合"四性原则",即＿＿＿＿、＿＿＿＿、＿＿＿＿、＿＿＿。

  9. 尽管安慰剂本身并无药理作用,但在一定条件下,安慰剂可以产生效应,称为＿＿＿＿。

  10. 我国临床疗效评价(assessment of response)一般采用四级评定标准:＿＿＿＿、＿＿＿＿、

_____、_____。

11. 临床试验的最低病例数(试验组)要求:Ⅰ期为_____例,Ⅱ期为_____例,Ⅲ期为300 例,Ⅳ期为 2 000 例。

12. 生物利用度包括_____和_____。

(四)名词解释

1. 药物临床试验质量管理规范(Good Clinical Practice,GCP)

2. 双盲法(double blind technique)试验

3. 安慰剂(placebo)

4. 安慰剂效应(placebo effect)

5. 国际人用药品注册技术协调会(International Council for Harmonization,ICH)

(五)简答题

1. 简述人体生物利用度试验的目的。

2. 简述耐受性试验剂量递增的基本原则。

3. 简述Ⅰ期药动学研究内容包括。

4. GCP-ICH 的原则。

(六)论述题

1. 试述临床试验的分期及目的。

2. 试述耐受性试验确定最小初试剂量。

3. 药品上市后再评价主要内容。

【参考答案】

(一)单项选择题

1. C   2. C   3. E   4. C   5. D   6. C   7. B   8. A   9. A   10. D
11. D   12. E   13. B   14. A

(二)多项选择题

1. ABCDE   2. ABCDE   3. ABCDE   4. ABCDE   5. ABCDE

(三)填空题

1. AUC、C_{max}、T_{max}

2. 剂型因素、生理因素、食物因素

3.《世界医学大会赫尔辛基宣言》

4. 科学 伦理

5. 24

6. 外形 气味 包装 标签

7. 5 5

8. 代表性 重复性 随机性 合理性

9. 安慰剂效应

10. 无效 改善 进步 明显进步

11. 20 ~ 30 100

12. 相对生物利用度 绝对生物利用度

（四）名词解释

1. 药物临床试验质量管理规范（Good Clinical Practice，GCP）：是临床试验全过程的标准规定。包括方案设计、组织实施、稽查、记录、分析总结和报告。制定 GCP 的目的在于保证临床试验过程的规范，结果科学可靠，保护受试者的权益和安全。

2. 双盲法（double blind technique）试验：凡是医生与病人同时接受盲法的随机对照临床试验称为双盲法（double blind technique）试验。

3. 安慰剂（placebo）：是把没有药理活性的物质如乳糖、淀粉等，用来作为临床对照试验中的阴性对照。

4. 安慰剂效应（placebo effect）：尽管安慰剂本身并无药理作用，但在一定条件下，安慰剂可以产生效应，称为安慰剂效应（placebo effect）。

5. 国际人用药品注册技术协调会（International Council for Harmonization，ICH）：其 GCP 是涉及人受试者参与的试验设计、实施、记录和报告的伦理和科学质量的国际标准。ICH 主要目的是协调各国药品注册技术要求，遵循 ICH 的 GCP，使药品生产厂家能够应用统一的注册资料，以便这些国家和地区的卫生管理当局能够最终相互接受各自人用药品临床资料的注册，提高新药研发、注册、上市的效率。如今大多数监管机构和资助机构都遵循 ICH 准则。

（五）简答题

1. 简述人体生物利用度试验的目的。

（1）指导药物制剂的生产。

（2）指导医生合理用药。

（3）寻求新药无效或中毒的原则。

（4）为评价药物处方设计的合理性提供依据。

2. 简述耐受性试验剂量递增的基本原则。

耐受性试验剂量递增的基本原则：初期递增幅度可较大，后期则渐小。一般采用费氏递增法（改良 Fibonacci 法）：开始递增快，以后按 +1/3 递增，即 +100%，+67%，+50%，+30% 至 +35%，……以后均按 +1/3 递增。

3. 简述 I 期药动学研究内容包括。

I 期药动学研究内容包括：①单次给药的药动学研究；②多次给药的药动学研究；③进食对药物吸收影响的研究；④人体内、外药物血浆蛋白结合率的研究；⑤如果新药为前体药物或药物在人体内主要以代谢方式进行消除，并产生大量具有药理活性代谢物者，则需进行新药的代谢途径、代谢物结构及其药动学研究。

4. GCP-ICH 的原则。

（1）临床试验应根据源自《赫尔辛基宣言》的伦理原则进行，符合 GCP 和相应的监管要求。

（2）在试验开始前，应权衡针对试验主体和社会的可预见风险和预期利益。只有预期利益超过风险的情况下，才能启动和继续试验。

（3）试验对象的权利、安全和获益是最重要的考虑因素，应该超越科学和社会的兴趣。

（4）研究产品的非临床和临床信息应足以支持拟议的临床试验。

（5）临床试验应科学合理，并以明确、详细的方案进行规划。

（6）应按照试验方案进行试验。

（7）受试者的医疗护理和治疗由资质的医师负责。

（8）参与试验的研究者都应通过教育培训或在其负责的工作中有丰富经验。

(9) 临床试验前,应从每个参与者获得知情同意书。

(10) 所有临床试验信息应以准确报告、解释和验证的方式进行记录、处理和存储。

(11) 根据相应管理要求的隐私和机密规则,机密性报告应确保受试者受到保护。

(12) 按照适用的药品生产质量管理规范进行制造、处理和储存受试药物。药物使用应按照批准的试验方案。

(13) 应执行实施确保临床试验各方面质量的体系程序。

(六) 论述题

1. 试述临床试验的分期及目的。

新药的临床试验分为 I、II、III、IV 期。①I 期临床试验(phase I clinical trial)是初步的临床药理学及人体安全性评价试验。其目的是在健康志愿者中研究人体对药物的耐受程度并通过药代动力学研究,了解药物在人体内的吸收、分布、消除的规律,为新药 II 期临床试验提供安全有效的合理试验方案。②II 期临床试验是随机双盲对照临床试验,对新药有效性及安全性作出初步评价,推荐临床给药剂量。II 期临床试验的主要目的是确定试验新药是否安全有效,与对照组比较有多大的治疗价值,通过试验确定适应证,找出最佳的治疗方案包括治疗剂量、给药途径与方法、每日给药次数等,对其有何不良反应及危险性作出评价并提供防治方法。③III 期临床试验是扩大的多中心临床试验,进一步评价新药的有效性和安全性。其目的是进一步验证药物对目标适应症患者的治疗作用和安全性,评价利益与风险关系,最终为药物注册申请获得批准提供充分的依据。④IV 期临床试验即上市后临床试验,又称上市后监察(postmarketing surveillance),是新药上市后由申办者自主进行的应用研究阶段。在广泛使用条件下观察疗效和不良反应(注意罕见不良反应)其目的是考察在广泛使用条件下的药物的疗效和不良反应;评价在普通或者特殊人群中使用的利益与风险关系;改进给药剂量等。

2. 试述耐受性试验确定最小初试剂量。

(1) 参考有同样药物临床耐受性试验(文献),取其起始量 1/2 作为起始剂量。

(2) 参考有同类药物临床耐受性试验,取其起始量 1/4 作为起始剂量。

(3) 同类药临床治疗量的 1/10 开始。

(4) 无参考时,根据临床前动物试验结果,推算起始量。

敏感动物 LD_{50} 的 1/600 或最低有毒量的 1/60。

两种动物急毒试验 LD_{50} 的 1/600 及两种动物长毒有毒量的 1/60;以其中最低者为起始剂量。

最敏感动物最小有效量的 1/50 ~ 1/100。

起始量较大(用于抗癌药):小鼠急毒 LD_{10} 的 1/100 或大动物最低毒性剂量的 1/40 ~ 1/30。

(5) FDA 推荐的药物安全起始剂量估计:相关动物研究得到的无明显不良反应最高剂量。

换算系数:依据体表面积标准化(mg/m^2)在不同种属间的比例;成人等效剂量的 1/10;

临床健康人体耐受性试验最大推荐起始剂量;根据动物慢性毒性试验得到的无作用剂量或浓度缩小一定的倍数,提出容许限制,这种缩小的倍数称为安全系数。

3. 药品上市后再评价主要内容

药品上市后再评价涉及临床医学、药物流行病学、药物遗传学、药剂学、药理学、药物经济学及药物政策多方面的知识。主要分为六种形式开展:IV 期临床试验、循证医学研究、真实事件研究、中药保护试验、药物经济学评价、仿制药一致性评价。

(1) IV 期临床试验。IV 期临床试验不良反应监察有以下几种:①一般性监察;②重点监察;③个例监督研究;④群体流行病学调查研究。

(2) 循证医学。循证医学是遵循科学证据的临床医学。循证医学提倡将临床医师个人临床实践、经验与客观的科学研究证据结合起来,将最佳诊断、最安全有效治疗和最精确预后估计服务于每位具体患者。循证医学对我国中医药走向国际市场起到了积极地推动作用。

(3)中药保护临床试验。中药保护临床试验是针对已经上市的药品进行的临床试验,其目的旨在加强中药品种保护管理工作,突出中医药特色,鼓励创新,保证中药品种保护工作的科学性、公正性和规范性。

(4)药物经济学。药物经济学评价是药物经济学研究最主要的研究内容,其目的是从社会和群体角度,研究如何合理选择和利用药物,如何利用有限的资源使经济和社会效益最大化。实践证明药物经济学对国家卫生决策、药品决策(如基本药物筛选、医疗保险药品目录制定、非处方药物遴选等)、药品研发和市场开发以及临床用药决策都有重要作用,药物经济学评价常用分析方法有三种:成本 - 效果分析、成本 - 效益分析和成本 - 效用分析。

(5)真实事件研究。在欧洲和北美,相关研究人员和组织开展了一些真实世界研究(real world study,RWS),包括观察性设计、横断面设计和队列设计等。所谓真实世界研究是指试验数据来源于实际医疗环境,不仅仅局限在临床试验,如研究数据可以来源于门诊、住院、检查等,数据类型可以是试验数据、病历数据、检验数据等。

(6)仿制药一致性评价。仿制药一致性评价是指对已经批准上市的仿制药,按与原研药品质量和疗效一致的原则,分期分批进行质量一致性评价,仿制药需在质量与药效上达到与原研药一致水平。

【延伸阅读】

一、GCP 形成的背景

历史上,以人为对象的生物学试验,侵犯人权益的严重事件曾屡有发生。早在 20 世纪 40 年代,在针对以人为试验对象所进行的生物学试验中存在有悖伦理的行为,二次世界大战期间,日、德法西斯为战争目的,曾以中国人和犹太人为对象进行细菌毒性试验和化学毒剂试验,构成了惨无人道的反人类反科学暴行。这些违背受试人员的意愿、侵犯人权益的做法,引起医药界及国际社会的极大关注。

国际上曾做出著名的纽伦堡规定(1947 年)予以制止。该规定要点包括受试者必须是自愿参加试验;试验应能取得对社会有利的结果;人体试验前必须具备充分的动物实验基础;人体试验必须避免对受试者带来不必要的精神与肉体的痛苦;不允许进行有可能导致死亡或伤残的试验;试验的危险度不能超过试验所要研究解决问题的人道主义意义;具有必要的准备和措施去保护受试者;只有有资格的人员才能进行人体试验工作;受试者在试验期间可要求终止试验;试验者在必要时亦可审势终止试验。1964 年世界医学大会针对已发生的各类人体试验中侵犯人权益的严重社会问题,发表《赫尔辛基宣言》(Declaration of Helsinki),提出进行以人为对象的生物医学试验必须遵守的基本原则,强调任何以人为对象的研究,其所预期获得的学术价值和社会利益,均不可置于对受试者权益和健康的维护之上。这一宣言经多次世界医学大会的修订和确认,现已成为医药学界进行药物临床试验的伦理学基础。

美国食品药品监督管理局(Food and Drug Administration,FDA)于 20 世纪 60 年代开始提出药物临床试验需征得受试者同意并签署知情同意书(informed consent);1976 年提出药物临床试验建立机构审查委员会(Institutional Review Board,IRB)或伦理委员会(Ethic Committee,EC),同时要求在进行新药临床试验前,由 IRB 或 EC 审查临床试验方案。并将机构审查委员会、知情同意书、申办者、监视员及研究者的责任等条款纳入联邦法规(Code of Federal Regulations,CFR)。由此,美国药物临床试验管理规范的基本框架得以形成。

20世纪80年代,一些发达国家和地区如加拿大、欧共体各国、澳大利亚和日本先后制定并颁布了GCP;其后亚洲的韩国及我国台湾地区亦制定并颁布试行了GCP。1993年世界卫生组织(World Health Organization,WHO)制定并颁布了药物临床试验GCP指南。WHO所颁发的GCP旨在为人体进行生物医学研究建立供全球采用的标准。

1990年由欧洲、美国FDA和日本厚生省药品管理委员会及制药工业协会共同发起组织人用药物注册技术国际协调会议(International Conference on Harmonization of Technical Requirements for Registration of Pharmaceutical for Human use,ICH)。ICH旨在制定在药物研究开发、审批上市方面统一的国际性指导标准,以便更好地利用人力、物力资源,减少资源浪费,避免无谓重复,以加快新药在世界范围内的开发利用。同时,以指导药物研究开发的统一标准来保证新药的质量(quality)、安全性(safety)和有效性(efficacy),以体现保护公众健康的管理责任。可见,GCP原则作为国际医药界实施药物临床试验管理规范已成共识,并成为国际间相互承认药物临床试验评价结论的基础。

在《中华人民共和国药品管理法》的指导下,1998年中国原卫生部制定并颁布《药品临床试验管理规范》(试行);1999年国家药品监督管理局在对试行规范作修订后颁布《药品临床试验管理规范》,这标志我国GCP已进入正式实施阶段。2003年国家食品药品监督管理局再次修订颁布GCP,将此规范更名为《药物临床试验质量管理规范》。2007年10月1日,SFDA局长第28号令重新审订和修改《药品注册管理办法》。2016年12月1日,为提高药物临床研究质量,CFDA对《药物临床试验质量管理规范》进行了修订,起草了《药物临床试验质量管理规范(修订稿)》。2017年10月23日,CFDA对《药品注册管理办法》进行修订,起草《药品注册管理办法(修订稿)》。

二、临床试验方案内容

临床试验方案包括:试验题目,试验目的,试验背景,申办者的名称和地址,进行试验的场所,研究者的姓名、资格和地址,试验设计的类型,随机化分组方法及设盲的水平,受试者的入选标准、排除标准和剔除标准,选择受试者步骤,受试者分配方法,根据统计学原理计算要达到试验预期目的所需病例数,试验用药物剂型、剂量、给药途径、给药方法、给药次数、疗程和有关合并用药规定,以及对包装和标签的说明,拟进行临床和实验室检查的项目、测定次数和药动学分析等,试验用药物登记与使用记录、递送、分发方式及储藏条件,临床观察、随访和保证受试者依从性的措施,中止临床试验的标准,结束临床试验规定,疗效评定标准包括评定参数的方法、观察时间、记录与分析,受试者的编码、随机数字表及病例报告表的保存手续,不良事件的记录要求和严重不良事件的报告方法、处理措施、随访的方式、时间和转归,试验用药物编码的建立和保存,揭盲方法和紧急情况下揭盲的规定,统计分析计划,统计分析数据集的定义和选择,数据管理和数据可溯源性规定,临床试验质量控制与质量保证,试验相关伦理学,临床试验预期进度和完成日期,试验结束后随访和医疗措施,各方承担的职责及其他有关规定,参考文献等。

三、监察员的职责

监察员是由申办者任命并负责对药物临床试验过程实施监察的专业技术人员。监察员作为申办者和研究者之间的主要联系人,应经过必要的训练,具备适当的医学或药学或相关专业学历,熟悉药品管理的有关法规、熟悉有关受试药物的临床前和临床相关信息,并熟悉所参与的临床试验方案及其相关文件如研究者手册、知情同意书等。

监察员依据监察员工作标准操作规程,实施对药物临床试验全过程的监察,其具体内容如下:

1. 试验前 确认试验承担单位已具有适当的条件,包括人员配备与培训情况,实验室设备齐全、运转良好,具备各种与试验有关的检查条件等。

2. 试验中 监察研究者对试验方案的执行情况,确认在试验前取得所有受试者的知情同意书,了解受试者的入选率及试验的进展状况,确认入选的受试者合格;确认所有数据的记录与报告正确完整,所有病例报告表填写正确,并与原始资料一致。所有错误或遗漏均已改正或注明,经研究者签名并注明日期。每一受试者的剂量改变、治疗变更、合并用药、间发疾病、失访、检查遗漏等均应确认并记录。核实入选受试者的退出与失访已在病例报告表中予以说明;确认所有不良事件均记录在案,严重不良事件在规定时间内做出报告并记录在案;核实试验用药物按照有关法规进行供应、储藏、分发、收回,并做相应的记录;协助研究者进行必要的通知及申请事宜,向申办者报告试验数据和结果;应清楚如实记录研究者未能做到的随访、未进行的试验、未做的检查,以及是否对错误、遗漏做出纠正等情况。

3. 对临床试验单位的访视结束后,及时总结监察情况,包括试验进展,试验过程中存在的疏漏及纠正情况。总结以书面报告呈交申办者,并应就相关内容通告研究者。

四、总结报告书写要点

总结报告应包括以下基本要点:

1. 研究背景资料和研究目的,临床试验方案的内容。

2. 随机进入各组的实际病例数、脱落或剔除的病例数以及脱落或剔除的原因说明。

3. 临床试验总结报告中的统计结果与统计分析报告相符。

4. 不同组间基本情况的比较,以确定组间基本情况的可比性。

5. 用合理的统计分析方法,对各组试验药物的有效性进行统计描述和统计推断;对所有疗效指标进行统计分析和临床意义分析。

6. 安全性评价应有临床不良事件和实验室指标的统计分析,对严重不良事件应有详细描述和评价。

7. 多中心试验应考虑中心间存在的差异及其影响。

五、试验用药物的管理

1. 临床试验用药物的包装与标签必须符合试验设计的要求,如双盲试验要求试验药物与对照药物在外形、气味、包装,标签和其他特征方面均保持一致。

2. 临床试验用药物应有专人管理,使用及分发过程均应有完整记录。试验结束后的剩余药物应予回收并有相关记录。

3. 临床试验用药物应标明临床试验专用,由研究者负责使用于临床试验受试者,不得销售或转作他用。

4. 临床试验用药物的使用、分发等过程,应接受监察者的监察。

六、药物临床试验质量保证

保证药物临床试验的质量,是实施 GCP 的重要目标之一。GCP 强调建立质量保证(quality assurance,QA)体系。药物临床试验质量保证体系的组成要点如下:

1. 制定和实施标准操作规程　标准操作规程(standard operating procedure,SOP)是针对药物临床试验各工作环节,制定的详细可行、规范具体的工作操作规程。它充分反映在进行该项临床试验时,该研究单位在完成某项技术任务时的实际操作工作步骤及技术要求。它以书面形式确认,并要求研究人员遵照执行,从而有利于高效、高质量地完成临床试验的各项具体工作。

按 GCP 的规定,制定实施 SOP,有利达到以下目的:

(1) SOP 规定各类人员的职责,确保临床试验中各项具体工作的操作有章可循,有利于工作人员在各自岗位上各尽其责,配合默契,从而避免工作人员将操作的随意性带入临床试验。

(2) 实施 SOP,有利于保障在临床试验过程中各类试验设施和仪器设备,符合临床试验既定的技术要求。

(3) 实施 SOP,有利于确保临床试验所得数据和结果的准确性。

因此,制定和实施 SOP,是药物临床试验质量保证的基础。随着技术的进步,认识的提高,SOP 应逐步修订完善,其修订过程亦应记录备案。

2. 质量控制　质量控制(quality control,QC)是药物临床试验 QA 系统中所采用的具体操作技术和实施行动。制定并实施 SOP 是保障 QC 得以实施的基础。其重点包括研究人员定期实施仪器维护和校准;自查数据记录的准确性与完整性;使用经验证的统计学软件、采用可靠的数据输入办法等质量控制措施。

3. 稽查　我国 GCP 规定,药品监督管理部门、申办者可委托有关人员对临床试验相关工作和文件进行系统性检查即稽查(audit),据此评价试验是否按试验方案、SOP 及相关法规进行,并对试验过程及数据记录的真实性、完整性作进一步核查。

稽查是由不直接涉及试验的人员独立进行的检查。稽查内容可包括对研究机构、对具体的药物临床试验项目或仅涉及临床试验过程中的某些具体环节。对稽查中发现的问题,要提出相应的改进建议。并对改进情况进行及时复查,以保证发现的问题及时得到解决。

4. 视察　视察(inspection)指由药品监督管理部门对申办者和研究者在临床试验实施过程中各自完成任务的状况所进行的检查。这种检查可以是针对某一药物临床试验机构进行的现场检查,亦可能是对正在进行或已经完成的药物临床试验所进行的现场检查。

视察有几种不同方式,一种是定期视察,是对临床研究机构的定期现场调查,以期提高临床研究机构的总体水平。另一种是有因视察,系针对临床研究过程中或药品注册审评过程中发现的问题或疑点,对有关单位或研究项目进行现场调查或取证的过程,并可根据视察结果,对研究单位和受检查项目做出"合格,基本合格和不合格"的判断。

药物临床试验中,制定和实施各工作环节的 SOP 是质量保证的基础,研究机构内部的质量控制措施是实现质量保证的关键,而监察、稽查和视察则是源于外部的保障措施。这些过程相互联系,构成 GCP 完整的质量保证系统。

七、临床试验的病例数确定

病例数确定与以下因素有关,即:设计的类型、主要指标的性质(测量指标或分类指标)、临床上认为有意义的差值、检验统计量、检验假设、Ⅰ类和Ⅱ类错误等。Ⅰ类错误常用 5%,Ⅱ类错误应不大于 20%。

1. 根据统计学要求估计病例数　当新药与对照药之间疗效存在一定差别时,若受试病例数量适当,就有可能否定无效假设,证明二药之间差异具有统计学显著意义。

2. 按专业要求估计病例数　从专业来看,试验药与标准有效药有效率差别小说明两药药效相仿,得出两组差别无统计学显著意义是符合实际情况的,并无必要非求出试验药优于对照药的结论不可,特别是二药总有效率都很高时,能证实新药与高效对照药的药效之间无统计学显著意义已说明问题。

3. 按照新药审批要求完成病例数 新药审批办法中已明确规定新药临床试验的病例数的要求。

（魏 伟 张玲玲）

第八章
药品的注册与管理

【学习目标】

1. 掌握药品的概念、国家基本药物及非处方药的概念。
2. 熟悉药品的注册分类、新药的申报与审批、国家基本药物遴选原则以及非处方药遴选原则。
3. 了解药品分类管理的意义,非处方药的管理及注意事项。

【内容要点】

一、药品的定义与药品的注册分类

1. 药品的定义　药品,是指用于预防、治疗、诊断人的疾病,有目的地调节人的生理功能并规定有适应证或者功能主治、用法和用量的物质。这一定义适用于中药材、中药饮片、中成药、化学原料药及其制剂、抗生素、生化药品、放射性药品、血清、疫苗、血液制品和诊断药品等。关于新药的概念,从药学观点出发,系指化学结构、药物组成或药理作用不同于现有药物的药品。我国《关于改革药品医疗器械审评审批制度的意见》从鼓励研究和创制新药、加强药品监督管理出发,将新药定义调整为"未在中国境内外上市销售的药品"。根据物质基础的原创性和新颖性,将新药分为创新药和改良型新药。《化学药品注册分类改革工作方案》进一步明确规定,创新药"指含有新的结构明确的、具有药理作用的化合物,且具有临床价值的药品",改良型新药"指在已知活性成分的基础上,对其结构、剂型、处方工艺、给药途径、适应证等进行优化,且具有明显临床优势的药品"。

2. 药品的注册分类　我国《药品注册管理办法》根据药品的性质及我国临床用药实际种类,将药品分成化学药品、生物制品、中药与天然药物三大类别。各大类药品又分别按照不同类型药物研究开发的成熟程度,即对所研制药品的药学特性、药理毒理性质及临床特性的认知状况,该类型药品在国内外上市销售情况以及是否已有国家药品标准作进一步分类。例如,根据药物研究开发的成熟程度以及在国内外上市销售情况,化学药品注册分类可分为创新药、改良型新药和仿制药,并进一步具体分为五类,分别按新药、仿制药或进口药品的程序申请注册。

二、新药申报与审批

《药品管理法》规定，由国家药品监督管理部门主管全国药品监督管理工作。研制新药必须经伦理委员会审查同意后，按照国家药品监督管理部门的规定如实报送研制方法、质量指标、药理及毒理试验结果等有关资料和样品，经国家药品监督管理部门批准后方可进行临床试验。临床试验应当在具备相应条件并已备案的药物临床试验机构进行。生产新药，则需经国家药品监督管理部门发给批准文号。上述规定表明，国家药品监督管理部门通过把握新药研究开发过程中临床试验审批和药品上市审批两个主要环节，保证新药研制质量，保证药物临床试验必须具备的条件，进而保障药品生产上市的质量可控性、安全性及有效性。

三、基本药物（essential medicines）与基本药物制度

1. 国家基本药物是指国家为了使本国民众获得基本的医疗保障，根据各自的国情，包括疾病发生状况和药事管理政策，从各类药物中经过科学评价遴选出来的具有代表性的、可供临床选择使用的药品。这些药品应具备疗效可靠、不良反应轻、质量稳定、价格合理及使用方便的特点，同时具有保障公众药品可获得性（availability）及可承受性（affordability）的特点。

2. 我国国家基本药物的遴选原则：

我国国家基本药物的遴选遵循防治必需、安全有效、价格合理、使用方便、中西药并重、基本保障、临床首选和基层能够配备的原则，结合我国用药特点，参照国际经验，合理确定品种（剂型）和数量。

四、药品的分类管理

多数国家和地区，为保证药品临床应用安全有效，通过立法对药品实行分类管理，即按药品的药理性质、临床应用范围及安全性等特征，将药品区分为处方药和非处方药两类。

1. 处方药（prescription-only medicines，POM） 指必须凭执业医师处方才可在正规药房或药店调配、购买和使用的药品。

2. 非处方药（over the-counter drugs，OTC） 指经过国家药品监督管理部门批准，不需要凭执业医师处方，消费者可自行判断、购买和使用的药品。

3. 我国非处方药遴选原则是应用安全，疗效确切，质量稳定，使用方便。非处方药应具备如下基本条件：

（1）非处方药适于可由患者作出自我诊断的轻度病症，用于减轻或消除一般病症的初始症状，并防止其恶化；非处方药用于减轻或消除已明确诊断的慢性病患者的症状或控制病情的发展，以利患者康复或保持健康。

（2）非处方药用于临床，其药理作用表现迅速而明显，且易为患者所感知。

（3）使用该类药品不致妨碍对患者所患疾病的诊断。

（4）应不含毒性显著或有依赖性作用的成分，不致使患者产生药物依赖性。

（5）应具备从人体消除较快的药物代谢动力学特征，不致在体内长期蓄积。

（6）应不致引起高发生率的不良反应，不致诱发耐药性或抗药性，临床安全性较高。

（7）具有性质稳定的特点，在不良贮存条件下仍可保持质量稳定。

（8）非处方药应是供消费者方便自行应用的口服、外用或喷雾吸入制剂。

（9）非处方药标签或说明书内容应准确明了，通俗易懂，不致造成消费者的误解。

（10）多系已过专利期产品，可依法仿制，故价格相对低廉，可为一般消费者所承受。

【试题】

(一) 单项选择题

1. 负责对药物临床试验审批的是(   )
   A. 国家食品药品监督管理总局   B. FDA
   C. 省级药品监督管理部门   D. 国家卫计委
   E. 国家科技部

2. 药品管理法的适用范围是(   )
   A. 获得专利保护品种的单位或个人
   B. 受行政保护的药品
   C. 从事药品研制、生产、经营、使用和监督管理的单位或个人
   D. 从事疑难危重疾病治疗药物研究开发的单位或个人
   E. 对制备工艺有独特改革的单位或个人

3. 化学药品注册分类中第(   )类药,通常只需要完成生物等效性试验就可以申请上市生产
   A. 1 类   B. 2 类   C. 3 类
   D. 4 类   E. 5 类

4. 新药研制单位和临床研究单位进行新药临床研究时应符合(   )
   A. 药品经营质量管理规范   B. 药品生产质量管理规范
   C. 健康相关产品申报与受理规定   D. 药物临床试验质量管理规范
   E. 药物非临床研究质量管理规范

5. 下列关于非处方药说法**错误**的是(   )
   A. 患者可以自我诊断使用   B. 服药天数一般较处方药短
   C. 只能在专业性医药报刊做广告   D. 有专有标示
   E. 以口服或外用为主

6. 处方药是(   )
   A. 不需医生处方可自行在药店选购使用的药品
   B. 不需医生指导可自行使用的药品
   C. 凭医生处方才能从医院药房或药店购买的药品
   D. 消费者按说明书的介绍就可安全使用的药品
   E. 凭医生处方只能从医院药房购买的药品

7. 国家药品监督管理部门通过把握药品研究开发过程中新药临床审批和生产审批两个主要环节,保障新药生产上市的(   )
   A. 安全性、有效性和经济性   B. 先进性、有效性和安全性
   C. 安全性、有效性、质量可控性   D. 合理性、安全性和有效性
   E. 可行性和质量可控性

8. 根据《国家基本药物目录管理办法》,国家基本药物目录在保持数量相对稳定的基础上,实行动态管理,原则上(   )
   A. 5 年调整一次   B. 4 年调整一次   C. 3 年调整一次

D. 2年调整一次　　　　　　　　E. 1年调整一次

9. 根据《国家基本药物目录管理办法》哪些药品可以纳入国家基本药物（　　）

   A. 含有国家濒危野生动植物药材的　　B. 用于防治慢性病的药品

   C. 易滥用的药品　　　　　　　　D. 主要用于滋补保健的

   E. 被撤销药品批准证明文件的药品

10. **不需要**按照新药申请注册的是（　　）

   A. 增加新的适应证的申请

   B. 已上市药品改变规格的申请

   C. 已上市药品改变剂型的申请

   D. 未在中国境内上市销售的药品的注册申请

   E. 改变给药途径的申请

11. 国家药物政策的核心是（　　）

   A. 药品注册管理制度　　　　　　B. 药品分类管理制度

   C. 药物生产与储备制度　　　　　D. 国家基本药物制度

   E. 抗菌药物管理办法

12. 关于药品注册管理,下列说法**错误**的是（　　）

   A. 药品可分成化学药品、生物制品、中药与天然药物三大类别

   B. 中药和天然药物注册分类可分为创新药、改良型新药、同方类似药及古代经典名方

   C. 国家药品监督管理部门负责管理全国药品注册工作

   D. 药品注册申请包括药物临床试验申请,药品上市许可申请、上市后补充申请及再注册申请

   E. 生物制品注册分类可分为创新药、改良型新药和仿制药

13. 关于非处方药,正确的叙述有（　　）

   A. 必须凭执业医师或执业助理医师处方才可调配、购买和使用的药品

   B. 又称为OTC

   C. 必须在医师的指导下使用

   D. 药物本身的属性决定

   E. 安全性无保障

（二）多项选择题

1. 新药临床试验申报资料包括（　　）

   A. 概要包括药品名称、立题目的与依据、自评估报告等资料

   B. 主要研究信息汇总表

   C. 药学研究资料

   D. 非临床研究资料

   E. 临床试验用参考资料

2. 药品监督管理目的是（　　）

   A. 保证药品质量　　　　　　　　B. 保障用药安全

   C. 维护公众身体健康　　　　　　D. 维护用药的合法权益

   E. 保护合法医药企业的正当权益

3. 非处方药使用方便是因为（　　）

　　A. 用药前后不需要进行特殊试验和检查

　　B. 用药者能明确感知药物作用

　　C. 正常使用无明显不良反应

　　D. 剂型方便自用

　　E. 家庭存储条件下不易发生变质

4. 具有疗效确切的非处方药必须是（　　　）

　　A. 疗效可靠,适应症明确,易为使用者掌握

　　B. 剂量不需经常调整,更不必进行特殊监测

　　C. 长期使用不产生耐药性

　　D. 无毒性

　　E. 不易变质

5. 处方药包括（　　）

　　A. 国际规定管制的特殊药品　　　　　　B. 处理轻微疾病的药品

　　C. 本身毒性较大的药品　　　　　　　　D. 用于严重病情的药品

　　E. 新上市的新药

6. 在推广基本药物目录使用过程中,通过（　　　　），以实现临床用药的合理使用

　　A. 国家基本药物标准治疗指南　　　　　B. 基本药物集中采购管理办法

　　C. 国家基本药物目录管理办法　　　　　D. 国家基本药物管理办法

　　E. 国家基本药物处方集

7. 国家食品药品监督管理总局对下列申请可以实行特殊审批（　　　）

　　A. 防治艾滋病、恶性肿瘤、重大传染病和罕见病等疾病的创新药注册申请

　　B. 儿童用药注册申请

　　C. 老年人特有和多发疾病注册申请

　　D. 原研进口药品注册申请

　　E. 列入国家科技重大专项和国家重点研发计划的药品注册申请

（三）填空题

1. 关于新药的概念,从药学观点出发,系指_____。从药品监督管理角度出发,新药是指_____,可分为_____和_____。

2. 国家基本药物的遴选原则包括:_____、_____、价格合理、_____、_____、_____、临床首选和基层能够配备。

3. 非处方药的遴选原则包括:_____、_____、_____、_____。

4. 国家基本药物制度涉及基本药物_____、生产、_____、使用、_____、报销、监测评价等多个环节。

（四）名词解释

1. 药品

2. 国家基本药物

3. 处方药

4. 非处方药

（五）简答题

简述非处方药的遴选原则。

【答案】

（一）单项选择题

1. A　　2. A　　3. D　　4. D　　5. C　　6. C　　7. C　　8. C　　9. B　　10. B

11. D　　12. E　　13. B

（二）多项选择题

1. ABCDE　　2. ABCD　　3. AD　　4. ABC　　5. ACDE　　6. AE

7. ABCE

（三）填空题

1. 药物组成或药理作用不同于现有药物的药品　未曾在中国境内外上市销售药品的注册申请　创新药　改良型新药

2. 防治必需　安全有效　使用方便　中西药并重　基本保障

3. 应用安全　疗效确切　质量稳定　使用方便

4. 遴选　流通　定价

（四）名词解释

1. 药品　是指用于预防、治疗、诊断人的疾病，有目的地调节人的生理功能并规定有适应证、用法和用量的物质。

2. 国家基本药物　是指国家为了使本国民众获得基本的医疗保障，根据各自的国情，从各类药物中经过科学评价遴选出来的具有代表性的、可供临床选择使用的药品。这些药品应具备疗效可靠、不良反应轻、质量稳定、价格合理及使用方便的特点，同时具有保障公众药品可获得性及可承受性的特点。

3. 处方药　是指必须凭执业医师处方才可在正规药房或药店调配、购买和使用的药品。

4. 非处方药　是指经过国家药品监督管理部门批准，不需要凭执业医师处方，消费者可自行判断、购买和使用的药品。

（五）简答题

简述非处方药的遴选原则。

非处方药的遴选原则应遵循"应用安全，疗效确切，质量稳定，使用方便"的原则。所遴选的非处方药应具有如下特点：

1. 非处方药适用于可由患者作出自我诊断的轻度病症，用于减轻或消除一般病症的初始症状，并防止其恶化；非处方药用于减轻或消除已明确诊断的慢性病患者的症状或控制病情的发展，以利患者康复或保持健康。

2. 非处方药用于临床，其药理作用表现迅速而明显，且易为患者所感知。

3. 使用该类药品不致妨碍对患者所患疾病的诊断。

4. 非处方药不含毒性显著或有依赖性作用的成分，不致使患者产生药物依赖性。

5. 应具备从人体消除较快的药物代谢动力学特征，不致在体内长期蓄积。

6. 应不致引起高发生率的不良反应，不致诱发耐药性或抗药性，临床安全性较高。

7. 具有性质稳定的特点，在不良贮存条件下仍可保持质量稳定。

8. 非处方药应是供消费者方便自行应用的口服、外用或喷雾吸入制剂。

9. 非处方药标签或说明书内容应准确明了，通俗易懂，不致造成消费者的误解。

10. 多系已过专利期产品，可依法仿制，故价格相对低廉，可为一般消费者所承受。

【延伸阅读】

国际药品注册管理

创新药物研发是国家医药产业发展的原动力,是提升医药产业核心竞争力的关键因素之一。美国、日本和欧洲国家是全球新药研发能力最强的国家这当中有企业对自身利益的追求,但也与政府完善的药品注册管理制度密不可分。在此,我们将简略介绍欧盟、美国和日本的药品注册管理制度。

一、欧盟药品注册管理

欧盟的药品注册管理制度是随着欧盟的发展而变化发展的。欧盟现行的药品注册管理模式可概括为两层机构和三种程序。两层机构即欧盟和各成员国的药品管理局。三种程序指中央程序、相互认证程序以及成员国程序。

1. 中央程序　欧盟中央程序中具体负责药品审批工作的机构是欧洲药品评价局(EMEA)。EMEA 负责欧盟药物的审查、批准上市工作,并全面负责审查药品科学评价、监督药品在欧共体范围内的安全性、有效性。同时也负责协调、检查、监督欧盟内各国 GAP、GMP、GLP、GCP 工作落实。EMEA 规定凡是属于以下生物制品范畴的药品必须通过中央程序审批注册:① DNA 重组技术;②原核生物和真核生物,其中包括转化哺乳动物细胞活性蛋白基因编码的控制表达技术;③杂交和单克隆技术。另外,根据申请者的要求,以下药品也可通过中央程序申请注册:①来源于其他有重要创新性的生物技术的药品;②经 EMEA 认定有重要创新的给药系统来给药的药品;③药品的全新适应证,被 EMEA 认为具有重要治疗意义;④以放射性核素为基础的具有重要治疗意义的药品;⑤从人血液或血浆中提取的新药;⑥药品制造过程的重大技术进步,如微引力下的二维电泳;⑦尚未被欧共体成员国批准为人用药的含有新活性物质的药物。另外,非成员国向欧盟申请上市的上述药品(即进口药)亦按此程序向 EMEA 申请。

审评程序:在提交资料前 4 ~ 6 个月内,申请人应提前通知 EMEA,并尽可能准确的告知提交申请资料的时间。接到通知后,EMEA 下属负责人用药品委员会(CPMP)将会任命书记员并按规定在 EMEA 专家库内选出负责该药审评的专家。EMEA 在提交资料后 15 天内完成资料的初审。合格的资料将进入正式专业审查,CPMP 一般在 70 天内给出初步的评论;在 120 天内,针对该项申请,列出所有存在问题的清单,并第一次得出结论。在接下来的 60 天内,申请人准备回答问题,并决定是否举行听证会。在接下来的 30 个工作日内,CPMP 将做出决定,如果得出肯定结论评估报告将会送到 EMEA。如无不同意见,EMEA 则在 30 天内拟出决定的初稿,再次下发给成员国和药厂。若 28 天内没有提出新的科学或技术问题,EMEA 即正式宣布这一决定。在上述评价过程中,假如成员国或药厂提出不同意,CPMP 将按规定重新进行评估。

2. 相互认证程序　相互认证程序是以各成员国对上市药品的审评要求基本一致为前提的,简化了审评程序,以加速新药进入多国市场。当生产企业在第一个成员国提交的上市申请获得批准后,可以请求第一成员国写出有关该药的最新评价报告(包括上市后的评价),送至其他有关成员国,进入认证过程。如果其他有关成员国的意见一致,则可予以上市许可。如果其他成员国对该药品的安全性、有效性方面的意见不一致,则 EMEA 下属的 CPMP 有权进行科学裁决,CPMP 将作出对所有成员国都有约束力的专门决定。原则上来讲,除非有充分理由怀疑该药会给公众健康带来危害,从一个成员国获得销售许可应该被另一成员国药审局认可。

3. 成员国程序　这是指成员国药品注册管理部门负责对药品审查的过程,主要适用于按规定必须通过"中央程序"审批的药品以外的药品。"成员国程序"可与相互认证程序互为补充。成员国程序同样继续适用于有良好使用记录的药品以及那些已上市药品的变更申请。

二、美国药品注册监管

美国对药品的注册监管实行一体化管理,即从新药的研究、审评及上市,都是由美国食品和药品管理局(FDA)下属的药品评价和研究中心(CDER)统一管理。美国创新药物注册监管流程分为4个阶段。

1. IND 阶段　药品制造企业完成新药临床前研究后,向 FDA 提交新药临床研究申请(IND),要求开展临床试验。相当于我国的新药临床试验申报和审批。在美国,新药研发企业在提交新药临床试验申请(IND)后的 30 天内,若没有收到任何 FDA 的反馈信息,则可以直接开展临床试验。

2. NDA 初审阶段　药品制造企业完成新药临床研究后,可向 FDA 提交新药上市申请(NDA)。FDA 收到 NDA 申请后,首先对其进行 60 日的行政性、非技术性审批,即初步审查,以保证该 NDA 没有明显缺陷。

3. NDA 实审阶段　NDA 初审通过后,评审小组便在其后的 300 日内,同时从医学、药学、统计学、化学和微生物学等各个方面对 NDA 进行审评,并准备评审结论和建议报告。此外,为更全面客观的评价创新药物,FDA 还经常召集由外部专家组成的"顾问委员会"协助评审。同时,FDA 开始要求对 NDA 所涉及的各个机构(如原料药和制剂的生产场地和检测场地、非临床和临床研究地点等)进行现场检查,以确定资料的真实性和 GMP(药品生产质量管理规范)执行状况良好。

4. NDA 授权阶段　审评结束后,FDA 会根据技术审评和现场检查结果,给 NDA 申请人发出相应的信件。如果 FDA 认为所申报新药满足安全性、有效性及生产可控性要求,且该药上市的效益大于风险,FDA 便会批准此申请,并向申请人颁发"批准件"。获得批准件的药品,便可在美国上市。否则,FDA 会根据存在问题的严重程度,分别颁发"可批准件"或"不可批准件"。

三、日本药品注册监管

1. 日本药品管理相关机构及其职责　日本厚生劳动省的医药局审查管理课为药品的主要管理部门。厚生劳动省的附属单位之一国立医药品食品卫生研究所,内设有医药品医疗器械审查中心,为药品的技术审评部门。此外,日本尚设有一个特殊机构,即医药品副作用受害者救济研究调查机构,简称医药品机构。医药品机构为独立行政法人,接受厚生省的业务委托,承担药品管理工作中的一部分工作。药事食品卫生审议会为厚生劳动省的技术咨询委员会之一。

2. 日本的新药管理　在日本需要进行上市前审评的新药分为两大类:医疗用医药品(处方药)、一般用医药品(OTC 药)。新医疗用医药品包括:含有新有效成分的医药品、新复方制剂、新给药途径医药品、新适应证医药品、新剂型医药品、类似处方复方制剂、追加剂型医药品及其他医药品。新一般用医药品包括:新非处方药(新一般用医药品)、新类药品(新一般用医药部外品,或 new quasi-drug)。新一般用医药品可以直接提出 OTC 申请,也可按医疗用医药品申请,待再审查时转成 OTC。

3. 新药审评程序　日本的药品审评标准及审评模式基本符合国际惯例和国际准则。

新药的审评体制为:申请报告报厚生劳动省,技术资料由审查中心受理,医药品机构则进行试验资料可信性审查及 GCP 遵从性检查。当试验资料数据及试验条件得到确认后,审查中心才进入实质性审评。在审查中心的审评组开始技术审评前,先由申报者介绍研究概况。审查中心在了解整体情况,并确认其所报资料后进行技术审评。如果审评组认为存在较严重或较大问题时,则再次与申报者面谈,向申报者提出问题,进行讨论。申报者解释回答并报送有关资料。如果审评认为存在较少问题,则发出书面通知,申报者予以修改、补充。此阶段审评组也可就相关问题咨询专家,由专家给出咨询意见。在审评意见形成后,则将召开审评意见协调会。参加人员为审查中心审查官及药事食品卫生审议会相关专业专家。协调会上两方面专家对品种的主要问题进行研究讨论,审查中心根据情况完善审评意见。然后召开由申请者、审查中心审查官及审议会部会相关专业专家三方人员参加会议。就审查会议协调会提出的主要问题进行讨论、研究。必要时,还可能召开第二次审评会。审评会后还要召开意见协调会,由审查中心审查官及审议会相关专业专家参加,根据审评会情况,再次讨论并协调审查中心的审评意见,得出基本审评结论,形成综合审评报告,即审评报告并呈报厚生劳动省。医药局审查管理召开高层审议会专家会议,审查中心审评部部长列席会议。专家从社会学、伦理学、保险赔偿及社会需求角度作出最终结论,厚生大臣以此为依据,批准新药上市。

(陈　汇　杨晓燕)

第九章
妊娠期和哺乳期妇女用药

【学习目标】

1. 掌握妊娠期母体药物代谢动力学的变化特点。
2. 掌握妊娠期母体用药对胎儿药代动力学的影响。
3. 熟悉妊娠期常用药物的 ABCDX 分类及 FDA "妊娠和哺乳期用药信息标签最终规则" 的特点。
4. 熟悉哺乳期妇女乳汁中药物对乳儿的影响。

【内容要点】

一、药物对妊娠妇女的影响

妊娠期分为早期妊娠、中期妊娠及晚期妊娠。妊娠期间机体对药物的敏感性会发生改变,且药物可能对胎儿甚至新生儿产生特殊的影响。

1. 妊娠期药动学特点

(1)药物的吸收:在早孕及临产孕妇不宜口服给药;孕期由于激素、胃肠功能的变化会导致不同类别药物吸收有明显增加或减少;心输出量的增加、通气血流的改变,局部用药吸收也受影响。

(2)药物的分布:药物在孕妇体内分布主要受血浆容量的扩大与血浆蛋白浓度的减低两大因素影响。前者致许多水溶性药物浓度被稀释,在靶器官达不到有效药物浓度,故妊娠期妇女的用药量应高于非孕妇女;因生理性血浆白蛋白低下,且妊娠期很多蛋白结合部位被血浆中内源性的甾体激素和肽类激素等物质占据,使妊娠期药物与血浆白蛋白结合量减少,游离型药物增多,药物作用可能增强,且可增加药物经胎盘向胎儿转运的比率,尤其是高蛋白结合率的药物更为显著。

(3)药物的代谢:肝脏是主要器官,受孕激素分泌量增加的影响,可引起胆汁淤积、药物排除减慢,诱导或抑制肝药酶活性,药物活性可增强或减弱。

(4)药物的排泄:肾脏是主要器官,妊娠期多种药物的清除率增加,尤其是主要从肾排出的药物,妊娠晚期药物清除率反而降低。妊娠高血压综合征伴肾功能不全的孕妇,因药物排泄减慢减少,使药物体内蓄积。药物的肝肠循环,致使药物在血液与组织内的半衰期延长。

2. 妊娠期妇女用药注意

妊娠期用药的基本原则:必须明确诊断和具有确切的用药指征,用药应利大于弊,正确合理用药,酌情血药浓度监测。

早期妊娠用药对受精卵着床前期的影响,妊娠三个月内妇女的用药应特别慎重。中、晚期妊娠用药可以影响该阶段胎儿的大脑、神经系统、外生殖器官的发育。孕妇于分娩前两周内的用药可能影响胎儿心肺功能,抑制新生儿造血功能或引起严重的黄疸与溶血性贫血、低血糖或死亡。分娩虽属正常生理过程,但在分娩过程中会发生产妇并发症或出现胎儿宫内窘迫等,常需使用镇痛药、宫缩药或宫缩抑制药、解痉镇静药、强心利尿药、血管扩张药及抗菌药等。

二、药物对胎儿的影响

1. 胎盘对药物的转运和代谢

(1) 胎盘对药物的转运功能:母 - 胎间通过胎盘屏障(placental barrier)进行物质和药物相互转运,胎盘屏障厚度与药物转运呈负相关,与绒毛膜表面积呈正相关。

(2) 胎盘对药物的转运方式:包括被动转运,载体转运(主动转运、易化扩散、胞饮作用及膜孔转运)。

(3) 影响胎盘对药物转运的因素:药物的脂溶性和解离度、药物分子大小、药物与蛋白的结合率、胎盘血流量能影响胎盘对药物转运。

(4) 胎盘对药物的代谢:胎盘因含有各种参与代谢作用的酶系统,可分别催化药物的氧化、还原、水解的 I 相和结合的 II 相代谢反应。

(5) 药物间接对胎儿的治疗作用:胎儿治疗是指对孕妇给药后,药物进入胎儿体内发挥治疗作用。

2. 胎儿的药动学特点   大多数药物可经胎盘进入胎儿体内,且有相当多的药物经代谢可形成有害物质,而致胚胎死亡或畸形。

(1) 胎儿的药物吸收:药物经胎盘屏障转运到胎儿体内并经羊膜进入羊水中,药物多呈游离型,且药物经胎儿皮肤吸收或妊娠 12 周后的胎儿吞咽入胃肠道,可形成羊水肠道循环。

(2) 胎儿的药物分布:妊娠 12 周前胎儿水溶性药物在细胞外液分布较多,脂溶性药物的脂肪分布与蓄积也少,随胎龄增长至晚期妊娠时,胎儿脂溶性药物脂肪分布增加,肝内药物分布较高;因胎儿血脑屏障(blood-brain barrier,BBB)功能尚差,药物易进入中枢神经系统。胎儿用药进入组织的游离药物增多。母体快速静注给药时药物直接到达胎儿心脏和中枢神经系统的量可增高。

(3) 胎儿的药物代谢:主要在肝脏进行,胎盘仅限于甾体类、多环碳氢化合物等几类药物的代谢,肾上腺代谢药物同肝脏。胎儿肝药酶缺乏,代谢能力低,一些药物胎儿血药浓度高于母体,多数药物经代谢后活性下降,个别药物致畸。

(4) 胎儿药物的排泄:妊娠 11 ~ 14 周开始,胎儿肾脏已有排泄功能,但药物及其降解产物排泄延缓,且有"羊水肠道循环",胆道排泄功能较弱,经代谢形成极性和水溶性的代谢物,较难通过胎盘屏障向母体转运,易在胎儿体内蓄积。

3. 药物对胎儿的损害   药物可致胎儿生长发育迟缓,致畸。1979 年美国食品药品管理局(FDA)根据动物实验和临床用药经验及对胎儿致畸相关的影响,将药物在妊娠期的使用分为 A、B、C、D、X 五类,属 A 类仅有 0.7%,B 类为 19%,C 类占 66%,比例最高,D 类与 X 类分别占 7%。不过具有致畸性药物是否一定引起胎儿畸形,还与孕妇暴露于药物时间长短、剂量大小和胎龄等有关,亦与发生的几率相关,重视已知对胎儿或新生儿有危害的药物种类。该字母分类规则有一定的缺陷,可能导致对药物的错误使用。2014 年 12 月 3 日,美国 FDA 颁布了"妊娠和哺乳期用药信息标签最终规则",新规则用三个详细的部分取代目前产品的字母分类,包括"妊娠"、"哺乳"及"男女生殖可能性"。

新规则在内容和格式部分做出了改变,描述了可能需要药物治疗的患者在真实医护环境下的风险。新标签新增了对女性和男性生殖系统影响部分;在妊娠部分中新增了药物妊娠暴露登记科学,更系统及前瞻性地采集数据;强调了相对风险的量化,即患病服药者相比于患病但未服该药者(合适的对照)发生同一转归的风险;且要求在信息更新时,说明书应做出相应的修改。新规则帮助临床医师在遇到妊娠和哺乳期用药时能够评估受益和风险,从而做出正确的决策。

三、哺乳期妇女的用药

1. 药物的乳汁转运

全球大力推荐母乳喂养。哺乳妇女哺乳期无论应用何种药物,都将或多或少地分布至乳汁中,药物从母体血液到乳汁,必须通过血乳屏障。乳汁中药物浓度变化与新生儿血药浓度呈正相关,药物分子量大小与其呈负相关,脂溶性高的药物易从血液转运至乳汁,弱碱性药物更易由血浆进入乳汁。高蛋白结合率的药转运至乳汁中的量很少。

药物在乳汁中与母体血浆中浓度的比值(M/P)可反映药物向乳汁中转运的量,若 M/P 小于 1,仅有少量药物进入乳汁,大于 1 则有较多量药物转运入乳汁,进入婴儿药量 $=M/P \times C_{av} \times V_{milk}$,将计算出来的量与药物的治疗剂量相比较,并以治疗剂量的 % 表达,小于治疗剂量 10% 不会对乳儿造成明显影响,不必停止哺乳,但毒性大的药物除外。需重视哺乳期临床合理用药,尽可能在用药期间停止哺乳。

2. 哺乳期妇女用药注意

(1) 药物对泌乳的影响:己烯雌酚间接促进乳腺分泌,大剂量抑制催乳素分泌,减少乳汁。雌二醇促进乳腺发育,较大剂量干扰催乳素对乳腺的作用,减少乳汁而退乳。克罗米芬等抗雌激素药,亦具抑制乳汁分泌的作用。短效口服复方类固醇避孕药,使哺乳妇女乳房胀痛,乳汁分泌减少,建议至少在产后半年后才开始服用。多巴胺直接作用于垂体抑制催乳素分泌使乳汁分泌减少。溴隐亭、甲麦角林抑制催乳素而抑制生理性泌乳。

(2) 乳汁中药物对乳儿的影响:药物随母乳排泄,从乳汁中排出的数量和速度与药物的性质,乳腺的血流量和乳汁中脂肪含量等有关,母乳中同一药物的含量个体差异亦甚大。药物随乳汁进入乳儿体内,易被胃肠道吸收的药物,即使乳汁中药物浓度不高,也可能会使乳儿吸收相当大的药物剂量,由于乳儿乳汁量大、与药物的结合率低,游离型药物多、肝酶活性较低,肾小球滤过率低,易导致药物在乳儿体内蓄积。应熟悉哺乳期禁用与慎用的药物及对乳儿可能有损害的药物。较多的药物通过乳汁进入乳儿体内后可能会产生各种不同的损害。

(3) 哺乳妇女因治疗需要而必须用药时:①应严格掌握用药适应证,尽可能选择已明确对乳儿安全无不良影响的药物;②哺乳妇女用药时间尽量选在哺乳刚结束后,并尽可能将下次哺乳时间间隔在 4 小时以上,使乳儿吸吮母乳时避开乳汁药物峰浓度,以减少药物随乳汁进入乳儿体内;③若哺乳妇女应用的药物剂量较大或疗程较长,有可能对乳儿产生不良影响时,最好能监测乳儿血药浓度,由此而根据药物的半衰期来调整用药与哺乳的最佳间隔时间;④哺乳妇女必须使用的药物,而不能证实该药对乳儿是否安全时,可暂停哺乳,在停止用药后再恢复哺乳;⑤若哺乳妇女应用的药物亦适用于治疗乳儿的疾病时,则通常不影响哺乳;⑥哺乳期需要绝对禁止使用的药物包括细胞毒性药物。

【试题】

(一) 单项选择题

1. 妊娠多长时间内是药物致畸最敏感的时期( )
   A. 4 周　　　　　　　　B. 8 周　　　　　　　　C. 12 周
   D. 3 个月　　　　　　　E. 4 个月

2. 妊娠 4 个月以后,胎儿药物致畸的敏感性降低,但以下哪个系统仍易受损( )
   A. 生殖系统　　　　　　B. 消化系统　　　　　　C. 呼吸系统
   D. 骨骼关节　　　　　　E. 血液系统

3. 哪个系统在整个妊娠期间持续分化、发育,故药物影响一直存在( )
   A. 生殖系统　　　　　　B. 消化系统　　　　　　C. 呼吸系统
   D. 神经系统　　　　　　E. 血液系统

4. 下列药物按照药物对胎儿影响属于 B 类的是( )
   A. 青霉素类　　　　　　B. 万古霉素　　　　　　C. 莫西沙星
   D. 庆大霉素　　　　　　E. 利巴韦林

5. 可导致"灰婴综合征"的药物是( )
   A. 四环素　　　　　　　B. 链霉素　　　　　　　C. 氯霉素
   D. 庆大霉素　　　　　　E. 达托霉素

6. 下列药物按照药物对胎儿影响属于 A 类的是( )
   A. 头孢菌素　　　　　　B. 甲状腺素　　　　　　C. 氯霉素
   D. 阿奇霉素　　　　　　E. 磺胺类

7. 下列哪个止血药物可以在妊娠期妇女中使用( )
   A. 阿司匹林　　　　　　B. 华法林　　　　　　　C. 肝素
   D. 维生素 K　　　　　　E. 以上都不是

8. 下列药物对胎儿有致畸作用的是( )
   A. 腺苷蛋氨酸　　　　　B. 头孢克洛　　　　　　C. 阿奇霉素
   D. 沙利度胺　　　　　　E. 氨苄西林

9. 以下哪个药物可引起乳汁分泌抑制( )
   A. 四环素　　　　　　　B. 利舍平　　　　　　　C. 甲巯咪唑
   D. 溴隐亭　　　　　　　E. 地高辛

10. 下列药物可致牙齿黄染的是( )
    A. 左氧氟沙星　　　　　B. 氯霉素　　　　　　　C. 阿米卡星
    D. 利奈唑胺　　　　　　E. 四环素

(二) 多项选择题

1. 下列关于妊娠期妇女药动学特点说法**错误**的是( )
   A. 妊娠期妇女心输出量减少
   B. 妊娠期妇女血容量增多致血浆蛋白被稀释,形成生理性低蛋白血症
   C. 妊娠期妇女所有肝药酶活性受到抑制
   D. 有妊娠高血压综合症伴肾功能不良的孕妇,药物排泄可能较少

　　E. 以上说法都错误

2. 胎儿药物动力学特点是（　　　）

　　A. 大多数药物经胎盘直接转运到胎儿体内

　　B. 胎儿的血脑屏障较差，药物较易进入中枢神经系统

　　C. 胎儿体内的药物被排泄至羊膜腔后，可被胎儿吞咽形成"羊水肠道循环"

　　D. 胎儿对药物的代谢能力有限，对药物的解毒功能不足，故应注意药物在脑中及肝中蓄积

　　E. 以上说法都正确

3. 下列药物有致畸作用的有（　　　）

　　A. 乙醇　　　　　　　　　B. 四环素　　　　　　　　　C. 甲氨蝶呤

　　D. 己烯雌酚　　　　　　　E. 青霉素

4. 妊娠中晚期药物的不良反应主要表现在（　　　）

　　A. 牙齿　　　　　　　　　B. 神经系统　　　　　　　　C. 女性生殖系统

　　D. 男性生殖系统　　　　　E. 以上都是

5. 对胎儿听神经有损害的药物有（　　　）

　　A. 链霉素　　　　　　　　B. 庆大霉素　　　　　　　　C. 环丙沙星

　　D. 卡那霉素　　　　　　　E. 以上都是

6. 下列说法正确的有（　　　）

　　A. 镁离子可抑制运动神经末梢对乙酰胆碱的释放，阻断神经肌肉接头的传导，从而使骨髓肌松弛，故能有效地预防和控制子痫发作

　　B. 镁离子可使血管内皮合成 PGI 增多，血管扩张，痉挛解除，血压下降

　　C. 镁依赖的 ATP 酶恢复功能，有利于钠泵的运转，达到消除脑水肿、降低中枢神经细胞兴奋性、抑制抽搐的目的

　　D. 临床应用硫酸镁治疗子痫，对宫缩和胎儿有不良影响

　　E. 硫酸镁过量可使心肌收缩功能和呼吸受抑制，危及生命。治疗有效血药浓度为 1.7 ～ 3mmol/L，血清镁浓度达 3.5 ～ 5.0mmol/L 时膝反射消失出现中毒症状

7. 下列有关硫酸镁治疗的注意事项，正确的有（　　　）

　　A. 有条件者应测定血镁浓度以指导用药

　　B. 定时检查膝反射，膝反射必须存在

　　C. 呼吸必须大于 16 次 / 分钟，尿量不少于 25ml，24 小时尿量应大于 600ml

　　D. 治疗时须备好钙剂作为解毒剂

　　E. 出现中毒症状时，立即静脉注射 1% 葡萄糖酸钙 10ml、吸 O₂、人工呼吸等抢救

8. 妊娠哺乳期用药原则包括（　　　）

　　A. 应严格掌握用药适应证，尽可能选择已明确对乳儿安全无不良影响的药物

　　B. 哺乳妇女用药时间尽量选在哺乳刚结束后，并尽可能将下次哺乳时间间隔在 4 小时以上

　　C. 若哺乳妇女应用的药物剂量较大或疗程较长，最好能监测乳儿血药浓度

　　D. 若哺乳妇女应用的药物亦适用于治疗乳儿的疾病时，则通常不影响哺乳

　　E. 哺乳妇女必须使用的药物不能证实对乳儿是否安全时，应暂停哺乳

9. 哺乳期禁用的药物包括（　　　）

　　A. 溴隐亭　　　　　　　　B. 吗啡　　　　　　　　　　C. 放射碘

　　D. 环磷酰胺　　　　　　　E. 四环素

10. 妊娠胎儿期分期正确的是（　　　）
　　A. 妊娠 1 ~ 3 个月为早期妊娠　　　　B. 妊娠 1 ~ 2 个月为早期妊娠
　　C. 妊娠 7 个月至分娩为晚期妊娠　　　D. 妊娠 4 ~ 6 个月为中期妊娠
　　E. 妊娠 3 ~ 6 个月为中期妊娠
11. 影响药物在体内分布因素有（　　　）
　　A. 血流量　　　　　　　　　　　　B. 体液 pH
　　C. 口服或静脉给药的途径　　　　　D. 药物与组织的结合
　　E. 药物与血浆蛋白的结合
12. 妊娠期哺乳期涉及药物代谢动力学的屏障包括（　　　）
　　A. 血胎屏障（blood-placental barrier，BPB）
　　B. 血眼屏障（blood-eye barrier，BEB）
　　C. 胎儿血脑屏障（blood-brain barrier，BBB）
　　D. 骨髓 - 血屏障（marrow-blood barrier，MBB）
　　E. 血乳屏障（blood-milk barrier，BMB）

（三）填空题

1. 药物在胎盘的转运部位是＿＿＿＿＿，它是由合体细胞、合体细胞基膜、绒毛间质、毛细血管基底膜及毛细血管内皮细胞 5 层组成的薄膜。

2. 由药物引起的胎儿损害或畸形，一般都发生在妊娠的头＿＿＿＿＿个月内，特别突出是在前＿＿＿＿＿周内。

3. ＿＿＿＿＿是分娩镇痛常用的药物，让胎儿在用药后＿＿＿＿＿小时或＿＿＿＿＿小时后娩出为好。

4. FDA 对处方药说明书特殊人群用药新要求包括＿＿＿＿＿、＿＿＿＿＿和＿＿＿＿＿三部分。

5. 影响药物转运因素中，药物分子量为 250 ~ 500 的药物＿＿＿＿＿通过胎盘，700 ~ 1 000 者通过＿＿＿＿＿，大于 1 000 者通过＿＿＿＿＿。

（四）名词解释

1. 羊水肠道循环（amniotic fluid intestinal circulation）
2. 血胎屏障（blood-placental barrier，BPB）

（五）简答题

1. 简述药物通过胎盘的影响因素。
2. 美国 FDA "妊娠和哺乳期用药信息标签最终规则"有何特点？

（六）论述题

1. 试述胎儿的药代动力学特点。
2. 试述妊娠期用药的原则。

【答案】

（一）单项选择题

1. C　　2. A　　3. D　　4. A　　5. C　　6. B　　7. C　　8. D　　9. D　　10. E

（二）多项选择题

1. ACE　　　2. ABCDE　　3. ABCD　　4. ABC　　5. ABD　　6. ABCDE

7. ABCDE　　8. ABCDE　　9. ABCDE　　10. ACD　　11. ABDE　　12. ACE

（三）填空题

1. 血管合体膜

2. 3　8

3. 哌替啶　1　4

4. 妊娠　哺乳　男女生殖可能性

5. 容易　较慢　极少

（四）名词解释

1. 羊水肠道循环（amniotic fluid intestinal circulation）：药物经胎盘屏障转运到胎儿体内，并经羊膜进入羊水中。而羊水内的蛋白含量仅为母体蛋白值的1/20～1/10。妊娠12周后，药物可被胎儿吞咽进入胃肠道，并被吸收入胎儿血循环，其代谢产物由尿中排出，排出的部分代谢物，又可被胎儿重吸收入胎儿血循环，形成羊水肠道循环。

2. 血胎屏障（blood-placental barrier，BPB）：是胎盘绒毛组织与子宫血窦间的屏障，胎盘是由母体和胎儿双方的组织构成的，由合体细胞、合体细胞基底膜、绒毛间质、毛细血管基底膜和毛细血管内皮细胞组成5层的血管合体膜（vasculo-syncytial membrane，VSM）。由于胎盘具有一般生物膜特性，对于药物的透过具有一定的阻抗性，母-胎间的物质和药物相互转运通过胎盘屏障完成，胎盘屏障厚度与药物转运呈负相关，与绒毛膜表面积呈正相关，绒毛膜内含有脐血管分支，从绒毛膜发出很多大小不同的绒毛，这些绒毛分散在母体血之中，并吸收母血中的氧和营养成分，排泄代谢产物。

（五）简答题

1. 简述药物通过胎盘的影响因素。

胎盘对药物转运的程度和速度受以下几个因素的影响：①药物的脂溶性和解离度：脂溶性高易经胎盘扩散进入胎儿血循环如硫喷妥钠，非脂溶性的筒箭毒碱、肝素等通过胎盘的速度很慢；②药物分子大小：分子量为250～500的药物易通过胎盘，700～1 000者通过较慢，大于1 000者通过很少；③药物与蛋白的结合率：结合率与通过胎盘的药量呈负相关，如氨苄西林和双氯西林的结合率分别为22.5%和90%，则前者通过胎盘快；④胎盘血流量：胎盘血流量的增加明显有利于药物的转运，胎盘血流量受母体姿势、影响母体脉管系统的疾病（如糖尿病和高血压）、胎盘大小和子宫收缩的影响。

2. 美国FDA"妊娠和哺乳期用药信息标签最终规则"有何特点？

新规则在内容和格式部分做出了改变，描述了可能需要药物治疗的患者在真实医护环境下的风险。新标签新增了对女性和男性生殖系统影响部分；在妊娠部分中新增了药物妊娠暴露登记科学，更系统及前瞻性地采集数据；强调了相对风险的量化，即患病服药者相比于患病但未服该药者（合适的对照）发生同一转归的风险；且要求在信息更新时，说明书应做出相应的修改。新规则帮助临床医师在遇到妊娠和哺乳期用药时能够评估受益和风险，从而做出正确的决策。

（六）论述题

1. 试述胎儿的药代动力学特点。

由于胎儿各器官功能处于发育、完善阶段，胎盘屏障不能完全保护胎儿免受药物的影响，大多数药物可经胎盘进入胎儿体内，且有相当多的药物经代谢形成有害物质可致胚胎死亡或畸形，故胎儿的药代动力学特点有别于成人。①胎儿的药物吸收：药物经胎盘屏障转运到胎儿体内并经羊膜进入羊水中，但羊水内的蛋白含量仅为母体的1/10～1/20，故药物多呈游离型，而为胎儿皮肤吸收或妊娠12周后的胎儿吞咽入胃肠道,并被吸收入血液循环,其代谢产物由尿排泄,排泄的药物又可被胎儿吞咽羊水而重吸收形成"羊水肠道循环"。②胎儿的药物分布:妊娠12周前胎儿体液含量较高,因此,水溶性药物在细胞外液分布较多,且胎体脂肪含量较少,故脂溶性药物的脂肪分布与蓄积也少,随着胎龄增长至晚期妊娠时,胎儿细胞外液明显减少,脂肪含量增多而脂溶性药物脂肪分布增加。由于胎儿的肝、脑等器官与身体的比例相对较大,血流量多,药物进入脐静脉后,约有60% ~ 80%的血流进入肝脏,故肝内药物分布较高;也因胎儿血脑屏障功能尚差,药物亦易进入中枢神经系统。胎儿的血浆蛋白含量较母体低,故进入组织的游离药物增多。胎儿的血液循环是由脐静脉血,主要经肝脏、肝血窦再经门静脉与下腔静脉进入右心房,但亦有进入肝脏的部分脐静脉血不流经肝血窦,而是经静脉导管直接进入下腔静脉到达右心房,从而减少了肝脏对药物的代谢,增高了药物直接到达心脏和中枢神经系统的量,这一点尤其在母体快速静注给药时应高度关注。③胎儿的药物代谢:药物代谢主要在肝脏进行,胎盘仅限于甾体类、多环碳氢化合物等几类药物的代谢,肾上腺可能进行与肝脏相同药物的代谢,但是,胎儿肝药酶缺乏,代谢能力低,因此,往往出现一些药物胎儿血药浓度高于母体,胎儿血药浓度可达母体的一倍或数倍。多数药物经代谢后活性下降,但有些药物如苯妥英钠,经Ⅰ相代谢成对羟苯妥英钠,则可竞争核酸合成酶干扰叶酸代谢,呈现致畸作用,尤其当合并应用苯巴比妥等肝药酶被诱导后,其代谢物增多,致畸作用增强。④胎儿药物的排泄:妊娠11 ~ 14周开始,胎儿肾脏虽已有排泄功能,但因肾小球滤过率低,药物及其降解产物排泄延缓,即使药物被排泄至羊膜腔后,可被胎儿吞咽形成"羊水肠道循环",而且胆道的排泄功能也较弱,因此,经代谢形成极性和水溶性的代谢物,较难通过胎盘屏障向母体转运,沙利度胺(反应停)的致畸悲剧,就是其水溶性代谢物在胎儿体内蓄积所致。

近年来胎儿治疗学已获长足进步。如给孕妇间断吸氧并用药治疗胎儿心律失常,用肾上腺皮质激素,促进胎肺成熟,防治肺玻璃样变等,临床证明有效。不过在选择药物时,应注意选用不经胎盘代谢,能保持药效的药物,如在用肾上腺皮质激素时,应选用地塞米松,而非泼尼松。

2. 试述妊娠期用药的原则。

母乳是乳儿的理想食物,哺乳期妇女用药应该遵循用药既不对乳汁分泌造成抑制,也不能对新生儿及乳儿造成损害。

(1)哺乳期用药对泌乳的影响:雌激素类药物中的己烯雌酚,小剂量能刺激乳腺导管及腺泡的生长发育并通过刺激垂体前叶合成和释放催乳素,间接地产生促进乳腺分泌的作用,但大剂量能抑制催乳素的分泌,使乳汁分泌减少。雌二醇主要由卵巢成熟滤泡分泌的天然雌激素,能促进乳腺的发育,但较大剂量可干扰催乳素对乳腺的作用,减少乳汁的分泌而起退乳的作用。克罗米芬等抗雌激素药,亦具抑制乳汁分泌的作用。

类固醇避孕药:目前全球约有1.2亿妇女在使用由雌激素与孕激素配伍组成的类固醇激素避孕药,其中最为常用的是短效口服复方类固醇避孕药,这类药物的不良反应之一就是使哺乳妇女乳房胀痛,乳汁分泌减少,因此,这类药物有人建议至少在产后半年后才开始服用。

多巴胺及其受体激动药:多巴胺可直接作用于垂体抑制催乳素分泌使乳汁分泌减少。溴隐亭是多巴胺受体激动药,亦是催乳素的抑制药而可制止生理性泌乳。甲麦角林类似于溴隐亭具有激动多巴胺受体的作用外,还具抗催乳素的作用抑制乳汁的分泌。

(2)哺乳期用药对新生儿及乳儿的影响:药物由哺乳随乳汁进入乳儿体内,虽一般认为母乳中的药物浓度并不高,不至于对乳儿产生不良影响;但是,值得注意是,对于易被胃肠道吸收的药物,即使乳汁中药物浓度不高,也可能会使乳儿吸收相当大的药物剂量,因为乳儿一般每天约能吸吮800 ~ 1 000ml的乳汁,而且乳儿尤其是早产儿其血浆白蛋白含量少,与药物的结合率低,造成被乳儿吸收的药物,具有药理活性的游离型药物增多,可为成人或年长儿的 1 ~ 2 倍,加之乳儿肝功能尚未完善,葡萄糖转换酶的活性也较低,从而影响了对多种药物的代谢。此外,乳儿肾小球滤过率低,对药物及其代谢产物的清除率也较低,易导致药物在体内的蓄积而对乳儿产生不良影响。

哺乳期妇女应禁用抗癌药、锂制剂、抗甲状腺药、苯二氮䓬类安定药、抗抑郁药、抗癫痫类药及氟喹诺酮类等。

如果哺乳妇女因治疗需要而必须用药时,则应遵循下列几点:①严格掌握用药适应证,尽可能选择已明确对乳儿安全、无不良影响的药物;②哺乳妇女用药时间尽量选在哺乳刚结束后,并尽可能将下次哺乳时间间隔在 4 小时以上,使乳儿吸吮母乳时避开乳汁药物峰浓度,以减少药物随乳汁进入乳儿体内;③若哺乳妇女应用的药物剂量较大或疗程较长,有可能对乳儿产生不良影响时,最好能监测乳儿血药浓度,由此而根据药物的半衰期来调整用药与哺乳的最佳间隔时间;④哺乳妇女必须使用的药物,而不能证实该药对乳儿是否安全时,可暂停哺乳,在停止用药后再恢复哺乳;⑤若哺乳妇女应用的药物亦适用于治疗乳儿的疾病时,则通常不影响哺乳;⑥哺乳期需要绝对禁止使用的药物包括细胞毒性药物(如顺铂、环磷酰胺、阿霉素等)、放射性核素(如锝、碘等放射药物)及母体滥用的药物(如可卡因、海洛因、大麻等)。

【延伸阅读】

沙利度胺事件

沙利度胺(反应停)于 1956 年首先在西德上市。因它能用于治疗妊娠反应,迅速风行于欧洲、亚洲、澳洲、北美(不包括美国)、拉丁美洲的 17 个国家。1961 年 10 月,三位德国医生在西德妇科学家会议上报告了一些海豹肢畸形患儿的病例,引起了大家的重视。以后其他地方报告接踵而来,许多新生婴儿的上肢、下肢特别短,甚至没有臂部和腿部,手和脚直接连在身体上。经过长时间的流行病调查,证明这种“海豹肢畸形”是与患者的母亲在怀孕期间服用沙利度胺有关。调查发现,该药在几个国家里共引起畸形 1 万余人,仅在西德就有 6 000 到 8 000 例。美国、瑞士和当时的东德,由于对进口药品审批严格把关,基本上没有受到这个事件的冲击。这就是震惊世界的反应停事件,它给人们敲响了必须重视药品安全性的警钟。

(吕晓菊)

第十章
新生儿及儿童用药

【学习目标】

1. 掌握新生儿及婴幼儿生理特点和药动学变化对合理用药的影响,掌握新生儿常见疾病的合理用药及注意事项,掌握儿科合理用药原则及常用儿科用药剂量的计算方法。

2. 熟悉新生儿及婴幼儿的生理特点和药动学变化。

3. 了解小儿年龄的分期,了解儿科用药常见的不良反应。

【内容要点】

充分掌握新生儿药动学、药效学特点,用药的特别注意事项,做到正确合理用药,保证用药的安全有效。

小儿发育分为新生儿期、婴儿期(乳儿期)、幼儿期、学龄前期、学龄期(青春期前)及青春期(少年期)。

一、新生儿及儿童发育不同阶段的用药特点

(一) 新生儿用药特点

1. 新生儿药动学的特点

新生儿是未成熟的个体,各脏器的解剖、生理及生化功能不成熟,药物的吸收、分布、代谢及排泄与年长儿童及成年人具有较大差异;新生儿也是发育中的个体,不同胎龄及不同日龄的新生儿药动学参数具有明显差异。在困扰药物治疗发展史上,从磺胺类药物导致的"核黄疸"到氯霉素导致的"灰婴综合征",一次次的教训显示,儿童不是缩小的成人,新生儿不是缩小的儿童。临床医师有必要了解新生儿药动学的特殊性,合理使用药物。

(1) 药物的吸收:新生儿胃酸分泌少,胃肠液 pH 高,消化酶活性低;胃排空时间长,肠蠕动不规则。胃肠道动力与胎龄、生后日龄、喂养方式及饮食结构相关;疾病状态如新生儿窒息、腹泻及营养不良等影响肠道药物吸收,新生儿期口服药物吸收量难以准确估计。新生儿心排血量低,外周血管灌注较成年人差,肌肉及皮下脂肪含量少,肌内注射药物吸收差,新生儿接受肌内注射后,局部皮肤易形成硬结或囊肿,药物局部逐渐蓄积会产生"储库效应",导致药物缓慢释放。新生儿体

表面积相对较大,皮肤角化层薄,黏膜血管丰富,药物经皮肤黏膜吸收量大且迅速。在临床使用外用药物等时应注意适当用药,避免药物过多吸收。

(2) 药物的分布:药物分布受年龄、体重、心排血量及血浆蛋白结合率等诸多因素影响。新生儿体内液体含量多,总液体量占体重的80%;脂肪含量少,足月儿脂肪含量仅占体重的12% ~ 15%。水溶性药物如青霉素、水溶性维生素及无机盐等在体液中分布量多,表观分布容积高;而脂溶性高的药物如维生素K的组织药物浓度高。新生儿体内总蛋白、血浆白蛋白及 α_1- 酸性蛋白的含量较成年人低,非结合胆红素及游离脂肪酸水平高,药物血浆蛋白结合率低,游离药物浓度相对增高。某些血浆蛋白结合率较高的药物能与非结合胆红素争夺白蛋白结合位点,导致游离的非结合胆红素浓度增高,严重者可导致胆红素脑病。

(3) 药物的代谢:新生儿肝脏细胞色素 P_{450} 活性低,细胞色素 P_{450} 活性与胎龄及出生后日龄有关。主要经肝脏代谢的药物如苯巴比妥的半衰期较成年人长,同一种药物在不同新生儿中的药物代谢具有较大的差异。新生儿葡萄糖醛酸酰基转移酶分泌量及活性不足,药物与葡萄糖醛酸的结合显著减少。某些药物在新生儿期的代谢模式同成人有所不同,例如对乙酰氨基酚在成人中主要是通过肝脏葡萄糖醛酸酰基转移酶进行代谢,而在新生儿阶段主要是通过硫酸盐与药物结合进行代谢;新生儿期茶碱类药物在肝脏内代谢后转化为咖啡因,而成年人无此代谢过程。

(4) 药物的排泄:大多数水溶性药物及代谢产物通过肾脏排泄。新生儿肾脏功能不成熟,肾小球滤过率及肾小管排泄能力低,药物清除率低,半衰期长。肾小球滤过率同胎龄及出生后日龄相关,足月儿刚出生时肾小球滤过率为2 ~ 4ml/kg,仅为成人的30% ~ 40%,出生后1周肾小球滤过率迅速增加。

2. 新生儿药效学的特点

许多药物的效应是药物分子与靶器官受体相互作用的结果,受体存在着发育时间规律,如胆碱能和肾上腺素能受体在胎儿体内已存在,但胎儿的药物效应如短期内采用一般治疗量的氯丙嗪的安定作用,在胎儿出生后才显示出来,且随年龄增长逐渐减少。新生儿对药物敏感性与成人的差异通常被认为是因药动学差异而非受体差别所致,但不全面,如新生儿对地高辛的耐受量较成人心脏病患者为大,但新生儿,尤其是早产儿对该药的排泄较慢而易发生中毒。新生儿更可能对某些药物产生超敏反应,如吗啡可引起呼吸抑制,洋地黄常规用量可发生中毒,过量的水杨酸盐因酸、碱和水、电解质调节能力差而致酸中毒,应用氯丙嗪易诱发肠梗阻及长时间应用糖皮质激素而诱发胰腺炎等。同时,也因新生儿心率波动大,心肌耗氧量大,体温调节功能差而体温不稳定,呼吸运动浅表,频率波动大等生理特点,都将会对药物的作用或多或少产生一定的影响。

3. 新生儿常见疾病的合理用药

(1) 新生儿窒息:是新生儿死亡及致残的主要原因之一,亦是出生后常见的紧急情况,需积极抢救,以降低病死率及预防远期后遗症。窒息复苏应由产、儿科医生共同协作进行。ABCDE 复苏方案:①A(air way):尽量吸净呼吸道黏液,保持呼吸道通畅;②B(breathing):建立呼吸,增加通气;③C(Circulate)维持正常循环,保证足够心排出量;④D(drug):药物治疗;⑤E(evaluation):评价。前三项最为重要,其中A是根本,通气是关键。其治疗除复苏至发绀消失、呼吸平稳外,尚可给予5% $NaHCO_3$;无心跳时,则心内注射1% 肾上腺素或尼可刹米;在应用肾上腺素、扩容剂和碳酸氢钠后仍有循环不良者可用多巴胺;其母亲产前4小时内用过吗啡类麻醉镇痛药的新生儿出生后呼吸抑制可用纳洛酮;酌情预防感染。

(2) 新生儿惊厥:是新生儿常见危急重症,常因围生期并发症、代谢障碍、感染及遗传性疾病等引起,尤以缺氧缺血性脑病、颅内出血及低血钙为常见。

病因治疗依原发病而异,有些病因一消除,惊厥即停止而不必用止惊药。纠正低血糖、低血钙、低血镁及维生素 B$_6$ 缺乏;如有感染者抗感染,红细胞增多症者需作部分换血。缺氧缺血性脑病、颅内出血者应作相应处理。

一旦确定惊厥非代谢紊乱所致,需用抗惊厥药物,①首选苯巴比妥,无效时;②也可用苯妥英钠,使用时应监测心律,注意发生心律失常,且不宜长期使用;③也可选用利多卡因,禁用于有房室传导阻滞或肝功能异常者;④副醛大腿外侧肌内注射,安全有效;⑤10% 水合氯醛保留灌肠。

对反复发作或持续发作的惊厥首选地西泮(安定),仅用于苯巴比妥及苯妥英钠治疗无效的持续惊厥,对已经用过巴比妥类或水合氯醛等药物者尤其要注意呼吸抑制的发生。因地西泮溶媒含有安息香酸钠,影响胆红素与白蛋白的结合,故新生儿黄疸明显时不用。地西泮禁忌肌内注射,因其吸收很差,起效慢。氯硝西泮是治疗新生儿惊厥最安全的药物,作用比地西泮更强;以上药物均无效时可用硫喷妥钠或利多卡因。

(3) 新生儿败血症:为常见的疑难重症,发病率 1% ~ 10%,治疗棘手,易致严重并发症,预后不良,病死率较高,我国以金黄色葡萄球菌为常见致病菌,其次为大肠埃希菌等肠杆菌科细菌。应力争在用抗菌药物前采集血标本进行病原菌培养及药物敏感试验,明确感染病原菌,及早病原菌目标治疗。无培养结果前的经验性药物治疗,一旦细菌培养阳性,根据前期经验治疗效果及细菌药敏结果进行恰当的目标性抗病原治疗。若为支原体衣原体感染,可给予大环内酯类药物治疗。

(4) 新生儿呼吸窘迫综合征:指出生后不久出现进行性呼吸困难,甚至呼吸衰竭,多见于早产儿,亦可见于剖宫产儿或产妇患有糖尿病或妊娠高血压的新生儿。亦称新生儿肺透明膜病。治疗是保暖、以防眼晶状体纤维增生和视网膜脱离而间隙给氧、纠正电解质紊乱和酸中毒和应用抗菌药预防感染,如伴有脑水肿则静脉快速滴注 20% 甘露醇降压。

(5) 新生儿黄疸和溶血:新生儿期由于各种原因引起的胆红素代谢异常,血液中胆红素浓度升高,造成皮肤、黏膜黄染,生理性因素引起的,称新生儿黄疸,病理性造成的称高胆红素血症。前者一般出生后 2 ~ 3 天出现,4 ~ 5 天达高峰,7 ~ 10 天消退,这是由于出生后短时间内红细胞大量被破坏而胆红素增多,加之新生儿肝脏发育尚不成熟,对胆红素代谢的酶功能不足,致使进入肠道的胆红素大量吸收而引起黄疸。高胆红素血症,是由围产因素、感染、母子血型不合等原因造成,黄疸程度较重,持续时间常超过 2 ~ 3 周,血中的胆红素可透过血脑屏障,造成中枢性核黄疸而致残或致死。治疗原则:①光照疗法简单而有效;②苯巴比妥诱导肝酶,增加葡萄糖醛酸转移酶合成,促进胆红素与葡萄糖醛酸的结合,提高肝清除胆红素的能力;③口服思密达在肠道内吸附胆红素;④静滴白蛋白减少游离型胆红素,预防胆红素脑病发生;⑤静脉使用免疫球蛋白。

新生儿期有很多病因可引起溶血,红细胞膜和血红蛋白的巯基酶受药物氧化性损害而发生溶血。新生儿也因维生素 E 缺乏、维生素 K、磺胺类及萘啶酸等药物后易致溶血,并可加重黄疸。

(二) 婴幼儿期用药特点

1. 婴幼儿期药动学特点

(1) 药物在婴幼儿体内吸收与分布特点:由于婴幼儿胃内酸度低于成人、胃内容积小于成人,婴幼儿对药物的吸收与成人不尽相同。胃排空时间较新生儿时期缩短,在十二指肠吸收的药物吸收时间快于新生儿。对于危重患者,应采用注射法给药以及时达到有效的血药浓度。婴幼儿的机体组成与成人不同,体液占体重的比例高于成人,水溶性药物在细胞外液浓度仍将被稀释。婴幼儿时期脂溶性药物分布容积较新生儿时期大。婴幼儿体液调节能力差,细胞外液比重大,水、电解质代谢平衡易被疾病、外接因素所干扰,婴幼儿血 - 脑脊液屏障功能仍然较差,某些药物可进入脑脊液。这些因素都影响到药物的分布。许多药物可进入乳汁而影响乳儿。药物进入乳汁的能力与其性质相关。小分子药物较易进入乳汁,而大分子药物则不易进入。蛋白结合率低、脂溶性高的药物较易进入乳汁,而蛋白结合率高的药物则相对不易进入乳汁。有机碱类药物较易进入乳汁,而有机酸类药物则相对进入较少。

(2)药物在婴幼儿体内代谢与排泄特点:由于婴幼儿期药物带血速率与肾排泄较快,一些以肝脏代谢为主要消除途径的药物的总消除率也较成人快,使不少药物的半衰期短于新生儿。新生儿和婴幼儿的肾小球滤过和肾小管分泌的功能都未发育成熟,肾的浓缩功能和重吸收功能也未完善。随着年(月)龄的增长,肾功能也迅速发育。在婴幼儿期肾小球滤过率和肾血流量迅速增进。

2. 婴幼儿期主要器官系统用药的特点

(1)中枢神经系统药物:吗啡、哌替啶等药物易引起婴幼儿呼吸抑制等中毒现象,应禁用。但对镇静药的耐受性较大,镇静药的应用,有利于因婴幼儿神经系统发育尚未成熟而患病时发生烦躁不安、惊厥的治疗和康复,其次对抗惊厥药或洋地黄毒苷等的耐受性亦较大,不过敏感性可随年龄增长而增强,故应用剂量应随年龄适当调整。相反,氨茶碱虽非中枢兴奋药,但婴幼儿应用后可出现兴奋作用,故使用时应谨慎。

(2)呼吸系统药物:婴幼儿的气道较狭窄,呼吸道发生炎症时黏膜肿胀,渗出物多。又因尚不会咳痰,而往往易发生气道阻塞性呼吸困难,治疗时应以消炎祛痰为主,不宜使用可待因等中枢性镇咳药,以防加重气道阻塞和呼吸困难。氨茶碱虽可用于婴幼儿哮喘治疗,但其治疗指数较小,且应注意其中枢兴奋的不良反应。

(3)消化系统药物:婴幼儿腹泻时,不宜过早使用止泻药,避免使肠毒素吸收加快而加重全身中毒,宜口服补液防止脱水和电解质紊乱,亦可使用调整肠微生态制剂。若发生便秘,不宜使用导泻药,尤其是剧泻药,应以调整饮食为主,避免腹泻不止致脱水。

(三)儿童期用药的特点

学龄前期体格发育稳步增长,智能发育日趋完善,虽防病能力有所增强,但仍可发生传染病及易患急性肾炎、风湿病等,学龄期儿童亦应注意预防近视和龋齿,儿童期后期进入青春期时应在药物治疗疾病的同时,重视配合心理治疗。并注意下列药物的应用。

1. 抗细菌感染药物　儿童易患细菌感染性疾病,抗菌药物的使用是需要的,但应防止不合理使用,否则将造成严重不良后果,如长期应用强效抗菌药,易引起肠道菌群失调的微生态紊乱,耐药菌的形成和真菌的二重感染;氟喹诺酮类药物可能影响软骨发育,18岁以下应禁用;四环素类(四环素、米诺环素、多西环素、替加环素)能与钙络合沉积于骨与牙中,影响骨骼发育,牙齿染黄,并能使颅内压升高、智力下降,故7岁以下儿童禁用;氯霉素易致造血功能抑制,应用患儿应勤查血象,发现白细胞下降应停用;链霉素、庆大霉素、卡那霉素等氨基苷类可引起永久性耳聋和急性肾衰竭,6岁以下禁用,另外,1个月新生儿禁用呋喃妥因及氯霉素,3岁以下禁用奥硝唑,12岁以下禁用替硝唑,4岁以下儿童慎用克林霉素。

当用抗菌药物时应在经验治疗之前积极采集感染标本进行病原学检查,以利于后续病原学阳性的目标病原治疗,同时密切关注不良反应,严格按适应证选药,用药方法正确,虽重症感染可联合用药,但通常仅需使用一种抗菌药治疗。

2. 解热镇痛药物　对乙酰氨基酚因其疗效好,副作用小,口服吸收迅速完全时目前应用最广的解热镇痛药,但对诊断不明的新生儿应避免使用,且避免长期应用此类药物。因其对肝、肾功能有不同程度的损害,长期用药应定期检查肝、肾功能。可引起粒细胞减少和再生障碍性贫血,长期用药者应定期检查血常规。一定要烟盒控制剂量且用药周期不宜过长。药物之间有交叉过敏反应。

3. 激素　肾上腺皮质激素在儿科的应用较为广泛,单独应用于过敏性疾病及哮喘发作的治疗,但常与抗菌药物联合用于急性重症感染,轻中度感染一般短程口服给药,重症时才需静注给药,而白血病、肾病综合征等的用药疗程需数周至数月,长期应用可抑制骨骼生长、影响体格发育和引起难愈性骨质疏松,也影响水、盐等物质代谢,增高血压和发生库欣综合征及降低免疫力等,故应严密观察和控制长期用药。儿童不宜长期使用雄性激素,因可致骨骼闭合过早,影响生长发育,甚至可使男童性早熟,女童男性化,切勿滥用。

二、新生儿及儿童用药注意事项

(一) 及早明确诊断有助合理用药

疾病是一个复杂的过程,查明病因是诊断疾病的关键,应根据病史、体检及实验室检查结果,归纳分析,综合判断,做出明确诊断,没有正确的诊断不可对因施治,对症下药。如对感染性疾病应尽早做出病原学诊断,才有利于抗感染药物的正确合理选用;药物的选用依据,不仅应考虑药动学、药效学等临床有效性特点,更要关注毒副作用、耐药性等安全性问题,如白喉棒状杆菌感染,虽氯霉素对白喉棒状杆菌作用强,但其毒性大,故首选药物应为青霉素,过敏者选红霉素;另外应依据病情,选药需有针对性,如肺炎并发急性心力衰竭,应选速效强心药注射用毛花苷 C,而慢性充血性心力衰竭则选地高辛,若一种药能控制或治愈时,则不再使用第二种药物,只有对感染性心内膜炎、败血症、铜绿假单胞菌感染等难治性感染病,才必须联合用药治疗。还应尽量选择有效且价廉易得的药物,切记:老药不等于无效,贵药不等于好药,同时,治疗考虑应全面,除药物治疗外,不要忽视营养支持疗法、心理行为矫治、感染病灶清除等。

(二) 注意新生儿及儿童用药的不良反应

儿科用药的不良反应大致有如下几类:

1. 对神经系统的损害　如异烟肼、激素类药物、链霉素、卡那霉素、庆大霉素等。

2. 对骨骼及牙齿发育的损害　四环素类药物,肾上腺皮质激素如地塞米松、泼尼松等,维生素A 等。

3. 对心血管系统的影响　氯化钾,激素使用不当,维生素 D 过量服用等。

4. 过敏反应　常见于各类抗菌药物。

5. 对肝功能的损害　异烟肼、四环素类、红素类、磺胺类以及抗肿瘤类药物等。

6. 对肾功能的损害　部分抗菌药物(如磺胺、卡那霉素、庆大霉素、链霉素、两性霉素 B 等),某些解热镇痛抗炎药以及抗癫痫药三甲双酮等。

7. 对消化道的损害　解热镇痛药、某些口服抗菌药物、铁剂及抗结核药物对氨基水杨酸钠等。

8. 对造血系统的影响　氯霉素,解热镇痛抗炎药巴比妥类及苯妥英钠等抗癫痫药,奎宁,伯氨喹,长期服用磺胺等抗菌药物等。

9. 对生殖系统的影响　含有激素或具有激素样作用的物质等。

10. 对免疫系统的影响　肾上腺皮质激素如地塞米松、泼尼松等、肼屈嗪等。

(三) 选择适宜的药物剂型及给药途径

药物剂型和给药途径直接影响药物的生物利用度和体内过程,从而影响疗效,故应予以重视。

1. 口服　轻中度病症及年长儿童尽量采用口服给药,对儿童来说,溶液剂优于片剂、粉剂,果味溶液更适于儿童;糖浆剂口感好,易吸收,含糖颗粒剂儿童适宜,糖衣片年长儿可吞服,以减少对胃黏膜刺激。不宜口服易为胃肠黏膜中各种酶或消化液破坏的儿茶酚胺类、胰岛素等。

2. 肌内注射　儿童肌肉血管丰富,肌注有利于药物吸收,但对组织有刺激性药物或过酸过碱的药物不宜作肌内注射,如氯化钙、磺胺嘧啶钠等;青霉素钾因肌注疼痛而应避免肌注。

3. 皮下注射 目前虽少用皮下注射,但预防注射仍采用。糖尿病患儿的胰岛素治疗可在腹部和大腿内外侧有序地进行皮下注射。

4. 静脉注射 新生儿及危重病患儿大多采用静注或静滴,虽静脉给药作用迅速,疗效确实可靠,静滴给药使败血症、细菌性脑膜炎、感染性心内膜炎等重症治愈率大大提高。但并不是所有的药物或所有的疾病都能够或需要静脉给药。内眼疾患,因眼 - 血屏障作用,静脉给药难以奏效,常需眼内注射给药。

5. 其他途径 哮喘治疗,可经呼吸道吸入给药,化脓性结膜炎、中耳炎、鼻炎可加用抗菌滴眼液、滴耳液和滴鼻液;口腔溃疡、咽炎可用消毒漱口液漱口或口含片;胸腔、心包腔、腹腔、关节腔等的厚壁化脓性积液,可在穿刺引流后局部加用抗菌药,以增强杀菌抗炎作用。不宜使用栓剂直肠给药,因儿童直肠黏膜较敏感,排便次数多而药物不易保留在直肠内,导致吸收不规则。婴幼儿和新生儿的皮肤角质层薄,局部经皮给药或使用外用制剂时,因大面积经皮吸收而可能引发全身中毒。疼痛治疗药物也提倡使用透皮贴剂,如芬太尼透皮贴剂,但在儿童中的使用需谨慎。

(四) 严格掌握用药的剂量

为使药物疗效最佳而毒副作用最小,这与给药剂量密切相关,通常是剂量递增作用增强,临床治疗主要采用有效量,最小有效量和极量一般不宜采用,因前者可因疗效不充分而延误治疗,后者系中毒量临界点,易引起严重不良反应。应熟悉儿童用药剂量计算方法,许多药物在不同患儿有很大的个体差异,所以除按上述方法获得儿童用剂量外,还要注意药物的个体化,最好是进行血药浓度的监测。

(五) 注意给药时间和间隔

通常给药时间依据以下因素决定:①药物作用时辰特点;②在进餐前30分钟服药用的抗酸药、胃黏膜保护药、收敛止泻药、利胆药与肠溶片、胶囊剂等;③应于进餐前后片刻服用的助消化药;④宜在进餐后 15 ~ 30 分钟服的胃肠道刺激性及吸收缓慢的维生素类药物;⑤清晨空腹的驱肠虫药;⑥睡前用药的催眠药、抗肿瘤药、缓泻药及抗过敏药等。给药间隔,一般以该药的一个消除半衰期为准,抗菌药物还要结合时间依赖性和浓度依赖性。给药间隔确定还应结合给药剂量、患儿的身体状况及肝、肾功能等进行综合考虑。

(六) 重视用药的依从性

1. 保证疗效的前提下减少给药次数和缩短疗程,可选用一些半衰期相对较长或具长效、缓释、控释制剂;

2. 生产适合儿科使用的药物剂型和规格。

【试题】

(一) 单项选择题

1. 根据小儿解剖生理特点来进行划分,新生儿期是指( )

 A. 自胎儿娩出结扎脐带时开始至满 28 天之前 B. 出生后 7 天内

 C. 自胎儿娩出时开始至 1 周岁之前   D. 1 周岁至满 3 周岁

 E. 自 3 周岁至 6 ~ 7 周岁入小学前

2. 新生儿期最显著的特点是( )

 A. 与母体脱离联系 B. 代谢能力强   C. 吸收过程规律

 D. 迅速变化的生理过程 E. 多采用静脉给药

3. 新生儿期的皮肤给药能产生怎样的后果（　　　）

　　A. 吸收速度慢　　　　　　　　　　B. 吸收程度小

　　C. 吸收速度快,易产生不良反应　　D. 在验证破溃时局部用药,疗效降低

　　E. 以上都不是

4. 新生儿期一般不主张采用何种给药途径（　　　）

　　A. 静脉注射　　　　　　B. 吸入　　　　　　C. 哺乳给药

　　D. 脐带血管给药　　　　E. 口服

5. 新生儿期可采用哺乳给药的药物有（　　　）

　　A. 红霉素　　　　　　　B. 青霉素　　　　　C. 丙硫氧嘧啶

　　D. 吗啡　　　　　　　　E. 地塞米松

6. 有关新生儿期胃肠道功能对药物口服的影响有（　　　）

　　A. 胃容量大　　　　　　B. 胃排空快　　　　C. 肠道蠕动慢

　　D. 胃酸分泌减少　　　　E. 肠道内菌群种多

7. 婴幼儿期包括（　　　）

　　A. 1个月至3个月儿童　　B. 1岁至3岁儿童　　　C. 1个月至2岁儿童

　　D. 1个月至3岁儿童　　　E. 1个月至1周岁儿童

8. 婴幼儿期支气管炎时,应选择（　　　）

　　A. 支气管扩张药 + 祛痰药　　　　　　B. 祛痰剂 + 支气管扩张药

　　C. 镇静剂 + 支气管扩张药　　　　　　D. 支气管扩张药

　　E. 支气管扩张药 + 祛痰药 + 镇静剂

9. 婴幼儿期吸收与成人不尽相同,以下陈述错误的是（　　　）

　　A. 婴幼儿胃内酸度低于成人

　　B. 6个月左右婴幼儿才能达到成人的胃液 pH 水平

　　C. 胃排空时间较新生儿时期缩短

　　D. 胃容积仍小于成人

　　E. 婴幼儿不宜发生消化功能紊乱

10. 有关婴幼儿期体内药物分布,以下陈述正确的是（　　　）

　　A. 婴幼儿体液占体重比例低于成人

　　B. 婴幼儿脂溶性药物的分布容积较成人大

　　C. 婴幼儿体液调节能力较强

　　D. 婴幼儿血 - 脑脊液屏障功能已发育完善,与成人通透性相当

　　E. 每种药物在状况相同的人群中其 V_d 是相对固定的;不同的年龄组,由于机体组成的不同而 V_d 值有差异

11. 有关婴幼儿期体内代谢,以下陈述正确的是（　　　）

　　A. 婴幼儿期代谢主要酶系肝药酶、葡萄糖醛酸转移酶的活性已经成熟

　　B. 婴幼儿期肝相对重量仍为成人的 1/2 倍

　　C. 幼儿药物的肝代谢速率低于新生儿

　　D. 高于成人,使很多以肝代谢为主要消除途径药物的半衰期长于成人

　　E. 婴幼儿的成长年龄和速度在药物代谢过程中影响不大

12. 何种疾病不要用选用抗菌药物来进行治疗（　　　）

A. 大叶性肺炎　　　　　　B. 军团菌肺炎　　　　　　C. 上呼吸道感染

D. 菌痢　　　　　　　　　E. 一般感冒发热

13. 青霉素类抗生素应如何给药才是合理的（　　　）

A. 缓慢滴注　　　　　　　B. 肌内注射　　　　　　　C. 皮下注射

D. 加大给药剂量　　　　　E. 缩短给药间隔

14. 何种情况下可以使用肾上腺皮质激素进行治疗（　　　）

A. 对患有水痘的患儿使用　　　　　　B. 对患有结核病的患儿使用

C. 对风疹感染的患儿使用　　　　　　C. 对患有再生障碍性贫血的患儿使用

E. 对患有 1 型糖尿病的患儿使用

15. 为何解热镇痛抗炎药可以诱发哮喘（　　　）

A. 抑制脂氧酶,前列腺素合成受阻　　　　B. 抑制环氧酶,前列腺素合成受阻

C. 抑制环氧酶,使白三烯生成增加　　　　D. 抑制脂氧酶,使白三烯生成增加

E. 支气管上皮细胞和毛细血管通透性增强

16. 下列药物能引起儿童骨骼及牙齿发育的损害的是（　　　）

A. 四环素　　　　　　　　B. 异烟肼　　　　　　　　C. 庆大霉素

D. 呋喃妥因　　　　　　　E. 磺胺类药物

17. 下列药物能引起过敏性休克的是（　　　）

A. 肾上腺素　　　　　　　B. 异丙肾上腺素　　　　　C. 链霉素

D. 磺胺类　　　　　　　　E. 青霉素

18. 可致红斑性狼疮综合征的药物是（　　　）

A. 乙胺丁醇　　　　　　　B. 异烟肼　　　　　　　　C. 肼屈嗪

D. 链霉素　　　　　　　　E. 肾上腺皮质激素

19. 可引发溶血性贫血的药物有（　　　）

A. 解热镇痛抗炎药　　　　B. 巴比妥类　　　　　　　C. 苯妥英钠

D. 伯氨喹　　　　　　　　E. 磺胺

20. 下列有关儿科合理用药的观点,正确的是（　　　）

A. 小儿用药简单的按年龄折算剂量即可

B. 对新生儿来说,由于皮肤薄,皮肤局部用药吸收较少,应注意增加剂量使其发挥最大功效

C. 婴幼儿期对苯巴比妥、水合氯醛等镇静药物,耐受性都较大

D. 儿童期在使用酸碱类药物、利尿药、抗菌药物时由于年龄的增长,机体的耐受性增加,不易发生不良反应

E. 新生儿可采用皮下给药途径

21. 下列有关儿科用药剂型选择的观点,**错误**的是（　　　）

A. 有小儿剂型的药物不要使用成人剂量用分药来解决问题

B. 加入必须分药,尽量采用注射剂型来分,因为比片剂能更精确控制剂量

C. 应采用一些糖浆剂及含糖颗粒加入水果香料改善口感的小儿易于接受的剂型来进行给药

D. 可采用半衰期相对较长的衍生物,可减少服药次数和服药天数

E. 对于剂量受年龄因素影响显著的药物,用药尽量选用有多重剂量包装的药物

22. 如果某成人剂量为 5mg/kg,则按照千克体重的计算方法,一个体重为 10kg 的儿童,用药

剂量应为（　　）

    A. 1mg/kg   B. 2mg/kg   C. 5mg/kg

    D. 0.5mg/kg   E. 2.5mg/kg

23. 按照儿童体重计算法，一名 2 岁 Ⅰ 度营养不良状态患儿，药物剂量为 10mg/kg，用药剂量为（　　）

    A. 120mg   B. 84mg   C. 72mg

    D. 96mg   E. 140mg

（二）多项选择题

1. 有关新生儿药物分布与转运的特点，正确的是（　　）

    A. 新生儿体液总量约为体重的 80%，比成人高，药物浓度将被稀释

    B. 新生儿体脂含量低，脂溶性药物能够很好发挥疗效

    C. 新生儿膜通透性差，作用于中枢的药物不易进入血脑脊液屏障

    D. 药物血浆蛋白结合率在新生儿较低，从而使游离药物浓度升高

    E. 有些药物可与血清胆红素竞争血清白蛋白结合部位，将胆红素置换出来成为游离胆红素

2. 有关新生儿代谢的特点，正确的是（　　）

    A. 新生儿肝重约体重的 3.6%，相对较小

    B. 大多数药物需要通过药物代谢的作用进行氧化、还原、分解、结合等代谢变化

    C. 新生儿药物代谢酶系统尚不成熟，某些酶分泌不稳定或完全缺陷

    D. 葡萄糖醛酸转移酶的活性在新生儿很低，特别在新生儿早期极低

    E. 新生儿出生时已有一定的硫酸酯化能力，以代偿葡萄糖醛酸转移酶活性不足而造成的解毒能力低下

3. 有关新生儿排泄的特点，正确的是（　　）

    A. 新生儿肾小球数目与成人相等，肾小管发育差，毛细血管小且分支少

    B. 一些以肾排泄为主的药物由于在新生儿清除率降低，半衰期延长，血药浓度较低

    C. 肾有效血流量按体表面积计算，比成人高

    D. 肾小球直径约为成人的 2 倍

    E. 肾小球滤过率高于成人

4. 哪些药物易进入乳汁对乳儿产生影响（　　）

    A. 小分子药物   B. 大分子药物

    C. 蛋白结合率高的药物   D. 有机碱类药物

    E. 脂溶性强的药物

5. 下列婴幼儿期药物的消除，哪些说法是正确的（　　）

    A. 经肾排泄途径时最重要的   B. 肾的浓缩和重吸收功能已经完善

    C. 肾小管分泌功能还未发展成熟   D. 肾小球滤过率无明显变化

    E. 肾血流量迅速增进

6. 使用含有 β-受体兴奋剂的止喘药会有下列何种不良反应的发生（　　）

    A. 使支气管黏膜血管收缩   B. 引起中枢兴奋

    C. 血压升高   D. 心律失常

    E. 心室颤动

7. 解热镇痛抗炎药对胃黏膜产生刺激的原因（　　）

A. 直接刺激 　　　　　　　　　　B. 抑制前列腺素的合成

C. 抑制血小板聚集 　　　　　　　D. 影响机体对胃黏膜的保护机制

E. 促进胃酸分泌

（三）名词解释

1. 灰婴综合征

2. 依从性

（四）填空题

1. 儿童使用药物有_____、_____、_____、_____等给药途径。

2. 药物年龄限制：_____岁以下应禁用氟喹诺酮类；_____岁以下应禁用四环素类；_____岁以下应禁用氨基糖苷类；_____月新生儿禁用呋喃妥因及氯霉素，_____岁以下禁用奥硝唑，_____岁以下应禁用替硝唑，_____岁以下应慎用克林霉素。

3. 新生儿黄疸一般出生后_____ ~ _____天出现，_____ ~ _____天达高峰，_____ ~ _____天消退。

（五）简答题

1. 新生儿黄疸药物治疗中酶诱导剂的作用。

2. 新生儿抗惊厥药物的应用。

（六）论述题

1. 试述新生儿药代动力学的特点。

2. 试述儿童抗菌药物合理使用的原则。

【答案】

（一）单项选择题

1. A　　2. D　　3. C　　4. E　　5. A　　6. D　　7. D　　8. A　　9. E　　10. E
11. A　　12. E　　13. E　　14. D　　15. D　　16. A　　17. E　　18. C　　19. D　　20. C
21. B　　22. A　　23. D

（二）多项选择题

1. ADE　　2. BCDE　　3. A　　4. ADE　　5. ACE　　6. BCDE
7. ABCD

（三）名词解释

1. 灰婴综合征：新生儿应用氯霉素后出现厌食、呕吐、腹胀，进而发展为循环衰竭，全身呈灰色。

2. 依从性：又称顺应性，是患者对治疗药物使用剂量、次数及给药途径接受与配合的程度。

（四）填空题

1. 口服　皮下注射　静脉注射　肌内注射

2. 18　7　6　1个　3　12　4

3. 1　3　4　5　7　10

（五）简答题

1. 新生儿黄疸药物治疗中酶诱导剂的作用。

新生儿黄疸药物治疗中酶诱导剂诱导肝细胞微粒体，增加葡萄糖醛酸转移酶的合成，使未结合的胆红素与葡萄糖醛酸的结合力增加,肝清除胆红素的能力提高,其结果使血液中游离胆红素水平下降,临床常用的肝酶诱导剂是苯巴比妥和尼可刹米。

2. 新生儿抗惊厥药物的应用。

新生儿惊厥是新生儿常见危急重症,首针对病因治疗,有些病因一消除,惊厥即停止而不必用止惊药。包括抗低血糖、低血钙、低血镁、维生素 B_6 缺乏、抗感染、纠正缺氧缺血性脑病、颅内出血等。

一旦确定惊厥不是由代谢紊乱引起,需用抗惊厥药物,①首选苯巴比妥,个别患儿应用苯巴比妥不能控制惊厥时。②也可用苯妥英钠,本药静脉注射效果好,通过血脑屏障速度快,肌内注射或口服吸收不良。使用时应监测心律,注意发生心律失常,且不宜长期使用。③也可选用利多卡因,此药起效迅速(1 分钟内),安全性大。但禁用于有房室传导阻滞或肝功能异常者。④副醛大腿外侧肌内注射,安全有效。⑤10% 水合氯醛,加入生理盐水保留灌肠。

对反复发作或持续发作的惊厥可首选地西泮(安定),该药除用于治疗新生儿破伤风外,一般不宜作新生儿一线抗惊厥药物,仅用于苯巴比妥及苯妥英钠治疗无效的持续惊厥,此外,还可直肠灌注给药,或用地西泮栓剂。地西泮对呼吸和心血管系统有抑制作用,应密切注意观察呼吸和心率,对已经用过巴比妥类或水合氯醛等药物者尤其要注意呼吸抑制的发生。因地西泮溶媒含有安息香酸钠,它影响胆红素与白蛋白的结合,故新生儿黄疸明显时不用。地西泮禁忌肌内注射,因其吸收很差,起效慢。氯硝西泮是治疗新生儿惊厥最安全的药物,作用比地西泮更强,以上药物均无效时可用硫喷妥钠,或利多卡因静脉缓注。

抗惊厥治疗原则上选择一种药物,剂量要足,或两种药物交替使用。用药后密切观察,以惊厥停止、患儿安静入睡,呼吸心律平稳、掌指弯曲有一定张力为度。是否需用维持量或维持用药期限,视病因消除或惊厥控制情况而定。一般用至惊厥停止、神经系统检查正常、脑电图癫痫波消失,则可停药。反复惊厥者,维持治疗可持续数周至惊厥的潜在可能性降低为止。

(六) 论述题

1. 试述新生儿药代动力学的特点。

(1) 药物的吸收:新生儿对不耐酸的口服青霉素类(青霉素、氨苄西林、阿莫西林等)吸收完全,生物利用度高,受胃酸破坏少,血药浓度可较成人高;因新生儿胃酸缺乏,胃排空时间长达 6 ~ 8 小时,造成主要由胃吸收的 β-内酰胺类抗生素吸收良好,属于弱碱性药物胃内吸收较好,而弱酸性药物胃内吸收减少。地西泮、地高辛等与成人的口服吸收量相似;而苯妥英钠、苯巴比妥、对乙酰氨基酚等的口服吸收量较成人为少。新生儿直肠给药具有简便易行和避免服药呕吐的优点。新生儿一般不主张肌内或皮下注射给药。对于急症危重病情的新生儿,宜从头皮或四肢静脉滴注给药,但应注意有时可产生血栓性静脉炎,通常不采用脐静脉和脐动脉给药,选用鞘内注射给药应十分慎重。新生儿经皮肤黏膜尤其是破损时给药后,药物的吸收快,吸收率高,作用强,有导致中毒的危险。

(2) 药物的分布:新生儿药物分布取决于组织器官大小、脂肪含量、体液 pH、药物脂溶性和与血浆蛋白结合率、体内各种屏障等诸多因素的影响。

新生儿体液量大,水溶性的 β-内酰胺类、氨基糖苷类等药物的分布容积增大,而在细胞外液被稀释而浓度下降,若按体重计算给药量,则应需要相对较大的剂量。不过新生儿脂肪含量低(占体重的 12% ~ 15%,早产儿仅 1% ~ 3%),脂溶性的地西泮等分布容积相对较小,血中游离药物浓度增大,故易出现中毒;新生儿脑组织富含脂质,血脑屏障发育尚未完善,脂溶性药物易分布入脑,而发生神经系统的不良反应,如全身麻醉药、催眠镇静药及吗啡类镇痛药等,故新生儿应避免使用吗啡及苯巴比妥类药物;而磺胺类、呋塞米、庆大霉素、苯唑西林钠等,易与胆红素竞争结合白蛋白,被置换成游离胆红素易透过血脑屏障而引起核黄疸;不过,易被药物透过的血脑屏障,亦可有利于抗菌药物对细菌性脑膜炎的治疗。

药物与血浆蛋白结合率:新生儿血浆蛋白含量少,药物与其结合率较成人低,造成游离血药浓度过高,药理作用增强而易引起不良反应甚或中毒,应适当减少剂量。另外,新生儿易发生高胆红素血症或易透过血脑屏障进入脑脊液与脑核蛋白结合引起核黄疸。

(3) 药物的代谢:肝脏是药物代谢的最重要器官,代谢速度取决于肝脏大小及其酶系统的代谢活力,新生儿肝脏相对较大,但功能不完善,某些酶可完全缺如,Ⅰ相反应酶(细胞色素 P_{450},cytochrome$_{P450}$,CYP_{450})的活性于出生一周后才逐渐达成人水平,Ⅱ相反应酶活性则需较长时间才能正常适应,需由乙酰化代谢的磺胺类药物在血中游离型浓度较成人为高,葡萄糖醛酸结合酶的活性,新生儿按单位体重计算仅为成人的 1% ~ 2%,至 2 个月龄时才达正常,因此,吲哚美辛、水杨酸盐和氯霉素等,需由葡萄糖醛酸结合进行代谢的药物,代谢减慢,血浆半衰期延长,若不适当调整给药方案,易造成药物蓄积中毒,如给予一般剂量的氯霉素,可引起灰婴综合征乃至死亡。若有 G-6-PD 缺乏的新生儿,用丙磺舒、磺胺类或呋喃类和水溶性维生素可引起溶血性贫血。

(4) 药物的排泄:肾脏是大多数药物的主要排泄器官,其次还可通过胆汁、肺、汗腺、乳腺、唾液腺等排泄。新生儿肾小球滤过率为成人的 30% ~ 40%,肾小管的药物分泌率约为成人的 20%,早产儿则更低。因此,主要经肾以原形由肾小球滤过或肾小管分泌排泄的氨基糖苷类抗生素、地高辛、氯霉素、阿替洛尔、四环素、青霉素类抗生素及丙磺舒等,因消除慢而造成血药浓度过高,血中半衰期延长,特别是对于休克或肾功能不全的新生儿,更应注意肾脏排泄缓慢而造成药物蓄积引起中毒的危险,如青霉素的血药有效浓度维持时间可 6 倍长于年长儿童。出生 1 个月肾功能发育迅速,最好按不同日龄测得的药动学常数来调整给药剂量和时间间隔。

2. 试述儿童抗菌药物合理使用的原则。

(1) 熟悉抗菌药物:临床医药师应尽力熟悉抗菌药物的种类、抗菌谱、杀菌或抑菌抗菌活性、药代与药效动力学特点,抗菌药物的临床适应证、与其他药物的相互作用、已有报道的毒性反应,变态反应类别及细菌耐药现状等,尽可能做到合理用药。

(2) 尽早明确感染病原学诊断:感染病确诊需有病原学阳性结果的支撑,所以尽量在使用抗菌药物前采集与感染相关的标本进行细菌、真菌的涂片培养、体外药敏等检查,为后续的目标治疗提供病原学及敏试结果的依据,同时也能为前期的经验治疗提供病原学诊断依据。

(3) 了解细菌耐药性:应充分认识细菌对抗菌药物的天然耐药性与获得耐药性,避免选择天然耐药药物治疗病原菌感染,否则会致病情加重乃至患儿死亡;获得耐药常常在应用广谱强效的抗菌药物后出现,治疗棘手,病死率高。应随时了解病原菌耐药性的变迁,选择合适的药物治疗耐药菌感染。

(4) 根据感染特点进行经验治疗与目标治疗:针对各类病原菌感染,经验治疗在采集感染相关标本送检后必须立即进行,待病原检测结果阳性后,结合经验治疗效果进行调整,经验治疗有效,即使体外耐药也不需要调整抗菌药物,如果无效,则必须根据药敏调整。

(5) 根据儿童特点用药:儿童易患细菌感染性疾病,抗菌药物的使用是需要的,但应防止不合理使用,否则将造成严重不良后果,如长期应用强效抗菌药,易引起肠道菌群失调的微生态紊乱,耐药菌的形成和真菌的二重感染;氟喹诺酮类药物可能影响软骨发育,18 岁以下应禁用;四环素类(四环素、米诺环素、多西环素、替加环素）能与钙络合沉积于骨与牙中，影响骨骼发育，牙齿染黄，并能使颅内压升高、智力下降，故 7 岁以下儿童禁用；氯霉素易致造血功能抑制，应用患儿应勤查血象，发现白细胞下降应停用；链霉素、庆大霉素、卡那霉素等氨基糖苷类可引起永久性耳聋和急性肾衰竭，6 岁以下禁用，另外，1 个月新生儿禁用呋喃妥因及氯霉素，3 岁以下禁用奥硝唑，12 岁以下禁用替硝唑，4 岁以下儿童慎用克林霉素。

（6）用药方法正确：病情轻者，给予口服药物即可，重度感染应静脉给药，根据抗菌药物 PK/PD 参数及时间与浓度依赖性特点，确定正确的给药次数及每次给药持续的时间，准确把握联合用药指针，根据感染病种的不同，决定治疗疗程的长短。

（7）避免违规：在儿科治疗上呼吸道感染或普通感冒时，使用抗菌药物者高达 99%，然而这种感染的初期往往是病毒感染，抗菌药仅限用于病原菌感染，对病毒感染无效。对诸如肠痉挛、单纯性腹泻、中暑、过敏性鼻炎等非感染性疾病，不宜一见患儿发热、流涕、腹痛腹泻就用抗菌药物，即使是婴幼儿感染性腹泻，亦有 63% 左右是由轮状病毒和产肠毒性大肠埃希菌引起，此时使用抗菌药物治疗，既不能缩短病程，亦不能减轻腹泻症状，相反会导致耐药菌株产生甚或二重感染，延长住院日，增加治疗费用，甚至带来后续治疗的困难，且抗菌药物的不合理使用，还将产生不同程度的不良反应，药源性疾病甚至危及生命，如大剂量使用青霉素可引起青霉素性脑病，庆大霉素剂量超过 7.5mg/（kg·d）或总疗程超过 2 周，可引起神经性耳聋和肾毒性，长期应用红霉素、螺旋霉素、麦迪霉素可导致肝损害；氯霉素可致再生障碍性贫血；氟喹诺酮类药物可能对骨关节及软骨组织的损伤。长期使用广谱抗菌药物，尤其是与糖皮质激素联用，由于后者可致免疫功能低下，而可引起真菌（念珠菌属、曲霉、毛霉等）或耐药菌的二重感染等，若不及时诊断治疗，常可致死。

（8）加强综合治疗：在抗菌药物使用的同时，还应加强排除痰液、脓液引流、拔除感染相关导管或植入物，积极给予增强营养及免疫功能的治疗，及时准确的处理原发病，尽量维持机体微生态平衡。

【延伸阅读】

"千手观音"背后的辛酸往事

2005 年春节联欢晚会上中国残疾人艺术团为广大观众带来舞蹈《千手观音》之所以带给人们震撼，不仅仅因为舞蹈本身的华美，更在于参加这个舞蹈表演的全部都是聋哑演员。在这 21 名聋哑演员中，有 18 位是因为药物致聋，绝大部分都是在两岁前后，因为发热时使用抗菌药物导致的耳聋。

有资料显示，我国每 750 个婴幼儿中，就有 1 个患有不同程度的耳聋，而在每年新增的 3 万多名聋儿中，约有一半是由于药物中毒所致。从国务院组织的第一次全国残疾人抽样调查中可以看到，0 ～ 14 岁听力残疾儿童所占的比例是：原因不详的占 27.79%，中耳炎占 17.47%，高热疾病占 12.97%，药物中毒占 11.92%；家庭遗传占 9.08%，发育畸形占 6.95%，妊娠期疾病占 2.8%。其中药物中毒致聋的几率上升最快。

药物致聋的背后，隐藏着儿童安全用药问题。根据 SFDA 监测的儿童医院报告，中国儿童服药不良反应率达到 12.9%，新生儿更高达 24.4%，而成人只有 6.9%。药物致聋不过是儿童安全用药问题的冰山一角。

　　避免用药事故的方法有很多。像国外流行的基因检测方法,就是通过基因检测,发现每个人适合用什么药、不适合用哪些药、用哪些药会产生不良反应,从而使受检测者能够在生病后正确合理地选择适合自己的药物。对于儿童来说,基因检测就更能避免像"千手观音"那样的悲剧发生。

（吕晓菊）

第十一章
老年人用药

【学习目标】

1. 掌握老年人药动学与药效学的特点及老年患者用药的基本原则。
2. 熟悉老年人机体各系统组织结构与生理、生化功能的变化特点。
3. 熟悉老年患者常用治疗药物需注意的问题。

【内容要点】

从老年人的生理特点分析药物在老年机体内药动学和药效学的特点及其规律,提出老年人合理用药的原则与安全用药的对策。

第一节 概　　述

世界许多国家正在经历人口老龄化(population aging),又称社会老龄化。世界卫生组织(World Health Organization,WHO)将老年的年龄标准定为欧、美发达国家 ≥ 65 岁,亚太地区 ≥ 60 岁。对老龄化国家或地区的划分标准为:发达国家 65 岁以上占总人口的 7% 及以上,发展中国家 60 岁以上人口占总人口的 10% 及以上。

最新数据显示 2015 年我国公民平均寿命已达到 75.6 岁,到 2050 年的预测数据显示我国公民平均寿命将达到 80 岁。随着年龄的增长,这一人群患病、致残、死亡的发生几率显著增加,这主要取决于个体遗传潜质的逐渐显现,机体免疫系统防御能力的下降,个体成长过程中身体因素、社会因素、环境因素、心理和行为等因素累积效应的综合体现。

老年药理学是老年医学的一个重要学科,主要针对老年人的生理、生化的特异性,研究药物的药效学、药动学和不良反应的一门新兴的药理学分支学科,其研究目的在于提高药物对老年患者的治疗效果,减少或避免药物的不良反应或毒性作用。

第二节　老年人生理、生化功能的变化

一、神经系统的变化

脑重量随年龄增加而减轻,女性更甚,在大脑皮层的额叶和颞叶萎缩显著,老年人常见动脉粥样硬化,脑血管阻力增加,发生脑血流减少脑供血不足,甚至脑血管破裂或硬化,可导致运动敏捷性差,适应能力低和易发生意外事故等功能性减退。血脑屏障随年龄增长退化,通透性增加,而易发生神经系统感染性疾病。脊髓重量随年龄增长减轻,周围自主神经传递速度减慢,深部腱反射减弱或消失。触、温及震动感觉的阈值明显升高。

二、内分泌系统的变化

在内分泌系统中,随着年龄增长下丘脑重量减轻,供血下降,导致各种促激素释放激素分泌下降或功能减低,接受下丘脑调节的垂体及下属靶腺体功能减低,从而促进衰老的发生和发展。在衰老过程中,性腺功能的减退最为突出,> 50岁的男性睾酮下降,受体数目减少且敏感性降低;> 35岁的女性雌激素水平急剧下降,60岁降至最低。

三、免疫系统的变化

老年人细胞免疫功能及体液免疫功能都有下降,而对自身组织抗原产生免疫反应增强。因此,老年人易罹患严重感染性疾病、免疫性疾病及肿瘤等。

四、呼吸系统的变化

老年人上呼吸道老化,小气管分泌亢进,气道阻力加大,加上肺泡数量减少、弹性下降,肺活量下降,肺通气与换气功能减退,肺功能储备下降,对CO_2敏感性下降,易致胸闷、疲劳思睡,咳嗽效力下降,痰液不易咳出,易发生呼吸系统感染和应激状态下的缺氧。

五、心血管系统的变化

心功能下降,心脏充盈受限,心肌收缩期延长,收缩力与顺应性减退,心输出量和搏出量下降,故全身各器官血流分布减少,尤其冠脉、脑、肝、肾等主要脏器血流减少,此外,老年人心脏储备功能减弱,较大强度的运动等应激时,易发生心衰和心肌缺血。收缩血压升高,舒张压略有降低,脉压增大,压力感受器因动脉粥样硬化而敏感性下降,反射调节能力降低而易致直立性低血压。

六、消化系统的变化

牙齿部分或全部脱落,牙龈萎缩,味蕾减少,味觉减退,唾液腺萎缩而分泌唾液减少等使食物咀嚼消化功能下降。"老年性食管",造成吞咽困难。胃腺多种细胞分泌功能减弱,胃酸,胃蛋白酶分泌减少,胃排空时间延长。小肠有效吸收面积和能力下降,如钙、铁的吸收显著减少,容易发生乳酸不耐受。

七、泌尿系统的变化

肾脏逐渐萎缩,重量下降,肾小球滤过率和肾小管的排泄功能均下降,再吸收作用也有一定减

退,导致肌酐清除率和尿比重下降。膀胱肌肉收缩无力,残余尿增多,易出现尿频、尿急、尿外溢,甚至尿失禁。因老年男性常有良性前列腺增生,使尿量减少而增加尿潴留危险,也可致尿失禁。

八、血液系统的变化

造血干细胞的自我更新能力降低,造血能力下降,造血储备能力明显减退。血细胞中,粒细胞对细菌的吞噬和杀伤作用减弱,血小板的黏附和聚集功能亢进。血液呈现高凝状态,容易形成血栓。

第三节　老年人药动学与药效学特点

一、老年人的药动学特点

(一) 药物的吸收

老年人胃酸分泌减少,弱酸性药物的吸收下降;在胃酸性环境水解而生效的前体药物生物利用度下降。消化道黏膜的吸收面积下降,肠内液体量也相应减少,影响不易溶解药物的吸收。肠蠕动减弱,药物在肠内吸收增加,也易发生不良反应。

(二) 药物的分布

老年人机体水分绝对量与相对量均下降,骨骼肌、肝、肾、脑等精瘦组织重量减少,脂肪组织增加,使水溶性药物易集中于中央室,分布容积变小,而具有较高的血药峰浓度与较强的药理效应,故应降低负荷剂量。

老年人血浆蛋白含量减少,造成高蛋白结合率的药物游离型增加,表观分布容积增大,药理效应增强。血浆蛋白主要与弱酸性和中性药物结合,弱碱性药物是与血浆中 α_1- 酸性糖蛋白(AGP)结合,老年人尤其患急性病时,其血浆中 AGP 水平较高,如弱碱性药物利多卡因在心肌梗死时与 AGP 结合率增加,游离型药物减少,但急性期后,血浆 AGP 水平下降而利多卡因结合减少,游离型增加,同等应用剂量可出现中毒现象。

(三) 药物的代谢

老年人肝重量减轻,肝细胞数减少,肝血流量减少,导致肝摄取率和消除率降低。首关效应显著、中高摄取率的药物其生物利用度增加,老年人用量宜为青年人的 1/2 或 1/3。即使是同龄老年人,其肝药酶的活性个体差异甚大,而且Ⅱ相反应代谢酶活性并不受年龄的影响,亦不能以肝功能测定来预知老年肝脏代谢药物的能力,肝功能正常并不能提示其代谢能力正常。

(四) 药物的排泄

肾脏是药物排泄的主要器官,但老年人肾脏重量降低,肾小球数目减少,故肾小球表面积减少,近曲小管长度以及容量均下降。肾血流量减少,肾小球滤过率下降,肾小管排泄及再吸收功能下降,故当使用主要经肾排泄的药物时应注意减量,否则因排泄减慢,血药浓度升高,半衰期延长而易发生不良反应,因老年人骨骼肌萎缩,内源性肌酐生成减少,因此,即使肌酐清除率已下降而血清肌酐却仍在正常范围。此外,老年人肝胆功能也随年龄增长而下降,使用主要经肝胆系统排泄的药物也应注意药物是否蓄积。

二、老年人的药效学特点

(一) 神经系统变化对药效学的影响

神经组织发育较迟,萎缩及功能衰退较早,且无再生能力。老年人学习和记忆力均减退,用药依从性差。对中枢抑制药的反应增强易引起不良反应;吗啡的镇痛作用时间显著长于年轻人,更易发生呼吸抑制,地西泮引起的醒后困倦或定位不准及尿失禁,活动减少等。中枢性降压药利舍平或氯丙嗪、抗组胺药及皮质激素等引起明显的精神抑制和自杀倾向;氨基糖苷类易致听力损害等。

(二) 心血管系统变化对药效学的影响

老年人心脏对缺氧,高 CO_2,儿茶酚胺等的刺激及反应明显减弱;对 β-受体激动药和 β-受体阻断药的反应性均减弱,因此,当使用降压药时易引起直立性低血压,另外,吩噻嗪类抗精神病药、β-受体阻断药、亚硝酸盐类血管扩张药、左旋多巴、普鲁卡因胺、利尿药、三环类抗抑郁药、抗高血压药及苯二氮䓬类镇静催眠药等多种药物,引起直立性低血压的发生率及程度均较年轻人为高。

(三) 内分泌系统变化对药效学的影响

老年人用糖皮质激素对葡萄糖代谢的抑制作用较年轻人降低 3 ~ 5 倍,而对糖皮质激素促进蛋白异化作用的敏感性增高,易致骨质疏松或自然骨折。老年人对胰岛素和葡萄糖的耐受能力下降,大脑耐低血糖能力也较差,故应用胰岛素时易引起低血糖反应或昏迷。

(四) 免疫系统变化对药效学的作用

由于老年人细胞免疫和体液免疫功能降低,当病情严重和全身状况不良时,常伴有防御功能的严重损害或完全消失,有可能导致抗菌药物治疗的失败,故一般主张当肝、肾功能正常时,抗菌药物的剂量可稍用增加或疗程适当延长以防感染复发。另外,老年人对药物的变态反应的发生率并不因免疫功能下降而降低,其骨髓抑制、过敏性肝炎、红斑狼疮及间质性肾炎的发生率并不低于年轻人。

(五) 体液和电解质对药效学的作用

老年人对体液及电解质内环境稳定的调节功能下降,口渴感减弱,常伴有液体摄入不足,加之肾脏浓缩尿液的功能下降,机体对醛固酮和抗利尿激素反应不敏感,因此老年人尽管在摄入与年轻人等同的液体量也可能发生脱水。服用利尿剂时,常出现低钠、低氯和高钾。当服用血管转化酶抑制剂时高钾的发生率明显增加。因此老年人服用这些药物时,剂量应降低,并注意监测水、电解质的变化。

第四节 老年人安全合理用药对策

一、选药原则

(一) 需有明确的用药指征

首先应了解老年病人的病史、用药史、家族遗传史,特别关注前期所用药物种类、剂量、用法、疗程、不良反应、目前用药情况,据此分析病情,做出及时正确的诊断,明确用药的指征,再选择疗效肯定,能缓解症状,纠正病理过程或消除病因的药物。

(二) 选用最熟悉的药物

在允许的条件下,优先选用最熟悉的药物,以避免新药在临床使用初期出现尚未观测到的不良反应。同时使用最熟悉的药物可减轻老年人的经济压力。

(三) 避免应用不适于老年患者的药物

每一种药物都有其治疗作用和副作用,用药的基本原则是其治疗作用大于副作用,确保用药对老年人有益。若所使用的药物尽管具有减轻症状的作用,但也会给患者带来不良反应或严重的毒副作用,例如,轻者导致过度镇静、食欲减退、口干、便秘、视物模糊和尿失禁等,重者引发跌倒、骨折、急性意识障碍、尿潴留、直立性低血压、晕厥等,若有更安全药物替代,这些药物应列为禁用或慎用药物。因此,同类药物应按照不良反应发生率和严重程度进行选择。

(四) 选择合适的药物剂型

老年患者宜选用颗粒剂、口服液或喷雾剂,病情急者可静注或静滴给药,不宜使用控、缓释制剂。严重疼痛患者可选择止痛药透皮贴剂。老年习惯性便秘者可用肛门栓剂。

(五) 慎用滋补药或抗衰老药

切忌盲目使用滋补药及抗衰老药,谨慎使用维生素类药物,因为维持正常生理代谢所需维生素量很微小,如维生素 C 每日仅需 50 ~ 75mg,维生素 B_6 仅需 1 ~ 2mg,且一般从每日的饮食中可满足需求,若超量应用维生素 C 可产生大量草酸盐结晶有导致泌尿系统结石的可能。维生素 E 6 个月每日 300mg 以上的应用,易引起血小板聚集、血栓形成、血栓性静脉炎,甚至肺栓塞,还可引起高血压、糖尿病、心绞痛加重及免疫功能下降,降低维生素 A、K 的肠道吸收,引起皮肤粗糙、夜盲症、眼干燥症、角膜软化和出血倾向等。因此,只有在某种维生素缺乏或疾病治疗需要时才给予补充,一旦纠正,即减量或停药。滋补药中也有中药、藏药、蒙药,由于这些药物作用机制复杂,很多尚不明确,可能存在与其他同服药物的相互作用,应慎用。

二、用药准确合理

(一) 避免多重用药

老年病人大多同时患有多种疾病,需要接受多重用药(polypharmacy)。在药物选择过程中,应抓住主要矛盾,减少药物合用的种类,优先选择有双重疗效的药物,将药物种类控制在不超过 5 种。无需用药时坚决不用,如失眠,抑郁等可先通过调整生活习惯、丰富生活内容和加强人际交流得以改善,对可用可不用的药亦以不用为好。若必须进行药物治疗,则应贯彻"药物种类少而精"的原则。

(二) 个体化给药剂量

由于老年人肝肾功能下降,服药后药代动力学发生变化,药物在体内蓄积引发不良反应的发生率增加,这种剂量依赖型的不良反应在老年人中非常常见。此外,老年人服药后药效的个体差异明显,尤其是高龄人群。鉴于安全性,建议老年人采取小剂量原则,根据服药后的疗效和耐受性逐渐调整剂量。剂量调整以"低起点、缓增量",以获最大疗效和使不良反应降至最小为准,摸索老年人个体的最佳剂量,即老年人的给药方案宜个体化,并在有条件时,对治疗指数小且毒性大(如地高辛)、具非线性动力学的苯妥英钠或多药联合应用时及有心肝肾疾病患者,进行治疗药物血药浓度监测。

(三) 及时停药

老年人随着年龄的增长,机体的重要脏器在发生改变,同时疾病也在不断进展,原有的药物可能不再适合当前的状态,需及时停药进行调整。以下是老年人几种常见的需要及时停药的情况:①出现新的症状,考虑为不良反应时停药,选用其他可替代药物;②需满足特定疗程治疗的疾病,在疗程结束后停药;③对症治疗药物在症状消失或效果不明显时停药。

(四) 选择最佳给药时间

一般对消化道有刺激性的药物如四环素类抗生素,铁剂等选择饭后口服给药,而健胃药,利胆药,驱肠虫药,盐类泻药,胃肠解痉药等宜在饭前口服给药。注意择时用药是根据疾病、药动学、药效学的昼夜节律,选择最合适的用药时间,如老年糖尿病患者的胰岛素治疗,上午 10 点钟用药较下午用药的降血糖作用更强。长期应用皮质激素而病情控制后,宜将2天的给药总量于隔日6~8点钟一并给予,即可填补皮质激素每日分泌高峰后出现的低谷期,又对皮质功能的抑制较小,且疗效好,库欣综合征(Cushing's syndrome)等不良反应亦较少。阿司匹林早餐后用药血药浓度高,半衰期长,疗效好,而铁剂19:00时吸收率最大,故晚餐后用较为合理,利尿剂宜上午使用,以免晚上使用后夜尿频繁影响睡眠及休息。

(五) 饮食合理与嗜好控制

老年人在使用麻药、镇静药、镇痛药、解热镇痛药期间应戒烟。酒亦是肝药酶的诱导物,可加速戊巴比妥、华法林、安乃近、甲苯磺丁脲等的代谢,还可与灰黄霉素、环丝氨酸、阿司匹林、中枢抑制药、β-受体阻断药等发生相互作用,使用甲硝唑、替硝唑、头孢曲松、头孢哌酮期间及前后一周,应禁止饮酒,以免诱发表现为面部潮红、头晕头痛、恶心呕吐、胃痛腹痛、嗜睡、血压下降、幻觉等"双硫仑样反应",使用苯乙双胍、格列本脲、甲苯磺丁脲、氯丙嗪、呋喃唑酮期间也应戒酒。铁剂、氟奋乃静、氟哌利多不宜与茶饮料同服,因能形成不易吸收的沉淀。服用米诺环素、多西环素或四环素时不宜同饮牛奶,避免与其中钙离子发生络合影响吸收,糖尿病患者应控制饮食,才可保证降糖药的较好疗效。为保证强心苷,降压药的疗效,需限制食物中的盐分;使用利尿药时,应限制食用钾盐丰富的食物;而食用含B族维生素食物可起到对饮酒老年患者补充这类维生素的作用。

(六) 提高用药依从性

为使老年患者获得较佳药物治疗效果,应尽量提高其依从性,为此应尽量简化治疗方案,用药简单,尽量减少用药次数和合并用药,详细解释处方用药的目的、剂量及用法,酌情给予文字或图示说明用法用量,必要时在社区医疗保健监控下用药。对老年性痴呆、抑郁症、或独居的老人用药,家属或亲友应进行监督检查,尽量让老年人的用药做到准确合理。

【试题】

(一) 单项选择题

1. 老年人用药剂量应是年轻人的( )
   A. 相同　　　　　　　　B. 1/2~1/3　　　　　　C. <1/3
   D. >1/2　　　　　　　　E. 不确定

2. 老年人用药一般不超过几种药物的伍用( )
   A. 2种　　　　　　　　B. 3种　　　　　　　　C. 4种
   D. 5种　　　　　　　　E. 6种

3. 老年人对下列哪类药物的依从指数最小( )
   A. 抗菌药物　　　　　　B. 胰岛素　　　　　　C. 抗高血压药
   D. 精神药物　　　　　　E. 镇痛药

4. 下列镇静催眠药物中,对于老年人一般优先选用哪种( )
   A. 司可巴比妥　　　　　B. 阿米妥　　　　　　C. 苯巴比妥
   D. 替马西泮　　　　　　E. 地西泮

5. 下列哪种药物最适用于伴有心、脑血管并发症的老年糖尿病患者控制血糖( )
   A. 甲苯磺丁脲　　　　　B. 格列齐特　　　　　C. 氯磺丙脲
   D. 格列吡嗪　　　　　　E. 格列丁脲

6. 老年人神经系统的改变为( )

A. 脑血流量增加
B. 脑重量减轻
C. 脑神经元数目不变
D. 阿片受体数目增加
E. 脑血管阻力减少

7. 老年人服用利舍平易引起的不良反应是（　　）
A. 精神紊乱和直立性低血压
B. 电解质紊乱
C. 高血糖
D. 高血脂
E. 高血压

8. 老年糖尿病患者的胰岛素治疗时间为（　　）
A. 上午 10 点
B. 中午 12 点
C. 下午 2 点
D. 下午 4 点
E. 晚上 6 点

9. 影响老年人用药依从性的主要因素是（　　）
A. 用药方案的有效性
B. 用药方案的指导性
C. 用药方案的时间性
D. 用药方案的复杂性
E. 用药方案的选择性

10. 老年人选用噻嗪类利尿剂达不到预期效果时，可以选用（　　）
A. 噻唑类
B. 肝素
C. 吩噻嗪类
D. 髓袢利尿剂
E. 氯化钠

（二）多项选择题

1. 成人后随着年龄的增长，心脏会出现下列哪些变化（　　）
A. 重量增加
B. 心排出量减少
C. 心指数增加
D. 心肌收缩期缩短
E. 收缩力减弱

2. 老年人呼吸系统会出现哪些变化（　　）
A. 肺组织萎缩
B. 肺泡数目减少
C. 肺泡壁变厚
D. 肺泡壁毛细血管显著减少
E. 肺组织弹性下降

3. 老年人免疫功能会出现下列哪些变化（　　）
A. T、B 细胞减少
B. NK 细胞活性下降
C. IgA 水平升高
D. IgG 水平升高
E. IgM 水平升高

4. 下列属于老年人功能变化的是（　　）
A. 胃酸分泌增多
B. 视力、听力下降
C. 细胞结构改变
D. 免疫力下降
E. 心肺功能减退

5. 下列属于老年人的形态变化的是（　　）
A. 皮肤松弛、发皱
B. 毛发变白、脱落、稀少
C. 老年斑出现
D. 牙齿脱落
E. 血管硬化

6. 血浆清蛋白主要结合的药物是（　　　）

    A. 弱酸性药物　　　　　　　　　　B. 碱性药物

    C. 中性药物　　　　　　　　　　　D. 强碱性药物

    E. 所有药物

7. 下列关于老年人用药陈述正确的是（　　　）

    A. 尽量选择缓、控释制剂　　　　　B. 控制用药数目

    C. 药物治疗要适可而止　　　　　　D. 老年人用药不必考虑药品的价格

    E. 大量使用滋补药

8. 下列陈述正确的是（　　　）

    A. 老年人服用地西泮易引起醒后困倦及尿失禁

    B. 老年人服用吗啡的镇痛作用时间明显长于年轻人

    C. 老年人对利尿剂、抗凝血药的敏感性增高

    D. 老年人细胞免疫和体液免疫功能均降低

    E. 老年人对 β- 受体阻断剂反应性升高

（三）名词解释

衰老

（四）填空题

1. 一般对消化道有刺激性的药物如铁剂,四环素类抗生素等选择_____给药,而健胃药,利胆药,驱肠虫药,盐类泻药等选择_____给药。

2. 老年人使用甲硝唑、替硝唑、头孢曲松、头孢哌酮期间及前后一周,应禁止饮酒,以免诱发表现为面部潮红、头晕痛、恶心呕吐、胃痛腹痛、嗜睡、血压下降、幻觉等"_____反应"。

（五）简答题

1. 简述老年药理学的概念及研究目的。

2. 简述老年人的药动学特点。

3. 简述老年人血浆蛋白结合率有哪些改变。

（六）论述题

试述老年人的用药原则。

【答案】

（一）单项选择题

1. B　　2. D　　3. E　　4. D　　5. B　　6. B　　7. A　　8. A　　9. D　　10. D

（二）多项选择题

1. ABE　　2. ABDE　　3. ABCD　　4. BDE　　5. ABCDE　　6. AC

7. BC　　8. ABD

（三）名词解释

衰老:是指人整个生命过程中成熟后的一个时期,此时期随时间、年龄的增长,机体的细胞、组织、器官乃至整个机体的功能、感受性和活动能力同步地、进行性地和普遍地下降的一种不可逆的表现。

（四）填空题

1. 饭后口服　饭前口服

2. 双硫仑样

（五）简答题

1. 简述老年药理学的概念及研究目的。

老年药理学就是针对老年人机体的特点，研究药物的药效学、药动学和不良反应的一门新兴的药理学分支学科。其研究目的就是为了提高药物对老年患者的治疗效果，减少或避免药物的毒副作用，解除老年人疾病的痛苦，提高老年机体和生命的素质，改善生活质量而提供老年患者合理用药的科学依据。

2. 简述老年人的药动学特点。

老年人的药动学特点可从药物的吸收、分布、代谢、排泄四个方面来说明：

（1）老年人药物吸收的特点：由于胃酸分泌减少、胃肠活动度降低、胃肠与肝血流量减少，不同程度地影响药物在胃肠道的吸收。至于肠道外肌肉、皮下注射的药物吸收，可因老年人局部循环差及肌肉萎缩而血流减少。

（2）老年人药物分布的特点：由于老年人机体组成成分、组织器官的血液循环、pH、血浆蛋白结合率及器官与药物的亲和力等都有不同程度的变化，从而影响药物的体内分布。血浆清蛋白含量的下降使与蛋白高结合率的药物游离型增加，表观分布容积增加，药物作用增强甚至出现毒性反应。

（3）老年人药物代谢的特点：肝重量、肝血流量减少，肝微粒体药酶活性降低，使药物代谢能力下降，代谢减慢，消除半衰期延长，故应减少用药剂量。

（4）老年人药物排泄的特点：肾重量降低，肾小球数目减少，肾小球的滤过率下降，肾小管排泌与再吸收功能下降，故在使用主要通过肾排泄的药物时仍应注意减量。

3. 简述老年人血浆蛋白结合率有哪些改变。

老年人血浆蛋白结合率改变的影响：老年人血浆蛋白含量减少，造成高蛋白结合率的药物游离型增加，表观分布容积增大，药理效应增强。血浆蛋白主要与弱酸性和中性药物结合，弱碱性药物是与血浆中 α_1-酸性糖蛋白（AGP）结合，老年人尤其患急性病时，其血浆中 AGP 水平较高，如弱碱性药物利多卡因在心肌梗死时与 AGP 结合率增加，游离型药物减少，但急性期后，血浆 AGP 水平下降而利多卡因结合减少，游离型增加，同等应用剂量可出现中毒现象。

（六）论述题

试述老年人的用药原则。

1. 选药原则

（1）需有明确的用药指征：首先应了解老年病人的病史、用药史、家族遗传史，特别关注前期所用药物种类、剂量、用法、疗程、不良反应、目前用药情况，据此分析病情，做出及时正确的诊断，明确用药的指征，再选择疗效肯定，能缓解症状，纠正病理过程或消除病因的药物。

（2）选用最熟悉的药物：在允许的条件下，优先选用最熟悉的药物，以避免新药在临床使用初期出现尚未观测到的不良反应。同时使用最熟悉的药物可减轻老年人的经济压力。

（3）避免应用不适于老年患者的药物：每一种药物都有其治疗作用和副作用，用药的基本原则是其治疗作用大于副作用，确保用药对老年人有益。若所使用的药物尽管具有减轻症状的作用，但也会给患者带来不良反应或严重的毒副作用，例如，轻者导致过度镇静、食欲减退、口干、便秘、视物模糊和尿失禁等，重者引发跌倒、骨折、急性意识障碍、尿潴留、直立性低血压、晕厥等，若有更安全药物替代,这些药物应列为禁用或慎用药物。因此,同类药物应按照不良反应发生率和严重程度进行选择。

(4)选择合适的药物剂型:老年患者宜选用颗粒剂、口服液或喷雾剂,病情急者可静注或静滴给药,不宜使用控、缓释制剂。严重疼痛患者可选择止痛药透皮贴剂。老年习惯性便秘者可用肛门栓剂。

(5)慎用滋补药或抗衰老药:切忌盲目使用滋补药及抗衰老药,谨慎使用维生素类药物,因为维持正常生理代谢所需维生素量很微小,如维生素C每日仅需50～75mg,维生素B_6仅需1～2mg,且一般从每日的饮食中可满足需求,若超量应用维生素C可产生大量草酸盐结晶有导致泌尿系统结石的可能。维生素E 6个月每日300mg以上的应用,易引起血小板聚集、血栓形成、血栓性静脉炎,甚至肺栓塞,还可引起高血压、糖尿病、心绞痛加重及免疫功能下降,降低维生素A、K的肠道吸收,引起皮肤粗糙、夜盲症、眼干燥症、角膜软化和出血倾向等。因此,只有在某种维生素缺乏或疾病治疗需要时才给予补充,一旦纠正,即减量或停药。滋补药中也有中药、藏药、蒙药,由于这些药物作用机制复杂,很多尚不明确,可能存在与其他同服药物的相互作用,应慎用。

2. 用药准确合理

(1)避免多重用药:老年病人大多同时患有多种疾病,需要接受多重用药(polypharmacy)。在药物选择过程中,应抓住主要矛盾,减少药物合用的种类,优先选择有双重疗效的药物,将药物种类控制在不超过5种。无需用药时坚决不用,如失眠,抑郁等可先通过调整生活习惯、丰富生活内容和加强人际交流得以改善,对可用可不用的药亦以不用为好。若必须进行药物治疗,则应贯彻"药物种类少而精"的原则。

(2)个体化给药剂量:由于老年人肝肾功能下降,服药后药代动力学发生变化,药物在体内蓄积引发不良反应的发生率增加,这种剂量依赖型的不良反应在老年人中非常常见。此外,老年人服药后药效的个体差异明显,尤其是高龄人群。鉴于安全性,建议老年人采取小剂量原则,根据服药后的疗效和耐受性逐渐调整剂量。剂量调整以"低起点、缓增量",以获最大疗效和使不良反应降至最小为准,摸索老年人个体的最佳剂量,即老年人的给药方案宜个体化,并在有条件时,对治疗指数小且毒性大(如地高辛)、具非线性动力学的苯妥英钠或多药联合应用时及有心肝肾疾病患者,进行治疗药物血药浓度监测。

(3)及时停药:老年人随着年龄的增长,机体的重要脏器在发生改变,同时疾病也在不断进展,原有的药物可能不再适合当前的状态,需及时停药进行调整。以下是老年人几种常见的需要及时停药的情况:①出现新的症状,考虑为不良反应时停药,选用其他可替代药物;②需满足特定疗程治疗的疾病,在疗程结束后停药;③对症治疗药物在症状消失或效果不明显时停药。

(4)选择最佳给药时间:一般对消化道具刺激性的药物如四环素类抗生素,铁剂等选择饭后口服给药,而健胃药,利胆药,驱肠虫药,盐类泻药,胃肠解痉药等宜在饭前口服给药。注意择时用药是根据疾病、药动学、药效学的昼夜节律,选择最合适的用药时间,如老年糖尿病患者的胰岛素治疗,上午10点钟用药较下午用药的降血糖作用更强。长期应用皮质激素而病情控制后,宜将2天的给药总量于隔日6～8点钟一并给予,即可填补皮质激素每日分泌高峰后出现的低谷期,又对皮质功能的抑制较小,且疗效好,库欣综合征(Cushing's syndrome)等不良反应亦较少。阿司匹林早餐后用药血药浓度高,半衰期长,疗效好,而铁剂19:00时吸收率最大,故晚餐后用较为合理,利尿剂宜上午使用,以免晚上使用后夜尿频繁影响睡眠及休息。

(5)饮食合理与嗜好控制:老年患者用药期间应控制烟、酒、茶等嗜好及注意日常饮食。吸烟可诱导肝微粒体药酶系统,增强地西泮、尼可刹米、咖啡因、茶碱、非那西丁、安替匹林等的代谢,血药浓度下降;茶碱血浆清除率较不吸烟者高 1.8 倍;吸烟还可影响利多卡因、安替匹林、丙米嗪、华法林等的体内分布。故老年人在使用麻药、镇静药、镇痛药、解热镇痛药期间应戒烟。酒亦是肝药酶的诱导物,可加速戊巴比妥、华法林、安乃近、甲苯磺丁脲等的代谢,还可与灰黄霉素、环丝氨酸、阿司匹林、中枢抑制药、β- 受体阻断药等发生相互作用,使用甲硝唑、替硝唑、头孢曲松、头孢哌酮期间及前后一周,应禁止饮酒,以免诱发表现为面部潮红、头晕头痛、恶心呕吐、胃痛腹痛、嗜睡、血压下降、幻觉等"双硫仑样反应",使用苯乙双胍、格列本脲、甲苯磺丁脲、氯丙嗪、呋喃唑酮期间也应戒酒。铁剂、氟奋乃静、氟哌利多不宜与茶饮料同服,因能形成不易吸收的沉淀。服用米诺环素、多西环素或四环素时不宜同饮牛奶,避免与其中钙离子发生络合影响吸收,糖尿病患者应控制饮食,才可保证降糖药的较好疗效。为保证强心苷,降压药的疗效,需限制食物中的盐分;使用利尿药时,应限制食用钾盐丰富的食物;而食用含 B 族维生素食物可起到对饮酒老年患者补充这类维生素的作用。

(6) 提高用药依从性:老年患者往往记忆力下降,注意力不集中,易固执己见和产生偏见等精神活动功能减弱和情感的变化,更因老年人处于痴呆、抑郁症或独居孤寡或由于患多种疾病需用多种药物治疗等复杂情况,而常发生误用药物或过量、忘用药物等不遵医嘱的用药情况,因此,为使老年患者获得较佳药物治疗效果,应尽量提高其依从性,为此应尽量简化治疗方案,用药简单,尽量减少用药次数和合并用药,详细解释处方用药的目的、剂量及用法,酌情给予文字或图示说明用法用量,必要时在社区医疗保健监控下用药。对老年性痴呆、抑郁症、或独居的老人用药,家属或亲友应进行监督检查,尽量让老年人的用药做到准确合理。

【延伸阅读】

老年消化性溃疡药物治疗进展

消化性溃疡(PU)是一种常见病,老年人胃溃疡多于十二指肠溃疡,老年患者症状常不典型,易延误诊治,巨大溃疡和高位溃疡较常见,常并发出血和穿孔。对老年 PU 患者的治疗应及时、有力、彻底。无并发症的老年 PU 患者应首先进行内科治疗。

1. 抗幽门螺杆菌(Hp)　近年提出"无 Hp,无溃疡"。三联疗法以 CBS+ 氨苄西林 + 克拉霉素 + 甲硝唑为最佳。伴焦虑抑郁者,加用多虑平 25mg,tid,抗溃疡治疗疗程 4 ~ 6 周。

2. 质子泵抑制剂　以奥美拉唑为代表,抑制胃细胞胃酸分泌,是当代最强大的胃酸分泌抑制剂。一般剂量 40mg,qd,长期用药安全,适用高胃酸难治性溃疡及对 H_2 受体拮抗剂耐药的溃疡。

3. H_2 受体拮抗剂　能选择性地与组胺(或 H_2)受体竞争性结合,抑制组胺对胃酸分泌的刺激作用,阻断壁细胞分泌胃酸。有雷尼替丁、法莫替丁等。雷尼替丁常用 150mg,早晨和睡前各服 1 次,或于睡前顿服 300mg,疗程 4 周,用药剂量小,本品较少透过血脑屏障引起神经精神症状,适用老年人有肾功能减退和智力减损者,第三代 H_2 受体拮抗剂法莫替丁(famotidine)其药效时间更长,副作用也轻。

4. 胶体铋剂　临床上常用的是"得乐"类次枸橼酸胶体铋。具有与溃疡部位氨基酸残基结合形成氧化胶体薄膜保护溃疡面;结合胃蛋白酶使之失活,铋离子促进黏液分泌;刺激内源性前列腺素合成;促进细胞保护作用等,对 Hp 也有抑制作用。每次一片(袋),一天四次,餐前及睡前服,疗程 4 ~ 6 周。

5. 增强防御因子的药物　硫糖铝在胃酸作用下离解为氢氧化铝和硫酸蔗糖阴离子,前者中和胃酸,后者与溃疡创面带阳电荷成分结合形成保护膜,防止 H^+ 弥散,还有刺激内源性前列腺素合成,促进局部碳酸氢盐及黏液的分泌等胃黏膜保护作用。尚能结合胃蛋白酶。每餐前和睡前各服1g,连服 4～6 周为 1 疗程。

（唐 漫）

第十二章
不同病理状态临床合理用药

【学习目标】

1. 掌握肝功能异常对药动学及药效学的影响。
2. 熟悉肾功能异常对药动学及药效学的影响。
3. 了解不同病理条件下的用药原则。

【内容要点】

从肝、肾、循环系统、甲状腺、胰岛五个部分学习不同病理状态药动学和药效学的特点及其规律,提出不同病理状态下合理用药的原则。

第一节　不同病理状态下的临床药动学变化

一、肝功能异常时人体临床药动学

(一) 对药物吸收的影响

肝功能异常时胆汁分泌下降,造成脂肪乳化受阻,脂溶性维生素(A、D、E、K)和脂溶性较高的药物地高辛、地西泮及无机盐(铁、钙等)吸收减少,而对水溶性好的药物无明显影响。低蛋白血症导致药物与血浆蛋白结合率降低,血中游离药物浓度升高,药物在肠道内透过肠黏膜入血的浓度梯度下降,吸收减少。

(二) 对药物分布的影响

急性肝炎或肝硬化时,血浆蛋白合成减少或内源性抑制物蓄积,如血浆游离脂肪酸、胆红素、尿素等,与弱酸性药物竞争血浆白蛋白的结合率下降,游离型药物浓度升高,药物的表观分布容积(apparent volume of distribution, V_d)增大。

(三) 对药物代谢的影响

CYP 酶在肝脏中含量最高,急性肝病时 CYP 几乎不发生变化或发生轻度变化,而慢性肝病时CYP 发生明显改变。据报道,肝硬化时 CYP 的总量及 CYP1A2、CYP3A、CYP2C19 含量明显降低,在胆汁淤积型肝硬化患者中 CYP2C19 的含量也明显降低。肝硬化时,除了 CYP 的含量减少外,其活性也明显下降,据报道 CYP2D6、CYP2E1、CYP3A4 的活性均明显降低。

(四) 对药物排泄的影响

肝脏疾病尤其是肝硬化时,药物进入肝细胞减少,或因肝细胞贮存及代谢药物能力降低,也可能因药物经肝细胞主动转运到胆汁的过程发生障碍,致使原从胆汁中排泄的药物部分或者全部受阻。

二、肾功能异常时人体临床药动学

(一) 对药物吸收的影响

尿毒症患者胃内尿素经脲酶转化导致氨的含量升高,使得胃内 pH 升高,降低弱酸性药物的吸收。肾功能不全引起低蛋白血症,使药物与血浆蛋白结合率降低,血中游离药物浓度升高,降低了肠腔内外药物浓度梯度,导致药物在胃肠道的吸收受阻。

(二) 对药物分布的影响

弱酸性药物主要与血浆白蛋白结合,肾功能障碍时大多数弱酸性药物与血浆白蛋白结合率降低,游离型药物浓度升高,V_d 增大。原因有以下几种:①肾功能障碍时导致蛋白合成功能下降,产生低白蛋白血症,使蛋白数量减少,药的蛋白结合位点数下降;②诱发尿毒症的内源性物质(如脂肪酸、芳香氨基酸、肽类等)以及某些药物代谢产物蓄积,从而竞争药物与白蛋白的结合部位;③尿毒症时药物的白蛋白结合部位发生结构或构型改变,与药物的亲和力降低。由于药物与血浆蛋白结合率降低,理论上血中游离药物浓度应升高。

弱碱性药物主要与 α_1-酸性糖蛋白结合。肾功能障碍时弱碱性药物与血浆 α_1-酸性糖蛋白结合率正常(如普萘洛尔、d-筒箭毒等),或轻度降低(如地西泮、吗啡等)。主要原因是 α_1-酸性糖蛋白在肾功能不全患者血中的浓度并不降低。

(三) 对药物代谢的影响

现已证明肾脏内含有多种 CYP 同工酶如 CYP1A1、CYP3A4、CYP2E1、CYP2C9 等以及 Ⅱ 相结合反应。慢性肾功能不全对肾脏内药物代谢酶活性产生一定的影响,通常表现为抑制代谢酶系,与正常人相比,酶活性可降低 26% ~ 71%。在药物代谢酶系中,CYP 同工酶下调较为常见,可导致通过 CYP 参与的药物代谢减少,如晚期肾病患者和长期接受抗高血压治疗的肾衰患者,CYP3A4 和 CYP2C9 活性显著低下,故而这些患者在使用经 CYP3A4 和 CYP2C9 代谢的药物时应减少剂量。

(四) 对药物排泄的影响

药物从肾脏排泄一般有两种形式,一是以原形药物排泄,另一种是经过代谢后变成极性高、水溶性强的代谢产物后经肾脏排泄。肾功能不全时滤过、分泌和重吸收这三个过程任何一个环节的变化,都将影响药物的肾消除。

肾功能不全时肾小球和肾小管功能并不是平行减退的,即便在 GFR 降低程度相同的肾脏疾病患者中,可因为肾小管功能状态的不同对药物排泄的影响仍会有差异。故而,在为肾功能不全的患者制定药物治疗方案时,应同时考察肾小球和肾小管的功能受损情况,正确评估患者对药物的排泄,及时调整给药剂量或时间间隔。

三、循环功能异常时人体临床药动学

(一) 对药物吸收的影响

严重心功能不全或者外周循环衰竭(休克、肾衰等)时,皮下注射、肌内注射和口服给药吸收差,必须通过静脉给药,以保证血药浓度和治疗作用;经治疗后,血液循环得到改善,上述途径给药的吸收可能加速,滞留于给药局部的药物吸收加快,致使血药浓度过高,药效增强,易引发不良反应。

(二) 对药物分布的影响

心血管疾病引起体内血流的改变,可影响药物在各系统和各脏器的组织分布,特别是影响靶细胞作用部位的药物分布,通常由于组织灌流量下降,一般药物的 V_d 减少。

(三) 对药物代谢的影响

充血性心力衰竭时由于肝淤血导致肝细胞 CYP 活性下降,主要是 CYP2C19 和 CYP1A2 活性显著下降,肝脏清除率降低,如氨基比林的脱乙酰活性和苯胺的氧化活性减少 25% ~ 40%。此外,充血性心力衰竭是也可由于心排血量下降导致肝血流量减少,从而使肝血流限速药物在肝脏的代谢受到抑制。

(四) 对药物排泄的影响

在充血性心力衰竭初期,由于代偿功能未被破坏,心排出量的减少和肾血流量的低下对肾小球滤过率影响不大。随着病情的加剧,肾局部的肾素、血管紧张素被激活,使肾小球输出小动脉的收缩程度大于输入小动脉,导致肾小球高压、肾小球滤过率明显减少而使药物的排泄降低。

四、甲状腺功能异常时人体临床药动学

(一) 对药物吸收的影响

胃排空的时间影响药物在小肠的吸收。甲状腺功能亢进的个体胃排空增快,有利于在小肠被动吸收药物的吸收,但不利于在小肠主动吸收药物如维生素 B_{12} 和氟尿嘧啶等的吸收。甲状腺功能低下时消化道运动减弱而导致在小肠被动吸收药物的吸收速度下降。

(二) 对药物分布的影响

甲亢时表观分布容积的变化主要有两个方面:一是 V_d 增加,例如普萘洛尔。对表观分布容积增加的解释可能是由于甲亢时血浆白蛋白及 α_1-酸性糖蛋白水平降低,导致药物的血浆蛋白结合率下降,游离型药物增加,表观分布容积增大;二是 V_d 不变,如苯妥英钠、茶碱及丙硫氧嘧啶的 V_d 在甲亢时未发现有明显变化。

(三) 对药物代谢的影响

甲亢时甲状腺素对 CYP 等有诱导作用,致使肝脏 CYP 酶活性及葡醛酰转移酶活性明显增加,导致药物的氧化反应及结合反应增强,如甲亢时奥沙西泮及对乙酰氨基酚的葡醛酸结合物分别增加约 65% 及 24%。由于肝药酶活性增加,使药物代谢速度加快而导致某些药物的清除率加大、半衰期缩短。甲亢时,肝、肾血流速度有不同程度增加。

(四) 对药物排泄的影响

甲亢时地高辛的尿中排泄率增加而血浆中药物浓度明显下降。有人认为这主要是甲亢使地高辛的肾小管分泌亢进所致。但是很多药物在甲亢时经肾排泄加快被认为是肾小球滤过率增大及肾血流量增加所致。与甲亢相反,甲减时某些药物(如地高辛及普萘洛尔)的尿中排泄率降低。

五、胰岛功能异常时人体临床药动学

(一) 对药物吸收的影响

糖尿病时血浆蛋白含量下降,同时又出现血浆蛋白的糖基化,使得一些药物与血浆蛋白结合减少,血中游离药物浓度升高,降低了肠腔内外药物浓度梯度,导致药物在胃肠道的吸收受阻。

(二) 对药物分布的影响

糖尿病时一些药物与血浆蛋白结合率下降,如苯妥英、地西泮、华法林、利多卡因,游离型药物增加,V_d增大。

(三) 对药物代谢的影响

Ⅰ型糖尿病对药物代谢的影响主要集中于 CYP1A2 活性的增加。在未经治疗的Ⅰ型糖尿病患者中,安替比林的清除异常迅速,经胰岛素治疗后安替比林的清除率恢复正常。这种现象仅发生于男性患者。提示男性Ⅰ型糖尿病患者接受胰岛素治疗或胰岛素剂量增加时,应注意调整合并用药的剂量。

(四) 对药物排泄的影响

由于糖尿病病人的血浆药物蛋白结合率下降,游离型增加,使蛋白结合率高的药物肾清除率增加。此外,由于糖尿病病人的尿流量增加,尿趋向于酸性,使弱碱性药物的尿排泄增加,弱酸性药物的尿排泄减少。

第二节　不同病理状态下的临床药效学变化

一、肝功能异常时人体临床药效学

(一) 受体数量的改变

肝硬化时,β 受体激动剂和拮抗剂的作用都减弱,如异丙肾上腺素加快心率的作用降低等。其原因是患者的 β 受体密度降低,从而使患者对药物的疗效降低。

(二) 受体敏感性的改变

严重肝功能不全患者体内氨、甲硫醇及短链脂肪酸等代谢异常,使脑代谢处于非正常状态,大脑神经细胞抑制性受体如 γ- 氨基丁酸(GABA)受体对药物的敏感性增强,使中枢神经系统对临床常用的镇静催眠药、镇痛药和麻醉药的敏感性增强,甚至可诱发肝性脑病。

(三) 受体后效应机制的改变

药物作用于受体后,经过一连串的生化过程最终引发效应器官的功能变化,称为受体后效应机制。肝硬化患者出现的腹水在给予利尿药,特别是袢利尿药时反应性下降,即使加大剂量,反应性也不会增强。其反应性下降的原因:①肝硬化腹水加重钠潴留;②肝硬化伴有肾功能降低,受损的肾小管可影响袢利尿药的作用效果。

二、肾功能异常时人体临床药效学

肾功能不全患者对中枢神经抑制药敏感,如镇静催眠药和麻醉性镇痛药。肾衰时,主要引起水电解质紊乱,任何原因引起血容量减少,尤其是利尿药治疗后,导致患者对降压药物的敏感性增强,尤其是受体拮抗剂(如 α 受体拮抗剂)、血管紧张素转换酶抑制剂和血管紧张素Ⅱ受体拮抗剂等较为敏感。

三、循环功能异常时人体临床药效学

(一) 受体数量的改变

研究表明,高血压患者体内的 β 受体长期被高浓度的内源性儿茶酚胺激活,使受体后效应增强,抑制了 β 受体蛋白的转录与合成,β 受体数量下调,若此时应用 β 受体拮抗剂(如普萘洛尔)治

疗原发性高血压,因β受体数量已经减少,药物拮抗作用增强,表现为心率减慢作用显著,甚至出现心动过缓;而在儿茶酚胺水平正常的高血压患者中,减慢心率的作用就不明显。

(二) 受体敏感性的改变

心脏的功能受多种神经、体液、电解质等因素调控,器质性心脏病使心脏对许多药物的敏感性发生变化。对心脏收缩功能不全的患者,使用具有负性肌力作用的药物,剂量掌握不好很可能会损伤心脏功能。心脏疾病还会改变对其他系统药物的敏感性,使心脏兴奋性增加。尤其是心肌梗死后,使用常规剂量的氨茶碱、左旋多巴、β₂受体激动剂和三环类抗抑郁药等,都可能引发室性早搏和心动过速。

四、甲状腺功能异常时人体临床药效学

甲状腺功能亢进患者β受体数量成倍增加,所以甲亢患者的心脏对儿茶酚胺的敏感性增强,导致甲亢患者心动过速、心肌收缩力增强、骨骼肌震颤、糖和脂肪分解增强等症状与交感神经功能亢进的表现相似。临床上抗甲状腺药合用β受体拮抗剂,可以很快控制症状。

五、胰岛功能异常时人体临床药效学

糖尿病患者,当血中的胰岛素水平上升时,靶细胞上与胰岛素特异性结合的部位明显减少;当限制食物摄取,使血中胰岛素水平下降,则与胰岛素结合部位数量增加。

第三节　不同病理状态下的用药原则

不同病理状态下,患者的临床用药需要考虑药动学与药效学改变的特点,合理选择药物,设计方案,以达到疗效最大、不良反应风险最小的目的。

一、肝功能异常状态下的用药原则

(一) 临床用药原则

1. 禁用或慎用损害肝脏的药物,避免肝功能的进一步损害。如对乙酰氨基酚过量时,引起肝坏死;口服避孕药,导致肝损害。

2. 慎用经肝脏代谢且不良反应多的药物,改用主要经肾脏消除的药物。

3. 禁用或慎用可诱发肝性脑病的药物。如中枢抑制药,可能会发生深度抑制;长期大量应用呋塞米、噻嗪类利尿剂可通过降低血钾诱发肝性脑病。

4. 禁用或慎用经肝脏代谢活化后方起效的前体药物。泼尼松和可的松必须在肝脏代谢为泼尼松龙和氢化可的松才能起效;环磷酰胺必须在肝脏代谢为磷酰胺氮芥才有抗肿瘤作用。

5. 评价应用药物的效益和风险,如用药的风险大于效益,则不要使用该药。

6. 必须使用有效血药浓度范围窄、毒性大的药物或对肝脏有毒性的药物时,应进行血药浓度监测及严密的肝功能监测。评估该药物的利弊,若弊大于利,则不应使用该药。

(二) 剂量调整方案

1. 不需要调整或稍加调整

(1) 轻度肝脏疾病。

(2) 主要由肾脏消除的药物并且肾功能正常。

(3) 药物主要在肝外代谢。

(4) 由肝药酶代谢,但短期使用。

(5) 短期静脉给药,且药物代谢不受血流和酶的影响。

(6) 尚未药物敏感性的改变。

2. 剂量需下调约 25%

(1) 约有 40% 的药物通过肝脏消除,但肾功能正常。

(2) 脉给药,药物代谢受血流影响,但药物的蛋白结合率并没有改变。

(3) 药物代谢受血流和酶的影响,但短期口服给药。

(4) 由肝药酶代谢的药物,药物的安全范围较大。

(5) 患者伴有黄疸、腹水、低蛋白血症等。

3. 剂量下调超过 25%

(1) 药物代谢明显受肝病影响和长期用药。

(2) 安全范围小,血浆蛋白结合率明显改变。

(3) 受血流的影响并口服给药。

(4) 药物从肾脏排出,但伴有严重肾功能不全者。

(5) 由于肝脏疾病,药物的敏感性发生改变者。

总之,对肝病患者用药,必须仔细衡量利弊,并结合用药经验和血药浓度监测来调整用药。

二、肾功能异常状态下的用药原则

(一) 临床用药原则

1. 禁用或慎用对肾脏有损害的药物,避免肾功能的进一步损害。如一些有直接肾损害的药物,包括各种重金属盐、造影剂、头孢噻啶、顺铂、水杨酸盐、氨基苷类抗菌药物、两性霉素 B、多黏菌素、多西环素、对乙酰氨基酸等;易引起肾免疫损害的药物如肼屈嗪、普鲁卡因、异烟肼、吲哚美辛、青霉素、头孢噻吩和苯唑西林等。

2. 避免选用毒性较大或长期使用有可能产生毒性的药物,仅在有明确用药指征时选择使用那些在较低浓度即可生效或毒性较低的药物。

3. 选用经肾脏外途径代谢和排泄的药物,若选用经肾脏消除的药物时,应根据肾功能损害的程度,尽量选用治疗效果容易判断或毒副作用易辨认的药物,并尽量缩短疗程。

4. 必须使用治疗窗窄、毒性大、代谢产物易蓄积、具有肾毒性的药物时应进行血药浓度监测,根据监测结果调整给药剂量。

(二) 剂量调整

肾功能不全时,主要经肾排泄的药物消除能力降低,半衰期延长,如仍按常规给药,易造成蓄积而产生毒性反应。故而给药方案需要调整,调整的原则是改变给药间隔时间或维持量,对负荷量一般不作调整。

三、循环功能异常状态下的用药原则

1. 出现周围循环衰竭时(心衰、休克等),口服、皮下或肌注给药吸收差,紧急用药时必须静脉注射,但是静注速度需要控制。

2. 严重性心力衰竭时,由于血液循环障碍,各组织器官的血流量减少,一般药物的 V_d 值下降。如利多卡因、普鲁卡因胺和奎尼丁等药物的 V_d 值明显减小,较小的分布容积使心、肝、肾和脑等主要器官的血药浓度明显升高。

3. 心力衰竭患者在使用具有负性肌力作用的药物时必须非常谨慎,即使较低的剂量也会损害心功能。心衰治疗中使用噻嗪类及高效利尿剂易引起低钾血症,要注意补钾,防止低血钾加重地高辛对心脏的毒性作用。

【试题】

(一) 单项选择题

1. 肾疾病时,药物排泄能力受损的程度可借助以下哪一项检查进行评估(　　)
　　A. 肌酐清除率　　　　　　B. 血清尿素氮　　　　　　C. 血清肌酐
　　D. 尿蛋白　　　　　　　　E. 血清非蛋白氮

2. 肝性脑病患者镇静时宜选用(　　)
　　A. 氯丙嗪　　　　　　　　B. 奥沙西泮　　　　　　　C. 地西泮
　　D. 异丙嗪　　　　　　　　E. 吗啡

3. 需进行常规药物浓度监测的药物是(　　)
　　A. 地高辛　　　　　　　　B. 阿托品　　　　　　　　C. 青霉素
　　D. 硝酸异山梨酯　　　　　E. 依那普利

4. 肾功能不全时体内酸性代谢产物增加,弱酸性药物将(　　)
　　A. 不受影响　　　　　　　B. 解离增多　　　　　　　C. 重吸收减少
　　D. 排泄增多　　　　　　　E. 半衰期延长

5. 肾脏疾病时,哪种药物的代谢速率不变(　　)
　　A. 普鲁卡因胺　　　　　　B. 普鲁卡因　　　　　　　C. 胰岛素
　　D. 对氨基水杨酸　　　　　E. 对乙酰氨基酚

6. 肝功能异常时,胆汁分泌下降,除哪一项外吸收均减少(　　)
　　A. 地高辛　　　　　　　　B. 地西泮　　　　　　　　C. 维生素 D
　　D. 无机盐(铁、钙)　　　　E. 维生素 C

7. 肝功能异常时,除哪项外均是剂量不需调整或稍加调整的是(　　)
　　A. 药物主要在肝外代谢　　　　　　B. 轻度肝脏疾病
　　C. 患者伴有黄疸、腹水、低蛋白血症　　D. 由肝药酶代谢,但短期使用
　　E. 尚未药物敏感性的改变

8. 肾功能异常时,除哪项外均是禁用或慎用的药物(　　)
　　A. 造影剂　　　　　　　　B. 头孢噻啶　　　　　　　C. 多黏菌素
　　D. 卡托普利　　　　　　　E. 阿米卡星

9. 严重心功能不全或者外周循环衰竭(休克、肾衰等)时,给药方式(　　)
　　A. 皮下注射　　　　　　　B. 口服给药　　　　　　　C. 肌内注射
　　D. 静脉给药　　　　　　　E. 舌下含服

10. 肝肾功能障碍对药动学的影响,以下说法**错误**的是(　　)
　　A. 肝功能障碍时,肝中各种药物代谢酶的活性下降程度相似
　　B. 严重肝病变会累及肾,影响药物经肾的排泄
　　C. 严重肾病可使胰岛素的代谢减慢
　　D. 肾功能障碍时,地高辛的表观分布容积降低

　　E. 肾功能障碍时,弱酸性药物与血浆白蛋白的结合率降低

(二) 多项选择题

1. 肾功能障碍患者(　　　)

　　A. 大多数碱性药物与血浆蛋白的结合正常或仅轻度下降

　　B. 相同剂量下,药物的血药浓度不会低于正常人

　　C. 肾小球和肾小管的功能平行减退

　　D. 指导剂量调整的主要依据是肌酐清除率

　　E. 滤过、分泌、重吸收这三个过程任一环节发生变化都将影响肾清除

2. 下列有关甲状腺功能异常的叙述,正确的是(　　　)

　　A. 甲亢时,有利于在小肠被动吸收药物的吸收

　　B. 甲亢时,普萘洛尔的表观分布容积增加

　　C. 甲亢时,肝肾血流速度有不同程度的增加

　　D. 甲减时,很多药物的代谢速度减慢、半衰期延长

　　E. 甲亢时,地高辛的尿中排泄率减少而血浆中药物浓度升高

3. 肾功能异常时的用药原则正确的是(　　　)

　　A. 选用经肾脏外途径代谢和排泄的药物

　　B. 肾衰竭时可以使用呋塞米

　　C. 禁用或慎用造影剂、顺铂、氨基糖苷类抗菌药物

　　D. 定期监测血药浓度

　　E. 给药方案调整时改变负荷量

4. 下列哪些疾病时应用强心苷治疗疗效较好(　　　)

　　A. 先天性心脏病　　　　　　　　　　B. 高血压

　　C. 甲亢　　　　　　　　　　　　　　D. 严重贫血

　　E. 风湿活动期

5. 循环系统异常时,下列叙述正确的是(　　　)

　　A. 组织灌注减少

　　B. 紧急用药时必须静脉注射

　　C. 一般药物的 V_d 值明显减小,血药浓度明显增加

　　D. 经肾排泄药物容易在体内蓄积

　　E. 心衰时慎用负性肌力药

(三) 名词解释

肝清除率(hepatic clearances of drugs, CL_H)

(四) 填空题

1. 根据 E 值的高低,经肝清除的药物可以分为低摄取比和高摄取比两类。一般认为,＿＿＿＿为低摄取比药物、＿＿＿＿为高摄取比药物。

2. 弱碱性药物主要与＿＿＿＿结合。肾功能障碍时弱碱性药物与其结合率＿＿＿＿。

(五) 简答题

1. 简述肾功能障碍时大多数弱酸性药物与血浆蛋白结合率降低的原因。

2. 简述肝功能异常时临床药动学的特点。

3. 简述肝功能异常状态下的用药原则。

（六）论述题

试述肝功能异常状态下,剂量调整方案有哪些。

【答案】

（一）单项选择题

1. A　　2. B　　3. A　　4. E　　5. E　　6. E　　7. C　　8. D　　9. D　　10. A

（二）多项选择题

1. ADE　　2. ABCD　　3. ABCD　　4. AB　　5. ABCDE

（三）名词解释

肝清除率(hepatic clearances of drugs,CL_H):为单位时间内灌注肝脏且被清除了的药物的血液容积,或单位时间内肝清除药物的总量与当时血浆药物浓度的比值。

（四）填空题

1. $E < 0.3$　　$E > 0.5$

2. α_1-酸性糖蛋白　　正常或轻度下降

（五）简答题

1. 简述肾功能障碍时大多数弱酸性药物与血浆蛋白结合率降低的原因

原因有以下几种:①肾功能障碍时导致蛋白合成功能下降,产生低白蛋白血症,使蛋白数量减少,药物的蛋白结合位点数下降;②诱发尿毒症的内源性物质(如脂肪酸、芳香氨基酸、肽类等)以及某些药物代谢产物蓄积,从而竞争药物与白蛋白的结合部位;③尿毒症时药物的白蛋白结合部位发生结构或构型改变,与药物的亲和力降低。

2. 简述肝功能异常时临床药动学的特点。

(1)对药物吸收的影响:肝功能异常时胆汁分泌下降,造成脂肪乳化受阻,脂溶性维生素(A、D、E、K)和脂溶性较高的药物地高辛、地西泮及无机盐(铁、钙等)吸收减少,而对水溶性好的药物无明显影响。低蛋白血症导致药物与血浆蛋白结合率降低,血中游离药物浓度升高,药物在肠道内透过肠黏膜入血的浓度梯度下降,吸收减少。肝功能严重不全时,由于门脉高压患者常常出现小肠黏膜水肿或结肠异常,可减慢药物经肠道的吸收速率;当门-体侧支循环开放时,自肠道吸收的药物绕过肝脏直接进入体循环,导致药物在肝脏的首关效应消失,药物的生物利用度增加,血药浓度上升,药效增强,易发生不良反应。

(2)对药物分布的影响:急性肝炎或肝硬化时,血浆蛋白合成减少或内源性抑制物蓄积,如血浆游离脂肪酸、胆红素、尿素等,与弱酸性药物竞争血浆白蛋白的结合率下降,游离型药物浓度升高,药物的表观分布容积(apparent volume of distribution,V_d)增大,如甲苯磺丁脲的游离型增加115%,苯妥英钠增加40%,奎尼丁增加300%,保泰松增加400%。

(3)对药物代谢的影响:药物在体内发生化学结构改变,即药物代谢,这一过程通常是在体内一系列酶系的作用下完成的。药物代谢可分为Ⅰ相和Ⅱ相反应,Ⅰ相反应主要包括氧化、还原、水解,Ⅱ相反应则以葡萄糖醛酸化、硫酸化、谷胱甘肽结合、乙酰化和甲基化等。参与Ⅰ相的酶系主要是CYP酶,通过在底物上引进一个极性功能团如-NH₂、-OH、-SH、-COOH等,增加水溶性,有利于排泄或进行Ⅱ相结合反应。CYP酶在肝脏中含量最高,急性肝病时CYP几乎不发生变化或发生轻度变化,而慢性肝病时CYP发生明显改变。据报道,肝硬化时CYP的总量及CYP1A2、CYP3A、CYP2C19含量明显降低,在胆汁淤积型肝硬化患者中CYP2C19的含量也明显降低。肝硬化时,除了 CYP 的含量减少外,其活性也明显下降,据报道 CYP2D6、CYP2E1、CYP3A4 的活性均明显降低。

(4) 对药物排泄的影响:肝脏疾病尤其是肝硬化时,药物进入肝细胞减少,或因肝细胞贮存及代谢药物能力降低,也可能因药物经肝细胞主动转运到胆汁的过程发生障碍,致使原从胆汁中排泄的药物部分或者全部受阻。例如地高辛,健康者 7 天内从胆汁排出量为给药量的 30%,而在肝病患者中仅为 8%;胆汁淤积的患者,螺内酯的胆汁排出量也比正常人低;肝功减退时从胆汁中排出减少的药物还有四环素、利福平及甾体激素等。

3. 简述肝功能异常状态下的用药原则。

(1) 禁用或慎用损害肝脏的药物,避免肝功能的进一步损害。如对乙酰氨基酚过量时,引起肝坏死;口服避孕药,导致肝损害。

(2) 慎用经肝脏代谢且不良反应多的药物,改用主要经肾脏消除的药物。

(3) 禁用或慎用可诱发肝性脑病的药物。如中枢抑制药,可能会发生深度重视抑制;长期大量应用呋塞米、噻嗪类利尿剂可通过降低血钾诱发肝性脑病。

(4) 禁用或慎用经肝脏代谢活化后方起效的前体药物。泼尼松和可的松必须在肝脏代谢为泼尼松龙和氢化可的松才能起效;环磷酰胺必须在肝脏代谢为磷酰胺氮芥才有抗肿瘤作用。

(5) 评价应用药物的效益和风险,如用药的风险大于效益,则不要使用该药。

(6) 必须使用有效血药浓度范围窄、毒性大的药物或对肝脏有毒性的药物时,应进行血药浓度监测及严密的肝功能监测。评估该药物的利弊,若弊大于利,则不应使用该药。

(六) 论述题

试述肝功能异常状态下,剂量调整方案有哪些。

1. 不需要调整或稍加调整

(1) 轻度肝脏疾病。

(2) 主要由肾脏消除的药物并且肾功能正常。

(3) 药物主要在肝外代谢。

(4) 由肝药酶代谢,但短期使用。

(5) 短期静脉给药,且药物代谢不受血流和酶的影响。

(6) 尚未药物敏感性的改变。

2. 剂量需下调约 25%

(1) 约有 40% 的药物通过肝脏消除,但肾功能正常。

(2) 静脉给药,药物代谢受血流影响,但药物的蛋白结合率并没有改变。

(3) 药物代谢受血流和酶的影响,但短期口服给药。

(4) 由肝药酶代谢的药物,药物的安全范围较大。

(5) 患者伴有黄疸、腹水、低蛋白血症等。

3. 剂量下调超过 25%

(1) 药物代谢明显受肝病影响和长期用药。

(2) 安全范围小,血浆蛋白结合率明显改变。

(3) 受血流的影响并口服给药。

(4) 药物从肾脏排出,但伴有严重肾功能不全者。

(5) 由于肝脏疾病,药物的敏感性发生改变者。

总之,对肝病患者用药,必须仔细衡量利弊,并结合用药经验和血药浓度监测来调整用药。

【延伸阅读】

肝脏疾病严重程度的评估,一般采用 Child-Pugh 分级法对肝病严重度进行评估(表 12-1)。

表 12-1 肝病严重度的 Child-Pugh 分级

评估参数	评分		
	1 分	2 分	3 分
脑病分级	0	1 ~ 2	3 ~ 4
腹水	无	轻度	中度
胆红素(mg/dl)	1 ~ 2	2 ~ 3	> 3
白蛋白(g/dl)	> 3.5	2.5 ~ 3.5	< 2.8
凝血酶原时间(秒)	1 ~ 4	4 ~ 10	> 10
临床严重度	轻	中	重
总分	5 ~ 6	7 ~ 9	> 9
脑病级别			
0 级	神志完全清醒,定向理解力正常,脑电波检查正常		
1 级	不安、睡眠差、激惹、震颤、书写困难、脑电图有 5cps 波		
2 级	嗜睡、时间定向障碍、不能保持固定姿势、共济失调、脑电波出现缓慢的三相波		
3 级	嗜睡、昏迷、地点定向障碍、过度反应、刻板、脑电图出现慢波		
4 级	深度昏迷、无意识和行为、脑电图出现缓慢的 2 ~ 3cpsΔ 波		

(唐 漫)

第十三章

遗传药理学与个体化用药

【学习目标】

1. 掌握遗传药理学概念以及引起药物反应差异的主要因素。

2. 熟悉药物代谢酶、药物转运体和药物受体的基因多态性引起相应蛋白的功能改变,继而导致心脑血管、代谢性疾病、恶性肿瘤、感染等疾病的治疗药物反应个体和群体差异。

3. 了解遗传药理学的意义。

【内容要点】

一、遗传药理学历史

1. 描述性阶段　首个关于遗传药理类性状的案例是毕达哥拉斯描述的蚕豆病,后来证实是因葡萄糖-6-磷酸脱氢酶(G6PD)缺陷所致,G6PD 的遗传变异高达 140 余种,大多数为罕见变异且临床影响程度各异,这些变异造成的酶活性缺陷对某些上市药物(如排尿酸药拉布立酶等)存在重要影响,抗疟疾的联合制剂氯丙胍 - 氨苯砜(Lapdap)由于非洲患者 G6PD 缺陷导致严重溶血而被撤市。

2. 表型评价阶段　通常借助探针药的代谢率判断某种药物代谢酶活性缺陷或降低,如Ⅱ相酶 N- 乙酰化代谢快慢的评价方法,又如异奎胍羟基化代谢常用于评价 CYP2D6 酶活性。表型评价目前仍是药物代谢酶活性的重要研究工具,该技术的优点是有助于判断和排除某些未知基因多态性对酶活性的干扰或环境因素(如合并用药)造成的酶活性改变;缺点是检测技术较复杂、费用相对较高、通量较低以及探针特异性等问题。

3. 检测致病或致效应基因核苷酸替换和单碱基变异研究阶段　得益于分子生物学技术的进展,主要基于 PCR 技术的分子检测手段。较为典型的例子有针对异奎胍羟化酶或 CYP2D6 基因多态性的研究,CYP2D6 基因部分变异,或导致 CYP2D6 活性降低甚至缺失,或形成酶活性大大增高为特征的超快代谢表型(UM)。临床 25% 的药物经 CYP2D6 代谢,其多态性引起不良反应高风险(如美托洛尔引起的心动过缓)或治疗失败(可待因不能代谢为活性代谢产物导致镇痛效果不佳,他莫昔芬不能代谢为活性代谢产物导致肿瘤复发)。

4. 组学研究阶段　随着 2003 年人类基因组计划的完成和药物基因组学的兴起使研究者拥有新一代基因分型和测序技术对人类全基因组进行检测,海量遗传信息的解析和大数据的应用使药物基因组学研究进一步加速和深入。

二、遗传药理学和药物基因组学研究概述

1. 传统遗传药理学研究范围　①药代动力学基因变异对药物吸收、分布、代谢和清除的影响;②药效动力学基因变异对药物靶点敏感性或药物作用生物学通路的影响。

2. 当前药物基因组学研究热点　主要针对遗传自父母亲的基因组 DNA 变异,肿瘤研究同时研究基因组 DNA 变异和体细胞 DNA 变异对治疗效应的影响,感染性疾病中基因组 DNA 变异和病原微生物 DNA 变异可影响抗生素的敏感性。

3. 胚系基因变异与药物反应　典型的研究案例:①血液系统的 G6PD 与伯胺喹致溶血,TPMT*2 与巯基嘌呤致中性粒细胞减少症,UGT1A1*28 与伊立替康致中性粒细胞减少症,CYP2C19*2 与氯吡格雷相关支架血栓,CYP2C9*2,*3,VKORC1 与华法林剂量预测;②中枢和外周神经,CYP2D6*N 与可待因关联的镇静和呼吸系统抑制,丁酰胆碱酯酶与呼吸暂停延长,NAT2 与异烟肼致外周神经毒性;③药物过敏反应和肝毒性,HLA 与卡马西平、别嘌醇等的过敏反应以及与氟氯西林、阿莫西林等的肝脏毒性;④感染性疾病,CCR5 马拉维诺疗效,IL28B 与 Alpha - 干扰素疗效;⑤肌肉,兰尼碱受体恶性高热,SLCO1B1 多态性引起横纹肌溶解。

4. 肿瘤体细胞突变与药物反应　瘤组织体细胞突变是遗传药理学和药物基因组学最重要的特殊领域,体细胞突变类型决定了对何种抗肿瘤治疗敏感,较为典型的有 AKT、BCR、BRAF、EGFR、VEGF、KRAS 等位点突变与药物疗效的应用实例。

三、心脑血管病与遗传药理学

1. 抗血小板药物　氯吡格雷和阿司匹林通过不同机制抗血小板聚集,机体对这两类药的抵抗与遗传因素有关。11 个基因上的 50 多个位点与阿司匹林应答相关。氯吡格雷是一种新型噻吩吡啶类的抗血小板药物,作为药物前体,本身无活性,主要被细胞色素 P_{450} 氧化为有效的活性代谢物,与血小板膜表面 $P2Y_{12}$ 受体结合,抑制血小板聚集,CYP2C19 基因与氯吡格雷的代谢和药理学作用相关。

2. 抗凝药　华法林是经典的口服抗凝药,在需要长期抗凝治疗的患者中占有非常重要的地位。华法林的用量差异与其靶蛋白维生素 K 环氧化物还原酶复合物 1 基因(VKORC1)、CYP4F2、CYP2C、GGCX、EPHX1、CALU 和 CYP2C9 基因的变异有关。基于多元线性回归模型的华法林个体化剂量预测"湘雅模型"(n=1 617)是国内关于华法林精准用药的最成功的研究模型。

3. 降脂类药物　他汀类药物是羟甲基戊二酸单酰辅酶 A 还原酶(HMG-CoA)抑制剂。CYP家族中的 CYP3A4、CYP2D6、CYP2C8 和 CYP2C9 等均参与他汀类药物的代谢。此外,有机阴离子转运蛋白 1B1(SLCO1B1)、APOB、PCSK9 和 HMGCR 的多态性也影响他汀药物疗效。

4. 抗高血压药物基因组学　高血压药物基因组学相关的候选基因 ADD1,GNB3,WNK,NEDD4L,NPPA,CYP2D6,CYP2C9,CYP3A5,ADRB1,ACE,AGT,AGTR1,CYP11B2,CACNA1D 和 CACNA1C 等能够影响降压药物的疗效。美托洛尔对携带不同单倍型的高血压患者的疗效存在基因剂量效应。

5. 硝酸酯类　硝酸酯类药物通过舒张血管平滑肌和缓解动脉血管痉挛,能有效防止心绞痛发作。线粒体乙醛脱氢酶 2(aldehyde dehydrogenase,ALDH2)基因多态 Glu504Lys 影响硝酸甘油的

生物活性。

6. H 型高血压药物基因组学　H 型高血压是伴有血浆同型半胱氨酸(Homocysteine,Hcy)升高的高血压。亚甲基四氢叶酸还原酶和甲硫氨酸合成酶还原酶编码基因(MTHFR、MTRR)的遗传变异显著影响上述叶酸代谢酶的活性,导致低叶酸血症和高同型半胱氨酸血症,从而导致 H 型高血压患者的严重心脑血管疾病发生风险升高。

四、代谢性疾病与遗传药理学

1. 磺脲类　β 细胞膜上的 KATP 是参与胰岛素分泌和正常糖调节的重要结构,KATP 的两种亚单位中,Kir6.2 亚单位是由 *KCNJ11* 基因编码。当 *KCNJ11* 基因发生突变时,KATP 通道对 ATP 的敏感性下降,不能正常关闭,造成胰岛素分泌的减少。磺脲类药物能与 SUR1 结合,以不依赖 ATP 的方式关闭 KATP 通道,促进胰岛素分泌,从而有效地降低 *KCNJ11* 基因突变糖尿病患者的血糖。

2. 罗格列酮　影响胚胎发育及组织器官生成的 PAX 蛋白家族成员 *PAX4* 基因 rs6467136 位点能够影响口服降糖药罗格列酮的疗效,经罗格列酮治疗,携带 *rs6467136 GA+AA* 基因型患者的降糖效果优于 GG 纯合子个体。

3. 瑞格列奈　*KCNQ1* 基因是首次以东亚人群为对象确定的 2 型糖尿病易感位点,*KCNQ1* 基因多态性与瑞格列奈的疗效相关,rs2237892 位点 TT 纯合子疗效最好。

4. 二甲双胍　二甲双胍的疗效与转运体 *OCT* 及 *META* 基因的多态性相关;OCT1 突变携带者的二甲双胍血药浓度、血清药物峰值均较野生型个体较高,OCT1 多态性纯合突变的健康人口服二甲双胍后的药代动力学减弱,对药物的反应也较差;*OCT2* 基因上的错义突变(A270S,rs316019)能够影响正常人的二甲双胍肾脏清除率;*SLC47A1*(*MATE1*)基因启动子区域的常见变异 –266T > C(rs2252281),可能导致肝细胞中 MATE1 表达降低和二甲双胍水平升高;位于 *SLC47A2*(*MATE2*)基因启动子区域的多态性位点 rs12943590 也被证明与二甲双胍降糖疗效相关。

五、恶性肿瘤与遗传药理学

1. EGFR 小分子抑制剂　①EGFR 与恶性肿瘤的发生、发展密切相关,其信号转导途径在调节肿瘤细胞生长、存活、损伤修复、新生血管生成以及肿瘤细胞侵袭/转移中均发挥重要的作用;②EGFR 或其家族成员的基因突变、扩增或失调导致其激酶活性组成型激活,从而产生不受控制的细胞分裂;③小分子受体特异性酪氨酸激酶活性抑制剂(tyrosine kinase inhibitor,TKI)主要作用于 EGFR 的胞内区,特异性抑制其酪氨酸激酶活性使其无法活化,从而阻断下游信号通路激活,达到抑制肿瘤细胞增殖、存活及迁移的目的;④T790M 突变是引起 EGFR-TKI 治疗耐药的最常见诱因,该突变能通过引起 EGFR 空间构像改变,增加 EGFR 对 ATP 的亲和力并削弱 EGFR-TKI 药物对 EGFR 酶活性区的结合能力,使患者对 EGFR-TKI 治疗产生抵抗。

2. EGFR 单克隆抗体　①单克隆抗体在与 EGFR 结合时具有更高的亲和力,能同天然配体竞争性结合 EGFR,从而抑制配体激活的 EGFR 的酪氨酸激酶活性,同时促进 EGFR 的内吞和降解,最终起到抗肿瘤的效应。常见的抗 EGFR 的单克隆抗体靶向药物有:西妥昔单抗(Cetuximab,Erbitux)和帕尼单抗(Panitumumab)。②Ras 的突变可导致肿瘤细胞对其他分子靶向药物的治疗发生抵抗,有 K-Ras 突变的结肠癌患者不能从西妥昔单抗和帕尼单抗等 EGFR 靶向的治疗中获益,只有野生型 K-Ras 的患者才可能从 EGFR 靶向药物中受益。③B-Raf 抑制剂——维罗菲尼(Zelboraf)适用于具有 V600E BRAF 突变的黑素瘤患者,可通过阻断 B-Raf / MEK / ERK 通路,引起黑色素瘤细胞发生细胞凋亡。

3. HER2 单克隆抗体　①人类表皮生长因子受体 2（human epidermal growth factor receptor-2，HER2，ERBB2）是人表皮生长因子受体（HER / EGFR / ERBB）家族成员，与 EGFR 有着相似的结构，具有酪氨酸激酶活性；②HER2 是单克隆抗体曲妥珠单抗（trastuzumab，herceptin）的靶标。曲妥珠单抗仅在 HER2 过度表达的癌症中有效。用曲妥珠单抗治疗可在不改变 HER-2 表达的情况下使细胞周期 G1 期停滞从而减少细胞增殖；此外，曲妥珠单抗还可通过诱导抗血管生成因子和抑制促血管生成因子抑制血管生成。

4. VEGF 单克隆抗体　①血管内皮生长因子（vascular endothelial growth factor，VEGF）又称血管通透因子（vascular permeability factor，VPF），是血管生成过程中最重要的诱导因子，通过特异性作用于内皮细胞，进而增强血管渗透性、诱导血管发生和生长、促进内皮细胞的生长、促进细胞的迁移和凋亡；②目前临床上抗 VEGF 的治疗方式包括抗 VEGF 单克隆抗体、可溶性 VEGF 受体以及抑制 VEGF 相关信号通路等。贝伐单抗（bevacizumab，Avastin）是美国第一个获得批准上市的抑制肿瘤血管生成的药，其可抑制 VEGF 与内皮细胞表面的受体（Flt-1 和 KDR）结合，主要用于一线治疗晚期结直肠癌，贝伐单抗联合卡铂和紫杉醇也可用于晚期非鳞状上皮细胞、非小细胞肺癌的初始治疗。

5. *Bcr-Abl* 融合基因　①Bcr-Abl 是通过基因融合激活的激酶代表与造血恶性肿瘤和实体瘤相关的一类重要癌基因。它们通过易位或其他染色体重排产生，其蛋白质产物通常代表了癌症药物发展的理想靶标；②EML4-ALK 融合基因阳性、非小细胞肺癌（NSCLC）患者对治疗表现出明显的反应，适用于克唑替尼治疗。

6. 微卫星不稳定性与肿瘤耐药　微卫星是指 DNA 基因组中小于 10 个核苷酸的简单重复序列，一般为 2 ~ 6 个碱基重复。微卫星不稳定性（microsatellite instablility，MSI）是指由于基因复制错误引起基因组中重复序列次数的增加或丢失，导致微卫星片段长度发生了缩短或延长。目前认为，由于细胞错配修复系统功能受损，不能及时发现微卫星序列在复制过程中的错误，导致微卫星序列重复掺入或缺失，引起微卫星序列长度发生改变，从而表现出 MSI。DNA 错配修复系统存在缺陷（突变、沉默及甲基化）时会引起错配修复蛋白（hMSH2、hMSH3、MSH6、hMLH1、hPMS1、hPMS2）表达减少或不表达，同时引起 DNA 修复能力下降，从而导致肿瘤发生并表现出 MSI。

7. 化疗耐药或毒性　①巯基嘌呤，硫嘌呤甲基转移酶（TPMT）催化硫代嘌呤药物如 6- 巯基嘌呤（6-MP），硫鸟嘌呤和硫唑嘌呤（AZA）的 S- 甲基化。*TPMT* 基因表现出显著的遗传多态性，当用 6- 巯基嘌呤标准剂量进行治疗时，体内 TPMT 活性先天比较低的患者，6- 巯基嘌呤对其的毒性作用如骨髓抑制的风险大大增加。NUDT15 是亚洲人群特有的药物反应 SNP，因此亚洲人群巯基嘌呤的个体化治疗应综合考虑 *TPMT* 和 *NUDT15* 两个基因变异的影响。②他莫昔芬（tamoxifen，TAM），CYP2D6 是他莫昔芬体内代谢的关键酶，CYP2D6 有 100 多种变异等位基因，是导致 CYP2D6 的酶活性出现个体差异，进而产生对药物敏感性显著差异的重要因素。对不同基因型导致的酶活性差异进行分型，由弱到强依次为：弱代谢型（相关的等位基因为：*3/*4/*5/*6），中间代谢型，正常代谢型和极快代谢型。弱代谢型等位基因酶活性完全丧失，而极快代谢型等位基因酶活性最高。

六、感染性疾病与遗传药理学

1. *HLA* 基因多态性与阿莫西林 - 克拉维酸和氟氯西林毒副作用　胆汁淤积型肝炎是氟氯西林所致肝损伤的主要形式，SNP rs2395029 与氟氯西林所致肝损伤显著相关，该位点与 HLA-B*57:01

呈完全连锁,HLA-B*57:01 可以预测氟氯西林所致肝损伤的发生,有此突变的患者毒副作用发生率显著高于其他患者。阿莫西林-克拉维酸所致肝损伤与氟氯西林类似,主要类型也是胆汁淤积型肝炎,但毒副作用易感位点为 HLA-DRB1 *15:01。

2. *mtDNA 12S rRNA* 基因多态性与氨基糖苷类抗生素毒副作用　DNA 12S rRNA 区域变异和氨基糖苷类抗生素的耳毒性显著相关,可以用于预测它的发生。A1555G、A827G、T1005C、A1116G 等突变与氨基糖苷类抗生素耳毒性发生密切相关,有以上突变的患者应该不能用药,而无突变患者可以常规使用。

3. *NAT2* 基因多态性与异烟肼毒副作用　NAT 是参与乙酰化反应的 II 相代谢酶,有 NAT1 和 NAT2 两种亚型,二者结构相似但由独立基因编码,与异烟肼所致肝毒性相关的遗传因素主要来源于 NAT2 基因的变异。*NAT2* 基因型可以对应为三种表型:快代谢者(两个快代谢等位基因)、中等代谢者(一个快和一个慢代谢等位基因)和慢代谢者(两个慢代谢等位基因)。NAT2 慢代谢者对异烟肼的清除率下降,增加了患者暴露于药物的时间,从而增加了肝毒性的发生。

4. *HLA-B*57:01 基因多态性与阿巴卡韦毒副作用　阿巴卡韦属于 NRTIs,它通过竞争性抑制病毒反转录酶,抑制 HIV 病毒 RNA 反转录为 DNA 发挥治疗作用。HLA-B*57:01 突变与阿巴卡韦所致超敏反应密切相关,美国 FDA 对阿巴卡韦进行了遗传药理学标记,建议所有患者在用药前均需进行 *HLA-B*57:01 的基因型检测(包括以前使用未发生超敏反应又重新使用的患者),对于突变患者应该换用其他药物而禁止使用阿巴卡韦。

5. *CYP2B6* 基因多态性与依非韦伦疗效　依非韦伦作为 NNRTI 的首选药物,在体内主要通过 CYP2B6、CYP2A6 代谢,CYP2B6 的活性可以影响依非韦伦的药代动力学,从而与其疗效和毒副作用相关。*CYP2B6* 基因型可以对应为三种表型:快代谢者(两个快代谢等位基因)、中等代谢者(一个快和一个慢代谢等位基因)和慢代谢者(两个慢代谢等位基因)。*CYP2B6* 基因上的,G516T *6,*18(T983C),*16 等位基因与其药代动力学相关,可以用来指导其个体化治疗。

6. *CYP2B6* 和 *HLA* 基因多态性与奈韦拉平疗效和毒副作用　奈韦拉平属于 NNRTIs,进入体内后主要通过 CYP3A4 和 CYP2B6 代谢,因此 CYP3A4 和 CYP2B6 酶活性对于奈韦拉平的药代动力学有显著影响。CYP2B6 G516T 可以影响奈韦拉平的药代动力学过程,并且该位点的突变频率存在一定的种族差异。*HLA* 基因多态性与奈韦拉平毒副作用存在显著相关性,HLA-DRB1*01:01 可以显著增加奈韦拉平超敏反应和肝毒性的风险,HLA I 类分子突变可与其皮肤不良反应相关,CYP2B6 多态与 *HLA* 分子突变有协同作用,同时存在 HLA-Cw*04 和 CYP2B6 G516T 的患者皮肤不良反应的发生率显著上升。

7. *IL28B* 基因多态性与干扰素/利巴韦林疗效　IL28B 又称之为 IFNL3,编码 III 型干扰素 IFN-λ3,该型干扰素正常情况下在体内各组织表达水平很低,但它可以被病毒感染所激活,刺激免疫系统发挥抗病毒活性,它可以抑制 HCV 复制。*IL28B* 基因多态是目前已知预测 1 型丙肝初治疗效的最强因子,它们与 PEG-IFNα/利巴韦林疗效密切相关。

【试题】

(一) 单项选择题

1. 下面哪些基因属于药物氧化代谢酶基因(　　)

A. *CYP3A4*　　　　　B. *HNMT*　　　　　C. *ABCB1*

D. *SLC01B1*　　　　E. *ALDH*

2. 仅肝脏中 CYP 总量的 1% ~ 2%,但已知经其催化代谢的药物却多达 80 余种的药物代谢氧化酶是(　　)

    A. CYP1A2　　　　　　　B. CYP2C9　　　　　　　C. CYP2C19

    D. CYP2D6　　　　　　　E. CYP3A4

3. 经典咪达唑仑口服试验,是衡量哪种 CYP_{450} 活性的"金标准"(　　)

    A. CYP1A2　　　　　　　B. CYP2C9　　　　　　　C. CYP2C19

    D. CYP2D6　　　　　　　E. CYP3A

4. B-RAF 突变的黑色素瘤患者有效的药物(　　)

    A. 西妥昔单抗　　　　　　B. 帕尼单抗　　　　　　　C. 维罗菲尼

    D. 曲妥珠单抗　　　　　　E. 贝伐单抗

5. 最早发现的由受体缺陷引起的遗传药理学现象中的一种疾病是(　　)

    A. 氨基糖苷类抗生素致聋　　　　　　B. 恶性高热

    C. 香豆素抗凝作用耐受性　　　　　　D. 胰岛素耐受性

    E. 加压素耐受性

6. 对 HNMT 的描述正确的是(　　)

    A. 代谢异烟肼、磺胺二甲嘧啶和普鲁卡因胺等

    B. 催化组胺及其他类似结构杂环化合物的 Nτ-甲基化代谢

    C. 将内、外源性物质摄入细胞内

    D. 参与内、外源性物质氧化代谢

    E. 以上均不正确

7. β_1 肾上腺素受体的内源性配体是(　　)

    A. 儿茶酚胺　　　　　　　B. 乙酰胆碱　　　　　　　C. 5-HT

    D. 多巴胺　　　　　　　　E. 肾上腺素

8. β- 受体阻滞药的 β 阻断作用的个体差异是由以下哪种因素引起的(　　)

    A. NAT　　　　　　　　　B. ADH　　　　　　　　　C. CYP_{450}

    D. ALDH　　　　　　　　E. G6PD

9. 主要位于血小板膜表面,是抗血小板药物氯吡格雷作用的靶点的受体是(　　)

    A. β_1-AR　　　　　　　B. AT1 受体　　　　　　　C. $P2Y_{12}$ 受体

    D. 5-HT 受体　　　　　　E. 组胺受体

10. 磺脲类药物靶蛋白的编码基因是(　　)

    A. KCNJ11　　　　　　　B. CDKAL1　　　　　　　C. KCNQ1

    D. PAX　　　　　　　　　E. OAT1

(二) 多项选择题

1. 20 世纪 50 年代,遗传药理学的重要发现有(　　)

    A. 伯氨喹敏感的红细胞内谷胱甘肽浓度降低是由于葡萄糖 -6- 磷酸脱氢酶的缺乏所致

    B. 肌松药琥珀胆碱的异常反应是血清胆碱酯酶的低亲和力变异所致

    C. 异烟肼代谢率遗传控制和慢、快乙酰化代谢者的区分

    D. 我国学者首先以普萘洛尔为模型药证实了药物反应种族差异

    E. 以上均是

2. 遗传药理学的发展经历了哪些阶段(　　)

A. 描述性阶段　　　　　　　　　　　B. 系谱研究表型活性研究阶段

C. 单碱基变异研究阶段　　　　　　　D. 组学研究阶段

E. 分子生物学研究阶段

3. CYP1A2 活性增强可能是下面哪些疾病的危险因素（　　　）

A. 结肠癌　　　　　　B. 膀胱癌　　　　　　C. 肺癌

D. 乳腺癌　　　　　　E. 食管癌

4. 经 CYP2C19 代谢的药物有（　　　）

A. S-美芬妥英　　　　B. 奥美拉唑　　　　　C. 普萘洛尔

D. 地西泮　　　　　　E. 丙米嗪

5. CYP3A 主要存在于（　　　）

A. 心　　　　　　　　B. 肝　　　　　　　　C. 小肠

D. 肾　　　　　　　　E. 脑

6. 以下对尿苷二磷酸葡萄糖醛酸基转移酶（UGT）描述正确的有（　　　）

A. UGT 广泛分布于人体的肝、肾、胃肠道以及各种腺体组织

B. 参与内源性激素、药物以及许多毒物的代谢

C. 根据核苷酸序列的相似性分为四个家族：UGT1，UGT2，UGT3 和 UGT8

D. 人类 UGT1A9 的突变可改变人体内胆红素代谢水平，导致遗传性高胆红素血症

E. UGT2B7 主要表达于肝脏，是最重要的葡萄糖醛酸基转移酶

7. 由 NAT2 代谢的药物有（　　　）

A. 磺胺二甲嘧啶　　　　　　　　　　B. 异烟肼

C. 对氨基水杨酸　　　　　　　　　　D. 普鲁卡因胺

E. 对氨基苯甲酸

8. 遗传药理学主要研究哪几类基因多态性对药物的反应（　　　）

A. 药代动力学基因变异　　　　　　　B. 药效动力学基因变异

C. 生物药剂学基因变异　　　　　　　D. 转运体基因变异

E. 以上均是

9. 以下药物可能引起 G6PD 缺陷者发生溶血的有（　　　）

A. 氯喹　　　　　　　　　　　　　　B. 柳氮磺吡啶

C. 呋喃西林　　　　　　　　　　　　D. 阿司匹林

E. 氯霉素

10. 遗传药理学在新药研发和开发中的应用意义（　　　）

A. 开发针对性强、对特定疾病和特定人群更安全、更有效的新药

B. 发现药物新作用靶点，开辟新药设计新途径

C. 改善药物开发和新药临床试验过程

D. 提高新药研制的成功率

E. 降低新药开发成本和医疗费用，减少参试人群数量

（三）名词解释

1. 药物基因组学（pharmacogenomics）

2. 单核苷酸多态性（SNPs）

3. 细胞色素 P_{450}（CYP_{450}）

4. 硫嘌呤甲基转移酶（thiopurine methyltransferase，thiopurine S-methyltransferase，TPMT）
5. NAT2（N-acetyltrangerase2）
6. 全基因组关联研究（Genome-Wide Association Studies，GWAS）

（四）简答题

1. 简述遗传药理学的研究目的及其意义。
2. 简述胚系基因变异与药物反应。
3. 简述 G6PD 缺陷引起的药物性溶血的机制及其预防。
4. 举例说明主要的药物代谢酶的多态性。

【答案】

（一）单项选择题

1. A　　2. D　　3. E　　4. C　　5. B　　6. B　　7. A　　8. C　　9. C　　10. A

（二）多项选择题

1. ABC　　2. ABCD　　3. ABC　　4. ABCDE　　5. BC　　6. ABCE

7. ABD　　8. AB　　9. ABCDE　　10. ABCDE

（三）名词解释

1. 药物基因组学（pharmacogenomics）：是 1997 年在人类基因组计划获得进展的基础上提出来的，它是在细胞、组织、个体和群体水平研究与疾病易感性和药物反应相关的基因的表达差异。

2. 单核苷酸多态性（SNPs）：主要指在基因组水平上由单个核苷酸的变异所引起的 DNA 序列多态性。它是人类可遗传的变异中最常见的一种。

3. 细胞色素 P_{450}（CYP_{450}）：为一类亚铁血红素 - 硫醇盐蛋白（heme-thiolate proteins）的超家族，是参与内源性物质和包括药物、环境化合物在内的外源性物质氧化代谢的主要酶系。

4. 硫嘌呤甲基转移酶（thiopurine methyltransferase，thiopurine S-methyltransferase，TPMT）：是催化硫代嘌呤药物如 6- 巯基嘌呤（6-MP），硫鸟嘌呤和硫唑嘌呤（AZA）的 S- 甲基化的重要酶。TPMT 基因表现出显著的遗传多态性，当用 6- 巯基嘌呤标准剂量进行治疗时，体内 TPMT 活性先天比较低 的患者，6- 巯基嘌呤对其的毒性作用如骨髓抑制的风险大大增加。

5. NAT2（N- 乙酰基转移酶 2）：是人体内重要的二相代谢酶，参与乙酰化反应，其基因多态性与异烟肼的肝毒性反应显著相关。

6. 全基因组关联研究（Genome-Wide Association Studies，GWAS）：是指在全基因组层面上，开展多中心、大样本、反复验证的基因与疾病的关联研究，是通过对大规模的群体 DNA 样本进行全基因组高密度遗传标记（如 SNP 或 CNV 等）分型，从而寻找与复杂疾病相关的遗传因素的研究方法，全面揭示疾病发生、发展与治疗相关的遗传基因。

（四）简答题

1. 简述遗传药理学的研究目的及其意义。

遗传药理学是研究和阐述由遗传变异引起的药物反应差异的科学。药物反应个体和群体差异在临床用药中极为普遍，成为临床药物治疗中影响治疗患者疗效和发生毒副作用的重要因素，其中遗传因素是重要的决定因素。随着基础研究的进展，对遗传缺损和异常临床表现及不良反应之间的联系有了更多的认识，为根据个体的遗传特征实行个体化药物治疗提供了理论依据。

2. 简述胚系基因变异与药物反应。

典型的研究案例：①血液系统的 G6PD 与伯胺喹致溶血，TPMT*2 与巯基嘌呤致中性粒细胞减少症，UGT1A1*28 与伊立替康致中性粒细胞减少症，CYP2C19*2 与氯吡格雷相关支架血栓，CYP2C9*2，*3，VKORC1 与华法林剂量预测；②中枢和外周神经，CYP2D6*N 与可待因关联的镇静和呼吸系统抑制，丁酰胆碱酯酶与呼吸暂停延长，NAT2 与异烟肼致外周神经毒性；③药物过敏反应和肝毒性，HLA 与卡马西平、别嘌醇等的过敏反应以及与氟氯西林、阿莫西林等的肝脏毒性；④感染性疾病，CCR5 马拉维诺疗效，IL28B 与 Alpha- 干扰素疗效；⑤肌肉，兰尼碱受体恶性高热，SLCO1B1 多态性引起横纹肌溶解。

3. 简述 G6PD 缺陷引起的药物性溶血的机制及其预防。

G6GP 缺陷引起红细胞崩解的原因是细胞不能维持还原型谷胱甘肽（GSH）的正常浓度。红细胞内葡萄糖经磷酸戊糖通路代谢过程需 G6GP 参与，在 G6GP 作用下，6- 磷酸葡萄糖转化为 6- 磷酸葡萄糖酸。与此同时，三磷酸吡啶核苷酸（TPN）被还原为辅酶 Ⅱ（NADPH），NADPH 为谷胱甘肽还原酶的辅酶。在氧化型谷胱甘肽（GSSG）被还原为还原型谷胱甘肽（GSH）的过程中，NADHP 又转化成 TPN。GSH 可维持蛋白质分子中的巯基（SH）处于还原状态，从而维持红细胞膜的完整性和红细胞的正常代谢。G6GP 缺乏使 NADPH 生成减少，GSH 随之减少，且稳定下降。在抗氧化药物等的作用下，G6GP 的缺陷不会引起细胞膜的破坏。但若服用氧化药物或者食用新鲜蚕豆（含蚕豆素）等时，氧化型药物在红细胞内生成 H_2O_2，H_2O_2 使还原型谷胱甘肽氧化，GSH 进一步减少，二硫化的谷胱甘肽可吸附于血红蛋白。二硫化物 - 谷胱甘肽 - 血红蛋白复合物不稳定，并使血红蛋白氧化变性，这些改变使红细胞受损而导致溶血。

G6GP 缺乏者应避免使用可能引起 G6GP 缺陷者发生溶血的药物如氯喹、柳氮磺吡啶、呋喃西林、阿司匹林、氯霉素等，也要避免食用新鲜蚕豆和接触其花粉。

4. 举例说明主要的药物代谢酶的多态性。

（1）药物氧化代谢酶基因多态性：细胞色素 P_{450}（cytochrome P_{450}，即 CYP_{450}）是参与内源性物质和包括药物、环境化合物在内的外源性物质氧化代谢的主要酶系，有一些具有遗传多态性特征如 CYP1A2、CYP2C9、CYP2C19、CYP2D6、CYP2E1、CYP3A 等。其中 CYP1A2 是 CYP450 超家族中一个重要的药物氧化代谢酶，CYP1A2 的 C734A 基因多态性可能与抗精神病药物所致的迟发型运动功能障碍有关。

（2）Ⅱ 相代谢酶基因多态性：药物 Ⅱ 相代谢酶，主要由尿苷二磷酸葡萄糖醛酸基转移酶（UDP-glucuronosyltransferase，UGT），谷胱甘肽 S- 转移酶（Glutathione S-Transferase，GST），N- 乙酰基转移酶（N-acetyltransferases，NAT）和磺基转移酶（sulfotransferase，SULT）等使药物分子结构中的极性基团与体内的化学成分如尿苷二磷酸葡萄糖醛酸基、谷胱甘肽、乙酰基和硫酸等经共价键结合，常导致药物灭活和生成水溶性强、极性高的代谢产物。其中，UGT 广泛分布于人体的肝、肾、胃肠道以及各种腺体组织，参与内源性激素、药物以及许多毒物的代谢，人类 UGT1A1 的突变可改变人体内胆红素代谢水平，导致遗传性高胆红素血症。

（3）药物代谢转移酶基因多态性：如硫嘌呤甲基转移酶（thiopurine methyltransferase，TPMT）是灭活抗白血病药物 6- 巯基嘌呤（6-MP）的药物代谢酶，其活性表现出遗传多态性，给予 TPMT 遗传性缺乏的患者使用标准剂量的 6-MP，会出现严重、甚至致命的血液系统毒性。而比标准剂量低 10 ~ 15 倍的 6-MP 可成功治疗这些患者。由此可见，检测这些药物代谢酶的遗传多态性将有助于临床合理用药，减少药物毒副作用。

【延伸阅读】

21 世纪遗传药理学和药物基因组学的里程碑事件

随着人类全基因组计划的完成,药学基因组学和遗传药理学获得了极大的发展,在药物开发和临床用药上的地位也越来越受重视。21 世纪以来,美欧遗传药理学组织举办的会议及发布的相关规定主要包括:

1. 2005 年,美国食品药品监督管理局(FDA)正式颁布 *Guidance for Industry*:*Pharmacogenomic Data Submissions*,建议新药申报时需提供遗传药理学数据。

2. 2005 年,国际"遗传药理学研究网络"(PGRN)和"药物基因组学与遗传药理学知识库"(PharmGKB)成立,旨在实现全人类的药物基因组学和个体化用药的资源共享。PGRN 的宣言是更加明确地阐明药物基因型与药物应答的关系,使用遗传药理学的研究结果改善疾病的治疗方案,将人类基因数据囊括到疾病预防、个体化用药的日常临床规范中来。

3. 2007 年,以"遗传药理学 / 生物标记与新药开发的管理决策"为主题的"第四届美国食品药品监督管理局(FDA)—制药企业研讨会"在 Bethesda 召开,此举由美国食品药品监督管理局(FDA)、药物基因组学工作组(PWG)、美国药品研究和生产协会(PhRMA)、美国生物技术工业组织(BIO)和药品信息协会(DIA)等组织共同联合发起,旨在将遗传药理学与生物标记全面应用于新药开发的管理决策。

4. 2009 年,四大国际会计师事务所之一的普华永道公司(Price Waterhouse Coopers)专门发布著名行业咨询报告 "The new science of personalized medicine:Translating the promise into practice",指出药物基因组学和遗传药理学将在缩减临床试验的时间、费用、规模和失败率,降低由于安全性问题导致的上市后药品召回中带来革命性的进步,并由此颠覆既有的医药商业运行模式。针对全部人群的传统"重磅炸弹"级药物发展模式将逐渐消亡,取而代之的是针对不同遗传背景人群、携带遗传标签、更高科技附加值的"精密制导型"药物开发模式。

5. 2010 年,欧洲药监局(EMA)颁布制药行业规范 *Guideline on the use of pharmacogenetic methodologies in the pharmacokinetic evaluation of medicinal products*,指示应将遗传药理学方法应用于新药的药代动力学评价,该规范已于 2012 年 8 月 1 日正式在欧洲生效。

6. 2011 年,美国 FDA 再次颁布行业指南草案,*Guidance for Industry*:*Clinical Pharmacogenomics*:*Premarketing Evaluation in Early Phase Clinical Studies*,草案对临床 DNA 样本的收集及检测提出了详细的要求,并提出应在新药上市前各阶段开展临床遗传药理学研究,遗传药理学将作为一种革命性的手段提高新药的安全性和有效性。

近 10 年来,制药企业共向 FDA 自觉、志愿递交了超过百种新药的遗传药理学资料,不少种类已经取得巨大成功,最典型的案例是以西妥昔单抗为代表的肿瘤靶向治疗药物,基因检测已成为这些药物临床应用的常规检测。欧洲药品管理局(EMEA)在遗传药理学为指导的新药开发方面也迅速跟进,近年约 22% 抗肿瘤新药的药品说明书上注明了遗传药理学信息,并规定基因检测必须在具有国家资质的实验平台进行,以确保检测结果的权威性。

(张　伟)

第十四章
时辰药理学与临床合理用药

【学习目标】

1. 熟悉时辰药理学的研究内容。
2. 熟悉时辰药动学的概念。
3. 熟悉时辰药效学的概念。
4. 了解临床常用的药效具有昼夜节律性的药物。
5. 了解时辰药理学的临床应用案例。

【内容要点】

时辰药理学（chronopharmacology）是研究药物与生物的内源性周期节律变化关系的科学，主要研究内容包括两方面：一方面是研究机体的生物节律对药物体内过程的影响，即时辰药动学；另一方面研究药物在机体生物节律的影响下对机体的作用，即时辰药效学。

时辰药动学主要是研究药动学参数的昼夜节律变化（有时亦需研究月节律或年节律）。由于与药物转运有关的多数生理功能如心输出量、肝肾血流量、各种体液的分泌速度及 pH、胃肠运动等都有昼夜节律，使许多药物的一种或几种药动学参数呈现昼夜变化。

时辰药效学发现，根据人体的生物节律，合理选择用药时间，将有助于提高药物疗效、降低毒副作用。

在实际药物治疗中应用时辰药理学的知识来提高疗效，减少不良反应的治疗方法称为时间治疗，这个研究领域称为时间治疗学。

将全天剂量在皮质激素分泌峰值（8:00）左右一次给药，对下丘脑 - 垂体 - 肾上腺素轴抑制的副作用低于等量多次用药，故目前临床上对于需要长期使用糖皮质激素的患者多使用早晨顿服的给药方案。皮质激素按一日剂量分两次用药（午前一次占全天量的 2/3 ~ 3/4），此方案不仅优于传统的等量多次用药，也优于一日一次用药。

胰岛素的降糖作用上午（峰值时为 10:00）的作用较下午强。

人的血压有昼夜波动，其规律是 06:00 ~ 12:00 维持在较高水平，峰值在 10:00。β- 受体阻断药对白昼血压和心率的作用均较夜间要明显得多，但对凌晨血压的升高、心率加快症状作用不佳。二氢吡啶类钙离子通道阻滞剂对降压和心率的作用也基本如此。

硝酸甘油（nitroglycerin）在 06:00 时给药可有效地预防患者的运动性心绞痛发作及心电图异常；但 15:00 给药效果却很差，表现运动性冠脉供血不足与运动时间有关。而且硝酸甘油扩张冠脉的作用在早上强而下午弱，地尔硫䓬（diltiazem）也有类似作用。但普萘洛尔作用却相反，它可加重早上的病情。

哮喘、支气管炎和肺气肿患者的呼吸困难症状在 23:00 ~ 05:00 最严重，发作也多见于凌晨。

质子泵抑制剂（proton-pump inhibitors, PPI）早餐前服用能有效减少胃酸分泌。H_2 受体拮抗剂对于夜间胃酸分泌高峰的抑制作用更好。

为了更好的发挥药效胃肠动力药如多潘立酮、莫沙必利等多在餐前服用，胃黏膜保护剂如硫糖铝、胶体果胶铋等，空腹服用可使药物充分作用于胃黏膜，治疗便秘的温和泻药如比沙可啶、酚酞等服药 8 ~ 10 个小时见效，故一般睡前给药，次晨排便，符合人的生理习惯。

目前，研究发现的具有时间药理学用药特点的抗代谢类抗肿瘤药有 5-氟尿嘧啶、甲氨蝶呤、氟脱氧尿苷、阿糖胞苷、6-巯嘌呤等。对上述药物的耐受性在傍晚或夜间睡眠期最佳。

此外，植物药类抗肿瘤药长春瑞滨、依托泊苷、多西他赛、三尖杉酯碱等，及其他类抗肿瘤药顺铂、卡铂、奥沙利铂均存在时辰药理学特性。

通过细胞动力学和药动学实验，可总结各类抗肿瘤药药效和药物毒性的昼夜节律特点。选择合理的昼夜给药时相和剂量时间分配方案，可达到降低用药剂量及其毒性以及提高疗效的目的。目前，对于抗肿瘤药的时辰药理学研究主要是从药物的时效性方面入手，很多相关研究已进行了Ⅱ期或Ⅲ期临床试验，并取得满意的疗效。

【试题】

（一）单项选择题

1. （　　）中多数药物的吸收受食物影响，空腹服用生物利用度高，吸收迅速。
   A. 抗菌药　　　　　　　　　　　B. 抗高血压药物
   C. 抗组胺药物　　　　　　　　　D. 糖皮质激素
   E. 抗肿瘤药物

2. 胰岛素的降糖作用，在（　　）作用较强。
   A. 凌晨　　　　　　B. 上午　　　　　　C. 下午
   D. 晚上　　　　　　E. 中午

3. 时辰药理学的定义为（　　）
   A. 研究药物与机体相互作用规律的一门学科
   B. 是一门与一般药理学完全不同的学科
   C. 研究药物在机体内吸收、分布、代谢、排泄的一门科学
   D. 研究机体对药物反应性的周期变化的一门学科
   E. 研究药效学与生物周期相互关系的一门学科

4. 根据时辰药理学的理论，糖皮质激素隔日疗法的给药时间为（　　）
   A. 上午 8 时　　　　　　B. 中午 12 时　　　　　　C. 下午 4 时
   D. 晚上 8 时　　　　　　E. 凌晨

5. 下列有关"时辰药理学研究资料"的叙述中，对用药最有指导意义的是（　　）

A. 心脏病患者 4a.m. 对洋地黄的敏感性最高

B. 心脏病患者 10a.m. 口服呋塞米,尿量最多

C. 哮喘病患者 4p.m. 血浆肾上腺素呈最高值

D. 选择给药最佳时间需要根据药物在患者体内呈现作用节律性

E. 8p.m. 服吲哚美辛,血中甲基吲哚美辛含量最高

6. 以下有关"时辰节律与药代动力学的关系"的叙述中,最概括的是(　　　)

A. 人体对药物的反应有时辰节律性

B. 在人体相应活动期,肾功能较强

C. 一些药物的脱羧和水解具有节律性

D. 肝肾脑等器官中很多酶活性呈昼夜节律性

E. 只有肝中的酶呈昼夜节律性

(二) 多项选择题

1. 适宜早上或上午服用的药物是(　　　)。

A. 利尿剂   B. 抗高血压药物

C. 抗组胺药物   D. 糖皮质激素

E. 胰岛素

2. 适宜晚上服用的药物有(　　　)。

A. 平喘药   B. 降血脂药物

C. 镇痛药   D. 部分降血糖药物

E. 抗菌药物

3. 应于饭前服用的磺酰脲类药物有(　　　)。

A. 阿卡波糖   B. 氯磺丙脲

C. 格列本脲   D. 二甲双胍

E. 格列喹酮

4. 比容具有晨高夜低的特点的是(　　　)。

A. 血红蛋白   B. 血细胞

C. 总蛋白质   D. 尿酸

E. 血清钾

5. 具有昼高夜低的特点的是(　　　)。

A. 总蛋白质   B. 尿酸

C. 血清钾   D. 甘油三酯

E. 无机磷

6. 具有夜高昼低的特点(　　　)。

A. 尿素氮   B. 甘油三酯

C. 无机磷   D. 血清淀粉酶

E. 碱性磷酸酶

7. 适宜空腹或饭前服用的药物有(　　　)。

A. 部分降血糖药物   B. 消化系统药物

C. 治疗高血脂类药物   D. 抗菌药物

E. 抗组胺药物

(三) 填空题

1. 为了更好的发挥药效,消化系统药物大多在_____服用。

2. 磺酰脲类为刺激胰岛分泌胰岛素(如,氯磺丙脲,格列本脲,格列喹酮)应于_____服。

3. 二甲双胍_____,故须饭后服用。

4. 胰岛素的降糖作用,在上午(峰值时为 10 时)的作用较下午_____。

5. 血糖的特点是_____胰岛素浓度在明期较低而胰高血糖素浓度在明期较高。

6. 脂肪酸含量在_____较高。

7. 蛋白、血细胞比容具有_____的特点。

(四) 名词解释

1. 时辰药动学

2. 时辰药效学

3. 癌症时间化疗

4. 时辰药理学

(五) 简答题

1. 时间药理学主要研究内容。

2. 糖皮质激素是早上或上午服用疗效最佳的药物,简述理由。

3. 二甲双胍饭后服用的原因。

4. α- 葡萄糖苷酶抑制药阿卡波糖餐中服的原因。

(六) 论述题

1. 癌症时间化疗具有哪两方面的优势?

2. 为什么在化疗药物最低毒性时给药通常可以获得最好的效果?

3. 降脂药什么时候服用效果最佳,为什么?

4. 试述机体昼夜节律性对药物分布、蛋白结合的影响,请举例说明。

5. 平喘药怎样给药效果最佳?

【答案】

(一) 单项选择题

1. A　　2. B　　3. E　　4. A　　5. D　　6. B

(二) 多项选择题

1. ABCDE　　2. ABCD　　3. ABCE　　4. ABC　　5. ABC　　6. ABCDE

7. ABD

(三) 填空题

1. 餐前

2. 饭前

3. 降低食物吸收及糖原异生有胃肠道不适反应

4. 强

5. 昼低夜高

6. 明期

7. 晨高夜低

（四）名词解释

1. 时辰药动学：研究机体的生物节律对药物体内过程的影响的学科。

2. 时辰药效学：研究药物在机体生物节律的影响下对机体的作用的学科。

3. 癌症时间化疗：根据机体、肿瘤、药物代谢三者的生物节律，选择合理用药时相，达到减少毒性，提高疗效，改善生存质量的目的。

4. 时辰药理学：时辰药理学是研究药物与生物周期相互关系，选择最佳给药时间，以期获最佳疗效的新兴科学。

（五）简答题

1. 时间药理学主要研究内容。

时间药理学主要研究内容包括两方面：一方面是机体的昼夜节律对体内过程的影响，另一方面是药物对机体昼夜节律的影响。

2. 糖皮质激素是早上或上午服用疗效最佳的药物，简述理由。

在血浆中皮质激素的自然峰值时（早晨 7 ~ 8 时）一次给药，降低对脑下垂体促皮质激素释放的抑制。如果在远离峰值时的夜间给药，则严重抑制促皮质激素的释放，而使其在第二天仍处于很低的水平。

3. 二甲双胍饭后服用的原因。

降低食物吸收及糖原异生，有胃肠道不适反应，须饭后服用。

4. α- 葡萄糖苷酶抑制药阿卡波糖餐中服的原因。

α- 葡萄糖苷酶抑制药阿卡波糖在肠道内竞争抑制葡萄糖苷水解酶，降低多糖及蔗糖分解成葡萄糖，故餐中服。

（六）论述题

1. 癌症时间化疗具有哪两方面的优势？

癌症时间化疗的优势：①减少化疗药物的毒性，保持标准剂量的化疗效果，提高生存质量；②在毒性最低时间相应提高药物的使用剂量，提高疗效，从而提高生存率。

2. 为什么在化疗药物最低毒性时给药通常可以获得最好的效果？

因为：①在毒性最低时给药，最大限度地减少药物对机体免疫系统的破坏，有利于免疫系统更有效的发挥免疫作用，杀灭肿瘤细胞；②在药物毒性最低时，就允许我们提高药物剂量，最大限度的提高疗效。

3. 降脂药什么时候服用效果最佳，为什么？

肝脏合成胆固醇的峰期多在夜间，晚餐后服药有助于提高疗效。因此如服用血脂调节药如洛伐他汀、辛伐他汀，宜提倡睡前服。

4. 试述机体昼夜节律性对药物分布、蛋白结合的影响，请举例说明。

血浆中蛋白具有昼夜节律性，因而对于血浆蛋白结合率高的药物，药物动态、药效也有可能产生昼夜节律性。

地西泮早晨给药中枢神经镇静作用强于晚间。地西泮血浆蛋白结合率高达约 99%。静注 5mg 地西泮，9:00 静注后 4h 后血中地西泮总浓度显著高于 21:00 给药组，同时其血浆蛋白结合率也是 9:00 给药组较高，表明 C_{max} 的变化与其血浆蛋白结合率变化有关，即与血浆中蛋白含量的昼夜节律性相关。

5. 平喘药怎样给药效果最佳？

哮喘多在夜间或凌晨发作，凌晨 0 ~ 2 时哮喘患者对乙酰胆碱和组胺最为敏感。因此，治疗哮喘药物的最佳达峰时间宜在凌晨,故平喘药应在睡前使用。而氨茶碱却在 7 时的吸收率最高,不良反应最小。据报道,氨茶碱以 6mg/kg 的剂量分别于早 8 时和晚 8 时静注给药,对比发现,上午给药比下午给药的平均肾清除率多 24%。其机制尚未研究清楚,推测有可能与尿速和尿量有关。另一项研究也证实,白天服用此药与夜间服药相比,前者的吸收速率快,且峰值浓度较后者高。这表明,合适的服药时间可以提高药效,减少不良反应。

【延伸阅读】

人类的昼夜节律

对于人类来说,常见的昼夜节律有:

1. 睡眠 - 觉醒的昼夜节律(慢波睡眠和快波睡眠)。

2. 体温、血压和心率的昼夜节律　人体体温 4:00 前后最低,8:00 后迅速上升,16:00 左右达最大值;健康成年人白天的收缩压和舒张压都明显高于夜间,平均动脉压也有相同的节律;高血压患者的收缩压和舒张压昼高夜低;心率的昼夜节律和睡眠 - 觉醒节律以及体温节律同步,白天觉醒期,体温较高、心率较快;夜间睡眠时,体温较低,心率较慢。

3. 单胺类递质和血液,尿液、唾液成分的昼夜节律　脑内 5-HT 含量昼期高于夜期;血浆和脑内色苷酸含量的昼夜节律和 5-HT 正好相反;鼠脑内多巴胺和去甲肾上腺素峰值都出现在夜间;血糖的特点是昼低夜高、胰岛素浓度在明期较低而胰高血糖素浓度在明期较高;游离脂肪酸含量在明期较高;另外血红蛋白、血细胞比容具有晨高夜低的特点;总蛋白质、尿酸、血清钾具有昼高夜低的特点,尿素氮、甘油三酯、无机磷、血清淀粉酶和碱性磷酸酶则具有夜高昼低的特点;尿中电解质中的钠、钾、磷酸盐和肌酐等谷值在 4:00 ~ 8:00,而峰值在正午到傍晚。

4. 内分泌具有昼夜节律　各种激素的合成和分泌都有一定的节律,大多有昼夜节律,个别的有七日节律、月节律和年节律。比如人体肾上腺皮质激素的分泌午夜入睡前最少,清晨觉醒后达到峰值;人体催乳素分泌量夜间睡眠时明显多于白天觉醒时。

5. 免疫和酶活性具有昼夜节律;摄食和饮水具有昼夜节律;月经具有月节律,机体功能活动则具有年节律等。

（姚迪翡　戴海斌）

第十五章
药品不良反应监测与药物警戒

1. 掌握药品不良反应监测与药物警戒的基本概念 药品不良反应、严重药品不良反应、新的药品不良反应、药品不良事件、药品群体不良事件、不良事件、药品不良反应信号、药品不良反应监测、药源性疾病、药物警戒。

2. 掌握药品不良反应的分类、药品不良反应因果关系评定依据、药品不良反应因果关系评定方法、药物警戒与药品不良反应的主要区别、药物流行病学的主要研究方法。

3. 熟悉药品不良反应发生的原因 药物因素、机体因素和其他因素。

4. 熟悉药品不良反应报告和监测体系;药品不良反应报告程序;药品不良反应报告范围。

5. 熟悉药品不良反应监测方法。

6. 了解源性疾病的分类;诱发药源性疾病的因素;药源性疾病的诊断和治疗。

【内容要点】

一、药品不良反应的基本概念和分类

(一) 药品不良反应的基本概念

1. 药品不良反应(adverse drug reaction,ADR) 合格药品在正常用法用量下出现的与用药目的无关的有害反应。严重 ADR 是指因使用药品引起以下损害情形之一的反应:①导致死亡;②危及生命;③致癌、致畸、致出生缺陷;④导致显著的或者永久的人体伤残或者器官功能的损伤;⑤导致住院或者住院时间延长;⑥导致其他重要医学事件,如不进行治疗可能出现上述所列情况的。新的 ADR 是指药品说明书中未载明的不良反应。说明书中已有描述,但不良反应发生的性质、程度、后果或者频率与说明书描述不一致或者更严重的,按照新的 ADR 处理。

2. 药品不良事件(adverse drug event,ADE) 患者在药物治疗期间所发生的任何不利的医学事件,但该事件不一定与该药有因果关系。ADE 包括药品标准缺陷、药品质量问题、ADR、用药失误和药品滥用等。药品群体不良事件是指同一药品(指同一生产企业生产的同一药品名称、同一剂型、同一规格的药品。)在使用过程中,在相对集中的时间、区域内,对一定数量人群的身体健康或者生命安全造成损害或者威胁,需要予以紧急处置的事件。

3. 药品不良反应信号 是指从发展的趋势看,有可能发展为 ADR 的 ADE。它与 ADE 相同之处为因果关系有待确定,不同之处为有可能确定为 ADR,但有待个例报告的积累与分析。WHO

将其定义为未知的或尚未完全证明的药品与不良事件(医疗产品与不良事件)可能有因果关系的报告信息。其作用为提示一种可能性,尚不是肯定的结论。

(二) 药品不良反应的分类

1. **药品不良反应的传统分类** ①A 型不良反应:是由于药品的药理作用增强所致,其特点是可以预测,通常与剂量相关,停药或减量后症状减轻或消失,一般发生率高、死亡率低;②B 型不良反应:是指与药品常规药理作用无关的异常反应,其特点是与使用剂量无关,一般难以预测,常规毒理学筛选不能发现,发生率低,死亡率高,而且时间关系明确;③C 型不良反应:是指 A 型和 B 型反应之外的异常反应。一般在长期用药后出现,其潜伏期较长,药品和不良反应之间没有明确的时间关系,难以预测。

2. **根据药品不良反应的性质分类** ①副作用:是指药品按正常用法用量使用时所出现的与药品的药理学活性相关,但与用药目的无关的作用。②毒性作用:由于患者的个体差异、病理状态或合用其他药品引起敏感性增加,在治疗量时造成某种功能或器质性损害。③后遗效应:是指停药后血药浓度已降至最低有效浓度以下时残存的生物效应。④首剂效应:是指一些患者在初服某种药物时,由于机体对药物作用尚未适应而引起不可耐受的强烈反应。⑤继发反应:是由于药品的治疗作用所引起的不良后果,又称为治疗矛盾。⑥变态反应:也称过敏反应,是致敏患者对某种药物的特殊反应。药物或药物在体内的代谢产物作为抗原与机体特异抗体反应或激发致敏淋巴细胞而造成组织损伤或生理功能紊乱。⑦特异质反应:也称特异性反应,是因先天性遗传异常,少数患者用药后发生与药物本身药理作用无关的有害反应。⑧依赖性:药物依赖性是由药物与机体反复地相互作用造成的心理或生理上或两者兼有的对药物的依赖状态,表现出一种强迫性的要连续或定期使用该药的行为和其他反应,目的是要体验它的精神效应,有时也是为了避免停药引起的不适,可以发生或不发生耐受性。⑨停药综合征:一些药物在长期应用后,机体对这些药物产生了适应性,若突然停药或减量过快易使机体的调节机能失调而发生功能紊乱,导致病情或临床症状上的一系列反跳,回升现象和疾病加重等,也称为撤药反应。⑩特殊毒性:致癌作用、致畸作用和致突变作用为药物引起的三种特殊毒性,均为药物和遗传物质或遗传物质在细胞的表达发生相互作用的结果。

3. **基于机制的药品不良反应分类** ①A 类反应(augmented reaction,扩大反应):是药物对人体呈剂量相关的反应,它可根据药物或赋形剂的药理学和作用模式来预知。②B 类反应(bugs reaction,过度反应或微生物反应):即由促进某些微生物生长引起的不良反应。该类反应在药理学上是可预测的,但与 A 类反应不同的是其直接的和主要的药理作用是针对微生物体而不是人体。③C 类反应(chemical reaction,化学反应):取决于药物或赋形剂的化学性质而不是药理学作用,它们以化学刺激为基本形式,致使大多数患者在使用某制剂时会出现相似的反应。④D 类反应(delivery reaction,给药反应):是因药物特定的给药方式而引起的。这些反应不依赖于制剂成分的化学或药理性质,而是剂型的物理性质和(或)给药方式所致。其共同的特点是,如果改变给药方式,不良反应即可停止发生。⑤E 类反应(exit reaction,撤药反应):是生理依赖的表现。它们只发生在停止给药或剂量突然减小后,该药再次使用时可使症状得到改善,反应的可能性更多与给药时程而不是与剂量有关。⑥F 类反应(familial reaction,家族性反应):某些不良反应仅发生在那些由遗传因子决定的代谢障碍的敏感个体中。⑦G 类反应(genetotoxicity reaction,基因毒性反应):一些药物能损伤基因,出现致癌、致畸等不良反应。⑧H 类反应(hypersensitivity reaction,过敏反应)可能是继 A 类反应后最常见的不良反应。类别很多,均涉及免疫应答的活化。它们不是药理学上可预测的,也不是剂量相关的。因此,减少剂量通常不会改善症状,必须停药。⑨U 类反应(unclassified

reaction,未分类反应):此类不良反应机制不明。

(三) 药品不良反应发生的原因

1. 药物因素　①药理作用;②药物杂质;③药物制剂工艺;④药物剂量;⑤剂型和给药途径;⑥药物相互作用。

2. 机体因素　①种族;②民族;③性别;④年龄;⑤个体差异;⑥病理状态。

3. 其他因素　①环境;②饮食;③生活习惯。

二、药品不良反应报告和监测

(一) 药品不良反应报告和监测体系

1. 国家药品不良反应监测机构在国家药品监督管理部门的领导下,负责全国药品不良反应报告和监测的技术工作。

2. 省(区、市)药品不良反应监测机构在省药品监督管理部门领导和国家药品不良反应监测机构的业务指导下,负责本行政区域内药品不良反应报告和监测的技术工作。

3. 设区的市级、县级药品不良反应监测机构在同级药品监督管理部门领导和上级药品不良反应监测机构的业务指导下,负责本行政区域内药品不良反应报告和监测资料的收集、核实、评价、反馈和上报;开展本行政区域内严重药品不良反应的调查和评价;协助有关部门开展药品群体不良事件调查;承担药品不良反应报告和监测的宣传、培训等工作。

(二) 药品不良反应报告程序

1. 报告主体　药品生产、经营企业和医疗机构。

2. 报告评价　流程在线直报,分级评价。

3. 报告时限　一般病例:30 日;新的、严重病例:15 日;死亡病例:立即报告。

4. 评价范围　国家中心评价死亡病例;省级中心评价本行政区域内严重病例;市、县级评价本行政区域内所有病例。

5. 评价时限市、县级中心　一般病例,15 个工作日;新的、严重病例,3 个工作日;省级中心:严重病例,7 个工作日;国家中心,死亡病例,及时。

6. 调查要求　要求监测机构、生产企业调查死亡病例。

(三) 药品不良反应报告范围

国产药品(进口药品)新药监测期(首次获准进口 5 年内)报告所有不良反应,监测期外(首次获准进口 5 年外)报告新的、严重不良反应。

(四) 药品不良反应监测方法

1. 自愿报告制度　是以医生报告行医中观察到的可疑药品不良反应为基础,是药品安全监测的基石。其优点是不分新药老药、不管上市时间长短、无论常见或罕见的药品不良反应都能被监测。其最大优点是费用低廉,覆盖面广,容易被管理部门接受。但也有其缺点,如报告率低,漏报率高、随意性大,新药不良反应报告多、老药报告少,难于确定因果关系,无法计算不良反应的发生率等。

2. 集中监测系统　医院集中监测是指在一定的时间(数月或数年)、一定范围内对某一医院或某一地区所发生的药品不良反应及药品利用情况进行详细记录,来探讨药品不良反应的发生规律。这种监测既可以是患者源性或药物源性的集中监测,也可是专科性集中监测。

医院集中监测的优点是资料详尽,数据准确可靠,能够计算出药品不良反应的相对发生率,并探讨其危险因素。缺点是由于监测局限于一定时间、一定范围,因此得出的数据代表性较差,缺乏连续性,且费用较高,其应用受到一定的限制。

3. 记录联结 人的一生中,发生于个人的事件都有档案并储存在许多地方,如出生、死亡、婚姻、住院情况、处方等。通过一种独特方式连接起来,可能会发现与药物有关的事件,即记录联结。典型的例子是处方事件监测(prescription event monitoring,PEM)。

4. 记录应用 记录应用是指在一定范围内通过记录使用研究药物的每个病人的所有有关资料,以提供没有偏性的抽样人群,从而可以了解药物不良反应在不同人群(老年、孕妇、儿童等)发生的情况,计算药物不良反应发生率,寻找药物不良反应的易发因素。

5. 计算机监测 计算机监测通常指用计算机收集、贮存、处理与可疑药品不良反应有关的患者的临床信息、实验室检查、用药情况,或提出一些警告性的信号,再由专业人员对计算机筛选的药品不良事件进行分析、评价,最后确定是否为药品不良反应。计算机自动监测可以提高药品不良反应 / 药品不良事件报告率。

三、药品不良反应因果关系评定依据及评定方法

(一)药品不良反应因果关系评定依据

1. 时间相关性 指用药与不良反应的出现有无合理的时间关系。

2. 文献合理性 指与现有资料(或生物学上的合理性)是否一致,即从其他相关文献中已知的观点看因果关系的合理性。

3. 撤药结果 如果在停药后症状得到缓解或根除,则可认为二者间存在因果关系的可能性大。

4. 再次用药结果 不良反应症状消除后,再次用药后再次出现相同症状,停药再次消失,则以前确定的因果关系再次证实,可以认为二者间确实存在因果关系。

5. 影响因素甄别 判明反应是否与并用药物的作用、患者病情的进展和其他治疗措施相关。宜详细询问病史,寻找是否存在影响或干扰因果关系的其他因素,如饮食因素、环境因素、实验室检验等。

因果关系等级评价

等级	1	2	3	4	5
肯定	+	+	+	+	−
很可能	+	+	+	?	
可能	+	±	±?	?	±?
可能无关	−		±?	?	±?
待评价	需要补充材料才能评价				
无法评价	评价的必须资料无法获得				

(二)药品不良反应因果关系评定方法

1. 微观评价方法 ① Karch 和 Lasagna 评定方法:将因果关系的确定程度分为肯定、很可能、可能、可疑、不可能 5 级标准;②国家药品不良反应监测中心所采用的因果关系评定方法:评价等级分为肯定、很可能、可能、可能无关、待评价和无法评价 6 个等级;③计分推算法(Naranjo 法)评定因果关系等级;④贝叶斯(Bayes)不良反应法和非规则方法评价因果关系。

2. 宏观评价方法 又称数据集中后评价,即收到一批同类报表后,经系统研究和分析后统一

评价,可产生药物警戒信号、采取措施等。一般分为三期:①信号出现期;②信号加强期;③信号评价期。

四、药物流行病学在药品不良反应监测中的作用

(一) 药物流行病学的概念

1. 比较有代表性的两个定义　①"药物流行病学就是应用流行病学的知识、方法和推理研究药物在人群中的效应(疗效和不良反应)及其利用"(Porta 和 Hartzema,1987);②"药物流行病学是研究人群中与药物有关的事件的分布及其决定因素,以进行有效的药物治疗"(Last,1988)。

2. 我国专家建议将药物流行病学定义为　药物流行病学是运用流行病学的原理和方法,研究人群中药物的利用及其效应的应用科学。

(二) 药物流行病学的主要研究方法

1. 描述性研究　药物流行病学研究的起点。通过描述与药物有关的事件在人群、时间和地区的频率分布特征和变动趋势,为进一步的分析性研究打下基础。描述性研究包括病例报告、生态学研究和横断面调查。

2. 分析性研究　包括病例对照研究(case-control studies)和队列研究(cohort studies)。病例对照研究是将研究对象按疾病的有无分为病例组和对照组,测量并比较两组对某种药物的暴露情况,进而推断该暴露与疾病的联系。队列研究又称定群研究,是将研究对象按是否暴露于某一药物分为暴露组和非暴露组,随访其发病结局,比较两组发病率的差异,从而判断暴露与疾病是否存在因果关联及关联程度大小的研究方法。

3. 实验性研究　按照随机分配的原则将研究人群分为实验组和对照组。实验组使用一种试验药物,对照组使用另一种已知效应的药物,或安慰剂或空白对照,对比药物的临床疗效或不良反应。

五、药品不良反应与药源性疾病

(一) 药源性疾病的基本概念和分类

1. 药源性疾病(drug-induced diseases,DID)　又称药物诱发性疾病,是医源性疾病的主要组成部分。是指人们在应用药物预防、治疗和诊断疾病时,因药物本身的固有作用、药物之间的相互作用以及药物的不合理使用,而导致机体组织器官发生功能性或器质性损害,并具有一系列临床症状和体征的疾病。它不仅包括药物在正常用法情况下所产生的不良反应,而且包括由于超量、误服、错用以及不正常使用药物而引起的疾病,一般不包括药物逾量导致的急性中毒。

2. 药源性疾病一般常按病因学分为与剂量相关的药源性疾病和与剂量不相关的药源性疾病。按病理学分为功能性药源性疾病和器质性药源性疾病。也可按受损害器官分类,如消化系统药源性疾病、循环系统药源性疾病、血液系统药源性疾病等。此种分类较常用。

(二) 诱发药源性疾病的因素

1. 患者因素　①年龄;②性别;③遗传;④基础疾病;⑤过敏反应;⑥不良生活方式。

2. 药物因素　①与药理作用有关的因素(药品的副作用、药物本身作用、药品的毒性反应、药品的继发反应、药品的后遗效应、药品的致癌作用、药品的致畸作用、药品的致突变作用);②药物相互作用因素(药物配伍变化、药动学相互作用、药效学相互作用);③药物制剂因素(制剂中的溶剂、稳定剂、赋形剂或染色剂等,以及药物分解产物、污染物、异物所致的药源性疾病);④药物的使用。

(三) 药源性疾病的诊断和治疗

1. 药源性疾病的诊断　①追溯用药史;②确定用药时间、用药剂量和临床症状发生的关系;

③询问用药过敏史和家族史；④排除药物以外的因素；⑤致病药物的确定；⑥必要的实验室检查；⑦流行病学调查。

2. 药源性疾病的治疗　①停用致病药物；②排除致病药物；③拮抗致病药物；④调整治疗方案；⑤对症治疗。

六、药物警戒

(一) 概述

1. 药物警戒的概念　是指发现、评价、认识及预防药品不良反应或其他可能与药物相关问题的科学研究与活动。药物警戒所涉及的不仅是药品不良反应，还涉及与药品相关的其他问题。包括低于法定标准的药品、用药失误、缺乏疗效的报告、药品用于无充分科学依据并未经核准的适应证、急性与慢性中毒病例报告、药物相关死亡率的评价、药物滥用与误用、药物与化合物、其他药物及食物的相互作用。

2. 药物警戒的主要工作内容　①早期发现未知药品的不良反应及其相互作用；②发现已知药品不良反应的增长趋势；③分析药品不良反应的风险因素和可能机制；④对风险/效益评价进行定量分析，发布相关信息，促进药品监督管理和指导临床用药。

3. 药物警戒的目的　①评估药物的效益、危害、有效及风险，以促进其安全、合理及有效地应用；②防范与用药相关的安全问题，提高患者在用药、治疗及辅助医疗方面的安全性；③教育、告知患者药物相关的安全问题，增进涉及用药的公众健康与安全。药物警戒的最终目标是：合理、安全地使用药品；对已上市药品进行风险/效益评价和交流；对患者进行培训、教育，并及时反馈相关信息。

4. 药物警戒的意义　从宏观上来说，药物警戒对我国药品监管法律法规体制的完善具有重要的意义，这是仅仅进行药品不良反应监测工作所不能达到的。开展药品不良反应监测工作对安全、经济、有效的使用药品是必须的，但药品不良反应监测工作的更加深入和更有成效离不开药物警戒的引导。药物警戒工作既可以节约资源，又能挽救生命，这对处于社会主义初级阶段的我国来说具有重要的意义。

(二) 药物警戒与药品不良反应监测

1. 药物警戒与药品不良反应监测的工作内容区别　①监测对象不尽相同。药品不良反应监测的对象是质量合格的药品，而药物警戒涉及除质量合格药品之外的其他药品，如低于法定标准的药品，药物与化合物、药物及食物的相互作用等。②工作内容不尽相同。药物警戒工作包括药品不良反应监测工作以及其他工作，例如用药失误；缺乏疗效的报告；药品用于无充分科学依据并未经核准的适应证；急性与慢性中毒病例报告；药物相关死亡率的评价；药物滥用与误用。

2. 药物警戒与药品不良反应监测的工作本质区别　药品不良反应监测工作集中在药物不良信息的收集、分析与监测等方面，是一种相对被动的手段。而药物警戒则是积极主动的开展药物安全性相关的各项评价工作。药物警戒是人们开展药品不良反应监测之后，对药物安全性日益认识和重视，进而提出的比药品不良反应监测更系统、更全面、更科学的定义。

【试题】

(一) 单项选择题

1. 药品不良反应的缩写是（　　）

A. ADR   B. ADE   C. AE

D. DID   E. PV

2. 新的 ADR 是指（   ）

    A. 患者用药后出现了医生以前没见过的不良反应

    B. 患者用药后出现了患者以前未出现过的不良反应

    C. 患者用药后出现了药品说明书中未载明的不良反应

    D. 患者用药后出现了《临床用药须知》中未载明的不良反应

    E. 患者用药后出现了与用药目的无关的有害反应

3. 下列关于 ADR 与 ADE 关系叙述正确的是（   ）

    A. ADR 和 ADE 的定义是一样的

    B. ADE 肯定是 ADR 但 ADR 不一定是 ADE

    C. ADR 肯定是 ADE 但 ADE 不一定是 ADR

    D. ADR 与 ADE 没有任何关系

    E. ADR 和 ADE 均是因果关系确定的反应

4. 药品按正常用法用量使用时所出现的与药品的药理学活性相关,但与用药目的无关的作用是（   ）

    A. 后遗效应   B. 首剂效应   C. 毒性反应

    D. 副作用   E. 继发反应

5. 在以机制为根据的药品不良反应分类系统中,D 类反应是指（   ）

    A. 因药物特定的给药方式而引起的反应

    B. 促进某些微生物生长引起的不良反应

    C. 过敏反应

    D. 未分类反应

    E. 撤药反应

6. 在一定的时间、一定范围内对某一医院或某一地区所发生的药品不良反应及药品利用情况进行详细记录,来探讨药品不良反应的发生规律是药品不良反应监测方法中的（   ）

    A. 自愿报告制度

    B. 处方事件监测

    C. 医院集中监测系统

    D. 药物流行病学研究

    E. 计算机监测

7. 药品生产、经营企业和医疗机构发现或者获知新的或严重的药品不良反应应于发现之日起（   ）日内报告。

    A. 立即   B. 5   C. 7

    D. 15   E. 30

8. 市、县级药品不良反应监测机构对新的、严重药品不良反应的评价时限是（   ）个工作日。

    A. 3   B. 5   C. 7

    D. 15   E. 30

9. 下列关于药品不良反应报告叙述错误的是（   ）

    A. 药品不良反应报告主体是药品生产、经营企业和医疗机构

B. 药品不良反应报告评价流程是在线直报,分级评价

C. 市、县级药品不良反应监测机构评价本行政区域内所有药品不良反应报告

D. 省级药品不良反应监测机构评价本行政区域内所有药品不良反应报告

E. 国家药品不良反应监测中心应当及时分析、评价死亡病例

10. 国家药品不良反应监测中心因果关系评定方法采用六个等级,其中"用药与反应发生时间关系密切,同时有文献资料佐证;但引发 ADR 的药品不止一种,或原患疾病病情进展因素不能除外。"评定为(　　)

　　A. 肯定　　　　　　　　B. 很可能　　　　　　　　C. 可能

　　D. 可能无关　　　　　　E. 待评价

(二) 多项选择题

1. 在药品不良反应的传统分类中,A 型不良反应的特点是(　　)

　　A. 为药理作用增强所致　　　　　　B. 常和剂量有关

　　C. 一般容易预测　　　　　　　　　D. 发生率低

　　E. 死亡率低

2. 自愿报告制度的优点包括(　　)

　　A. 能覆盖全部用药人群,没有时间限制

　　B. 可以计算 ADR 的发生率

　　C. 无论常见或罕见的药品不良反应都能被监测

　　D. 易被管理部门接受

　　E. 费用低廉、覆盖面广

3. 下列关于药品不良反应报告范围叙述正确的是(　　)

　　A. 国产药品新药监测期内报告所有不良反应

　　B. 国产药品监测期外报告新的和严重的不良反应

　　C. 国产药品监测期外每 5 年提交一次定期安全性更新报告

　　D. 进口药品首次获准进口 5 年内报告所有不良反应

　　E. 进口药品首次获准进口 5 年外报告新的和严重的不良反应

4. 药品不良反应因果关系评定主要依据有(　　)

　　A. 时间联系

　　B. 以往是否已有对所用药品不良反应的报道和评述

　　C. 发生事件后撤药的结果

　　D. 不良反应症状消除后,再次用药后出现相同症状

　　E. 是否有其他原因或混杂因素存在

5. 药源性疾病包括(　　)

　　A. 药物正常用法用量情况下所产生的不良反应

　　B. 超量使用药物而引起的疾病

　　C. 误服药物而引起的疾病

　　D. 错误应用药物而引起的疾病

　　E. 不正常使用药物而引起的疾病

(三) 填空题

1. _____主管全国药品不良反应报告和监测工作,_____负责全国药品不良反应报告和

监测的技术工作。

2. 国家药品不良反应监测中心因果关系评定方法采用的 6 个评价等级是＿＿＿＿＿、＿＿＿＿＿、＿＿＿＿＿、＿＿＿＿＿、＿＿＿＿＿和＿＿＿＿＿。

3. 药品不良反应因果关系评定的宏观评价方法包括：＿＿＿＿＿、＿＿＿＿＿、＿＿＿＿＿。

4. 药物流行病学是运用＿＿＿＿＿的原理和方法,研究人群中＿＿＿＿＿及其＿＿＿＿＿的应用科学。

5. 药源性疾病的治疗原则＿＿＿＿＿、＿＿＿＿＿、＿＿＿＿＿、＿＿＿＿＿、＿＿＿＿＿。

(四) 名词解释

1. 药品不良反应(adverse drug reaction,ADR)

2. 药品不良事件(adverse drug event,ADE)

3. 药品不良反应信号

4. 药源性疾病(drug-induced diseases,DID)

5. 药物警戒(pharmacovigilance,PV)

(五) 简答题

1. 简述影响药品不良反应发生的原因。

2. 简述病例对照研究与队列研究的差别。

3. 简述与剂量相关的药源性疾病的特点。

4. 药品不良反应判断的五个因果分析主要依据。

(六) 论述题

1. 试述药物流行病学的主要研究方法。

2. 试述药物警戒与药品不良反应监测的异同。

【答案】

(一) 单项选择题

1. A　　2. C　　3. C　　4. D　　5. A　　6. C　　7. D　　8. A　　9. D　　10. C

(二) 多项选择题

1. ABCE　　2. ACDE　　3. ABCDE　　4. ABCDE　　5. ABCDE

(三) 填空题

1. 国家食品药品监督管理总局　国家药品不良反应监测中心

2. 肯定　很可能　可能　可能无关　待评价　无法评价

3. 信号出现期　信号加强期　信号评价期

4. 流行病学　药物的利用　效应

5. 停用致病药物　排除致病药物　拮抗致病药物　调整治疗方案　对症治疗

(四) 名词解释

1. 药品不良反应(adverse drug reaction,ADR):是指合格药品在正常用法用量下出现的与用药目的无关的有害反应。ADR 是药品固有特性所引起的,任何药品都有可能引起不良反应。

2. 药品不良事件(adverse drug event,ADE):是指患者在药物治疗期间所发生的任何不利的医学事件,但该事件不一定与该药有因果关系。ADE 包括药品标准缺陷、药品质量问题、ADR、用药失误和药品滥用等。

3. 药品不良反应信号：是指从发展的趋势看，有可能发展为药品不良反应的药品不良事件。它与药品不良事件相同之处为因果关系有待确定，不同之处为有可能确定为药品不良反应，但有待个例报告的积累与分析。WHO 将其定义为未知的或尚未完全证明的药品与不良事件（医疗产品与不良事件）可能有因果关系的报告信息。其作用为提示一种可能性，尚不是肯定的结论。

4. 药源性疾病（drug-induced diseases, DID）：又称药物诱发性疾病，是医源性疾病（iatrogenic disease）的主要组成部分。是指人们在应用药物预防、治疗和诊断疾病时，因药物本身的固有作用、药物之间的相互作用以及药物的不合理使用，而导致机体组织器官发生功能性或器质性损害，并具有一系列临床症状和体征的疾病。

5. 药物警戒（pharmacovigilance, PV）：是指发现、评价、认识及预防药品不良反应或其他可能与药物相关问题的科学研究与活动。药物警戒所涉及的不仅是药品不良反应，还涉及与药品相关的其他问题。包括低于法定标准的药品（substandard medicines）、用药失误（medication error）、缺乏疗效的报告（lack of efficacy reports）、药品用于无充分科学依据并未经核准的适应证、急性与慢性中毒病例报告、药物相关死亡率的评价、药物滥用与误用、药物与化合物、其他药物及食物的相互作用。

（五）简答题

1. 简述影响药品不良反应发生的原因。

药物因素（药理作用、药物杂质、药物制剂工艺、药物剂量、剂型和给药途径、药物相互作用）、机体因素（种族、民族、性别、年龄、个体差异、病理状态）、其他因素（环境、饮食、生活习惯）。

2. 简述病例对照研究与队列研究的差别。

病例对照研究与队列研究的差别是：①研究对象的基础的差别：病例对照研究是在有病与无病的基础上研究其对药物暴露与否；而队列研究是在是否暴露于某种药物的基础上研究其疾病过程；②队列研究可以是前瞻性、回顾性或双相性的，是从服药组与对照组相比发生的不良事件，可以直接评估其发生率，而病例对照研究中暴露组与非暴露组样本大小常不知道，无法评估不良事件发生率，结果是以比值比来表示。

3. 简述与剂量相关的药源性疾病的特点。

这类疾病为药理作用增强所致，常和剂量有关，一般容易预测，发生率高（70% ~ 80%），病死率低。例如，抗凝血药引起的出血，氨基苷类抗生素引致的耳聋。

4. 药品不良反应判断的五个因果分析主要依据。

（1）时间相关性：指用药与不良反应的出现有无合理的时间关系。

（2）文献合理性：指与现有资料（药品说明书、文献报道）是否一致，即从已知的观点看因果关系的合理性。

（3）撤药结果：不良反应一经发生，通常停药并采取对症治疗措施。如果在停药后症状得到缓解或根除，则可认为二者间存在因果关系的可能性大。

（4）再次用药结果：不良反应症状消除后，再次用药后再次出现相同症状，停药再次消失，则以前确定的因果关系再次证实，可以认为二者间确实存在因果关系。

（5）影响因素甄别：判明反应是否与并用药物作用、患者病情进展和其他治疗措施相关。

（六）论述题

1. 试述药物流行病学的主要研究方法。

药物流行病学的研究方法主要有描述性研究、分析性研究和实验性研究。

（1）描述性研究是药物流行病学研究的起点。它通过描述与药物有关的事件在人群、时间和地区的频率分布特征和变动趋势,通过对比提供药物相关事件发生和变动原因的线索,为进一步的分析性研究打下基础。描述性研究包括病例报告、生态学研究和横断面调查。

(2)分析性研究包括队列研究和病例对照研究。队列研究又称定群研究,是将样本分为两个组,一组为暴露于某一药物的患者,另一组为不暴露于该药物的患者进行对比观察,验证其结果的差异,如不良事件的发生率或疗效。病例对照研究是对比有某病的患者与未患此病的对照组,对某种药物的暴露进行回顾性研究,找出两组对该药物的差异。

(3)实验型研究是按照随机分配的原则将研究人群分为实验组和对照组。实验组使用一种试验药物,对照组使用另一种已知效应的药物,或安慰剂或空白对照,对比药物的临床疗效或不良反应。

2. 试述药物警戒与药品不良反应监测的异同。

药物警戒与药品不良反应监测的区别主要在于:

(1)监测对象不尽相同。药品不良反应监测的对象是质量合格的药品,而药物警戒涉及到除质量合格药品之外的其他药品,如低于法定标准的药品,药物与化合物、药物及食物的相互作用等。

(2)工作内容不尽相同。药物警戒工作包括药品不良反应监测工作以及其他工作,例如用药失误;缺乏疗效的报告;药品用于无充分科学依据并未经核准的适应证;急性与慢性中毒病例报告;药物相关死亡率的评价;药物滥用与误用。

(3)工作本质不同。药品不良反应监测工作集中在药物不良信息的收集、分析与监测等方面,是一种相对被动的手段。而药物警戒则是积极主动的开展药物安全性相关的各项评价工作。药物警戒是对药品不良反应监测的进一步完善,也是药学监测更前沿的工作。药物警戒是人们开展不良反应监测之后,对药物安全性日益认识和重视,进而提出的比药品不良反应监测更系统、更全面、更科学的定义。

【延伸阅读】

药品不良反应信息通报制度是我国药品监督管理部门为保障公众用药安全而建立的一项制度。《药品不良反应信息通报》的发布,尤其是自第四期(2003.8)开始面向社会公开以来,对推动我国药品不良反应监测工作,保障广大人民群众用药安全起到了积极作用。尤其是广大医务工作者,在提高对药品不良反应认知的基础上,结合临床用药的品种、剂量、疗程及特殊人群用药,更加积极地开展药品不良反应信息的收集和报告工作。药品生产和经营企业也由此增强了对防范药品安全隐患的高度责任意识,一些企业不仅注意收集被通报药品的不良反应病例,而且正着手开展药品上市后的安全性评价工作。

药品不良反应有着严格定义,即合格药品在正常用法用量下出现的、与用药目的无关的有害反应。构成不良反应有四个前提:第一,必须是合格药品。第二,必须在正常用法用量下出现。第三,必须与用药目的无关的反应。第四,必须是有害的反应。药品出现不良反应和药品出现药害事故是不同性质的两个概念。几乎所有药物在一定条件下都可能引起不良反应,为避免药品不良反应的危害,要求人们在用药前全面地了解该药的药理性质,在用药过程中密切观察病情的变化,及时发现药品产生的不良反应,加以处理,尽量避免引起不良的后果。对于一些新药,由于临床经验不够,对其毒副作用观察及了解不够,在使用时就更应十分慎重。

原卫生部新修订的《药品不良反应报告和监测管理办法》自2011年7月1日始正式实施。新办法颁布实施以来,各级药品监督管理部门和卫生行政部门积极组织落实相关要求。在2011年,全国基层药品不良反应监测体系建设取得突破性的进展,333 个地市都成立了药品不良反应监测机构或指定专门机构及人员负责药品不良反应监测工作。新建设的药品不良反应监测信息网络系统也在 2011 年开始试运行,网络直报覆盖面越来越广,在线报告单位继续增加,监测数据的总体质量和可利用性不断提高,为公众用药安全提供了有效保障。国家食品药品监督管理局不断对新的药品公布新的报告,成为一项例行的工作。

药品犹如一把双刃剑,在具有治疗作用的同时,必然存在不良反应。因此,被通报了不良反应的药品并不表明是不合格的药品,也不应与"毒药""假药""劣药""不能使用"相提并论。《药品不良反应信息通报》的内容属告知性质,旨在提醒药品生产企业、经营企业、医疗机构及广大公众注意药品存在的安全性隐患,尽量避免严重药品不良反应的重复发生,从而为保障社会公众用药的安全筑起一道有效屏障。

小常识(1):药品不良反应/事件的报告总数多或新的和严重不良反应/事件报告比例高,是否说明药品安全性问题大?

答:药品不良反应/事件报告是我们获得的药品临床使用安全性方面的重要数据和评价基础。其中新的不良反应和严重不良反应是影响公众用药安全的两类最重要的信息,通过对此类药品不良反应/事件的监测,发现安全性信息,并通过安全性评估后及时采取风险控制措施,对保障公众用药安全具有重要意义。药品不良反应/事件的报告总数多或新的和严重不良反应/事件报告比例高,并不意味着药品安全性水平下降,而是意味着我们掌握的信息越来越全面,对药品的风险更了解,对药品的评价依据更充分,监管决策更准确,风险也更可控。

小常识(2):静脉给药发生不良反应/事件、严重不良反应/事件比例较大的原因是什么?

答:静脉给药途径涉及病例报告数量较多的原因受多方面因素影响。例如可能与剂型本身特点有关,药物直接入血,发生严重不良反应的可能性比其他给药途径要大;此外,静脉给药途径主要发生在医疗机构,不良事件报告率也较高。

小常识(3):中药注射剂使用注意事项?

答:能口服给药的,不选用注射给药;能肌内注射给药的,不选用静脉注射或滴注给药。辨证用药,严格按照药品说明书规定的功能主治使用。不超剂量、过快滴注和长期连续用药。严禁混合配伍,谨慎联合用药。对过敏体质者应慎用。对老人、儿童、肝肾功能异常患者等特殊人群和初次使用中药注射剂的患者应慎重使用,加强监测。对长期使用的在每疗程间要有一定的时间间隔。用药过程中,应密切观察用药反应,特别是开始 30 分钟。发现异常,立即停药,采用积极救治措施。

小常识(4):老年人为什么容易出现不良反应?用药应注意什么?

答:老年人各个组织器官由于发生退行性变化而出现各种衰老表现,尤其是肝肾功能均有不同程度的减退,致使药物在老年人体内的药动学和药效学特征发生变化,加之老年人合并用药现象普遍,故用药后很容易出现不良反应。因此,不能完全按照年龄和体重来用药,应根据老年人的生理、生化功能和病理状态进行个体化给药,提高药物的治疗效果,减少不良反应的发生。

小常识(5):如何科学安全地使用抗感染药?

答:①必须经医生处方使用,使用时要有明确的用药指征,如大部分的普通感冒由病毒感染引起,使用抗生素不但没有治疗效果,却可能带来不良反应;②使用青霉素类、头孢菌素类等抗感染药前须询问既往用药史和过敏史,并按规定进行皮试;③用药过程中须密切观察患者的反应,如果出现不适立即停药;④如果必须联合使用其他药物时,要注意可能存在的药物相互作用,如头孢曲松避免与含钙溶液剂联合使用;⑤要严格遵守说明书中的给药剂量和给药间隔。

小常识(6):用药是不是越多越好?

答:合并用药是指用两种或两种以上药物治疗一种或多种疾病。这种情况是普遍存在的,往往也是必要的,因为使用得当,不仅可以提高疗效,减少不良反应的发生,还可以缩短疗程,减少患者开支。但是,如不科学或过多或盲目并用药品就不安全了,而且会给患者造成不必要的经济负担,同时有些药物之间会产生一些不良的相互作用。例如有些药物合并使用会增加毒性;有些药物合并使用会使治疗作用相互抵消;还有些药物合并使用会使体内血药浓度增加,从而在治疗疾病的同时,使毒副作用也增加。所以,患者和医生都应该主动抵制不合理的合并用药。

小常识(7):抗感染的药物是不是抗菌谱越广越好?

答:抗菌谱(antibacterial spectrum)是泛指一种或一类抗生素(或抗菌药物)所能抑制(或杀灭)微生物的类、属、种范围。抗菌谱越广的抗菌药物能够影响的细菌种类越多,病人使用后,不仅能够杀灭致病菌,还能杀灭人体正常的菌群,长期使用,还能造成人体的菌群失调,发生抗生素相关性腹泻、二重真菌感染等并发症,因此,在选择抗菌药物时,应该尽量选择窄谱、特异性强的抗菌药物,而非抗菌谱越广越好。

(沈江华　闫素英)

第十六章
药物相互作用

【学习目标】

通过本章学习,要求掌握药物相互作用的类型与机制;了解有害药物相互作用的预测与临床对策。

1. 掌握联合用药和药物相互作用的概念。

2. 掌握药物相互作用的机制和方式 体外药物相互作用;药代动力学方面药物相互作用;药效学方面药物相互作用。

3. 熟悉临床上易见的严重的不良药物相互作用。

4. 了解有害药物相互作用的预测与临床对策。

5. 了解疾病对药物相互作用的影响。

【内容要点】

药物相互作用是指两种或两种以上的药物同时或先后使用时,所引起的药物作用和效应的变化。药物相互作用是双相的,既可能增强疗效或降低毒性;也可能导致疗效降低或毒性增加。狭义上的药物相互作用是指不良药物相互作用。

药物相互作用主要存在三种方式:①体外药物相互作用;②药代动力学方面药物相互作用;③药效学方面药物相互作用。

一、体外药物相互作用

1. 体外药物相互作用 药物进入体内前相互间发生化学或物理性相互作用,使药性发生变化。即一般所称化学配伍禁忌或物理配伍禁忌。

2. 体外药物相互作用多发生于液体制剂 静脉输液或静脉注射时药物配制前临床工作者应熟悉药物的基本物理化学特性。如酸性药物肝素如与碱性药物鱼精蛋白混合,后者可与肝素形成稳定复合物而使肝素活性消失。

二、药代动力学方面药物相互作用

(一) 影响药物的吸收

1. pH 的影响　酸性药物在酸性环境以及碱性药物在碱性环境的解离程度低,药物的不解离部分占多数,较易扩散通过膜被吸收。反之酸性药物在碱性环境或碱性药物在酸性环境的解离程度高,扩散通过膜的能力差,吸收减少。例如水杨酸类药物在酸性环境的吸收较好,若同时服用碳酸氢钠,将减少水杨酸类药物的吸收。

2. 离子的作用　含二价或三价金属离子(钙、镁、铁、铋、铝)的化合物能与四环素类抗生素形成难溶络合物,使抗生素在胃肠道的吸收受阻。

降血脂药考来烯胺是一种阴离子交换树脂,易与阿司匹林、保泰松、洋地黄毒苷、地高辛、华法林、甲状腺素等结合成为难溶解的复合物,妨碍吸收。

3. 胃肠运动的影响　大多数药物在小肠上部吸收。胃肠的蠕动加快,药物起效快,但吸收不完全。相反,胃肠的蠕动减慢,药起效慢,但吸收完全。例如抗胆碱药丙胺太林(普鲁本辛)延缓胃排空,减慢对乙酰氨基酚在小肠的吸收。甲氧氯普胺(灭吐灵)则通过加速胃的排空,从而使对乙酰氨基酚的吸收加快。

4. 肠吸收功能的影响　一些药物如新霉素、对氨基水杨酸和环磷酰胺等能损害肠黏膜的吸收功能,引起吸收不良。

(二) 影响药物的分布

1. 竞争血浆蛋白结合部位　药物被吸收入血后,有一部分与血浆白蛋白发生可逆性结合。同时应用多种药物时,它们有可能在血浆蛋白结合部位发生竞争,增加某一药物游离型的比例。这种现象在药物与血浆蛋白结合率高的药物中更应予注意。

另外,血浆蛋白含量低的患者结合药物的容量减少,在应用常用剂量药物时,其游离型数量增多,有可能发生不良反应。

2. 改变组织分布量　一些作用于心血管系统的药物能改变组织的血流量。例如,去甲肾上腺素减少肝脏血流量,减少了利多卡因在肝脏中的分布量,从而减少该药的代谢,使血中利多卡因浓度增高;反之异丙肾上腺素增加肝脏的血流量,因而增加利多卡因在肝脏中的分布及代谢,使其血浓度降低。

(三) 影响生物转化过程

大部分药物主要通过肝脏中的肝微粒体酶(又称药酶)催化而代谢。因此,肝微粒体酶的活性高低直接影响到许多药物的代谢。

1. 酶诱导　一些药物能增加肝微粒体酶的活性,即酶诱导,它们通过这种方式加速另一种药的代谢而干扰该药的作用。

大多数药物在体内经过生物转化后,它们的代谢物失去药理活性,因此酶诱导结果将使受影响药物的作用减弱或缩短。因此,如果这类药物同时合用,必须应用较大剂量才能维持其治疗效应。但少数情况下,药物被代谢转化为毒性代谢物,如异烟肼产生肝毒性代谢物,若与卡马西平合用,后者酶诱导作用将加重异烟肼的肝毒性。

2. 酶抑制　肝微粒体酶的活性能被某些药物抑制,称酶抑制。该作用将使另一药物的代谢减少,因而加强或延长其作用。例如口服甲苯磺丁脲的患者在同服氯霉素后发生低血糖休克,氯霉素与双香豆素合用,明显加强双香豆素的抗凝血作用。

有些药物在体内通过各自的灭活酶而被代谢,若这些灭活酶被抑制,将加强相应药物的作用。

如在服用单胺氧化酶抑制剂期间食用酪胺含量高的食物,将引起神经末梢去甲肾上腺素大量释放,导致血压急剧上升,产生高血压危象。

(四) 影响药物的排泄

1. **肾小管分泌** 肾小管分泌要通过肾小管的特殊转运载体。当两种酸性药物或两种碱性药物并用时,可相互竞争载体,出现竞争抑制。例如丙磺舒与青霉素二者均为酸性药,若同时应用,丙磺舒竞争性占据酸性转运系统,阻碍青霉素经肾小管的分泌,因而延缓青霉素的排泄使其发挥较持久的效果。

2. **肾小管重吸收** 肾小管重吸收可分为被动重吸收和主动重吸收,但主要是被动重吸收。肾小管滤液的 pH 值对药物重吸收有重要影响。当滤液为酸性时,酸性药物易被肾小管重吸收;碱性药物则与上述情况相反。例如碳酸氢钠通过碱化尿液促进水杨酸类的排泄。

三、药效学方面药物相互作用

药效学方面药物相互作用是指一种药物增强或减弱另一种药物的药理学效应。作用结果又可分为:药物效应的协同作用和药物效应的拮抗作用。

(一) 药物效应协同作用

药理效应相同或相似的药物,如同时合用可能发生协同作用,表现为联合用药的效果等于或大于单用效果之和。应注意药物的主要作用及副作用均可相加。最常见的协同作用类型是对同一系统、器官、细胞或酶的作用。如非甾体抗炎药抑制血小板功能,因而加强华法林的抗凝血功能,诱发胃出血。

(二) 药物效应的拮抗作用

两种或两种以上药物作用相反,发生竞争性或生理性拮抗作用,表现为联合用药时的效果小于单用效果之和。药物之间可通过直接竞争受体,影响生理或生化反应的关键节点或者影响药物的输送机制等方式产生拮抗作用。

四、药物相互作用的预测

临床上联合用药的种数与不良反应发生率呈正相关。因此在新药研发阶段即需对可能的药物相互作用进行筛查,通过体外评估方法预测药物在体内的药物相互作用情况,以降低临床用药风险。

但体外预测并不能完全反映体内药物相互作用的情况。因此,在临床工作中,临床工作者应该充分掌握药物的特性以及患者的个体情况,根据疾病情况合理制定治疗方案,避免严重相互作用的发生。

【试题】

(一) 单项选择题

1. 苯巴比妥促进华法林、保泰松、灰黄霉素等药物的代谢属于( )
   A. 排泄过程中药物的相互作用　　　　B. 分布过程中药物的相互作用
   C. 代谢过程中药物的相互作用　　　　D. 吸收过程中药物的相互作用
   E. 受体方面的相互作用

2. 甲氧氯普胺加速胃排空,增加对乙酰氨基酚的吸收速率属于( )

A. 排泄过程中药物的相互作用　　　　B. 分布过程中药物的相互作用

C. 代谢过程中药物的相互作用　　　　D. 吸收过程中药物的相互作用

E. 受体方面的相互作用

3. 水杨酸、保泰松与华法林合用出现出血倾向属于（　　　）

A. 排泄过程中药物的相互作用　　　　B. 分布过程中药物的相互作用

C. 代谢过程中药物的相互作用　　　　D. 吸收过程中药物的相互作用

E. 受体方面的相互作用

4. 酶抑制相互作用的临床意义取决于（　　　）

A. 药物血浆浓度升高的程度　　　　　B. 药物生物利用度提高的程度

C. 药物溶解度提高的程度　　　　　　D. 药物透膜性提高的程度

E. 药物代谢的程度

5. 胃肠的排空时间与药物的吸收的相关性是（　　　）

A. 减慢排空速率,有利于药物吸收

B. 提高排空速率,不利于药物吸收

C. 减慢排空速率,不利于药物吸收

D. 减慢排空速率,有利于药物吸收,反之则吸收减少

E. 正相关性

6. 四环素类药物与铋剂、铁剂合用时影响吸收、降低其抗菌效果是因为（　　　）

A. 生成混合物　　　　　B. 生成化合物　　　　　C. 生成单体

D. 生成复合物　　　　　E. 生成络合物

7. 在药物分布方面,影响药物相互作用的重要因素是（　　　）

A. 药物的分布容积　　　　　　　　　B. 药物的肾清除率

C. 药物的半衰期　　　　　　　　　　D. 药物的受体结合量

E. 药物与血浆蛋白亲和力的强弱

8. 香豆类素、洋地黄苷、奎宁丁在药物分布上表现的特点是（　　　）

A. 容易产生不良反应

B. 可与血浆蛋白高度结合,容易出现不良反应

C. 与之竞争血浆蛋白结合的药物同服,出现不良反应

D. 可与血浆蛋白高度结合,如同时并用可与之竞争血浆蛋白结合的药物,则比较容易产生
不良反应

E. 与血浆蛋白结合率低

9. 吸收后的药物在体内代谢的方式是（　　　）

A. 主要通过氧化、还原方式

B. 主要通过氧化、还原、水解及结合等方式

C. 主要通过水解、结合方式

D. 主要通过氧化、还原、水解方式

E. 主要通过氧化,还原,结合方式

10. 与富含酪胺的食物合用会引起头痛,严重时会出现高血压危象的药物是（　　　）

A. 四环素　　　　　　　B. 左旋多巴　　　　　　C. 氨基比林

D. 特非那定　　　　　　E. 单胺氧化酶抑制剂

11. 影响分布过程中的药物相互作用包括（　　　）
    A. 血浆蛋白结合的药物相互作用　　　　B. 尿液 pH 的变化
    C. 吸附作用　　　　D. 形成络合物或复合物
    E. 胃肠道 pH 值改变

12. 下叙有关药物相互作用研究的目的,错误的是（　　　）
    A. 掌握药物相互作用机理与规律　　　　B. 预测药物相互作用发生的可能性及后果
    C. 正确指导临床用药　　　　D. 保证用药的安全与有效
    E. 研究药物的作用机理

（二）多项选择题

1. 影响血浆蛋白结合率的药物相互作用的特点（　　　）
   A. 非竞争性置换
   B. 竞争性置换
   C. 蛋白结合率高的药物对置换作用敏感
   D. 蛋白结合率高的药物对置换作用不敏感
   E. 药物间相互结合

2. 药物相互作用可能会使药物的下列哪几方面发生变化（　　　）
   A. 药物的起效时间　　　　B. 药物的效应持续时间
   C. 药物效应强度　　　　D. 药物毒副作用
   E. 血药浓度

3. 药物相互作用主要包括（　　　）
   A. 药物与药物之间的相互作用　　　　B. 药物 - 机体 - 药物之间的相互作用
   C. 机体组织间的相互作用　　　　D. 药物与食物之间的相互作用
   E. 食物与食物之间的相互作用

4. 排泄过程中的药物相互作用包括（　　　）
   A. 胃排空引起的吸收改变　　　　B. 尿液 pH 的变化与药物的相互作用
   C. 肾小管分泌与药物的相互作用　　　　D. 受体部位的药物相互作用
   E. 胃肠道 pH 值改变引起的药物相互作用

5. 影响代谢过程中的药物相互作用包括（　　　）
   A. 酶诱导作用　　　　B. 酶抑制作用
   C. 血浆蛋白结合的药物相互作用　　　　D. 形成络合物或复合物
   E. 首过效应

6. 影响吸收过程的药物相互作用包括（　　　）
   A. 胃肠道 pH 值改变　　　B. 理化性质　　　　C. 胃排空改变
   D. 吸附作用　　　E. 血浆蛋白结合率

7. 药效动力学方面的药物相互作用可以下述哪几种方式改变其药理效应（　　　）
   A. 受体部位进行竞争　　　　B. 作用于不同受体
   C. 改变受体部位的其他成分　　　　D. 影响不同部位的生理系统
   E. 改变电解质平衡

8. 改变药物动力学过程的相互作用包括（　　　）
   A. 影响吸收过程的药物相互作用　　　　B. 影响分布过程的药物相互作用

C. 影响代谢过程的药物相互作用　　　D. 影响排泄过程的药物相互作用

E. 改变药物物理性质的相互作用

9. 药物相互作用按作用机制可分为（　　）

A. 改变药物动力学过程的相互作用　　　B. 改变药效动力学过程的相互作用

C. 改变药物物理性质的相互作用　　　D. 改变药物化学性质的相互作用

E. 改变药物作用机制的相互作用

10. 药物相互作用的影响包括（　　）

A. 产生有利于治疗的结果

B. 产生不利于治疗的结果

C. 有些联合用药可达增强药效、降低副作用

D. 药物的药理作用、疗效以及毒副作用发生变化

E. 治疗失败

11. 合并用药的情况是（　　）

A. 为了治疗出现在一个病人身上的多种疾病或症状，不得不使用多种药物

B. 为了提高机体的耐受性，对抗菌药而言是为了延缓病原菌产生的耐药性

C. 坚持少而精的原则

D. 为了减少药物的不良反应

E. 为提高疗效

12. 以下可与血浆蛋白高度结合的药物是（　　）

A. 妥布霉素　　　B. 硫喷妥钠　　　C. 奎宁类

D. 青霉素类　　　E. 水杨酸钠

13. 以下因酶促作用使效力降低的药物是（　　）

A. 华法林　　　B. 双香豆素　　　C. 氨基比林

D. 氢化可的松　　　E. 洋地黄毒苷

14. 以下为药酶抑制药的是（　　）

A. 别嘌呤醇　　　B. 双香豆素　　　C. 吩噻嗪类衍生物

D. 保泰松　　　E. 氯霉素

（三）名词解释

1. 酶诱导作用

2. 酶抑制作用

3. 药物效应的协同作用

4. 药物效应的拮抗作用

（四）问答题

1. 什么是药物相互作用？药物相互作用有哪几种方式？

2. 什么是药物效应的协同作用和拮抗作用并举例说明？

【答案】

（一）单项选择题

1. C　　2. D　　3. B　　4. A　　5. D　　6. E　　7. E　　8. D　　9. B　　10. E

11. A　　12. E

（二）多项选择题

1. ABC　　　　2. ABCDE　　　3. ABD　　　4. BC　　　5. ABE　　　6. ABCD

7. ABCDE　　8. ABCD　　　9. ABCD　　　10. ABCDE　　11. ABDE　　12. BCD

13. ABCDE　　14.ABCDE

（三）名词解释

1. 酶诱导作用：是指一些药物能增加肝微粒体酶的活性，进而加速另一种药物的代谢而干扰该药的作用。

2. 酶抑制作用：是指某些药物可抑制肝微粒体酶的活性，进而减慢另一药物的代谢，加强或延长其作用。

3. 药物效应的协同作用：是指药理效应相同或相似的药物，如同时合用，表现为联合用药的效果等于或大于单用效果之和。

4. 药物效应的拮抗作用：是指两种或两种以上药物作用相反，或发生竞争性或生理性拮抗作用，表现为联合用药时的效果小于单用效果之和。

（四）问答题

1. 什么是药物相互作用？药物相互作用有哪几种方式？

广义药物相互作用是指联合用药时，所发生的疗效变化。可表现为作用加强或作用减弱。狭义上的药物相互作用是指不良药物相互作用。

药物相互作用的方式包括：①体外药物相互作用；②药代动力学方面药物相互作用，其中包括影响药物的吸收，影响药物的分布，影响生物转化过程和影响药物的排泄药等；③药效学方面药物相互作用，主要表现为药物效应协同作用和药物效应的拮抗作用。

2. 什么是药物效应的协同作用和拮抗作用并举例说明？

药物效应协同作用是指药理效应相同或相似的药物，如同时合用，表现为联合用药的效果等于或大于单用效果之和。最常见的协同作用类型是对同一系统、器官、细胞或酶的作用。如非甾体抗炎药抑制血小板功能，因而加强华法林的抗凝血功能，诱发胃出血。

药物效应的拮抗作用是指两种或两种以上药物作用相反，或发生竞争性或生理性拮抗作用，表现为联合用药时的效果小于单用效果之和。如酚妥拉明可拮抗肾上腺素对 α 受体的激动作用。

【延伸阅读】

药物相互作用的数学方法预测

现代药物研发要求药物 - 药物相互作用的研究必须从临床试验阶段前移至新药开发的早期阶段。使很多药物 - 药物相互作用的问题能及早发现和处理，不仅对人类健康有利，而且可大幅节约研究成本，避免资源浪费。尽管研究人员在新药研发早期以及临床试验阶段都会对药物的安全性进行尽可能准确的评估，但尚不足以发现药物间的全部相互作用。主要是因为上述实验通常是在可控条件下开展的，例如研究患者的纳入标准以及受试药物的种类等。因此即使通过实验证实药物和药物合用是安全的，并不意味着在临床应用中真的安全。

最近，美国斯坦福大学生物 Russ Altman 教授领导的课题组在《科学—转化医学》（*Science Translational Medicine*）杂志（Tatonetti NP, Ye PP, Daneshjou R, Altman RB.Data-driven prediction of drug effects and interactions.Sci Transl Med.20124（125）：125ra31）上报道一种全新的数学计算方法，该方法通过检索大量的药物互作信息，揭示了联合用药可能导致的数以千万计以前未知的药物不良反应。这种方法采用了一种数学方法可将来自每个药物治疗患者的数据与未接受该药物治疗的对照患者的数据准确匹配，因此矫正了几种已知的性别、年龄和疾病等相关的偏差因素。该研究小组利用这种方法编写了一个包含 1 332 种药物及潜在副作用的数据库，并发现了每种药物平均存在有 329 种以前未知的不良反应，远远超过了大部分药物标签上所列的平均 69 种不良反应。另外，该研究小组还编写了另外一个类似的检测配对药物相互作用的数据库，对比结果表明相对于单独用药，联合用药会产生更多潜在的药物不良反应。通过分析该数据库，他们发现，治疗高血压和水肿的噻嗪类利尿药与治疗抑郁症的选择性 5- 羟色胺再摄取抑制剂联合应用时，相比于单独用药更有可能导致患者 QT 间期延长，增加心律失常和猝死发生的风险。更有意义的是，来自斯坦福大学医院的临床资料证实了这两类药物联合用药可导致患者 QT 间期延长的几率增高 1.5 倍。

Altman 及其同事建立的这种方法为快速评估现实中药物的安全性提供了一种简便的筛查方法。为建立药物间相互作用的完整数据库迈出了重要一步。

（周家国）

第十七章

药物滥用与药物依赖性

【学习目标】

1. 掌握药物滥用、药物依赖性及药物耐受性的定义。
2. 掌握致依赖性药物的主要类型特征。
3. 熟悉药物滥用的危害及治疗。
4. 了解药物滥用的管制。

【内容要点】

一、概述

1. 药物滥用（drug abuse） 药物滥用是指非医疗目的地过度使用具有致依赖性潜能的精神活性物质的行为。

2. 药物依赖性（drug dependence） 药物依赖性是精神活性药物的一种特殊毒性，指在这类药物滥用的条件下，药物与机体相互作用所形成的一种特殊精神状态和身体状态，主要表现为欲求定期或持续地强迫性用药，以期体验用药后的精神效应，或避免停药所引起的严重身体不适和痛苦。

药物依赖性的临床表现十分复杂，可依其呈现的特殊精神状态或身体状态，分为精神依赖性和生理依赖性两类。

（1）精神依赖性（psychic dependence）：又称心理依赖性（psychological dependence），是由于滥用致依赖性药物对脑内奖赏系统产生反复的非生理性刺激所致的一种特殊精神状态，是一种以反复发作为特征的慢性脑病。滥用药物使滥用者产生特殊精神感受，如愉悦、幻觉和满足感。为体验或追求这种虚幻的欣快情绪和精神感受，避免停用药物所致严重的精神不适，滥用者通常表现出强烈的心理渴求和周期性、强迫性觅药和用药行为。与生理依赖性不同，精神依赖性一旦产生即很难去除。

（2）生理依赖性（physiological dependence）：指药物滥用造成机体对滥用药物的适应状态，在这种状态下，一旦突然停止使用或减少用药剂量，导致机体已经形成的适应状态发生改变，用药者会相继出现一系列以中枢神经系统反应为主的严重症状和体征,呈现极为痛苦的感受及明显的生理功能紊乱,甚至可以危及生命,此即药物戒断综合征(abstinence syndrome)。药物戒断综合征的临床表现随用药者滥用药品的种类不同而异。

(3)交叉依赖性(cross-dependence):人体对一种药物产生生理依赖性时,停用该药所引发的戒断综合征可能为另一性质相似的药物所抑制,并维持原已形成的依赖状态。

3. 药物耐受性(drug tolerance)　指人体在重复用药条件下形成的一种对药物的反应性逐渐减弱的状态。

二、致依赖性药物的分类和特征

1. 致依赖性药物的分类　列入国际公约进行国际管制的致依赖性药物分为麻醉药品和精神药品两大类,麻醉药品(narcotic drugs),可分为阿片类、可卡因类和大麻类;精神药品(psychotropic substances),可分为镇静催眠药和抗焦虑药、中枢兴奋药和致幻药;此外,尚未列入国际管制的精神活性物质如烟草、酒精及挥发性溶剂也属于依赖性药物范畴。

2. 致依赖性药物的依赖性特征

(1)阿片类(opioids):阿片类药物具高度致依赖性特征。阿片类药物依赖者一旦停药,即产生明显戒断综合征。一般在停药8～16小时后即出现哈欠、流涕、流泪等自主神经系统功能亢奋等症状。停药后24小时左右症状加重,停药后36小时左右症状达高峰,此后经一周以上时间症状才可能逐渐缓解。

(2)中枢神经抑制药类:中枢神经抑制药包括巴比妥类、苯二氮䓬类及水合氯醛等。苯二氮䓬类药物依赖性表现为滥用者用药后感受欣快并有对用药的渴求。于停药后36小时左右出现戒断综合征,表现为焦虑、烦躁、头痛、心悸、失眠或噩梦、低血压、肌肉震颤,甚至惊厥,严重者可能导致死亡。巴比妥类的戒断综合征与此类似,一般于停药后12～24现为出现,且症状更为严重。镇静催眠药依赖性者对本类药物的耐受性高,且同类药间交叉耐药性显著。该类药物的严重依赖性者,实质上已呈药物慢性中毒状态。

(3)大麻类(cannabis,marijuana):一般剂量即可显著影响人的精神活动。产生欣快感,短程记忆受损,视、听、触或味觉增敏,出现自感时间流逝迟缓的异常时间感,且无端发笑,情绪反常。加大剂量可引发幻觉与妄想、思维紊乱、焦虑不安,并可促使精神分裂症复发。滥用者长期大量应用,进而表现情绪淡漠、表情呆滞、记忆障碍,精神不能集中,思维联想障碍,甚至形成偏执意念。同时伴有心率加快、血压增高等心血管功能的改变,抽吸还会影响呼吸系统功能,但迄今尚无因吸食过量大麻而致死的记载。大麻滥用者对大麻制剂产生耐受性,出现较快,消失亦快。其戒断症状轻微且持续时间短。

(4)苯丙胺类兴奋药(amphetamine-type stimulants):苯丙胺类药物的滥用可引起中毒性精神病,表现为幻觉、妄想、焦虑、行为呆板等症状,类似精神分裂症。滥用者精神依赖性严重,且有一定生理依赖性,停药后可表现全身乏力、精神萎靡、忧郁、过量饮食以及持久性睡眠等症状。

(5)可卡因(cocaine):可卡因滥用者在吸食可卡因后,产生明显欣快感,并觉体力超人。进而出现幻觉、妄想等精神障碍,甚至失去自我控制能力。本品的精神依赖性潜力强,滥用者渴求用药。长期大量滥用者亦有生理依赖性,停药后出现轻度戒断综合征,如疲乏、思睡、精神抑郁、心动过缓及过度摄食等症状。

(6)致幻剂(hallucinogens):被广为滥用的氯胺酮,具有分离麻醉作用。滥用后会出现幻觉、梦境、眩晕、运动功能障碍、恶心、呕吐、与环境分离感、濒死感等中毒反应,具有一定的精神依赖性潜力。麦角二乙胺（d-lysergic acid diethylamide，LSD）滥用后会产生特殊的心理效应，包括幻觉（呈异常视觉效应）、焦虑、偏执、抑郁，甚至促发精神异常病，导致突发事故与自杀的危险。

三、药物滥用的危害

药物滥用对个人和社会均有危害。药物滥用者身心健康遭受摧残，且可使身体免疫力降低，引发各种感染，滥用药物过量，常致中毒死亡。同时药物滥用破坏家庭正常生活，危害社会安全及稳定，并且损害国家经济，阻碍社会发展。

四、药物滥用的管制与防治

1. 国际药物滥用管制战略 "减少毒品非法供应；降低毒品非法需求；减少滥用毒品的危害" 为三大国际禁毒战略，对全球范围内药物滥用的管制起着重要的指导作用和协调作用。

2. 我国药物滥用管制办法

3. 药物依赖性的治疗　对药物依赖性患者进行治疗，应首先根据患者滥用药物的种类及所呈现的特殊临床问题，实施个体化治疗方案，使患者从精神活性物质的毒性作用中逐步解脱，并尽量减少戒断症状。此过程称为脱毒（detoxification）。在此基础上，进行有效的康复治疗，培养其适应社会生活的能力。

阿片类药物依赖性治疗：①美沙酮替代疗法，目前用作阿片类药物如海洛因依赖性患者替代递减治疗的主要药物；②可乐定疗法；③复吸预防，可采用纳曲酮治疗；④康复治疗，采取必要的多种治疗和服务措施，包括进行心理治疗、行为干预和药物治疗，提供医疗咨询、职业培训和其他支持性服务等。

【试题】

（一）单项选择题

1. 药物滥用是指（　　　）
    A. 医生用药不当
    B. 大量长期使用某种药物
    C. 未掌握药物适应证
    D. 无病情根据的长期自我使用具有依赖性特性的药物
    E. 采用不适当的剂量

2. 阿片类药物依赖者一旦停药出现的戒断综合征，在停药多久后症状达高峰（　　　）
    A. 36 小时左右　　　　　B. 12 小时左右　　　　　C. 8 小时左右
    D. 4 小时左右　　　　　E. 停药后立即达高峰

3. 下列不属于阿片类药物的是（　　　）
    A. 二乙酰吗啡　　　　　B. 吗啡　　　　　C. 苯丙胺
    D. 美沙酮　　　　　　　E. 丁丙诺啡

4. 关于 WHO 对药物依赖性定义**错误**的描述是（　　　）
    A. 药物与机体相互作用形成的一种精神状态
    B. 表现为一种强迫要连续或定期用药的行为或其他反应
    C. 为了感受其精神效应，或避免由于停药引起的不舒适

D. 机体对依赖性药物均能发生耐受

E. 药物依赖性的临床表现十分复杂

5. 阿片类药物成瘾的发生与以下哪种因素**无关**（　　）

A. 给药途径　　　　　　B. 是否联合用药　　　　　C. 给药方式

D. 药物剂型　　　　　　E. 给药量

6. 下列哪项**不是**阿片类生理依赖性的典型表现（　　）

A. 恶心、呕吐　　　　　　　　　　　B. 低血压

C. 精神活动和思维能力增强　　　　　D. 焦虑、易激、震颤

E. 腹部绞痛和腹泻

7. 药物滥用者戒除毒品的脱毒环节中，关于替代药物的选用原则叙述正确的是（　　）

A. 药理作用与原成瘾药物不同

B. 致依赖性潜力与原药相似

C. 作用时间短的药物

D. 无合适的替代药物也可用原依赖药物剂量递减

E. 引起戒断症状的严重程度与原药相似

8. 如突然停药，生理功能就发生紊乱，出现一系列严重反应，这种现象称为（　　）

A. 习惯性　　　　　　　B. 戒断症状　　　　　　　C. 成瘾性

D. 耐药性　　　　　　　E. 以上都不对

9. 大麻中所含的精神活性物质最主要成分是（　　）

A. 四氢大麻酚　　　　　B. 二乙酰吗啡　　　　　　C. 可卡因碱

D. 多巴胺　　　　　　　E. 咖啡因

10. 用药一段时间后，必须增加剂量方可获得原用剂量的相同效应，是因为产生了（　　）

A. 过敏性　　　　　　　B. 成瘾性　　　　　　　　C. 耐受性

D. 依赖性　　　　　　　E. 高敏性

11. 关于可卡因，下列说法**错误**的是（　　）

A. 人长期用药成瘾后，精神依赖性减弱

B. 可产生生理依赖性

C. 是由古柯树叶中分离出的一种生物碱

D. 可抑制神经末梢突触前膜对 NA 类的再摄取

E. 可兴奋呼吸系统和心血管系统

（二）多项选择题

1. 依赖性药物的特征为（　　）

A. 绝大部分依赖性药物同时兼有精神依赖性和生理依赖性

B. 一般反复用药进程中，先产生精神依赖性，后产生生理依赖性

C. 少数药物只产生精神依赖性而无生理依赖性

D. 精神依赖性是造成滥用者不断追求用药的最主要因素

E. 同时产生生理和精神依赖性的药物，均为中枢神经系统兴奋剂

2. 反复应用镇静催眠药（苯巴比妥）产生药物耐受性和依赖性机制为（　　）

A. 与 AC 耦联，CAMP 产生减少

B. 酶诱导作用

  C. AC 活性代偿性增加,CAMP 产生增加

  D. 导致 CNS 神经元发生代偿性改变,神经组织对药物适应性加强

  E. 蓝斑核放电增加

3. 纳洛酮和纳曲酮是(　　)

  A. 阿片受体的半激动剂

  B. 阿片受体的拮抗剂

  C. 可用于解除早期的戒断症状

  D. 可用于解除阿片类中毒

  E. 具有一定的预防复发的作用,但主要取决于患者的合作

4. 下列哪些属于麻醉药品(　　)

  A. 吗啡　　　　　　　B. 烟草　　　　　　　C. 酒精

  D. 可卡因　　　　　　E. 哌替啶

5. 有关苯丙胺的叙述正确的是(　　)

  A. 一种中枢神经系统兴奋剂　　　　　　B. 长期使用能导致幻觉、妄想

  C. 停止使用可出现抑郁及自杀　　　　　　D. 滥用者常出现瞳孔缩小

  E. 合成苯丙胺的前体物质是麻黄碱

6. 下列属于苯丙胺类药物的是(　　)

  A. 二乙酰吗啡　　　　B. 冰毒　　　　　　　C. 安非他明

  D. 摇头丸　　　　　　E. 氯胺酮

(三) 名词解释

1. 药物滥用

2. 药物依赖性

3. 生理依赖性

4. 精神依赖性

5. 药物耐受性

(四) 简答题

1. 具有致依赖性特征的药物可分为哪几类?

2. 阿片类药物的依赖性治疗方法有哪些?

【答案】

(一) 单项选择题

1. D　　2. A　　3. C　　4. D　　5. B　　6. C　　7. D　　8. B　　9. A　　10. C

11. A

(二) 多项选择题

1. ABCD　　　2. BD　　　3. BDE　　　4. ADE　　　5. ABCE　　　6. BCD

(三) 名词解释

1. 药物滥用:人们非医疗目的的过度使用具有致依赖性潜能的精神活性物质的行为。

2. 药物依赖性:是精神活性药物的一种特殊毒性,指在这类药物滥用的条件下,药物与机体相互作用所造成的一种特殊精神状态和身体状态,主要表现为欲求定期或持续的强迫性用药,以期

体验用药后的精神效应,或避免停药所引起的严重身体不适和痛苦。

　　3. 生理依赖性:指药物滥用造成机体对滥用药物的适应状态,在这种状态下,一旦突然停药或减少用药剂量,导致机体已经形成的适应状态发生改变,用药者会相继出现一系列中枢神经系统反应为主的严重症状和体征,呈现极为痛苦的感受及明显的生理功能紊乱,甚至可以危及生命,这些即戒断综合征。药物戒断综合征的临床表现随用药者滥用药品的种类不同而异。

　　4. 精神依赖性:又称心理依赖性,是由于滥用药物对脑内奖赏系统产生反复的非生理性刺激所致的一种特殊精神状态。滥用药物使滥用者产生特殊的精神感受如愉悦、幻觉和满足感。为体验或追求这种虚幻的欣快情绪和精神感受,避免停用药物所致严重的精神不适,滥用者通常表现出强烈的心理渴求和周期性、强迫性觅药行为。

　　5. 药物耐受性:指人体在重复用药条件下形成的一种对药物的反应性逐渐减弱的状态。

　　(四) 简答题

　　1. 具有致依赖性特征的药物可分为哪几类?

　　具有致依赖性特征的药物有:①麻醉药品包括阿片类、可卡因类和大麻类;②精神药物,包括:镇静催眠药及抗焦虑药,如巴比妥类,苯二氮䓬类等;精神兴奋药(psychostimulant):如苯丙胺(amphetamine)、哌甲酯、咖啡因等。本类药物中被滥用最普遍的是苯丙胺类,如甲基苯丙胺(又名去氧麻黄碱,冰毒);致幻药(psychotomimetic drug):麦角二乙胺(LSD);③其他:乙醇和烟草,挥发性有机溶剂等。

　　2. 阿片类药物的依赖性治疗方法有哪些?

　　阿片类药物的依赖性治疗方法有:①阿片类递减法,常用美沙酮替代疗法;②可乐定疗法;③复吸预防,可采用纳曲酮治疗;④心理干预和其他疗法。

【延伸阅读】

新型毒品滥用及其危害

　　在中国,新型毒品主要是指冰毒(甲基苯丙胺,MDA)、摇头丸(亚甲二氧甲基苯丙胺,MDMA)和 K 粉(氯胺酮,Ketamine)等人工化学合成的致幻剂与兴奋剂类毒品。西方社会称之为“舞会药”或“俱乐部药”。此类药物在 20 世纪 90 年代后在全球范围形成流行性滥用趋势,滥用群体从早期的摇滚乐队、流行歌手和一些亚文化群体蔓延至以青少年群体为主的社会各阶层。

　　根据此类毒品的毒理学性质,可以将其分为以下四类:第一类以中枢兴奋作用为主,代表物质包括甲基苯丙胺(我国俗称“冰毒”)等;第二类是致幻剂,包括植物来源和化学合成的,代表物质有色胺类(如裸盖菇素)、麦角酰二乙胺(LSD)、苯烷胺类(如麦司卡林)和分离性麻醉剂(苯环己哌啶和氯胺酮);第三类兼具兴奋和致幻作用,代表物质是亚甲二氧基甲基苯丙胺(我国俗称“摇头丸”);第四类是一些以中枢抑制作用为主的物质,包括氟硝西泮和 γ- 羟基丁丙酯(GHB)。现将几种主要的“新型毒品”介绍如下:

　　1. 冰毒(甲基苯丙胺)　20 世纪 90 年代以来,甲基苯丙胺已成为世界上流行最快、滥用最为广泛的中枢兴奋剂。它可明显促进多巴胺、去甲肾上腺素释放并由此导致欣快、增加精力和提高社交能力,具有很强的正强化作用,滥用潜力很大。甲基苯丙胺急性中毒时,表现为机械性过度活动、面部发红、发热、出汗、心率加快、致命的心律失常、心肌缺血、血压升高(有时可导致颅内出血)、精神亢奋、刺激性欲、焦躁不安、震颤、惊厥、攻击或暴力行为、偏执行为、偏执妄想、精神错乱和分裂症等,其慢性中毒者的表现类似苯丙胺急性过量中毒,具有顽固性失眠和包括分裂症、幻觉、幻听和失控的暴力行为等精神障碍的典型特征。

2. 摇头丸(亚甲二氧基甲基苯丙胺,MDMA) 摇头丸又称"迷魂药"(ecstasy),属苯丙胺类兴奋剂的衍生物,具有苯丙胺样中枢兴奋和 LSD 样致幻作用。动物实验表明,摇头丸仅使用一次单剂量即可导致脑 5- 羟色胺能神经元损害。在人类中,滥用摇头丸可导致神经精神系统的严重损伤,造成认知障碍和精神病症状,如躁狂、焦虑、抑郁、睡眠障碍和记忆障碍等;其他躯体障碍包括:肌肉活动增加、磨牙、震颤、出汗、高热、惊厥、心血管功能障碍(如血压变化和心律失常)等严重致命损害。"摇头丸"长期使用可引起慢性中毒,可表现为包括分裂型精神病、自杀倾向、自我感消失和环境失真感、幻觉、惊恐发作、认知障碍(如记忆缺失)和回闪现象等精神障碍。

3. K 粉(氯胺酮) 氯胺酮是一种分离性麻醉药。研究表明,氯胺酮可抑制丘脑 - 新皮层系统,选择性地阻断痛觉,故具有镇痛的药理学作用;另一方面,氯胺酮对大脑边缘系统具有兴奋作用,由此造成意识与感觉的分离状态,这是造成氯胺酮滥用的毒理学基础。滥用氯胺酮后主要导致神经精神中毒反应、幻觉和精神分裂症状,表现为讲话含糊不清、头昏、精神错乱、过度兴奋、幻觉、幻视、幻听、运动功能障碍、抑郁以及在药物作用下出现怪异和危险行为。

4. 液体迷魂药(γ- 羟基丁丙酯,GHB) GHB 是 γ- 羟基丁丙酯,在药理作用上是一种中枢抑制剂,滥用后可导致欣快感,放松和行为放纵。GHB 的剂量安全范围很小,过量使用可导致恶心、呕吐、意识丧失、心率减慢、呼吸抑制、惊厥、体温下降和昏迷。昏迷和呕吐可以阻塞气管窒息致死。当 GHB 同其他物质,特别是乙醇及其他中枢抑制剂合用时,其潜在的致命中毒作用增加。将 GHB 置于酒中吸用可增加性敏感性,并导致性暴力。GHB 和氟硝西泮被称之为"迷奸药"其特点是滥用后引起肌肉协调失控,精神错乱,镇静和遗忘。长期滥用者在停药后可导致严重的戒断反应,包括极度兴奋、谵妄、失眠、震颤、心率加快及焦虑等精神、神经和躯体症状。根据一些研究报告,GHB 除在通宵舞会滥用之外,在其他场所和其他目的滥用正在增加。例如,健美爱好者试图利用 GHB 刺激生长激素(GH)释放的作用,另有一些饮酒中毒者试图用 GHB 摆脱对酒的渴求。

5. 氟硝西泮 氟硝西泮属苯二氮䓬类镇静催眠药,氟硝西泮通常与乙醇合并滥用,滥用后可使受害者在药物作用下无能力反抗而被强奸,并产生顺行性遗忘,而对所发生的事情失忆,因此近年来被受到特别关注。氟硝西泮与乙醇或其他镇静催眠药合用后可导致中毒死亡。

以上 5 种"新型毒品"同海洛因、鸦片等阿片类毒品相比,具有成瘾性强,但生理依赖性相对较弱(除氟硝西泮外)的特点,滥用后容易上瘾,从尝试性使用很快发展到强迫性滥用阶段,但在突然停止使用后往往不出现显著的躯体戒断症状。

（陈　汇　杨晓燕）

第十八章
药物经济学基本知识

【学习目标】

1. 掌握药物经济学的基本概念。
2. 掌握药物经济学的应用。
3. 了解药物经济学的评价方法和实施步骤。

【内容要点】

一、药物经济学的定义

药物经济学(pharmacoeconomics)是应用经济学的基本原理和方法,结合流行病学、决策学、生物统计学等多学科研究成果,全面地鉴别、测量、比较和分析不同药物治疗方案,药物治疗方案与非药物治疗方案(如手术治疗和物理治疗等),以及不同医疗或社会服务项目(如社会养老和家庭病床等)的成本与结果(效益、效果及效用)关系,并评估其经济学价值的一门新兴学科。

二、药物经济学的基本概念

1. 药物经济学中的成本　成本(cost)又称费用,是指社会在实施特定药物或治疗方案过程中所投入的全部财力、物质和人力资源。成本就是一种资源消耗,包括直接成本、间接成本和隐性成本。

直接成本又可分为直接医疗成本和直接非医疗成本。直接医疗成本指与特定的药物治疗方案有关的直接医疗费用,如住院费、检验费、药品费、护理费和诊疗费等;直接非医疗成本指与药物治疗方案有关的非医疗费用,如交通费、营养费、食宿费以及家属陪护等。

间接成本是指因疾病所致缺勤、劳动力下降或丧失、死亡等造成的经济损失,主要表现为工资或收入的损失。

隐性成本则指实施药物治疗方案中一些无法用货币确切计算的损失,包括因病所致痛苦、悲伤、抑郁及精神创伤等。

2. 药物经济学中的结果　结果(outcome)系指特定药物或治疗方案所产生的效果。药物经济学的结果评价主要有 3 种形式:①效益(benefit):实施某项药物治疗方案所产生的有用结果,以货币单位表示。②效果（effectiveness）：所实施药物治疗方案的临床结果，即在一定人群中实施一项干预措施，以达到预期的治疗目标。以特定的治疗目的或临床效果为指标，如人群健康的期望寿命、疾病治愈率、好转率以及细菌转阴率等。③效用（utility）：效用是指所实施药物治疗方案满足人们对一种特定健康状况的期望和偏好程度，即药物治疗后所获身心健康的满意度。

三、药物经济学评价方法

1. 药物经济学评价方法　药物经济学的研究方法，建立在成本（费用）分析的基础上。用于评价药物治疗方案临床结果及其经济成本的主要方法有最小成本分析、成本 - 效果分析、成本 - 效益分析和成本 - 效用分析等。

（1）最小成本分析（cost-minimization analysis，CMA）：用于药物经济学的初步研究，适用于药物治疗效果基本相同的几种药物治疗方案的比较。最小成本分析法以货币单位（元）来计量，以各治疗方案治疗结果相同为前提，因此具有治疗学上的意义。但实际应用中，由于难以找到治疗方案所获结果完全相同的实例，故其应用受到一定限制。

（2）成本 - 效益分析（cost-benefit analysis，CBA）：用以比较不同药物治疗方案或药物治疗方案与其他干预措施所耗成本及由此产生的效益（结果）的一种方法，是经济学的基本分析方法之一，通常用于评价药物治疗方案的可行性及优选最佳防治方案。成本 - 效益分析中，成本和结果均以货币形式表现，可直观地比较不同药物治疗方案对同一疾病的治疗效益，亦可进行不同疾病治疗措施间的比较，甚至对疾病治疗措施与其他公共卫生投资项目进行比较。但许多疾病的临床效果，如患病率、死亡率、残疾状态等难以用货币单位衡量，故此法的应用受到一定限制。

（3）成本 - 效果分析（cost-effectiveness analysis，CEA）：成本 - 效果分析中，成本以货币计量，效果则以特定的治疗目的或临床效果为指标，对不同药物治疗方案的成本和效果进行分析和比较，更有利于正确评价不同药物治疗方案的经济效果。成本 - 效果分析是药物经济学中常用方法。

（4）成本 - 效用分析（cost-utility analysis，CUA）：此法注重人的生命的质量和健康的内涵。因此，成本 - 效用分析评估和比较改进生命质量所需费用的大小，以此表述在医疗过程中花费一定费用在身心健康方面所获得的满意程度。该法在评价结果时，不仅分析有关的治疗成本，同时分析患者因功能影响或满意度变化所增加的成本，显然，成本 - 效用分析可较为全面、真实地反映成本与结果之间的关系。

药物经济学研究的4种方法其主要差别在于对用药结果的不同测量上，每种方法各有其优缺点。

2. 药物经济学评价步骤　①确定拟评价的药物经济学问题；②确立分析问题的角度；药物经济学研究的服务对象主要包括卫生决策部门、医疗机构、社保机构或保险公司和患者四个主要方面；③区分和确定用于评价的备选方案；④选择适当的药物经济学分析方法；⑤计量成本；⑥鉴别结果；⑦确定贴现率，计算贴现值；⑧区分不确定因素，进行敏感度分析；⑨对结果进行统计学分析，确定最佳方案；⑩结果陈述与总结。

3. 药物经济学的应用领域　①指导新药研发的立项决策；②为合理用药提供科学依据；③依据药物经济学理论，制定药品定价原则；④依据药物经济学分析，遴选《国家基本药品目录》。

【试题】

（一）单项选择题

1. 关于药物经济学的叙述哪一项是错误的（　　　　）

A. 评价不同治疗方案的经济学价值的差别

B. 其研究结合流行病学、决策学、统计学等多学科的研究成果

C. 分析不同药物治疗方案的成本、效益或效果及效用

D. 应用现代管理学为研究手段

E. 其服务对象包括政府管理部门

2. 下列哪项是间接成本（   ）

A. 患者的旅差费　　　　　　　　　B. 患者的营养食品费

C. 患者的药费和其他保健成本　　　D. 患者因疾病造成的精神上的痛苦

E. 患者因伤病造成的工资损失

3. 下列哪项不是隐性成本（   ）

A. 因疾病引起的疼痛　　　　　　　B. 因疾病引起的精神上的痛苦

C. 患者过早死亡造成的工资损失　　D. 因疾病引起的生活与行动的不便

E. 因疾病诊断过程带来的担忧

4. 药物经济学研究的 4 种方法主要差别在于（   ）

A. 用药成本的不同测量上　　　　　B. 计算不同类型的成本

C. 对于用药结果的不同测量　　　　D. 所采用的实验研究方法不同

E. 研究对象不同

5. 下列哪项**不属于**药物经济学研究要收集的效果资料（   ）

A. 特定时间段的就诊、急诊或就医次数　　B. 各种生物学检品的检验结果

C. 心理、健康咨询费　　　　　　　D. 每年病情发作或恶化次数

E. 存活时间

6. 药品费用急剧上涨的合理因素**不包括**（   ）

A. 人口增加和老龄化　　　　　　　B. 急性病增加

C. 疾病谱改变　　　　　　　　　　D. 生物制品在临床大量应用

E. 药品成本提高

7. 药物经济学研究的关键是（   ）

A. 哪些用药结果应包括进去

B. 如何测算用药结果

C. 如何评价效益

D. 哪些成本应包括进去及如何进行成本测算

E. 如何准确评价效用

8. 以生活质量调整年表示结果的药物经济学研究方法是（   ）

A. 最小成本分析　　　　　　　　　B. 成本效果分析

C. 成本效益分析　　　　　　　　　D. 成本效用分析

E. 成本分析

（二）多项选择题

1. 下面关于药物经济学的说法正确的是（   ）

A. 疾病引起的病痛属于隐性成本

B. 用于药物治疗所花的代价或资源属于直接成本

C. 隐性成本是指由于伤病或死亡造成的工资损伤

  D. 意愿支付法可用来进行直接成本的计算

  E. 药物经济学的成本包括直接成本、间接成本和隐性成本

2. 关于成本的叙述下列哪些是正确的（　　　）

  A. 包括药物治疗方案的成本　　　　　　B. 包括其他治疗方案的成本

  C. 治疗方案减少了临床检查费用　　　　D. 物质资源的消耗

  E. 因病所致的精神创伤

3. 用药结果的包括（　　　）

  A. 病人对治疗结果的满意程度

  B. 治疗结果是否使病人感到舒适

  C. 治疗结果是否提高了与健康相关生活的质量

  D. 治疗是否降低了不良反应发生率

  E. 治疗是否延长了寿命

4. 药物经济学研究的方法有（　　　）

  A. 成果效能分析法　　　　B. 成本效果分析法　　　　C. 成本效用分析

  D. 最小成本分析法　　　　E. 成本效益分析法

（三）名词解释

1. 药物经济学

2. 药物经济学中的成本

3. 药物经济学中的用药结果评价

（四）简答题

简述药物经济学的应用领域。

【答案】

（一）单项选择题

1. D　　2. E　　3. C　　4. C　　5. C　　6. B　　7. D　　8. D

（二）多项选择题

1. ABE　　　　2. ABDE　　　　3. ABCE　　　　4. BCDE

（三）名词解释

  1. 药物经济学：是应用经济学的原理和方法，结合流行病学、决策学、生物统计学等多学科研究成果，全面地测量、比较、分析和评价不同药物治疗方案，药物治疗方案与非药物治疗方案（如手术治疗和物理治疗等），以及不同医疗或社会服务项目（如社会养老和家庭病床等）的成本与结果（效益、效果及效用）关系，并评估其经济学价值的一门新兴学科。

  2. 药物经济学中的成本：成本是指社会在实施特定药物治疗方案过程中所投入的全部财力、物质和人力资源。成本是一种资源消耗，包括直接成本、间接成本和隐性成本。

  3. 药物经济学中的用药结果评价：主要有 3 种形式：①效益：实施某项药物治疗方案所产生的有用结果，以货币单位表示；②效果：所实施药物治疗方案的临床结果，以特定的治疗目的或临床效果为指标，如人群健康的期望寿命、疾病治愈率、好转率以及细菌转阴率等；③效用：效用是指所实施药物治疗方案满足人们对一种特定健康状况的期望和偏好程度，即药物治疗后所获身心健康的满意度。

(四) 简答题

简述药物经济学的应用领域。

(1) 指导新药研发的立项决策:制药企业还可从发掘现有药物资源出发,在提高药物治疗的效果 - 成本比值等方面开拓新药研发途径。对仿制药品的研发,亦应重视药物经济学原则。立项前,应先调研被仿制药品的疗效、价格及同类型药品的相关数据,进行药物经济学分析,选择仿制具有药物经济学优势品种,以满足广大民众的医药需求。

(2) 为合理用药提供科学依据:药物经济学研究旨在寻求最佳药物治疗方案,以期充分提高药物治疗价值,其研究结论为实行临床"安全、有效、经济"的合理用药原则提供了科学依据。运用药物经济学研究成果,使药品费用增长幅度控制在合理范围内。医院用药目录的制订和应用亦有利于规范医生用药行为,从而有效提高合理用药水平。

(3) 依据药物经济学理论,制定药品定价原则:制药企业获知药品生产成本、市场需求及同类产品价格之后,就可以应用药物经济学理论进行分析,作出合理定价。在满足社会需求的前提下保证上市药品与同类药品有一定的药物经济学优势,以有利于制药企业的可持续发展。

(4) 依据药物经济学分析,遴选《国家基本药物目录》:国家基本药品目录的遴选,必须充分把握已上市药品安全、有效、经济的可信证据,并据此制定基本药品遴选标准和药品纳入医疗保险的支付范围。

【延伸阅读】

药物经济学与新药研发

新药研究具有费用高、周期长和风险大的特点,尤其在临床研究阶段。在新药临床研究中进行药物经济学评价,从有效性、安全性及经济性三方面综合考量药物,为制药企业提供新药研发项目是否应该继续进行所需要的参考信息,有助于规避风险,提高新药研发的效率。近年来在新药研发中进行药物经济学研究的制药公司比例逐年增加。大约有 16% 的公司在新药临床前研究和 II 期临床试验期间开展药物经济学研究,38% 的公司在新药 III 期临床和 IV 期临床期间开展了药物经济学研究。

(一) 药物经济学在新药研发中的作用

1. 新药价格假设　通过药物经济学的方法,可以在考虑新药和主要竞争产品特征的基础上,找到一个与主要竞争产品具有相同成本效果的参考价格水平,并据此来假设新药的合理价格。

2. 研发决策　采用药物经济学方法来估计新药的合理价格,评价新药的每个特征对于消费者的效用,并预测消费者对于新药的意愿购买程度以及新药的合适价格,以此估计企业研发投资的净效益。有利于企业在早期做出研发决策,将有限的资源投入到收益较大的项目。

3. 与外部联系的桥梁　新药的上市需要进行上市申请,随后需要进行市场营销以打开市场,还需要进行新药定价和进入医保报销目录的申请等工作。在此过程中,企业需要与外部利益相关体进行沟通和谈判,药物经济学研究数据将为企业增加成功的筹码。

(二) 新药研发阶段进行药物经济学评价的具体工作

新药研发过程中进行药物经济学研究的最好时期是临床试验阶段,这一时期可以收集到相关的药物经济学研究所需的结果评价资料。有关经济学的资料可从研究记录、病例记录以及医院公布的药品、治疗价格目录中获得,还可以直接向患者询问、调查获得。

1. Ⅰ期临床研究　此阶段开展初步的临床药理学及人体安全性评价,观察人体对新药的耐受程度和药代动力学,为制定给药方案提供依据。此阶段药物经济学评价所需要的成本和产出结果数据均无法获得,只能开展药物经济学评价的前期准备工作,如完成目标市场分析,现存同类治疗方法的经济性分析,经济学评价方法的选择,初步建立分析模型,为下一阶段临床试验设计提供建议。

2. Ⅱ期临床研究　此阶段在目标适应证患者中初步评价药物的疗效和安全性,可以进行初步的药物经济学评价。具体工作包括收集新药治疗的成本和产出相关数据,修正分析模型并进行模拟分析,完成初步的经济学评价,为决策者是否继续进行研发项目提供参考意见,为下一阶段临床试验设计提供建议。

3. Ⅲ期临床研究　此阶段进一步验证药物的疗效和安全性,最终为药物注册申请提供充分依据。此阶段充分具备开展药物经济学评价的条件。这个时期有足够的样本量,用药更接近实际情况,因此这是最适宜进行药物经济学评价的阶段,可以作为临床试验的一个组成部分,也可以单独设计并行的药物经济学评价研究。在此阶段可根据药物经济学评价的要求完善临床试验设计,收集新药治疗的成本和产出方面的数据,完善药物经济学评价模型,总结新药的药物经济学评价,为新药上市申请、新药定价和进入保险报销目录等提供支持。

4. Ⅳ期临床研究　这是新药上市后应用研究阶段,可收集真实环境新药治疗的成本和产出方面的数据,完善药物经济学评价结果,为市场决策提供信息支持。

(三) 新药研发阶段进行药物经济学评价的方法

在新药研发阶段,应根据临床研究的不同时期以及药物的特点来选择药物经济学的评价方法。一般来说,在Ⅰ期临床试验中宜采用最小成本法,分析新药和现有药物之间有否较大的成本差异,如果成本差异不大,又不能减少临床症状,该药即使临床效果较好也不会有更高的市场预期。在新药研发阶段使用最多的还是成本 - 效果法,依目前的情况来看,大多数新药的价格都高于现有药品,往往成本会高于现有水平。因此有必要弄清楚新药给患者病情带来了哪些改善,给医疗机构减轻了多少工作量,一旦证实以新药的高成本换取的好效果确实值得,那么,该药还是具备一定的开发潜力的。成本 - 效用分析适用于那些伴有严重毒副作用和缓解症状而非根除疾病的药物,如癌症化疗药和降压药等。在这些药物治疗的过程中,药物对患者生存质量的影响是长期的,效果比较明显。因此,在新药临床阶段,应把该药对患者生存质量的影响作为考察的关键内容之一。

(四) 新药研发阶段进行药物经济学评价应注意的问题

1. 对照组的选择　药物经济学评价要求与现有常规治疗方法比较优劣,而临床试验有时采用安慰剂对照,或有些制药企业选择了单价较贵或疗程费用较高的药物作为对照。虽然这样可能使新药容易通过审批而上市,但是药物上市后的盈利能力与其安全性、有效性和经济性呈正相关。因此,研究者在对照选择上应遵循客观科学的原则,根据标准治疗指南选取该类药物中最常用的,或疗效最好的,或价格最低廉的药物。

2. 成本的估算　药物经济学研究中的成本包括范围很广,泛指一切与该治疗行为相关的资源消耗。新药的临床研究通常在多个临床研究中心同时进行,由于各地的经济水平的差异,不同研究中心的各种成本可能存在差异,需要进行均一化。此外,临床研究中,患者的诊疗费用、检查费用、护理费用等明显高于一般水平。一种已得到应用的解决办法是收集不在临床试验中但符合病例入选标准的患者资料,来估计常规医疗中可能的成本。

3. 治疗产出指标的确定　传统的临床研究对药物的治疗产出通常以治疗的有效率来衡量,从经济学角度来看,这种产出指标不够全面。药物经济学的基本评价方法有成本 - 效果分析(产出以临床效果为指标),成本-效用分析(产出以生命质量和数量两个维度为指标)和成本-效益分析(以货币为产出衡量单位),当各方案的产出结果相同时可用最小成本分析。在实践中应根据决策者的需要和现有评价技术,先选择适当的评价研究方法,然后确定产出指标。

4. 样本的纳入标准 新药的临床研究通常建立了严格的纳入和排除标准,这有助减少个体差异,增加研究效度,但这限制了研究结果外推至一般人群;过于宽松的标准,虽然使试验结果的外推性较好,但研究的效度将降低。因此在实际操作中应在这两者间找到平衡点。

(陈 汇 杨晓燕)

第十九章
神经系统疾病的临床用药

【学习目标】

1. 了解缺血性脑血管疾病的分类,短暂性脑缺血发作、动脉硬化性血栓性脑梗死、脑栓塞的病因及发病机制。

2. 熟悉短暂性脑缺血发作、动脉硬化性血栓性脑梗死、脑栓塞的临床表现及用药原则。

3. 掌握常用抗血小板药物阿司匹林、氯吡格雷、噻氯匹定、双嘧达莫的药理作用与机制、临床应用及评价、不良反应与防治。

4. 掌握常用抗凝药物肝素、低分子肝素、华法林的药理作用与机制、临床应用及评价、不良反应与防治以及药物相互作用。

5. 熟悉常用降压药、钙离子拮抗剂、双胺氧化酶抑制剂的药理作用与机制、临床应用及评价、不良反应与防治。

6. 熟悉常用降颅内压及脱水、利尿药的药理作用及临床应用。

7. 熟悉常用溶栓药重组组织型纤溶酶原激活剂、尿激酶、链激酶的药理作用及临床应用。

8. 了解脑出血的病因及发病机制、临床表现、治疗原则。

9. 了解抗癫痫药的作用机制及癫痫治疗的总则。

10. 掌握常用抗癫痫药苯妥英钠、卡马西平、乙琥胺的药理作用与机制、临床应用及评价、不良反应与防治以及药物相互作用。

11. 掌握常用抗帕金森病药左旋多巴的药理作用与机制、临床应用及评价、不良反应与防治以及药物相互作用。

12. 了解常用抗老年痴呆药的分类、药理作用及临床应用。

【内容要点】

短暂性脑缺血发作是一种多病因的综合征,其主要病因是主动脉 - 颅脑动脉系统的粥样硬化。常用药物分为:①抗血小板药:阿司匹林(Aspirin,乙酰水杨酸),抗血小板聚集药物,主要通过使血小板的环氧酶(PG 合成酶)乙酰化,从而破坏环内过氧化物的形成,使血小板生成血栓素(TXA_2)的功能受到不可逆的影响。目前作为心脑血管缺血性疾病的一级、二级预防用药和急性期治疗用药,并可用于急性心肌梗死、不稳定性心绞痛的治疗,也可预防动脉粥样硬化、心肌梗死、短暂性脑缺血发作、脑卒中的发生。与双嘧达莫合用可预防瓣膜性心脏病发生全身性动脉栓塞。氯吡格雷(Clopidogrel,波立维),可选择性地与血小板表面腺苷酸环化酶耦联的ADP受体结合,抑制ADP介导的糖蛋白Ⅱb-Ⅲa复合物诱导的血小板聚集,常用于防治因血小板高聚集引起的心、脑及其他动脉的循环障碍疾病。噻氯匹定(Ticlopidine,日新力搏),具有较强的抑制二磷酸腺苷(ADP)诱导的血小板聚集作用,对胶原、凝血酶、花生四烯酸、肾上腺素及血小板活化因子诱导的血小板聚集亦有不同强度的抑制作用;而且还有一定的解聚作用和抑制血小板的释放反应,降低血小板的黏附性。双嘧达莫(Dipyridamole,潘生丁),可抑制血小板、上皮细胞和红细胞摄取腺苷,治疗浓度(0.5 ~ 1.9μg/dl)时该抑制作用成剂量依赖性。局部腺苷浓度增高,作用于血小板的 A_2 受体,刺激腺苷酸环化酶,使血小板内环磷酸腺苷增多。通过这一途径,血小板活化因子(PAF)、胶原和二磷酸腺苷(ADP)等刺激引起的血小板聚集受到抑制。②抗凝药物:肝素(Heparin,海普林),主要通过与抗凝血酶Ⅲ(AT-Ⅲ)结合,而增强后者对活化的Ⅱ、Ⅸ、Ⅹ、Ⅺ和Ⅻ凝血因子的抑制作用。用于防治血栓形成或栓塞性疾病(如心肌梗死、血栓性静脉炎、肺栓塞等);各种原因引起的弥散性血管内凝血(DIC);也用于血液透析、体外循环、导管术、微血管手术等操作中及某些血液标本或器械的抗凝处理。主要不良反应是用药过多可致自发性出血,可静脉注射鱼精蛋白进行急救。华法林(Warfarin),其作用机制为竞争性对抗维生素K的作用,抑制肝细胞中凝血因子的合成,还具有降低凝血酶诱导的血小板聚集反应的作用,因而具有抗凝和抗血小板聚集功能。适用于需长期持续抗凝的患者:①能防止血栓的形成和发展,用于治疗血栓栓塞性疾病;②治疗手术后或创作后的静脉血栓形成,并可作心肌梗死的辅助用药;③对曾有血栓栓塞病患者及有术后血栓并发症危险者,用于预防性用药。

动脉粥样硬化性血栓性脑梗死是指动脉粥样硬化的基础上形成血栓,造成脑动脉管腔狭窄、闭塞,导致局部脑组织缺血、缺氧性坏死。脑梗死的治疗应根据不同的病因、发病机制、临床类型、发病时间等确定针对性较强的治疗方案,实施以分型、分期为核心的个体化治疗。在一般内科支持治疗的基础上,可酌情选用改善脑循环、脑保护、抗脑水肿、降颅压等措施。通常按病程可分为急性期(1 个月)、恢复期(2 ~ 6 个月)和后遗症期(6 个月以后)。重点是急性期的分型治疗。腔隙性脑梗死不宜脱水,主要是改善循环;大中梗死应积极抗脑水肿降颅压,防止脑疝形成。在小于 6 小时的时间窗内有适应证者可行溶栓治疗。

脑栓塞(cerebral embolism)是指固体、气体或液体栓子通过血液循环进入脑动脉,阻塞管腔,形成血流中断,导致脑组织缺血、坏死。根据栓子的来源可分为心源性脑栓塞、非心源性脑栓塞及不明原因脑栓塞。其中心源性脑栓塞是最常见的原因。脑栓塞急性期的治疗与动脉粥样硬化性血栓性脑梗死基本相同。但除了要治疗脑部病变,还需控制原发病,预防复发。主要措施为降颅压、脱水及利尿药、溶栓药、抗凝药。

脑出血的药物治疗基本原则:脱水降颅压,减轻脑水肿;调整血压;防止继续出血;减轻血肿造成的继发性损害,促进神经功能恢复;防治并发症。

不同发作类型的癫痫患者应选不同的抗癫痫药,癫痫的临床主要分类及可选用的抗癫痫药列表如下(表 19-1):

表 19-1　癫痫的主要类型与可供选择的药物

癫痫的类型	可供选择的药物
单纯性和复杂性部分发作	卡马西平,苯妥英钠,苯巴比妥,扑米酮,丙戊酸钠,苯二氮䓬类
强直阵挛性发作(大发作)	卡马西平,苯妥英钠,苯巴比妥,扑米酮,丙戊酸钠,苯二氮䓬类

癫痫的类型	可供选择的药物
失神发作(小发作)	苯二氮䓬类,乙琥胺,丙戊酸钠
肌阵挛发作、失张力发作	丙戊酸钠,苯二氮䓬
婴儿痉挛	促肾上腺皮质激素,糖皮质激素类,苯二氮䓬类,丙戊酸钠
癫痫持续状态	地西泮,异戊巴比妥钠,苯妥英钠,苯巴比妥,硫喷妥钠,水合氯醛,乙醚

　　常用的抗帕金森病药分为拟多巴胺类和胆碱受体阻断药两类:①拟多巴胺类药:左旋多巴是多巴胺的前体。多巴胺不能通过血脑屏障,对帕金森病没有治疗效应。左旋多巴为 DA 的前体,吸收后约有用药剂量的 1% 左右可以通过血脑屏障,在脑内经多巴脱羧酶脱羧基转化为 DA,起替代作用。其余大部分在外周脱羧转化为 DA,成为不良反应的主要原因。与外周多巴脱羧酶抑制剂合用,不仅可减轻不良反应,而且可增加通过血脑屏障的药量。L-dopa 能使 80% 左右患者症状有改善,其中对肌肉强直和运动障碍疗效较好,而对肌肉震颤疗效较差。对原发性帕金森病疗效较好,而对老年及脑炎后继发患者疗效较差。对于应用阻断 DA 受体的药物如氯丙嗪类抗精神病药引发者,L-dopa 则几乎无效。左旋多巴的另一用途是改善肝性脑病症状。应用本品可以增加脑内 DA 及去甲肾上腺素,治疗肝性脑病。本品虽然并不能改善肝功能,但仍有一定临床意义。本品吸收良好,因只有 1% 左右能透过血脑屏障而发挥作用,故用药剂量很大。不能进入脑内的大量药物在外周多巴脱羧酶催化下转化成 DA,影响胃肠道、心血管系统功能,产生不良反应。脑内 DA 增多也会影响中脑 - 边缘系统 DA 通路、下丘脑 - 垂体 DA 通路等处的功能。DA 还可能转化为 NE,通过中枢 NE 能系统产生影响,而成为不良反应。②中枢抗胆碱药:本类药物阻断中枢胆碱受体,减弱帕金森病患者纹状体中占优势的胆碱能神经的作用,恢复黑质 - 纹状体中多巴胺能神经和胆碱能神经的功能平衡,从而发挥抗帕金森病作用。

　　阿尔茨海默病(Alzheimer's disease,老年性痴呆症)是一组常见的慢性进行性精神衰退性疾病,在老年人的疾病谱和死亡谱中占有重要的位置。对阿尔茨海默病的治疗,目前被国内外学者应用的方法主要有:①脑循环改善剂:本类药物能直接作用于小血管平滑肌或通过肾上腺素能受体、钙离子通道而舒张脑血管,增加脑血流量,增加脑细胞对氧的有效利用,改善脑细胞的代谢。主要用于血管性痴呆,老年性痴呆亦可应用。本类药物在扩张脑血管时,一般不影响正常血压。代表性药物:尼莫地平、氟桂利嗪等。②脑功能改善剂或亲智能药物:阿尔茨海默病患者存在氧代谢、糖代谢、核酸、蛋白质、脂质等代谢系统障碍,脑血流量亦明显降低。亲智能药能促进大脑皮层细胞的氧、糖、核酸、蛋白质代谢,提高腺苷酸激酶活性及大脑 ATP/ADP 的比值,并能扩张脑血管,改善脑血流量,增加氨基酸及葡萄糖的吸收利用,恢复大脑细胞功能。代表性药物:二氢麦角碱、吡拉西坦等。③与神经递质有关的药物,已经证实多种神经递质在老年性痴呆中存在异常,其中突触内胆碱能递质异常不足是主要变化之一。其他如肾上腺素能受体、5-HT 受体、GABA 能受体均存在异常,但不如胆碱能受体改变恒定。常用药物包括提高胆碱能活性的药物,与 5- 羟色胺有关的药物及神经多肽类药物。④神经生长因子。⑤非甾体类抗炎药。⑥雌激素治疗。⑦氧自由基清除剂。⑧微量元素治疗。⑨针对精神障碍的药物治疗等。治疗本病一般是一个长期的联合药物治疗过程,因此,也应注意治疗用药的相互作用和相对机体的影响。

【试题】

(一) 单项选择题

1. **不属于**中枢神经作用的是(　　)

    A. 地西泮肌松　　　　　　B. 吗啡缩瞳　　　　　　C. 氯丙嗪降温

    D. 阿司匹林解热　　　　　E. 阿司匹林镇痛

2. 患者女性,21 岁。表现为面部表情肌无力,眼睑闭合力弱,吹气无力,说话吐词不清且极易疲劳,左右交替出现眼睑下垂、眼球运动障碍,诊断为重症肌无力,宜选用的治疗药物是(　　)

    A. 阿托品　　　　　　　　B. 毛果芸香碱　　　　　C. 毒扁豆碱

    D. 东莨菪碱　　　　　　　E. 新斯的明

3. 苯二氮䓬类药物的作用特点是(　　)

    A. 对快动眼睡眠时相影响大　　　　　B. 没有抗惊厥作用

    C. 没有抗焦虑作用　　　　　　　　　D. 停药后代偿性反跳较重

    E. 可缩短睡眠诱导时间

4. 左旋多巴治疗帕金森病的机制是(　　)

    A. 在脑内转变为 DA,补充纹状体内 DA 的不足

    B. 提高纹状体中乙酰胆碱的含量

    C. 提高纹状体中 5-HT 的含量

    D. 降低黑质中乙酰胆碱的含量

    E. 阻断黑质中胆碱受体

5. 某男童吃饭时突然僵立不动,呼吸停止,在去医院途中颠簸苏醒,经诊断为失神小发作,应该首选的药物是(　　)

    A. 乙琥胺　　　　　　　　B. 卡马西平　　　　　　C. 地西泮

    D. 苯妥英钠　　　　　　　E. 氯硝西泮

6. 患者男性,9 岁。高热一天就诊,突然四肢抽搐、口吐白沫,诊断为高热引起的惊厥。为缓解,可首选药物是(　　)

    A. 苯巴比妥肌注　　　　　B. 异戊巴比妥静注　　　C. 水合氯醛直肠给药

    D. 硫喷妥钠静注　　　　　E. 地西泮静注

7. 关于苯巴比妥的药理作用,**不正确**的是(　　)

    A. 镇静　　　　　　　　　B. 催眠　　　　　　　　C. 镇痛

    D. 抗惊厥　　　　　　　　E. 抗癫痫

8. 患者男性,58 岁。肝癌晚期,在病房大叫疼痛,浑身大汗淋漓,根据癌痛治疗原则,可首选(　　)

    A. 可待因　　　　　　　　B. 阿司匹林　　　　　　C. 哌替啶

    D. 地西泮　　　　　　　　E. 吲哚美辛

9. 与吗啡的镇痛机制有关的是(　　)

    A. 阻断阿片受体　　　　　　　　　　B. 激动中枢阿片受体

    C. 抑制中枢前列腺素合成　　　　　　D. 抑制外周前列腺素合成

    E. 阻断中枢多巴胺受体

10. 下列药物 - 适应证 - 不良反应中，**不正确**的是（　　　）
    A. 苯巴比妥 - 癫痫强直阵挛性发作 - 嗜睡
    B. 乙琥胺 - 精神运动性发作 - 胃肠反应
    C. 对乙酰氨基酚 - 发热 - 肝损坏
    D. 左旋多巴 - 帕金森病 - 精神障碍
    E. 丙米嗪 - 抑郁症 - 口干、便秘

（二）多项选择题

1. 左旋多巴的特点（　　　）
    A. 不良反应少见　　　　　　　　B. 在脑内才能作用变为 DA
    C. 作用较慢　　　　　　　　　　D. 可引起轻度直立性低血压
    E. 与卡比多巴合用可减少不良反应

2. **不宜**与左旋多巴合用的药物是（　　　）
    A. 氟哌啶醇　　　　　B. 维生素 B_6　　　　　C. 卡比多巴
    D. 氯丙嗪　　　　　　E. 利舍平

3. 下列哪些药物可治疗癫痫小发作（　　　）
    A. 乙琥胺　　　　　　B. 氯硝西泮　　　　　　C. 丙戊酸钠
    D. 卡马西平　　　　　E. 苯妥英钠

4. 有关苯妥英钠的叙述，正确的是（　　　）
    A. 久用者可见齿龈增生　　　　　B. 久用可致叶酸缺乏
    C. 久用骤停可使癫痫发作　　　　D. 不能抗心律失常
    E. 对三叉神经痛效果好

5. 苯二氮䓬类可能引起下列哪些不良反应（　　　）
    A. 嗜睡　　　　　　　　　　　　B. 共济失调
    C. 依赖性　　　　　　　　　　　D. 成瘾性
    E. 长期使用后突然停药可出现戒断症状

6. 阿司匹林的镇痛作用特点是（　　　）
    A. 镇痛作用部位主要在外周　　　B. 对慢性钝痛效果好
    C. 镇痛作用机制是防止炎症时 PG 合成　　D. 常与其他解热镇痛药配成复方使用
    E. 对锐痛和内脏平滑肌绞痛也有效

7. 吗啡禁用于（　　　）
    A. 哺乳妇女止痛　　　　　　　　B. 支气管哮喘患者
    C. 肺心病患者　　　　　　　　　D. 肝功能严重减退患者
    E. 颅脑损伤昏迷患者

8. 吗啡禁用于支气管哮喘及肺心病患者的原因是（　　　）
    A. 抑制呼吸中枢　　　　　　　　B. 抑制咳嗽反射
    C. 促组胺释放　　　　　　　　　D. 抑制呼吸道平滑肌
    E. 兴奋 M 胆碱受体，支气管收缩

9. 氯丙嗪的不良反应有（　　　）
    A. 中枢抑制症状　　　B. 视力模糊　　　　　　C. 直立性低血压
    D. 锥体外系反应　　　E. 药源性精神异常

10. 中枢抗胆碱药可缓解长期应用氯丙嗪出现的（　　　）

　　A. 帕金森综合征　　　　B. 迟发型运动障碍　　　　C. 静坐不能

　　D. 面容呆板　　　　　　E. 急性肌张力障碍

（三）填空题

1. _____是治疗癫痫持续状态的首选药,静注可迅速控制发作,但作用时间较短,须同时用_____。

2. 苯二氮䓬类_____睡眠诱导时间,_____睡眠持续时间。

3. 巴比妥类药物的作用随药物剂量增加依次出现_____、_____、_____、_____和_____。

4. 作为镇静催眠药,苯二氮䓬类已取代巴比妥类,这是因为前者具有_____、_____和_____优点。

5. 巴比妥类起效快慢主要决定于药物的_____,超短效类的药物有_____。

6. 哌替啶镇痛作用虽比吗啡弱,但比吗啡常用,因为_____也比吗啡弱。

7. 吗啡镇痛作用部位在_____,机制是_____。

8. _____为最常用的阿片受体激动药;_____是阿片受体部分激动药;_____是阿片受体拮抗药。

9. 吗啡可用于_____哮喘,而禁用于_____哮喘。

10. 哌替啶在 CNS 方面与吗啡不同的作用是_____和_____。

（四）名词解释

1. 巴比妥类的再分布

2. 成瘾性

3. 水杨酸反应

4. 阿司匹林哮喘

5. 帕金森病

6. "开 - 关"现象

7. 中枢兴奋药

8. 镇痛药

9. 脑血管疾病

10. 脑保护药物治疗

（五）简答题

1. 巴比妥类药物有几类? 各列一代表药物。

2. 试述地西泮的作用机制及临床用途。

3. 哌替啶、阿司匹林、阿托品各用于什么性质的疼痛? 各药的主要不良反应是什么?

4. 试述阿司匹林的不良反应。

5. 解热镇痛抗炎药的镇痛作用和镇痛药有何异同?

（六）论述题

1. 抗凝药物治疗的目的及常用药物。

2. 简述目前治疗使用的主要溶栓药物,溶栓作用机制和方法。

3. 阿司匹林药理作用及其在临床上可用于哪些适应证?

4. 临床上甘露醇的适应证及存在问题。

5. 简述几种癫痫发作类型的首选药物及其作用机制。

【答案】

(一) 单项选择题

1. E 2. E 3. E 4. A 5. A 6. E 7. C 8. C 9. D 10. B

(二) 多项选择题

1. BCDE 2. ABDE 3. ABC 4. ABDE 5. ABCDE 6. ABCD

7. ABCDE 8. ABD 9. ABCDE 10. ACDE

(三) 填空题

1. 地西泮 苯妥英钠

2. 缩短 延长

3. 镇静 催眠 抗惊厥 麻醉 呼吸麻痹

4. 疗效好 安全性高 不良反应少

5. 脂溶性的高低 硫喷妥钠

6. 成瘾性

7. 中枢 激活脑内阿片受体

8. 哌替啶 喷他佐辛(烯丙吗啡) 纳洛酮(纳曲酮)

9. 心源性 支气管

10. 无镇咳作用 不引起缩瞳

(四) 名词解释

1. 巴比妥类的再分布:脂溶性极高者如硫喷妥钠极易透过血脑屏障迅速分布于脑组织,故静脉注射能立即起效,产生麻醉作用,但一次给药,作用只能维持几分钟,因其自脑组织及血液迅速转移至骨骼肌,并再转移到脂肪组织,这种现象称之为巴比妥类的再分布。

2. 成瘾性:反复连续应用某些药物如吗啡;机体产生精神与躯体依赖性称为成瘾性;一旦停药则出现戒断状态,若再次给予该药戒断状态消失。

3. 水杨酸反应:水杨酸类药物大剂量使用时,出现的恶心、呕吐、眩晕、耳鸣、重听、头痛,甚至精神错乱等。

4. 阿司匹林哮喘:某些哮喘患者服乙酰水杨酸或其他解热镇痛药后可诱发哮喘。

5. 帕金森病:临床症状主要为静止性震颤、肌强直、运动迟缓和共济失调,重症者伴记忆障碍和痴呆等。

6. "开-关"现象:即突然发生少动(肌强直性运动不能,所谓"关"),此现象持续数分钟或数小时后又突然恢复为良好状态但常伴有运动障碍(所谓"开")。

7. 中枢兴奋药:是一类兴奋中枢神经系统并提高其功能活动的药物;包括主要兴奋大脑皮层的药物、主要兴奋延髓呼吸中枢的药物以及主要兴奋脊髓的药物。

8. 镇痛药:是一类主要用于中枢神经系统,选择性减轻或消除疼痛以及疼痛引起的精神紧张和烦躁不安等情绪反应,但不影响意识及其他感觉的药物。

9. 脑血管疾病:指脑血管破裂出血或血栓形成,引起的以脑部出血性或缺血性损伤症状为主要临床表现的一组疾病,又称脑血管意外或脑卒中,俗称为脑中风。

10. 脑保护药物治疗:是在缺血瀑布启动前超早期针对自由基损伤、兴奋性氨基酸毒性作用、代谢性细胞酸中毒和磷脂障碍等进行联合治疗。

（五）简答题

1. 巴比妥类药物有几类？各列一代表药物。

有四类：①长效类，如苯巴比妥；②中效类，如戊巴比妥；③短效类，如司可巴比妥；④超短效类，如硫喷妥钠。

2. 试述地西泮的作用机制及临床用途。

地西泮特异地与苯二氮䓬（BZ）受体结合后，可解除 γ- 氨基丁酸（GABA）调控蛋白对 GABA 受体高亲和力位点的抑制，激活受体，促进 GABA 受体与 GABA 结合，致使 Cl⁻ 通道开放频率增加，Cl⁻ 内流增加，导致突触后膜超极化，增强了 GABA 的突触后抑制作用，这种作用是地西泮产生抗焦虑、镇静、催眠、抗惊厥及中枢性肌松作用等多种药理作用的主要机制所在。

临床用途有：

（1）抗焦虑：在小于镇静的剂量即可产生明显的抗焦虑作用，是治疗焦虑症的首选药；

（2）镇静催眠：用于：①麻醉前给药；②失眠：现已取代巴比妥类成为首选的催眠药，对焦虑性失眠疗效尤佳；

（3）抗惊厥、抗癫痫：抗惊厥作用强，用于各种原因引起的惊厥，地西泮静注是治疗癫痫持续状态的首选药；

（4）中枢性肌松：用于缓解中枢疾病所致的肌强直（如脑血管意外、脊髓损伤等）；也可用于局部病变（如腰肌劳损）引起的肌肉痉挛。

3. 哌替啶、阿司匹林、阿托品各用于什么性质的疼痛？各药的主要不良反应是什么？

（1）哌替啶中枢镇痛作用强大，用于各种急性锐痛与癌性疼痛，主要不良反应为依赖性及呼吸抑制。

（2）阿司匹林具外周性镇痛作用，作用较弱，主要用于慢性钝痛，如感冒头痛、关节痛、肌肉痛、月经痛等，主要不良反应为胃肠道反应等。

（3）阿托品是 M 受体阻滞药，对痉挛性平滑肌有解痉作用，主要用于胃肠绞痛，对胆、肾绞痛等剧烈疼痛，须与哌替啶合用，主要不良反应为口干、视力模糊、心悸、皮肤潮红等。

4. 试述阿司匹林的不良反应。

阿司匹林的不良反应有：①胃肠道反应，常见上腹不适，恶心，严重可致胃溃疡或胃出血；②凝血障碍，可使出血时间延长；③变态反应，荨麻疹和哮喘最常见；④水杨酸反应，每天 5g 以上，可致恶心、眩晕、耳鸣等；⑤肝肾损害，表现肝细胞环死、转氨酶升高、蛋白尿等。

5. 解热镇痛抗炎药的镇痛作用和镇痛药有何异同？

异同点见下表：

	解热镇痛药	镇痛药
镇痛强度	中等	强
作用部位	外周	中枢
机制	抑制 PG 合成	激动阿片受体
成瘾性	无	有
呼吸抑制	无	有
应用	慢性钝痛	急性剧痛

（六）论述题

1. 抗凝药物治疗的目的及常用药物。

抗凝药物治疗的目的在于防止血栓扩展和新血栓的形成。目前常用的药物有肝素、低分子肝素和华法林等。可用于进展性脑卒中、溶栓治疗后短期应用防止再闭塞。治疗期间应监视凝血时间和凝血酶原时间，还须配备维生素 K、鱼精蛋白拮抗剂，以便处理可能出现的出血并发症。

2. 简述目前治疗使用的主要溶栓药物，溶栓作用机制和方法。

（1）溶栓药物主要有 5 种：链激酶（SK）、尿激酶（UK）、组织型纤溶酶原激活剂（t-PA）和重组组织型纤溶酶原激活物（rt-PA）、甲氧苯甲酰化纤维蛋白溶酶原 - 链激酶激活剂复合物（APSAC）、重组单链尿激酶型纤溶酶原激活物（scu-PA）。其中以 UK、rt-PA 最为常用。

（2）溶栓剂按作用机制分为两大类：①纤维蛋白选择性溶栓剂，如 r-PA、rt-PA、scu-PA 等；②纤维蛋白非选择性溶栓剂，如 UK、SK 等，前者易发生再梗死，后者易造成全身溶栓状态而引起皮肤黏膜出血和脑出血。

（3）溶栓方法有：①静脉溶栓：本方法不需特殊设备，可及时用药，较常用；②动脉溶栓：药物用量一般主张个体化。其优点是药物用量小，可直接监测溶栓效果，并可在溶栓的同时选择血管成形术。其缺点是需要 DSA 造影设备，准备和操作时间长，价格昂贵，不易推广。

3. 阿司匹林药理作用及其在临床上可用于哪些适应证？

作用及适应证：①镇痛、解热：阿司匹林通过血管扩张短期内可以起到缓解头痛的效果，该药对钝痛的作用优于对锐痛的作用。故该药可缓解轻度或中度的钝疼痛，如头痛、牙痛、神经痛、肌肉痛及月经痛，也用于感冒、流感等退热。该品仅能缓解症状，不能治疗引起疼痛、发热的病因，故需同时应用其他药物参与治疗。②消炎、抗风湿：阿司匹林为治疗风湿热的首选药物，用药后可解热、减轻炎症，使关节症状好转，血沉下降，但不能去除风湿的基本病理改变，也不能预防心脏损害及其他合并症。如已有明显心肌炎，一般都主张先用肾上腺皮质激素，在风湿症状控制之后、停用激素之前，加用该品治疗，以减少停用激素后引起的反跳现象。③关节炎：除风湿性关节炎外，该品也用于治疗类风湿性关节炎，可改善症状，为进一步治疗创造条件。此外，该品用于骨关节炎、强直性脊椎炎、幼年型关节炎以及其他非风湿性炎症的骨骼肌肉疼痛，也能缓解症状。④抗血栓：该品对血小板聚集有抑制作用，阻止血栓形成，临床可用于预防暂时性脑缺血发作（TIA）、心肌梗死、心房颤动、人工心脏瓣膜、动静脉瘘或其他手术后的血栓形成。也可用于治疗不稳定型心绞痛。⑤皮肤黏膜淋巴结综合征（川崎病）：患川崎病的患儿应用阿司匹林，目的是减少炎症反应和预防血管内血栓的形成。⑥预防消化道肿瘤：长期规律的使用阿司匹林可以大大降低胃肠道肿瘤的发生率。

4. 临床上甘露醇的适应证及存在问题。适应证：①组织脱水药，用于治疗各种原因引起的脑水肿，降低颅内压，防止脑疝；②降低眼压，应用于其他降眼压药无效时或眼内手术前准备；③渗透性利尿药，用于鉴别肾前性因素或急性肾功能衰竭引起的少尿。亦可应用于预防各种原因引起的急性肾小管坏死；④作为辅助性利尿措施治疗肾病综合征、肝硬化腹水，尤其是当伴有低蛋白血症时；⑤对某些药物逾量或毒物中毒（如巴比妥类药物、锂、水杨酸盐和溴化物等），本药可促进上述物质的排泄，并防止肾毒性；⑥作为冲洗剂，应用于经尿道内前列腺切除术；⑦术前肠道准备。

缺点：急速、强力；作用时间约 3 小时；因不代谢，由肾脏排出，有反跳现象；又因利尿作用，易引起水、电解质紊乱，肾脏损害。

5. 简述几种癫痫发作类型的首选药物及其作用机制。

癫痫发作类型的首选药物及其作用机制：①强直 - 阵挛和部分发作的首选苯妥英钠，作用机制是抑制 Na^+ 内流，膜稳定作用，阻止高频放电扩散；阻断 T 型 Ca^{2+} 通道，抑制 Ca^{2+} 进入细胞，抑制神经递质释放。高剂量抑制神经末梢对 GABA 摄取,增强 GABA 作用增加 Cl⁻ 传导,产生抑制性突触后电位。②癫痫大发作和持续状态首选药地西泮,作用机制是激动突触后膜 GABAA 受体,增加 Cl- 通道开放时间,膜超极化,减弱或阻断谷氨酸受体的作用。③单纯部分性发作和精神运动性发作首选药卡马西平,作用机制是与失活状态 Na⁺ 通道受体结合,延缓其从失活状态下恢复的速率,阻断其功能,抑制持续重复高频放电。④失神发作的首选药乙琥胺,作用机制是抑制 T 型 Ca²⁺ 通道,难控的失神性发作需与丙戊酸钠合用。

【延伸阅读】

新型口服抗凝药物

抗凝药物被广泛用于脑卒中血栓栓塞性疾病的预防和治疗。理想的抗凝药应该具有高的有效 / 安全系数、可预测的剂量响应(无需监测)、可口腔及肠道外给药、起效快、极少的药物间相互作用等特点。目前,临床使用的口服抗凝药主要包括维生素 K 拮抗剂、Xa 因子抑制剂和凝血酶抑制剂。其中,华法林作为临床治疗中常用的口服抗凝血药,广泛应用于静脉血栓栓塞(venous thromboembolism,VTE)的治疗,但这类维生素 K 拮抗剂作用于多靶点,存在诸多缺陷,例如治疗窗狭窄,起效慢,与很多药物和食物有相互作用。临床应用华法林治疗时,需要为每位患者进行日常血液凝固测试及剂量的调整。即便如此,也难以避免治疗时的流血风险。因此,开发新型口服抗凝药是临床治疗血栓性疾病的迫切需要。Xa 因子抑制剂与凝血酶抑制剂是近年来抗凝血药研究的热点之一,如凝血酶抑制剂达比加群(dabigatran)、Xa 因子直接抑制剂利伐沙班(rivaroxaban)、阿哌沙班(apixaban)此三种药物已经进行了大量的临床试验,并且取得了较好的临床疗效。

(一)直接凝血酶抑制剂

达比加群酯(dabigatran etexilate):是最前沿的新一代口服抗凝药物直接凝血酶抑制剂(DTIs),针对急性和慢性血栓栓塞性疾病的预防及治疗这一急需满足的临床需求。达比加群酯为直接凝血酶抑制剂,为达比加群的前药,属于非肽类凝血酶抑制剂。口服后在体内释放出后者,与凝血酶的纤维蛋白特异位点结合,阻止纤维蛋白原裂解为纤维蛋白,从而阻断凝血瀑布网络的最后步骤及血栓形成。达比加群酯最大的限制之一是缺乏一种已证实的解毒剂。另外达比加群酯需要每天 2 次服药,不像华法林一样只需每天 1 次就可以。达比加群酯最显著的一个副作用是消化不良,其机制不明确。还有一个现象是达比加群酯比华法林能增加心肌梗死的发病率,这需要进一步的研究来证实。达比加群酯由德国勃林格殷格翰公司研发的,于 2010 年首先获得美国食品药品监督局(FDA)批准用于非瓣膜房颤患者的卒中和全身栓塞预防,目前这一适应证已在全球六十多个国家获得批准。

(二)Xa 因子抑制剂

(1)利伐沙班(rivaroxaban):是一种高效的、选择性的 FXa 抑制剂,不需血浆辅助因子(例如抗凝血酶Ⅲ)的参与就可以发挥凝血调节作用,且对凝血过程中的相关丝氨酸蛋白酶不产生干扰。在单次剂量和多次剂量研究中发现利伐沙班高度选择性和可竞争性抑制游离和结合的 FXa,延长血浆凝血酶原时间(PT)和活化部分凝血活酶时间(APTT),抑制作用的峰值位于给药后 1 ~ 4 小时。根据已有的临床研究表明,本品不会引起血小板数减少,也未影响心电图参数,用药者恶心、呕吐等不良反应发生率较低。研究表明与伊诺肝素短期用药相比,利伐沙班的长期用药可更有效地预防全髋关节置换患者静脉血栓栓塞症。目前未见严重的不良反应报道。它在预防和治疗血栓性疾病方面具有安全有效、使用方便的优点,在未来可能会广泛应用于心血管疾病和外科大手术期间血栓的预防。它是由拜耳公司和强生公司共同研发的一种小分子口服抗凝药,商品名为 Xarelto。2011 年 7 月 1 日 FDA 批准该药用于预防膝或髋取代手术患者深部静脉血栓形成。

(2) 阿哌沙班(apixaban):是另一种直接 Xa 因子抑制剂。研究表明,对于不适于华法林治疗的患者,应用阿哌沙班能够较阿司匹林更为有效的预防卒中与全身血栓栓塞事件,且不增加严重出血的风险。与调整剂量的华法林相比,阿哌沙班能够更为有效的降低卒中或体循环血栓发生率与出血事件危险性,并降低全因死亡率。它是百时美施贵宝/辉瑞公司共同研发的,2011 年 5 月,欧盟批准阿哌沙班用于预防接受择期髋关节或膝关节置换术的成年患者出现静脉血栓栓塞症(VTE)事件。

目前抗凝治疗在各种血栓栓塞性疾病中的重要性已越来越受到重视,达比加群酯、利伐沙班、阿哌沙班三种药物的优势是口服、固定剂量给药、无需实验室检测,随着此三种药物的上市及临床应用,逐步开创了口服抗凝药物的"新时代"。我们希望这些新秀药物的研发及临床研究能够获得成功,让更多有适应证的脑卒中患者能得到方便、安全而有效的抗凝预防和治疗。但是我们也不能否认华法林对抗凝治疗的贡献,华法林疗效确切,价格低廉,如能常规开展 INR 的检测工作,在我国仍有很大的应用空间。

(何 欢 何 明)

第二十章
麻醉药的临床应用

【学习目标】

1. 掌握常用局麻药、吸入麻醉药、静脉麻醉药的药理作用、临床应用、不良反应及注意事项。
2. 熟悉常用局麻药、吸入麻醉药、静脉麻醉药的药理特点。
3. 了解局麻药、吸入麻醉药、静脉麻醉药的作用机制。

【内容要点】

一、概述

麻醉药是指能使整个机体或机体局部暂时可逆性失去知觉及痛觉的药物。根据其作用范围可分为局部麻醉药与全身麻醉药。根据作用特点和给药方式的不同,全身麻醉药又分为吸入麻醉药与静脉麻醉药。

二、局部麻醉药

局麻药是一类能暂时、完全、可逆性地阻滞神经冲动的产生和传导,在保持意识清醒的情况下,使局部组织感觉、运动和自主神经功能暂时消失的药物。机制是直接作用于细胞膜上电压依赖性 Na^+ 通道,抑制 Na^+ 内流,阻断动作电位的发生和传导,发挥局部的神经阻滞作用,使交感神经纤维、感觉神经纤维、运动神经纤维依次被阻断。

局麻药主要用于外科手术或检查过程中局部麻醉,包括表面麻醉、浸润麻醉、传导麻醉、蛛网膜下隙麻醉、硬膜外麻醉和四肢局部静脉麻醉;此外,还用于"封闭疗法"、抗心律失常等。主要不良反应包括全身毒性反应、过敏反应、高敏反应和局部神经毒性等。全身毒性反应包括中枢神经系统和心血管系统毒性反应。主要预防措施包括分次小剂量给药,加用缩血管药物,提前纠正患者病理状态等。治疗原则包括保持气道通畅,开放静脉输液,抗惊厥,及时实施心肺复苏等。局麻药相互之间,或与镇静催眠药、麻醉性镇痛药等中枢抑制药存在相互作用;缩血管药物、胆碱酯酶抑制药、肝药酶抑制剂或诱导剂可影响局麻药作用大小、时效及毒性。

局麻药可分为酯类和酰胺类。常用酯类局麻药有普鲁卡因和丁卡因,常用酰胺类局麻药包括利多卡因、布比卡因、罗哌卡因和依替卡因。普鲁卡因属短效局麻药,麻醉效能低但毒性较小,广泛应用于除表面麻醉以外的其他局麻方式。丁卡因属长效局麻药,麻醉强度、毒性、作用时间均大于普鲁卡因,且表面麻醉效果好,临床主要用于眼科和耳鼻喉科的黏膜麻醉以及蛛网膜下隙麻醉。利多卡因作用强度、时间中等,安全范围较大,临床应用最为广泛。布比卡因、罗哌卡因和依替卡因的均属长效局麻药,作用强度及毒性均大于利多卡因;其中布比卡因和依替卡因心脏毒性突出,罗哌卡因和布比卡因左旋体呈现显著的感觉与运动阻滞分离的特点。

三、吸入麻醉药

吸入麻醉药是一类挥发性液体或气体,通过呼吸道吸收进入体内,经过摄取及分布,作用于中枢神经系统而发挥麻醉作用。可用于全身麻醉的诱导和维持。吸入性麻醉药的吸收及其作用的深浅快慢,首先决定于它们在肺泡气体中的浓度。最小肺泡浓度(minimum alveolar concentration, MAC)是指在一个大气压下,能使50%患者痛觉消失的最低肺泡气体浓度。MAC反映药物的麻醉效价强度,数值越低,药物的麻醉作用越强。吸入性麻醉药主要经肺以原形从呼吸道排出,肺通气量大及脑/血和血/气分配系数低的药物较易排出,麻醉苏醒快。常用吸入麻醉药包括:

1. 恩氟烷和异氟烷   二者互为同分异构体,是目前较为常用的吸入麻醉药,起效快、苏醒快,麻醉深度易于调整,肌肉松弛作用较好,对呼吸道无明显刺激。有血管扩张作用,可明显降低外周阻力和动脉压。

2. 地氟烷   为异氟烷的氟化氯代谢物,麻醉诱导与苏醒均快,易于调节麻醉深度,麻醉作用较弱。在麻醉诱导时(尤其12岁以下儿童)可出现分泌物增多、咳嗽等呼吸道刺激反应,故不宜用于儿童的吸入麻醉诱导。

3. 七氟烷   麻醉诱导期短、苏醒快,深度易于控制,对心脏功能影响小。对呼吸道无刺激,适合儿童全麻诱导与维持。

4. 氧化亚氮   又称笑气,为无色无刺激性甜味气体。麻醉诱导期短而苏醒快,麻醉效能低,主要用于麻醉诱导或与其他全麻药配伍应用,以减少其他麻醉剂用量及不良反应。

四、静脉麻醉药

经静脉注射进入体内,通过血液循环作用于中枢神经系统而产生全身麻醉作用的药物,称为静脉麻醉药。静脉麻醉药优点有使用方便,不需要特殊设备;不刺激呼吸道,病人乐于接受;无燃烧、爆炸危险;不污染手术室空气;起效快,甚至可在一次臂-脑循环时间内起效。静脉麻醉药缺点有麻醉作用不完善、无肌松、除氯胺酮外,无明显镇痛;消除有赖于肺外器官,难以迅速排除,多有蓄积作用,全麻深度不易控制,苏醒较慢,术后有倦怠和嗜睡;全麻分期不明显,不易识别。

静脉麻醉药药代学特点有:肝脏经药物代谢酶系统进行转化;绝大多数经肾脏排泄;有的麻醉药在进入体内后,有部分同血浆蛋白结合,有部分呈游离状态;其代谢物仍具有活性,可影响术后苏醒。静脉全麻药按其化学性质分为巴比妥类、非巴比妥类。按起效快慢分为快效类、慢效类。常用静脉麻醉药有硫喷妥钠、氯胺酮、羟丁酸钠、咪哒唑仑、丙泊酚。

【试题】

(一)单项选择题

1. 下列关于局麻药化学结构、理化性质与药理特性三者之间的关系,说法**错误**的是(   )

A. 芳香环是局麻药亲脂疏水性的结构基础

B. 中间链决定局麻药的代谢途径并影响作用强度

C. 脂溶性是局麻药作用强度的决定因素

D. 局麻药起效快慢与药物分子 pKa 相关

E. 蛋白结合率越高,药物作用时间越长

2. 蛛网膜下隙麻醉时,神经阻滞的发生顺序依次为(　　)

A. 交感神经阻滞→痛觉消失→冷温觉消失→触压觉消失→运动神经麻痹

B. 交感神经阻滞→冷温觉消失→痛觉消失→触压觉消失→运动神经麻痹

C. 运动神经麻痹→冷温觉消失→痛觉消失→触压觉消失→交感神经阻滞

D. 运动神经麻痹→痛觉消失→冷温觉消失→触压觉消失→交感神经阻滞

E. 痛觉消失→交感神经阻滞→冷温觉消失→触压觉消失→运动神经麻痹

3. 下列关于局麻药药物相互作用的说法**错误**的是(　　)

A. 肾上腺素能延缓局麻药吸收,延长作用时间

B. 局麻药可增强琥珀胆碱的作用效果

C. 链霉素可增强局麻药的神经阻滞作用

D. 苯巴比妥可减少局麻药的清除,导致药物中毒

E. 普鲁卡因可降低磺胺类药物的抗菌效果

4. 为延长局麻药的作用时间并减少吸收,宜采用的措施是(　　)

A. 增加局麻药的浓度　　　　　　　B. 增加局麻药的用量

C. 加入少量去甲肾上腺素　　　　　D. 加入少量肾上腺素

E. 调节药物的 pH 至弱酸性

5. 局麻药过量中毒发生惊厥,最常用哪个药物对抗(　　)

A. 硫酸镁　　　　　　　　　　　　B. 苯巴比妥

C. 水合氯醛　　　　　　　　　　　D. 地西泮

E. 异戊巴比妥钠

6. 下列局麻药中,心脏毒性最大的是(　　)

A. 布比卡因　　　　　　　　　　　B. 利多卡因

C. 罗哌卡因　　　　　　　　　　　D. 普鲁卡因

E. 氯普鲁卡因

7. 局麻药中加入肾上腺素禁用于(　　)

A. 面部手术　　　　　　　　　　　B. 头部手术

C. 指、趾末节手术　　　　　　　　D. 口腔手术

E. 腹部手术

8. 丁卡因**不用于**下列哪项局部麻醉方式(　　)

A. 表面麻醉　　　　　　　　　　　B. 浸润麻醉

C. 传导麻醉　　　　　　　　　　　D. 硬膜外麻醉

E. 蛛网膜下腔麻醉

9. 下列哪个药物有感觉与运动阻滞分离的特点(　　)

A. 罗哌卡因　　　　　　　　　　　B. 利多卡因

C. 丁卡因　　　　　　　　　　　　D. 普鲁卡因

  E. 苯佐卡因

10. 哪种分配系数大的药物,麻醉诱导期较长(　　)

  A. 血/气   B. 油/气

  C. 脑/血   D. 肾/血

  E. 脂肪/血

11. 下列哪种吸入麻醉药的骨骼肌松弛作用最差(　　)

  A. 恩氟烷   B. 异氟烷

  C. 地氟烷   D. 七氟烷

  E. 氧化亚氮

12. 关于恩氟烷和异氟烷的临床评价**错误**的是(　　)

  A. 自肺泡吸收迅速,麻醉起效时间快,苏醒快,麻醉深度易于调整

  B. 内源性血管扩张作用可引起脑血流增加,易致颅内压显著降低

  C. 肌肉松弛作用较好,不增加心肌对儿茶酚胺的敏感性

  D. 对呼吸道无明显刺激

  E. 有血管扩张作用,可明显降低外周阻力和动脉压

13. 吸入麻醉药中**不宜**用于儿童吸入麻醉诱导的是(　　)

  A. 恩氟烷   B. 异氟烷

  C. 地氟烷   D. 七氟烷

  E. 氧化亚氮

14. 下列关于七氟烷的说法**错误**的是(　　)

  A. 麻醉诱导期短、苏醒快、深度易于控制

  B. 大部分经肺以原形排泄

  C. 对心脏功能影响较小

  D. 对呼吸道有刺激,不适合儿童全麻诱导与维持

  E. 禁用于对本药及其他含氟药物过敏者,对卤化物麻醉药过敏者,恶性高热或有恶性高热史者

15. 下列吸入麻醉药中麻醉性能最弱的是(　　)

  A. 恩氟烷   B. 异氟烷

  C. 地氟烷   D. 七氟烷

  E. 氧化亚氮

16. 在有疼痛存在时,下列哪种药可引起谵妄和不安(　　)

  A. 咪达唑仑   B. 氯丙嗪

  C. 东莨菪碱   D. 地西泮

  E. 氟哌利多

17. 关于麻醉前用药的药理作用,以下叙述哪项正确(　　)

  A. 催眠剂量巴比妥类药可产和遗忘和镇静作用

  B. 地西泮可产生解除恐惧、引导睡眠和遗忘作用

  C. 哌替啶有时可出现"遗忘"呼吸现象

  D. 阿托品不能直接兴奋呼吸中枢

  E. 东莨菪碱不产生镇静和遗忘作用

18. 麻醉药血中浓度与脑组织浓度达平衡需要（　　）
    A. 一个时间常数
    B. 5～6分钟
    C. 三个时间常数
    D. 约10个臂-脑循环时间
    E. 以上都不是

19. 临床麻醉工作的目的,哪项是正确的（　　）
    A. 消除疼痛
    B. 保证安全
    C. 便利外科手术
    D. 意外情况的预防与处理
    E. 以上全部

20. 硫喷妥钠的常见并发症**不包括**（　　）
    A. 局部刺激
    B. 动脉炎
    C. 抑制循环、呼吸系统
    D. 暂时失明
    E. 过敏反应

（二）多项选择题

1. 影响局麻药临床麻醉效果的因素有哪些（　　）
    A. 体液 pH
    B. 浓度与剂量
    C. 缩血管药物的使用
    D. 合并用药
    E. 肝功能

2. 局麻药吸收过量后可发生的不良反应有（　　）
    A. 肌肉震颤
    B. 抽搐、惊厥
    C. 血压升高
    D. 心动过缓
    E. 呼吸麻痹

3. 关于局麻药过敏反应,说法正确的是（　　）
    A. 局麻药本身作为抗原
    B. 局麻药皮试易出现假阳性
    C. 酯类局麻药过敏反应发生率大于酰胺类局麻药
    D. 局麻药皮试结果阴性不能防止过敏反应的发生
    E. 麻醉前给予肾上腺素皮质激素或抗组胺药可防止或减轻过敏反应

4. 下列关于利多卡因作用特点,说法正确的是（　　）
    A. 与普鲁卡因相比,利多卡因起效快,作用强而持久
    B. 对组织无刺激性,安全范围较大
    C. 血管扩张作用不明显,用于浸润麻醉时不必添加肾上腺素
    D. 可用于治疗室上性心律失常
    E. 过敏反应发生率大于普鲁卡因

5. 蛛网膜下隙阻滞常用的局麻药有（　　）
    A. 普鲁卡因
    B. 丁卡因
    C. 利多卡因
    D. 布比卡因
    E. 罗哌卡因

6. 恩氟烷麻醉诱导的禁忌证包括（　　）
    A. 对本药及其他含氟吸入麻醉药过敏者
    B. 产科手术
    C. 恶性高热或有恶性高热史者
    D. 癫痫患者
    E. 颅内高压患者

7. 氧化亚氮麻醉诱导的禁忌证包括（　　）

    A. 气囊肿　　　　　　　　　　　　B. 肠梗阻、肠胀气

    C. 气胸　　　　　　　　　　　　　D. 气脑

    E. 高头位开颅手术

8. 下列关于瑞芬太尼的叙述,哪些正确（　　）

    A. 是新型超短时效阿片类镇痛药　　B. 纯粹的 u 型阿片受体激动剂

    C. 消除半衰期约为 6 分钟　　　　　D. 镇痛强度与芬太尼相当

    E. 无呼吸和循环功能抑制

9. 下列关于丙泊酚临床应用的叙述,哪些正确（　　）

    A. 对循环系统有一定程度的抑制作用

    B. 用于年老体弱病人血压下降明显

    C. 静脉使用时,无呼吸暂停现象

    D. 在未行气管插管的病人中应保持呼吸道通畅

    E. 无注射痛

10. 下列哪些属于药物降低颅内压措施（　　）

    A. 渗透性脱水剂　　　　B. 低温疗法　　　　　　C. 脑室外引流

    D. 肾上腺皮质激素　　　E. 低张液体

（三）填空题

1. 麻醉药根据其作用范围可分为_____与_____。根据作用特点和给药方式的不同,全身麻醉药又分为_____与_____。

2. 局麻药的脂溶性、代谢途径、解离度分别由其化学结构中的_____、_____、_____决定。

3. 局麻药兴奋中枢神经系统的机制是_____。

4. 普鲁卡因适用的局麻方式有_____、_____、_____、_____。

5. 普鲁卡因的水解产物对氨基苯甲酸可对抗_____的抗菌作用。

6. 对运动神经阻滞作用强,且作用先于感觉神经的酰胺类局麻药是_____。

7. 吸入麻醉药临床主要用于全身麻醉的_____与_____。

8. MAC 反映药物的_____,数值越低,药物的麻醉作用越_____。

9. 阿曲库铵的代谢和排泄不依赖于肝、肾功能,主要通过_____的化学分解,称之为_____。

10. 临床上常将两种或两种以上的麻醉药复合应用,称为_____,或将不同的麻醉方法联合应用,称为_____。

11. 围术期保证病人_____和_____至关重要,呼吸功能管理是麻醉医师的重要职责。

12. 气管插管禁忌证主要有_____、_____、_____。

13. 颈丛神经阻滞常用局麻药有_____,一般不主张在局麻药液中加入肾上腺素。

14. 丙泊酚具有作用_____、_____、_____等优点。

15. _____是静脉麻醉药物中唯一可以增加脑血流和脑代谢的药物。

（四）名词解释

1. 局部麻醉药

2. 蛛网膜下隙麻醉

3. 传导麻醉

4. 最小肺泡浓度

5. 分配系数

6. 静脉麻醉药

7. 呼吸抑制

8. 中心静脉压

（五）简答题

1. 简述局麻药全身毒性反应的临床表现和防治措施。

2. 简述恩氟烷和异氟烷的临床应用及评价。

3. 简述氧化亚氮的临床应用及评价。

4. 何谓氯胺酮"分离麻醉"，简述氯胺酮的主要缺点。

5. 简述氯胺酮的适应证及禁忌证。

（六）论述题

简述硫喷妥钠药理作用、常见并发症及注意事项。

【答案】

（一）单项选择题

1. E　　2. A　　3. D　　4. D　　5. D　　6. A　　7. C　　8. B　　9. A　　10. A

11. E　　12. B　　13. C　　14. D　　15. E　　16. C　　17. B　　18. C　　19. E　　20. D

（二）多项选择题

1. ABCDE　　2. ABDE　　3. BCDE　　4. AB　　5. ABCD　　6. ACDE

7. ABCDE　　8. ABD　　9. ABD　　10. AD

（三）填空题

1. 局部麻醉药　全身麻醉药　吸入麻醉药　静脉麻醉药

2. 芳香环　中间链　烷胺基

3. 阻滞中枢抑制性神经元

4. 浸润麻醉　传导麻醉　硬膜外麻醉　蛛网膜下隙麻醉　局部静脉麻醉

5. 磺胺类药物

6. 依替卡因

7. 诱导　维持

8. 麻醉效价强度　强

9. 非酶性　Hofmann 消除

10. 复合麻醉　联合麻醉

11. 呼吸道通畅　有效通气

12. 喉水肿　急性喉炎　喉头黏膜下血肿

13. 0.25% 布比卡因

14. 时间短　作用恢复较快　麻醉深度容易控制

15. 氯胺酮

（四）名词解释

1. 局部麻醉药：简称局麻药，是一类以适当浓度应用于局部神经末梢或神经干周围，暂时、完全、可逆性地阻滞神经冲动的产生和传导,在保持意识清醒的情况下,使局部组织感觉、运动和自主神经功能暂时消失的药物。

2. 蛛网膜下隙麻醉:又称腰麻或脊髓麻醉,即将局麻药自腰椎注入蛛网膜下隙,麻醉该部位的脊神经根,使交感神经纤维、感觉神经纤维、运动神经纤维依次被阻断,适用于下腹部和下肢手术。

3. 传导麻醉:又称阻滞麻醉,即将局麻药注于神经干或神经丛周围,阻断神经冲动传导,使该神经所支配的区域麻醉,适用于四肢及口腔手术。

4. 最小肺泡浓度:是指在一个大气压下,能使50%患者痛觉消失的最低肺泡气体浓度。MAC反映药物的麻醉效价强度,数值越低,药物的麻醉作用越强。

5. 分配系数:反映了吸入麻醉药在不同组织中的溶解度,指麻醉药分压在两相中达到平衡时的麻醉药浓度比,包括血/气、油/气、组织/血分配系数等,是决定吸入麻醉药摄取、分布、排除的重要因素。

6. 静脉麻醉药:经静脉注射进入体内,通过血液循环作用于中枢神经系统而产生全身麻醉作用的药物,称为静脉麻醉药(intravenous anesthetics)。

7. 呼吸抑制:是指通气不足,它可表现为呼吸频率慢及潮气量减低、PaO_2低下、$PaCO_2$升高。

8. 中心静脉压:是指上腔或下腔静脉即将进入右心房处的压力或右心房压力,正常值为5~12cm H_2O。

(五)简答题

1. 简述局麻药全身毒性反应的临床表现和防治措施。

局麻药毒性反应主要包括中枢神经系统毒性和心血管系统毒性。中枢神经系统表现为先兴奋后抑制,先表现为肌肉震颤、抽搐、惊厥等,血药浓度过高时导致中枢抑制,可出现昏迷、呼吸麻痹等;心血管系统可出现严重低血压、心动过缓、室性心律失常,甚至心脏骤停。

预防措施:减少过快吸收入血和提高机体耐受力是预防局麻药毒性反应关键措施,具体包括:①采用分次小剂量注射法;②合用肾上腺素;③避免血管内意外给药;④麻醉前纠正患者病理状态,如高热、低血容量、心衰、贫血及酸中毒等。

治疗措施:①呼吸:保持气道通畅,必要时面罩加压给氧或气管插管;②循环:开放静脉输液,血压低时给予适当剂量麻黄碱升压药;③惊厥:静注地西泮或咪达唑仑;④呼吸心搏骤停:即刻实施心肺复苏;⑤脂肪乳剂解毒。

2. 简述恩氟烷和异氟烷的临床应用及评价。

恩氟烷和异氟烷的临床应用:①全身麻醉的诱导与维持。②静脉/吸入复合全麻。特点是起效快、苏醒快,麻醉深度易于调整,肌肉松弛作用较好,不增加心肌对儿茶酚胺的敏感性,对呼吸道无明显刺激。有血管扩张作用,可明显降低外周阻力和动脉压。

3. 简述氧化亚氮的临床应用及评价。

氧化亚氮的临床应用及评价:①与静脉麻醉药、麻醉性镇痛药、骨骼肌松弛药、镇静药等合用,组成全身复合麻醉。②也可用于无痛分娩与镇痛。本品脂溶性小,血气分配系数低,麻醉诱导期短而苏醒快;吸入体内约30~40秒即产生较强镇痛作用;MAC大、麻醉效能低,主要用于麻醉诱导或与其他全麻药配伍应用,以减少其他麻醉剂用量及不良反应。对心肌有轻度抑制作用,对呼吸道无刺激性。

4. 何谓氯胺酮"分离麻醉",简述氯胺酮的主要缺点。

分离麻醉:静脉注射氯胺酮后,病人并不入睡,但痛觉完全可以消失,这种既保持意识清醒,又使痛觉暂时性完全消失的状态,也就是意识与感觉暂时分离的状态,为区别于其他麻醉方式,特称为分离麻醉。

氯胺酮的主要缺点：①氯胺酮直接兴奋中枢交感神经系统，对于危重病人，尤其是心血管储备功能低下或儿茶酚胺耗竭的病人或广泛交感神经阻滞的病人，应用氯胺酮后表现为严重的循环功能抑制；②颅内压升高；③呼吸抑制；④精神神经症状：主要见于单独氯胺酮麻醉后，临床表现为麻醉苏醒期谵妄、狂躁、呻吟、精神错乱和肢体乱动，严重者抽搐或惊厥；⑤暂时失明；⑥分泌物增多。

5. 简述氯胺酮的适应证及禁忌证。

氯胺酮的适应证：①小儿麻醉，对于短小手术，单纯氯胺酮肌肉或静脉注射下即可完成；对于较大手术，可采用氯胺酮、羟丁酸钠和肌肉松弛药复合诱导后行气管插管控制呼吸，术中间断注射氯胺酮维持麻醉；②配合肌肉松弛药实施气管插管，适用于先天性心脏病有右向左分流者；③支气管哮喘病人的麻醉；④各种短小手术、体表手术和诊断性检查。

禁忌证：①严重的高血压患者，有脑血管意外史者；②颅内压增高者；③眼内压增高者；④甲亢，嗜铬细胞瘤患者；⑤心功能代偿不全者，冠脉硬化性心脏病，心肌病或有心绞痛病史者；⑥咽喉口腔手术，气管内插管或气管镜检查时严禁单独应用此药；⑦癫痫和精神分裂病人。

（六）论述题

简述硫喷妥钠药理作用、常见并发症及注意事项。

1. 硫喷妥钠药理作用

（1）中枢神经系统作用：硫喷妥钠容易通过血 - 脑脊液屏障，作用于中枢神经系统各平面，主要是降低大脑皮质的兴奋性，抑制网状结构的上行性激活系统。静注小剂量即引起镇静、嗜睡，稍大剂量（3 ~ 5mg/kg）于 10 ~ 20 秒内使意识消失。由于药物在体内再分布，约经 40 秒麻醉即开始变浅，约 15 ~ 20 分钟出现初醒。以后继续睡眠约 3 小时，直至血药浓度降至峰值的 10% 左右才觉醒，醒后常有宿醉感。硫喷妥钠无镇痛作用，小剂量反而使痛阈降低，对于已有疼痛的病人可引起躁动。对神经肌肉接头的传导无影响，故不产生肌松作用。硫喷妥钠使脑血管收缩，脑血流量减少，从而使颅内压降低。硫喷妥钠降低脑代谢率和脑耗氧量，其下降幅度大于脑血流量减少的幅度，加之颅内压下降后脑灌注压相对地增加，因此对脑有一定的保护作用。

（2）心血管系统作用：对全身情况较好和血容量正常者，静脉注射硫喷妥钠 5mg/kg 血压可有一过性下降 10 ~ 20mmHg，同时由于心率代偿性增快而使血压得以恢复。血压下降主要是由于延髓血管活动中枢受抑制和中枢性交感神经活性减少后外周容量血管扩张，回心血量减少所致。硫喷妥钠有抑制心肌的作用，尤其对左心室的直接抑制，当剂量过大或注射速度过快，以及用于低血容量病人或已接受 β 受体阻滞药的病人，体内代偿机制来不及发挥或已削弱时，心肌抑制作用就明显表现出来，血压可严重下降，甚至循环停止。

（3）呼吸系统作用：硫喷妥钠通过抑制延髓和桥脑呼吸中枢而产生与剂量相关的呼吸抑制作用。呼吸中枢对二氧化碳刺激的敏感性降低，呼吸频率减慢，潮气量减小，甚至发生呼吸暂停，尤其与阿片类药或其他中枢抑制药伍用时更易发生。硫喷妥钠使喉部和支气管平滑肌应激性增高，易诱发喉痉挛和支气管痉挛，可能与交感神经受抑制而致副交感神经作用相对呈优势有关。

（4）对肝、肾功能的影响：硫喷妥钠只使肝血流轻微减少，临床剂量对肝功能无明显影响，但大剂量时术后肝功能可轻度抑制，数日内自行恢复，这种情况很难与缺氧引起的肝功能轻度抑制相区别。肝功能差的病人，麻醉后嗜睡时间可能延长。麻醉中因低血压导致肾血流量降低，故尿量减少，也有人认为与麻醉时垂体抗利尿激素分泌增多有关。对肝、肾功能的上述影响，一般无临床意义。

(5) 对消化系统的影响 硫喷妥钠可使贲门括约肌松弛,容易引起胃反流,甚至误吸。浅麻醉时对平滑肌影响不明显,剂量稍大时则呈抑制。

2. 常见并发症

(1) 局部刺激:临床常用硫喷妥钠溶液呈强碱性,对血管壁有刺激性,静脉给药会产生注射部位局部疼痛。

(2) 动脉炎:若硫喷妥钠误注入动脉内,由于其强碱性质,可引起动脉强烈收缩,肢体和指端剧痛,皮肤苍白,动脉搏动消失,一旦发生应立即由原动脉或周围处注射普鲁卡因、罂粟碱等血管扩张药以解除动脉痉挛。

(3) 抑制循环系统:硫喷妥钠静脉注射过快或注药浓度过高可严重抑制循环功能,导致血压急剧下降。

(4) 抑制呼吸系统:硫喷妥钠除了直接抑制呼吸中枢外,还可抑制交感神经而使副交感神经的作用占优势,导致喉头和支气管平滑肌处于敏感状态,易于诱发喉和支气管痉挛。

(5) 过敏反应:个别病人可出现过敏反应或类过敏反应,典型者发病甚急,表现为血压下降、皮肤红斑、荨麻疹等。

3. 注意事项

禁用于:①呼吸道梗阻或存在难以保障呼吸道通畅的病情;②病情复杂、严重失代偿性心脏病或其他心血管状态不稳定的病人;③未经处理的严重贫血、休克、脱水、尿毒症、肾上腺皮质功能不全、支气管哮喘等;④无急救设备、不具备供氧条件或气管内插管者;⑤严重肝肾功能不全、婴幼儿、剖宫产者慎用,肥胖病人应减量。反复静注或静滴易过量可延迟苏醒,并可产生快速耐受性。药物必须新鲜配制,如出现变色、粉末难溶,即示变质。与酸性药物混合易出现沉淀。另外由于反复给药产生蓄积作用,因此硫喷妥钠一般不单独用于麻醉维持。

【临床合理用药讨论】

肾上腺素与局麻药配伍应用,可以收缩局部血管,延缓局麻药吸收,延长作用时间,降低毒性反应的发生率;同时还可以消除局麻药引起的血管扩张作用,减少术野出血,方便手术操作。因此,肾上腺素在局部麻醉的各种麻醉方法中应用广泛。

在局部手术时,注射用的局麻药除非另有原因,都应配伍肾上腺素,但应严格掌握给药剂量。临床上常用浓度以 1:200 000 ~ 400 000 加入局麻药溶液中,即含肾上腺素 2.5 ~ 5μg/ml,单次用量不超过 0.2 ~ 0.25mg,对血液循环丰富的局部手术(如头颈部手术)可适当加大肾上腺素用量,但每次局麻药中使用肾上腺素不可超过 0.3mg;术中多次应用,总量不超过 1mg。

在局部麻醉中应用肾上腺素还应掌握相关禁忌证:①肾上腺素浓度过大时,β 受体过度兴奋,心肌耗氧量增加,引起心肌缺血和心律失常,甚至心室纤颤,因此,心脏病、高血压、甲亢、外周血管病患者应用局麻药时忌加用肾上腺素;确需使用,应减少给药剂量,并加强患者心血管功能的监测;②指、趾末节、阴茎等血液循环不良部位的手术,禁用肾上腺素,以免引起组织坏死;③气管内表面麻醉时也不宜加用肾上腺素,因为肾上腺素可引起气管平滑肌扩张,加速局麻药的吸收;④采用氟烷全麻的病人,辅以局麻药时不应加肾上腺素,以防发生严重心律失常。

临床发生肾上腺素反应后应注意与局麻药中毒反应和过敏反应相区别,确认后,对症处理。

【延伸阅读】

复合麻醉

(一) 概述

现代临床麻醉的观念不仅仅局限于无痛、肌肉松弛和意识消失等传统认识,而是要求尽可能达到较为理想的麻醉状态,除要求保障病人安全和手术顺利进行外,还应当包括有效调控机体的应激状态,维护重要生命脏器功能,消除手术不良刺激对病人生理心理的影响。目前,仅靠单一麻醉药物或麻醉方法无法满足理想麻醉状态的要求,必须要采取复合麻醉的方法,即在麻醉过程中同时或先后使用两种或两种以上麻醉药物或其他辅助药物的麻醉方法。复合麻醉可以发挥每种麻醉药物或麻醉技术的优点,取长补短,减少单一药物的剂量和副作用,增强麻醉的安全性和可控性,提高麻醉质量。

(二) 复合麻醉的应用原则

复合麻醉优点突出,临床应用广泛,但应用不当仍能导致严重后果,危及患者生命,在实施过程中需要遵循一定的原则。

1. 合理选择麻醉方法、麻醉药物和剂量　复合麻醉涉及多种麻醉方法和麻醉药物,必须掌握每种麻醉方法的适应证、禁忌证,各麻醉药物的药动学及药效学特点、不良反应及相互作用,根据患者手术需要及手术特点选择相宜的麻醉方法,合适的麻醉药物种类、剂量和用法。

2. 优化用药方案　复合用药种类越多,药物相互作用越复杂,麻醉的安全性及可控性越差,因此复合麻醉药物的选择应在满足外科手术需求的基础上,尽量减少用药种类。此外,药物选择及给药方案的确定要结合每个病人的具体情况,个体化给药。

3. 准确判断麻醉深度　复合麻醉使传统的麻醉深度分期缺乏肯定的标志,要准确判断临床麻醉深度需依赖于所用麻醉药的理化性质、给药方法和剂量、药动学和药效学规律,结合病人的生命体征变化来综合判断。

4. 加强麻醉管理　麻醉过程要严格遵循相应的操作规程及技术要求。了解每种麻醉方法、各类麻醉药物可能产生的并发症或毒性反应,做到及时发现并给予适当处理。

(三) 临床常见复合麻醉方法

1. 全静脉麻醉　是指完全采用静脉麻醉药及静脉麻醉辅助药(安定镇静药、麻醉性镇痛药和肌松药)的一种麻醉方法。依据药物组合的不同,全静脉麻醉主要分为丙泊酚静脉复合麻醉和氯胺酮复合麻醉等。丙泊酚静脉复合麻醉的诱导常采用丙泊酚—麻醉性镇痛药—肌松药复合的模式,麻醉维持阶段则为丙泊酚与短效阿片类药物(如瑞芬太尼)合用。氯胺酮同时具有镇静、镇痛和麻醉特性,可单独应用,也可与羟丁酸钠、丙泊酚、地西泮等复合使用。

2. 静吸复合麻醉　是指将静脉全身麻醉和吸入麻醉同时或先后应用于同一次麻醉过程。其方法多种多样,如静脉麻醉诱导,吸入麻醉维持;或吸入麻醉诱导,静脉麻醉维持;或是静吸复合麻醉诱导,静吸复合麻醉维持等。诱导麻醉以静脉诱导法为主,麻醉维持依据手术阶段的不同,采用不同的麻醉方法。静吸复合麻醉的优点是诱导迅速、苏醒快,麻醉维持更平稳,可控性更佳。

3. 全麻与局部麻醉联合　临床应用较多的主要包括以下几种:

(1) 静吸复合麻醉与硬膜外麻醉联合:麻醉过程是麻醉诱导阶段根据手术部位先行相应节段硬膜外穿刺,待硬膜外神经阻滞起效后再行静脉麻醉快诱导后气管插管,一般采用静脉全麻药—麻醉性镇痛药—肌松药复合的模式。气管插管后吸入挥发性麻醉药维持,镇痛药和肌松药用量酌减。静吸复合麻醉与硬膜外麻醉联合应用,可以在减少全麻药用量和药物不良反应的同时,弥补硬膜外神经阻滞效果不完善,不能有效阻断内脏牵拉反应等不足。

(2)静脉复合麻醉和椎管内麻醉联合:该麻醉方法分两种情况:一是在硬膜外麻醉时,复合应用神经安定镇痛术来减轻病人的牵拉反应;另一种是氯胺酮静脉复合麻醉与低位硬膜外神经阻滞或骶管阻滞联合使用。

(3)臂丛和颈丛与神经阻滞等与吸入全麻或静脉全麻联合,常用于病人不能配合或神经阻滞效果欠佳时,也用于术后镇痛。

4. 其他　复合麻醉常用的方法还有麻醉前给药、基础麻醉、低温麻醉、控制性降压、神经安定镇痛术等。

（文爱东）

第二十一章
精神疾病的临床用药

【学习目标】

1. 掌握精神疾病的概念　精神疾病、抗精神病药、抗精神分裂症药、抗抑郁药、神经松弛剂(精神安定剂)、恶性综合征、抗焦虑药。

2. 掌握精神疾病的药物治疗原则。

3. 掌握抗精神分裂症药和抗抑郁症药的分类,各类代表药的药理作用、临床应用、不良反应及药物相互作用。

4. 熟悉抗睡眠障碍药和抗焦虑药代表药的药代动力特点、临床应用、不良反应及药物相互作用。

5. 熟悉抗精神分裂症药、抗抑郁药、抗睡眠障碍药及抗焦虑药的主要不良反应的防治。

6. 了解锥体外系反应、迟发性运动障碍、神经松弛剂恶性综合征等不良反应的发生原因、临床表现及发生后的治疗措施。

【内容要点】

一、精神疾病的分类、治疗原则及治疗药物

1. **精神疾病**　是一组以行为、心理活动上的紊乱为主要表现的神经系统疾病,分为精神分裂症、情感性精神病(躁狂症、抑郁症)、焦虑性神经官能症等。

2. **抗精神病药(antipsychotics)**　又称强安定药或神经阻滞剂,是一组用于治疗精神分裂症及其他精神病性精神障碍的药物。

3. 精神疾病主要有精神分裂症、情感性精神病、焦虑性神经症等。精神分裂症分为急性期和慢性期。情感性精神病可表现为单相躁狂或单相抑郁,也可表现为二者交替出现的双相性。焦虑性神经症临床症状有无明确原因的精神不安和心情紧张、心惊肉跳感、恐惧感、容易激怒等精神症状。睡眠障碍与多种疾病有密切联系或合并发生,可激发躯体或心理疾病。

4. **精神疾病的药物治疗应掌握以下原则**　①明确诊断,掌握药物的适应证和禁忌证;②用药个体化,根据病人的症状、疾病类型、躯体状况等选择药物,必要时进行血药浓度监测;③提高病人

服药的依从性,向病人及其家属说明用药的有关问题,消除顾虑;④足剂量、足疗程用药,给药时剂量应递增,停药时剂量应递减,不可骤然停药;⑤单一用药,尽量避免不必要的合并用药;⑥全程维持治疗,避免复发风险;⑦密切观察病情变化和药物不良反应,以便及时处理;⑧控制症状后,药物维持治疗的同时进行心理治疗。

5. 抗精神病药按临床应用特点分为　抗精神分裂症药(antischizophrenics)、抗抑郁药(antidepressants)、镇静催眠药(sedative-hypnotics)和抗焦虑症药(anxiolytics)。

二、抗精神分裂症药的分类及代表药

1. 抗精神分裂症药又称神经松弛药,是指能够控制精神运动性兴奋,对某些精神病症状具有治疗作用的一类药物。

2. 抗精神分裂症药可分为第一代抗精神病药(又称典型抗精神病药,包括吩噻嗪类 phenothiazines、丁酰苯类 butyrophenones、硫杂蒽类 thioxanthenes)和第二代抗精神病药(又称非典型抗精神病药,包括苯异唑类 benzisoxazole、二苯二氮䓬类 dibenzodiazepines、二苯硫氮䓬类 dibenzothiazepine、喹诺酮类 quinolones 等)两类。

3. 氯丙嗪(chlorpromazine)为吩噻嗪类,是最早用于临床的抗精神病药,是本类药物的代表药。对多巴胺受体、5-HT 受体、M 受体、α 肾上腺素受体均有阻断作用。对中枢神经系统、自主神经系统、内分泌系统也有作用。具有抗精神病、镇吐、降温等作用。临床用于治疗精神病;多种原因引起的呕吐;低温麻醉与人工冬眠等。主要不良反应为锥体外系反应、神经松弛剂恶性综合征。与麻醉药、镇痛药、镇静催眠药、抗组胺药、肝药酶诱导剂等合用产生药物相互作用。体内过程个体差异大,有效血药浓度为 100ng/ml ~ 600ng/ml,高于 750ng/ml 可产生毒副作用。

4. 氟哌啶醇(haloperidol)为丁酰苯类,是本类药物的代表药,是强效低剂量抗精神病药,药理作用及机制与氯丙嗪相似。抗精神病与镇吐作用比氯丙嗪强 50 倍。镇静、阻断 α 受体和 M 受体及降低体温作用较氯丙嗪弱。用于治疗各种急慢性精神分裂症、躁狂症、难治性焦虑症、舞蹈症、Tourette 综合征、药物和酒精依赖的戒断症状及其他精神障碍所伴发的行为异常,也可用于治疗顽固性呃逆和呕吐。不良反应同氯丙嗪。与中枢抑制药、抗高血压药合用、抗胆碱药、抗惊厥药等合用产生药物相互作用。有效血药浓度范围 5 ~ 20ng/ml。

5. 氯普噻吨(chlorprothixene)为硫杂蒽类典型抗精神病药,药理作用及机制与氯丙嗪相似,抗精神病、抗肾上腺素和抗胆碱作用比氯丙嗪弱,镇静、抗焦虑、抗抑郁、镇吐作用较强。临床用于治疗伴有焦虑或抑郁的精神分裂症、焦虑性神经症及更年期抑郁症。不良反应类似氯丙嗪而较轻,锥体外系反应较少。与中枢抑制药、与抗胆碱药、肾上腺素等合用产生药物相互作用。

6. 氯氮平(clozapine)为二苯二氮䓬类抗精神病药,是非典型抗精神病药的代表药。主要由 CYP1A2、CYP3A4 催化生成 N-去甲基氯氮平、氯氮平的 N-氧化物等代谢产物。抗精神病作用与氯丙嗪相似,对多巴胺受体、5-HT 受体、M 受体、α 肾上腺素受体、H 受体等有阻断作用。对 D_1 受体、5-HT2A 受体的阻断作用较强,对 D_2 受体的阻断作用较弱。用于急慢性精神分裂症的各个亚型,一般不作为首选药,主要用于其他抗精神病药不能耐受或无效的难治性精神病。与氯丙嗪比较,锥体外系反应及迟发性运动障碍相对较轻。与乙醇或其他中枢神经系统抑制药、碳酸锂、抗高血压药等合用产生药物相互作用。

三、抗抑郁药的分类及代表药

1. 抗抑郁药是指临床上主要用于治疗抑郁症或者其他精神障碍中的抑郁症状并防止其复发

的一类药物。

2. 目前应用的药物几乎都是通过单胺假说动物模型筛选出来的,药理作用、不良反应相似。主要包括:非选择性单胺再摄取抑制药,代表药为丙米嗪;选择性 NE 再摄取抑制药,代表药为马普替林;选择性 5-HT 再摄取抑制药,代表药为氟西汀;单胺氧化酶抑制药,代表药为吗氯贝胺;去甲肾上腺素受体拮抗药,代表药为米氮平。

3. 抑郁症的治疗主要目标　①提高治愈率,减少病残率和自杀率,消除临床症状;②提高生存质量,恢复社会功能;③预防复发。

4. 本类药物按化学结构亦称三环类抗抑郁药,能无选择性地抑制 NE 和 5-HT 再摄取。包括丙米嗪、氯米帕明、曲米帕明、阿米替林、多虑平等。该类药去甲米帕明和去甲替林对 NE 再摄取的抑制作用有相对的选择性。

5. 丙米嗪(imipramine)为三环类非选择性单胺再摄取抑制药,代谢产物地昔帕明(去甲丙米嗪)也有抗抑郁作用。可抑制突触前膜的 NE 和 5-HT 的再摄取。临床用于治疗各种原因引起的抑郁,对内源性抑郁症和更年期抑郁症疗效好,其次为反应性抑郁症,也可用于小儿遗尿症。不良反应有外周抗胆碱反应,心血管反应,精神异常反应等。与单胺氧化酶抑制剂、拟肾上腺素类药物、甲状腺制剂、抗胆碱药等合用产生药物相互作用。

6. 马普替林(maprotiline)为选择性 NE 再摄取抑制药的代表药,也称四环类抗抑郁药,药理作用与三环类抗抑郁症药相似。代谢产物去甲马普替林有抗抑郁作用。能抑制外周和中枢神经对 NE 的再摄取,对 5-HT 再摄取无影响。临床主要用于治疗各型抑郁症,较三环类抗抑郁药起效快,不会引起兴奋、攻击行为。适用于精神或疾病因素引起的焦虑、抑郁症。还可用于伴有抑郁的儿童。不良反应较三环类轻,皮肤过敏发生率较高。与 MAO、胍乙啶、可乐定、甲状腺激素、抗组胺药等合用产生药物相互作用。

7. 氟西汀(fluoxetine)为苯丙胺衍生物,是 5-HT 再摄取抑制药的代表药。肝脏经 CYP2D6 代谢成多种代谢产物,其中去甲氟西汀有抗抑郁活性。对肾上腺素、组胺、5-HT、乙酰胆碱、GABA 等受体几乎无影响。用于治疗伴有焦虑的各种抑郁症、强迫症和神经性贪食症。尤其适用于老年抑郁症。疗效与三环类相当,且安全有效、耐受性好、不良反应少,为一线抗抑郁药。与肝药酶抑制剂、MAOI、三环类抗抑郁药、蛋白结合率高的药物合用产生药物相互作用。

8. 吗氯贝胺(moclobemide)是新一代单胺氧化酶抑制药的代表药,是可逆性选择性 MAO-A 抑制剂,通过抑制 MAO-A 而减少单胺递质降解,明显提高脑内 5-HT 和 NE 水平,发挥抗抑郁作用。临床用于内源性、反应性抑郁症和轻度慢性抑郁症的长期治疗。可致肝功能损害,大剂量可能诱发癫痫。禁与麻黄碱、伪麻黄碱、哌替啶、可卡因及苯丙醇胺合用。与奶酪等含酪胺高的食物同服,可使酪胺在体内蓄积而导致高血压危象。

9. 米氮平(mirtazapine)两种旋光对映体均具有抗抑郁作用,可作用于中枢突触前 α_2 受体,增强肾上腺素能的神经传导。脱甲基代谢产物有药理活性。用于治疗各种抑郁症。对快感缺乏、精神运动性抑郁、睡眠欠佳及体重减轻等有效。常见的不良反应有食欲和体重增加、镇静和嗜睡,常发生在服药后前几周,不需减少给药剂量。使用本品期间禁止饮酒。与单胺氧化化酶抑制剂、苯二氮䓬类合用,可产生相互作用。

四、抗睡眠障碍药的分类及代表药

1. 治疗睡眠障碍的药物主要分为镇静催眠药(苯二氮䓬类、巴比妥类及其他类)和非镇静催眠药(抗精神病药、抗抑郁药)两类。其中苯二氮䓬类是常用的抗睡眠障碍药。巴比妥类已很少用于睡眠障碍。其他类主要有唑吡坦和佐匹克隆,是近些年较常用的抗睡眠障碍药。

2. 苯二氮䓬类(benzodiazepines,BDZs)药有几十种,药理作用与机制基本相似。根据消除半衰期的长短,可分为长效类(地西泮)、中效类(硝西泮)、短效类(三唑仑)和超短效(咪达唑仑)。

3. 地西泮(diazepam)是苯二氮䓬类的代表药,也是临床常用的镇静、催眠及抗焦虑药。在肝脏经 CYP2C19 代谢为具有药理活性的去甲西泮、奥沙西泮和替马西泮。可通过促进 GABA 与 GABAA 受体的结合,也可通过提高 Cl⁻ 通道开放频率增强 GABA 对 GABAA 受体的作用,发挥中枢抑制效应。临床用于治疗睡眠障碍,也可治疗焦虑症。是癫痫持续状态的首选药。大剂量可出现震颤、共济失调。不宜长期服用可产生耐受性、依赖性和成瘾性。与他中枢抑制药、三环类药物、肝药酶诱导剂等合用产生药物相互作用。

4. 唑吡坦(zolpidem)为咪唑吡啶类速效、短效催眠药。选择性作用于 GABA-Cl⁻ 超分子复合体 ω_1 受体。用于各种失眠症。催眠作用与氟硝西泮、三唑仑相当。长期服用无耐受性、依赖性和戒断症状。不良反应少。孕妇、哺乳期妇女、15 岁以下儿童等禁用。

5. 佐匹克隆(zopiclone)为环吡咯酮类催眠药,是 GABA 受体激动剂,比 BDZs 作用强。用于治疗各种原因引起的失眠,尤其适用于不能耐受后遗作用的失眠病人。起效快、半衰期短、成瘾性小、毒性低。不良反应少而轻。孕妇、哺乳期妇女、15 岁以下儿童、严重肝功能不全者等禁用。

五、抗焦虑症药的分类及代表药

1. 抗焦虑药是指在不明显影响其他功能的情况下选择性地消除焦虑及相应躯体症状的药物。

2. 抗焦虑药可分为苯二氮䓬类(地西泮、氯氮)、三环类抗抑郁药(多虑平)、β 受体阻断药(普萘洛尔)、二苯甲烷类(苯海拉明)及某些抗精神病药。

3. 丁螺环酮(buspirone)为氮杂螺环癸烷二酮化合物,是 5-HT1A 受体部分激动剂,抗焦虑作用与地西泮相当,是新型抗焦虑药。经肝脏代谢,代谢产物 5-羟基丁螺环酮和 1-(2-嘧啶基)-哌嗪有生物活性。小剂量时可通过激活突触前膜的 5-HT1A 受体抑制 5-HT 的合成和释放,发挥抗焦虑作用;大剂量时可直接激动突触后膜 5-HT1A 受体,发挥抗抑郁作用。抗焦虑作用强度与地西泮相似。无镇静、抗惊厥和肌肉松弛作用,也不产生戒断症状和记忆障碍。用于广泛性焦虑症(generalized anxiety),焦虑伴有严重失眠者应加用催眠药。不良反应少,安全范围大。与中枢抑制药、单胺氧化酶抑制药、CYP3A4 抑制剂等合用产生药物相互作用。

【试题】

(一) 单项选择题

1. 有关精神疾病的叙述,正确的是(　　)
   A. 是以行为、心理活动上的紊乱为主要表现的一大类疾病
   B. 是以睡眠障碍为主要表现的一大类疾病
   C. 是以内分泌紊乱为主要表现的一大类疾病
   D. 是以呼吸衰竭为主要表现的一大类疾病
   E. 是以身体活动异常为主要表现的一大类疾病

2. 下列哪种药物属于吩噻嗪类抗精神病药(　　)
   A. 苯妥英钠　　　　B. 氟哌啶醇　　　　C. 硫利达嗪

    D. 舒必利   E. 奥氮平

3. 下列哪种药物几乎无锥体外系反应（   ）
    A. 五氟利多   B. 氯丙嗪   C. 奋乃静
    D. 氯氮平   E. 利培酮

4. 氯丙嗪**不用于**下列哪种疾病的治疗（   ）
    A. 妊娠呕吐和顽固性呃逆
    B. 老年性痴呆
    C. 精神分裂症
    D. 与镇痛药联合应用，治疗癌症晚期患者的剧痛
    E. 人工冬眠

5. 氯丙嗪最常见的不良反应是（   ）
    A. 过敏反应   B. 内分泌紊乱   C. 肝功能异常
    D. 直立性低血压   E. 锥体外系反应

6. 氯丙嗪的有效血药浓度高于多少可产生毒副作用（   ）
    A. 850ng/ml   B. 750ng/ml   C. 650ng/ml
    D. 550ng/ml   E. 450ng/ml

7. 能够诱发癫痫的药物是（   ）
    A. 奥氮平   B. 氯丙嗪   C. 氟哌噻吨
    D. 丙戊酸钠   E. 地西泮

8. 下列有关氟哌啶醇的叙述，**错误**的是（   ）
    A. 抗精神病与镇吐作用比氯丙嗪强 50 倍
    B. 癸酸氟哌啶醇为长效制剂，释放半衰期为 3 周
    C. 与东莨菪碱混合注射预防锥体外系反应的发生
    D. 无锥体外系反应
    E. 治疗急慢性精神分裂症、躁狂症、难治性焦虑症、舞蹈症及 Tourette 综合征

9. 氟哌啶醇有效血药浓度范围是（   ）
    A. 1 ~ 5ng/ml   B. 5 ~ 20ng/ml   C. 20 ~ 30ng/ml
    D. 30 ~ 40ng/ml   E. 40 ~ 50ng/ml

10. 下列有关丙米嗪临床应用的叙述，**错误**的是（   ）
    A. 治疗各种原因引起的抑郁，对内源性抑郁症和更年期抑郁症疗效好
    B. 治疗伴有焦虑的抑郁症，且疗效显著
    C. 治疗恐惧症
    D. 治疗遗尿症，可用于小儿遗尿
    E. 治疗顽固性呃逆

11. 氯丙嗪中毒是血压下降，最有效的抢救药物是（   ）
    A. 异丙肾上腺素   B. 阿托品   C. 肾上腺素
    D. 去甲肾上腺素   E. 麻黄碱

12. 丙米嗪导致肠麻痹、尿潴留等不良反应，最有效的治疗药物是（   ）
    A. 新斯的明   B. 阿托品   C. 肾上腺素
    D. 麻黄碱   E. 地高辛

13. 有关氟西汀的体内过程,正确的叙述是(　　)
    A. 口服吸收差,生物利用度为 30%
    B. t_{max} 为 1～2 小时
    C. 蛋白结合率为 20%～35%
    D. 在肝脏经 CYP4502D6 代谢成具有抗抑郁作用的代谢产物去甲氟西汀
    E. 氟西汀 $t_{1/2}$ 为 7～9 天
14. 哪种属中效苯二氮䓬类药物(　　)
    A. 地西泮　　　　　　B. 咪达唑仑　　　　　　C. 三唑仑
    D. 艾司唑仑　　　　　E. 夸西泮
15. 在苯二氮䓬类药物中镇静催眠、抗焦虑作用强于地西泮的药物是(　　)
    A. 三唑仑　　　　　　B. 硝西泮　　　　　　C. 奥沙西泮
    D. 艾司唑仑　　　　　E. 氯氮
16. 地西泮不用于治疗下列哪种疾病(　　)
    A. 用于治疗睡眠障碍
    B. 用于治疗癫痫持续状态的首选药
    C. 用于手术前,可以消除患者对手术的紧张和恐惧心理
    D. 用于治疗帕金森病
    E. 用于治疗大脑或脊髓损伤性肌肉强直和腰肌劳损引起的肌肉痉挛
17. 有关唑吡坦的叙述**不正确**的是(　　)
    A. 适用于各种失眠症,短期失眠患者疗效好
    B. 长期服用无耐受性、依赖性和戒断症状
    C. 锥体外系反应发生率高
    D. 不良反应少,较常见的有共济失调、精神紊乱和精神抑郁
    E. 口服生物利用度为 70%,t_{max} 为 0.5～3 小时,食物可降低该药的吸收
18. 氯氮平的主要代谢酶(　　)
    A. CYP1A2 和 CYP3A4　　　　　B. CYP2D6 和 CYP3A4
    C. CYP2D6 和 CYP1A2　　　　　D. CYP2C9 和 CYP3A4
    E. CYP2C9 和 CYP1A2
19. 与奶酪等含酪胺高的食物同服,可使酪胺在体内蓄积,致高血压危象的是(　　)
    A. 氯氮平　　　　　　B. 佐匹克隆　　　　　　C. 唑吡坦
    D. 丁环螺酮　　　　　E. 吗氯贝胺
20. 丁螺环酮为氮杂螺环癸烷二酮化合物,是(　　)
    A. D_2 样受体部分激动剂　　　　B. D_2 样受体部分抑制剂
    C. α肾上腺素受体部分激动剂　　　D. 5-HT1A 受体部分激动剂
    E. 5-HT1A 受体部分抑制剂

(二)多项选择题
1. 精神疾病主要有(　　)
    A. 精神分裂症　　　　　　B. 妊娠性呕吐
    C. 情感性精神病(躁狂症、抑郁症)　　D. 焦虑性神经官能症
    E. 顽固性呃逆

2. 属于吩噻嗪类抗精神病的药物有（　　　）

　　A. 奋乃静　　　　　　　　B. 三氟拉嗪　　　　　　C. 丙米嗪

　　D. 硫利达嗪　　　　　　　E. 唑吡坦

3. 氯丙嗪的药理作用包括（　　　）

　　A. 抗惊厥作用　　　　　　B. 镇吐作用　　　　　　C. 止痛作用

　　D. 抗精神病作用　　　　　E. 抑制体温调节中枢作用

4. 氯丙嗪与下列哪些药物合用会导致心律失常（　　　）

　　A. 胺碘酮　　　　　　　　B. 普鲁卡因胺　　　　　C. 匹莫齐特

　　D. 阿托西汀　　　　　　　E. 哌替啶

5. 有关氯丙嗪临床应用的叙述正确的有（　　　）

　　A. 能控制精神分裂症或其他精神病的幻觉、妄想、兴奋躁动、紧张不安等症状

　　B. 对晕动病呕吐有效

　　C. 与哌替啶、异丙嗪配成冬眠合剂,用于人工冬眠

　　D. 用于治疗尿毒症、胃肠炎、妊娠、癌症及药物等引起的呕吐

　　E. 与镇痛药联合应用,治疗癌症晚期患者的剧痛

6. 属第二代抗精神病药物的有（　　　）

　　A. 氟奋乃静　　　　　　　B. 利培酮　　　　　　　C. 齐拉西酮

　　D. 五氟利多　　　　　　　E. 阿立哌唑

7. 锥体外系反应的临床症状有（　　　）

　　A. 迟发性运动障碍　　　　B. 急性肌张力障碍　　　C. 内分泌紊乱

　　D. 静坐不能　　　　　　　E. 帕金森病

8. 锥体外系反应的治疗药物有（　　　）

　　A. 抗胆碱药　　　　　　　B. 抗组胺药　　　　　　C. 抗焦虑药

　　D. 抗癫痫药　　　　　　　E. 解热镇痛药

9. 应用氯普噻吨期间应检查（　　　）

　　A. 血脂　　　　　　　　　B. 肝功能　　　　　　　C. 尿胆红素

　　D. 血糖　　　　　　　　　E. 大量或长期用药者应定时检查白细胞和眼部角膜、晶体

10. 氯氮平的药代动力学特点包括（　　　）

　　A. 口服吸快而完全,t_{max} 为 1 ~ 4 小时,血药浓度个体差异大,女性血药浓度高于男性,食物不影响其吸收

　　B. 吸收后迅速分布到机体各组织,蛋白结合率 95%

　　C. 主要由 CYP1A2、CYP3A4 催化生成 N- 去甲基氯氮平、氯氮平的 N- 氧化物等代谢产物

　　D. 平均消除半衰期为 20 小时

　　E. 约 80% 以代谢物形式从尿和粪便排泄

11. 治疗抑郁症的方法有（　　　）

　　A. 药物治疗　　　　　　　B. 电休克疗法　　　　　C. 光疗法

　　D. 运动疗法　　　　　　　E. 心理疗法

12. 抑郁症的主要治疗目标有（　　　）

　　A. 提高治愈率,消除临床症状　　　　　B. 提高生存质量,恢复社会功能

C. 预防复发
D. 减少病残率和自杀率

E. 提高服药的顺应性

13. 属于三环类抗抑郁药物的有（　　）

A. 丙米嗪
B. 氯米帕明
C. 舒必利

D. 马普替林
E. 阿米替林

14. 丙米嗪不良反应有（　　）

A. 外周抗胆碱反应。常见多汗、口干、便秘、视力模糊等。严重者可能发生急性青光眼、肠麻痹、尿潴留等

B. 共济失调、精神紊乱和精神抑郁

C. 呼吸困难、面部水肿、易激怒及幻觉

D. 心血管反应。常见心率加快、心律失常、直立性低血压等

E. 精神异常反应。老年人或用药过量可出现谵妄、恐惧症发作。双相型抑郁症患者用本品，偶见躁狂发作，故本品只用于单相型抑郁症的治疗

15. 氟西汀与MAOIs合用，如合用系列说法正确的是（　　）

A. 如果合用或先后应用可致"5-HT综合征（serotonin syndrome）"

B. 从氟西汀改用MAOIs，需停止使用氟西汀2周以上

C. 从氟西汀改用MAOIs，需停止使用氟西汀5周以上

D. 从MAOIs改用氟西汀，需要停止使用MAOIs2周以上

E. 从MAOIs改用氟西汀，需要停止使用MAOIs5周以上

16. 有关地西泮临床应用的叙述正确的有（　　）

A. 治疗睡眠障碍，适于失眠者的短期应用

B. 治疗焦虑症，可缓解焦虑症患者的紧张、不安、烦躁、恐惧等症状

C. 癫痫持续状态的首选药，对多种原因引起的惊厥有效

D. 手术前的用药，可以消除患者对手术的紧张和恐惧心理

E. 治疗大脑或脊髓损伤性肌肉强直和腰肌劳损引起的肌肉痉挛

17. 地西泮的不良反应有（　　）

A. 头昏、嗜睡、乏力、易激怒、头痛
B. 凝血障碍

C. 大剂量可出现震颤、共济失调
D. 帕金森综合征

E. 长期服用产生耐受性、依赖性和成瘾性

18. 属长效苯二氮䓬类药物有（　　）

A. 三唑仑
B. 氟西泮
C. 地西泮

D. 咪达唑仑
E. 夸西泮

19. 有关唑吡坦的叙述正确的有（　　）

A. 为咪唑吡啶类速效、短效催眠药

B. 选择性作用于GABA-Cl⁻超分子复合体ω_1受体

C. 对ω_2和ω_3受体作用明显

D. 抗焦虑、抗惊厥和肌肉松弛作用较强

E. 适用于各种失眠症，对暂时和偶发失眠疗效好

20. 有关佐匹克隆的叙述正确的有（　　）

A. 为GABA受体激动剂，与BDZs结合于相同受体和部位，但作用区域不同

B. 比 BDZs 作用强

C. 具有镇静催眠、抗焦虑、抗惊厥及肌肉松弛作用

D. 用于治疗各种原因引起的失眠,尤其适用于不能耐受后遗作用的失眠患者

E. 起效快、半衰期短、成瘾性小、毒性低

(三) 填空题

1. 精神疾病是以_____的一大类疾病,分为_____、_____、_____等。

2. 应用氯丙嗪会出现无力、嗜睡、视力模糊、鼻塞、心动过速等副作用。还可出现_____、_____、_____、_____、_____药源性精神异常等不良反应。

3. 非典型抗精神病药又称第二代抗精神病药。除了阻断_____受体外,对 5-HT2 受体已有较强的阻断作用,因此也称_____和_____受体拮抗剂。

4. 目前应用抗抑郁药物几乎都是通过单胺假说动物模型筛选出来的,药理作用、不良反应相似。主要包括:_____,代表药为_____;_____,代表药为_____;_____,代表药为_____;_____,代表药为_____。

5. 地西泮与乙醇、_____合用,作用相加,可出现昏睡、呼吸抑制等,严重者可致死亡;与_____合用可减弱本品的镇静作用;_____对抗本品的麻醉效应,可用于治疗地西泮中毒。与_____合用,可增强后者的镇静作用并产生阿托品样反应;与利福平、卡马西平等_____合用,可使本品的消除加快,疗效减弱;与异烟肼、西咪替丁等_____合用,可使本品的消除减慢,疗效增强,不良反应增加;_____可延迟但不减少本品的吸收。

6. 地西泮经肝脏逐级代谢成具有药理活性的代谢产物,主要有_____、_____和_____,主要代谢酶为_____。

7. 马普替林属选择性 NE 再摄取抑制药的代表药,也称_____,药理作用与_____相似。其有效血药浓度范围为_____。经肝脏代谢,去甲基生成主要活性代谢产物_____,马普替林的 $t_{1/2}$ 为_____,活性代谢产物的 $t_{1/2}$ 为_____。

8. 非典型精神病药物种类较多,奥氮平等属_____类;利培酮等属_____类;齐拉西酮等属_____类;喹硫平等属_____类;阿立哌唑(aripiprazole)属_____类。

(四) 名词解释

1. 精神疾病
2. 抗精神病药
3. 抗精神分裂症药
4. 神经松弛剂(精神安定剂)恶性综合征
5. 抗焦虑药
6. 抗抑郁药

(五) 简答题

1. 简述抗精神分裂症药的分类及代表药物。
2. 简述抗焦虑的临床用药。
3. 简述丁螺环酮的药物相互作用。
4. 简述丙米嗪不良反应。
5. 简述氯氮平的体内过程。
6. 简述抑郁症的治疗方法和主要治疗目标。

（六）论述题

1. 试述精神疾病的药物治疗原则。
2. 试述氯丙嗪的临床应用和不良反应。
3. 试述抗抑郁症药物分类及代表药物。
4. 试述不宜与地西泮合用的药物。
5. 试述氯氮平的临床应用和不良反应。

【答案】

（一）单项选择题

1. A　2. C　3. D　4. B　5. E　6. B　7. B　8. D　9. B　10. E
11. D　12. A　13. D　14. D　15. A　16. D　17. C　18. A　19. E　20. D

（二）多项选择题

1. ACD　2. ABD　3. BDE　4. ABCD　5. ACDE　6. BCE
7. ABDE　8. ABC　9. BCE　10. ABCE　11. ABCDE　12. ADCD
13. ABE　14. ADE　15. ACD　16. ABCDE　17. ACE　18. BCE
19. ABE　20. ABCDE

（三）填空题

1. 行为、心理活动上的紊乱　精神分裂症　情感性精神病　焦虑性神经官能症
2. 锥体外系反应　内分泌紊乱　外周抗胆碱样副作用　心血管系统反应　过敏反应　神经松弛剂恶性综合征
3. 多巴胺　5-羟色胺　多巴胺
4. 非选择性单胺再摄取抑制药　丙米嗪　选择性NE再摄取抑制药　马普替林　选择性5-HT再摄取抑制药　氟西汀　单胺氧化酶抑制药　吗氯贝胺
5. 其他中枢抑制药　咖啡因　茶碱　三环类抗抑郁药　肝药酶诱导剂　肝药酶抑制剂　制酸药
6. 去甲西泮　奥沙西泮　替马西泮　CYP2C19
7. 四环类抗抑郁药　三环类抗抑郁症药　200～300ng/ml　去甲马普替林　27～58小时　60～90小时
8. 二苯二氮䓬　苯异唑　苯异硫唑　二苯硫氮䓬　喹诺酮

（四）名词解释

1. 精神疾病：是以心理（精神）活动异常为主要表现的一大类疾病，其种类有多种，如精神分裂症、情感性精神病（躁狂症、抑郁症）、焦虑性神经症等。
2. 抗精神病药：又称强安定药或神经阻滞剂，是一组用于治疗精神分裂症及其他精神病性精神障碍的药物。按其临床应用特点可分为抗精神分裂症药（antischizophrenics）、抗抑郁药（antidepressants）、镇静催眠药（sedative-hypnotics）和抗焦虑症药（anxiolytics）。
3. 抗精神分裂症药：又称神经松弛药，是指能够控制精神运动性兴奋，对某些精神病症状具有治疗作用的一类药物。可分为第一代抗精神病药（典型抗精神病药）和第二代抗精神病药（非典型抗精神病药）两类。
4. 神经松弛剂（精神安定剂）恶性综合征：为氯丙嗪的严重不良反应。表现为高热、肌僵直、妄

想、意识不清、循环衰竭等,可致死。多由于剂量增加过快或多种药物联合应用而引起。一旦发现应立即停药,应用 DA 受体激动药(如溴隐亭)及对症和支持治疗。

5. 抗焦虑药:是指在不明显影响其他功能的情况下选择性地消除焦虑症状(兴奋、失眠、不安等)及相应躯体症状的药物。苯二氮䓬类是抗焦虑的常用药。某些抗抑郁药、抗精神病药及 β 受体阻断药均有一定的抗焦虑作用,在特定情况下仍可应用。

6. 抗抑郁药:是指临床上主要用于治疗抑郁症或者其他精神障碍中的抑郁症状并防止其复发的一类药物。目前应用的药物几乎都是通过单胺假说动物模型筛选出来的,药理作用、不良反应相似。

(五) 简答题

1. 简述抗精神分裂症药的分类及代表药物。

抗精神分裂症药又称神经松弛药,是指能够控制精神运动性兴奋,对某些精神病症状具有治疗作用的一类药物。可分为第一代抗精神病药,又称典型抗精神病药,包括吩噻嗪类,代表药为氯丙嗪;丁酰苯类,代表药为氟哌啶醇;硫杂蒽类,代表药为氯普噻吨。第二代抗精神病药,又称非典型抗精神病药,包括苯甲酰胺类,代表药为舒必利;苯异唑类,代表药为利培酮;二苯二氮䓬类,代表药为氯氮平;二苯硫氮䓬类,代表药为奎硫平。

2. 简述抗焦虑的临床用药。

抗焦虑药是指在不明显影响其他功能的情况下选择性地消除焦虑症状(兴奋、失眠、不安等)及相应躯体症状的药物。苯二氮䓬类(地西泮、氯氮)是抗焦虑的常用药,三环类抗抑郁药(多虑平)、β 受体阻断药(普萘洛尔)及某些抗精神病药均有一定的抗焦虑作用,在特定情况下可应用。

3. 简述丁螺环酮的药物相互作用。

丁螺环酮的药物相互作用:①与酒精或其他中枢抑制药合用,可使中枢抑制作用增强;②应用单胺氧化酶抑制药的患者使用本品,可使血压升高,应避免合用;③与氟哌啶醇合用,可增加后者的血药浓度,引起锥体外系反应;④与氟伏沙明、氟西汀和大剂量的曲唑酮合用,可引起 5-HT 综合征;⑤与地高辛、环孢素合用,可增高后两者血药浓度;⑥与 CYP3A4 抑制剂(红霉素、咪唑类抗真菌药)合用,本品 AUC 增大,$t_{1/2}$ 延长。

4. 简述丙米嗪不良反应。

丙米嗪不良反应:①外周抗胆碱反应。常见多汗、口干、便秘、视力模糊等,在用药过程中可逐渐消失。严重者可能发生急性青光眼、肠麻痹、尿潴留等,须立即停药,必要时注射新斯的明。②心血管反应。常见心率加快,心律失常、直立性低血压等。③精神异常反应。老年人或用药过量可出现谵妄、恐惧症发作。双相型抑郁症患者用本品,偶见躁狂发作,故本品只用于单相型抑郁症的治疗。

5. 简述氯氮平的体内过程。

口服吸快而完全,1 ~ 4 小时血药浓度达高峰,血药浓度个体差异大,女性血药浓度高于男性,食物不影响其吸收,生物利用度 50% ~ 60%。吸收后迅速分布到机体各组织,蛋白结合率 95%,可通过血脑屏障进入脑组织,也可从乳汁中分泌,表观分布容积 4.0 ~ 13.8L/kg,组织结合率高。经肝脏代谢,存在首关消除,主要由 CYP1A2、CYP3A4 催化生成 N- 去甲基氯氮平、氯氮平的 N- 氧化物等代谢产物。约 80% 以代谢物形式从尿和粪便排泄。平均消除半衰期 9 小时。吸烟可加速本品的代谢,老年人肾清除率及代谢率明显减低。

6. 简述抑郁症的治疗方法和主要治疗目标。

治疗方法有:药物治疗、电休克疗法、光疗法、运动疗法和心理疗法等,其中药物治疗是中度以上抑郁发作的主要治疗措施。治疗目标主要有:①提高治愈率,减少病残率和自杀率,消除临床症状;②提高生存质量,恢复社会功能;③预防复发。

(六)论述题

1. 试述精神疾病的药物治疗原则。

精神疾病的药物治疗原则:①明确诊断,严格掌握药物的适应证和禁忌证;②用药个体化,根据患者的症状、疾病类型、躯体状况等选择药物;③提高患者服药的依从性,向患者及其家属说明用药的有关问题,消除顾虑;④足剂量、足疗程用药,给药应递增,停药应递减,不易骤然停药;⑤单一用药,尽量避免不必要的合并用药;⑥全程维持治疗,避免复发风险;⑦密切观察病情变化和药物不良反应,以便及时处理;⑧控制症状后,药物维持治疗的同时应进行心理治疗。

2. 试述氯丙嗪的临床应用和不良反应。

临床应用:①治疗精神病:控制精神分裂症或其他精神病的幻觉、妄想、兴奋躁动、紧张不安等症状。②镇吐:用于治疗各种原因引起的呕吐,对尿毒症、胃肠炎、妊娠、癌症及药物等引起的呕吐有效。也可用于治疗顽固性呃逆。③低温麻醉与人工冬眠:低温麻醉可防止休克发生。与哌替啶、异丙嗪配成冬眠合剂,用于人工冬眠,治疗创伤性、中毒性休克及辅助治疗烧伤、高热、甲状腺危象等疾病。④治疗心力衰竭。⑤与镇痛药联合应用,治疗癌症晚期患者的剧痛。

不良反应:(1) 锥体外系反应:发生率较高(30%),临床表现有四种:①帕金森病;②静坐不能;③急性肌张力障碍;④迟发性运动障碍。

(2) 内分泌紊乱:表现为催乳素增多而性激素减少,乳房肿大、溢乳及月经异常。可轻度抑制儿童生长。

(3) 外周抗胆碱样副作用:系本品阻断 M- 受体所引起,如口干、便秘、心悸、视力模糊等,偶有急性尿潴留或肠麻痹。

(4) 心血管系反应:因阻断 α 肾上腺素受体可致直立性低血压,对心脏也有不良影响,长期用药者易出现心电异常,老年、高血压患者更应注意。

(5) 过敏反应:常见皮疹、皮炎,也可见粒细胞缺乏、血小板减少等造血系统过敏反应。偶见过敏性肝损害,停药可恢复。

(6) 药源性精神异常:本品也可引起兴奋、躁动、抑郁、幻觉、妄想、意识障碍等,一旦发生应立即停药。

(7) 神经松弛剂(精神安定剂)恶性综合征:表现为高热、肌僵直、妄想、意识不清和循环衰竭,可致死。多由于剂量增加过快或多种药物联用而引起。

(8) 对肝功能影响:偶致阻塞性黄疸、肝肿大,停药后可恢复。

(9) 对眼的影响:可致眼角膜和晶体混浊,或眼压升高。长期使用应检查眼部,常规半年复查1次。夏季高剂量使用应戴太阳镜,以保护眼角膜和晶体。

3. 试述抗抑郁症药物分类及代表药物

抗抑郁药是指临床上主要用于治疗抑郁症或者其他精神障碍中的抑郁症状并防止其复发的一类药物。目前应用的药物几乎都是通过单胺假说动物模型筛选出来的,药理作用、不良反应相似。主要包括:①非选择性单胺再摄取抑制药,代表药为丙米嗪;②选择性 NE 再摄取抑制药,代表药为马普替林;③选择性 5-HT 再摄取抑制药,代表药为氟西汀;④单胺氧化酶抑制药,代表药为吗氯贝胺。

4. 试述不宜与地西泮合用的药物。

不宜与地西泮合用的药物有:①与乙醇、其他中枢抑制药合用,作用相加,可出现昏睡、呼吸抑制等,严重者可致死亡;②咖啡因可减弱本品的镇静作用。茶碱对抗本品的麻醉效应,可用于治疗地西泮中毒;③与三环类药物合用,可增强后者的镇静作用并产生阿托品样反应;④与利福平、卡马西平等肝药酶诱导剂合用,可使本品的消除加快,疗效减弱;与异烟肼、西咪替丁等肝药酶抑制剂合用,可使本品的消除减慢,疗效增强,不良反应增加;⑤制酸药可延迟但不减少本品的吸收。

5. 试述氯氮平的临床应用和不良反应。

临床应用:用于急慢性精神分裂症的各个亚型,对精神病阳性症状疗效好,对阴性症状也有一定疗效,对幻觉妄想型、青春型效果好。也可减轻抑郁、负罪感、焦虑等与精神分裂症有关的情感症状。可致粒细胞减少,一般不宜作为首选药。主要用于其他抗精神病药不能耐受或无效的难治性精神病。

不良反应:①常见不良反应:头痛、头晕、精神萎靡、无力、嗜睡、多汗、流涎、恶心或呕吐、口干、便秘、体重增加、脂肪增加等。②偶见不良反应:不安、易怒、视物模糊、精神错乱、血压升高等。这些不良反应均与用药剂量有关,减少剂量可避免。③锥体外系反应:与氯丙嗪比较,锥体外系反应及迟发性运动障碍相对较轻。④粒细胞减少或缺乏:表现为畏寒、高热、溃疡、咽部疼痛等,如发生病情凶险,甚至死亡。治疗前 3 个月应每 1 ~ 2 周检查白细胞计数及分类,此后定期检查。⑤对心血管的影响:可致低血压或直立性低血压性昏厥、心动过速等。治疗期间应监测血压及心电图。

【延伸阅读】

特殊人群应用抗精神疾病药物

1. 儿童抑郁症应用三环类抗抑郁药治疗基本无效。选择性 5-HT 再摄取抑制剂治疗儿童抑郁症的疗效与安慰剂比无明显差别,用药早期易出现焦虑、激越等不良反应,自杀风险轻度增加。儿童服用抗精神病药更易出现常见的不良反应(静坐不能、急性肌张力障碍、催乳素水平升高、体重增加等)。非典型抗精神病药引起的强迫症儿童多见。

2. 老年人应用有镇静作用的药物,常出现镇静过度。应用典型抗精神病药,迟发性运动障碍和帕金森综合征的发生率明显增加。应用三环类抗抑郁药、乙酰胆碱 M 受体作用较强的抗精神病药、合用抗胆碱药等,常出现意识障碍、麻痹性肠梗阻、尿潴留等不良反应。应用 α_1 受体作用强的药物,常发生直立性低血压、摔倒等不良反应。夜间应用苯二氮䓬类药物,常出现夜间起床小便共济失调、摔倒等。老年人应用抗精神疾病药物时,用药品种要尽量少,用药方案要简单。尽量不用长效的抗精神疾病药物。用药前需对老年人身体状况进行评估。体弱的老年人起始剂量应为成人起始剂量的 1/4。要缓慢增加给药剂量,治疗量应为成人推荐剂量的 1/3 ~ 1/2。

3. 典型抗精神病药在临床上应用 50 余年,未发现有明显的致畸作用。非典型抗精神病药临床研究资料有限,也未发现有明显的致畸作用。妊娠后期应用典型抗精神病药,新生儿出生后可出现锥体外系反应、肌张力差、哭闹、吸吮吞咽功能障碍等。研究发现氯米帕明和帕罗西汀有致畸作用,可引起胎儿心脏异常,为自然发生率的 2 倍。除上述两种药物外,尚未发现其他三环类抗抑郁药和选择性 5-HT 再摄取抑制剂有明显的致畸作用。其他新型抗抑郁药临床应用较晚,尚缺乏临床研究资料,致畸作用不明确。苯二氮䓬类药物的致畸作用不明显,妊娠前 3 个月应用可能会增加唇、腭裂的风险。妊娠后期至出生前连续应用苯二氮䓬类药物,新生儿可出现"松弛婴儿综合征",也可出现戒断症状。妊娠期服用锂盐可造成胎儿畸形,主要是心脏异常,为自然发生率的 10 倍。

4. 目前,临床应用的抗精神疾病的药物均能分泌到乳汁中,差别只是量上的不同,可能会对婴儿的生长发育产生不良影响。因此,应用抗精神疾病药物期间尽量不用母乳喂养。应向患者讲明利弊,再做选择。

(杜智敏 曲福军)

第二十二章
心血管系统疾病的临床用药

第一节 抗高血压药的临床应用

【学习目标】

1. 掌握高血压的定义,以及抗高血压药物的分类。
2. 掌握常用肾素-血管紧张素系统抑制药、钙通道阻滞药、交感神经阻断药、利尿药的作用机制。
3. 熟悉肾素-血管紧张素系统抑制药、钙通道阻滞药、交感神经阻断药、利尿药的临床评价,以及主要不良反应。
4. 熟悉抗高血压药物治疗的基本原则。
5. 了解抗高血压的新药、降压治疗的目标血压,以及高血压特殊人群的药物治疗选择。

【内容要点】

抗高血压药(antihypertensive agents)又称降压药,临床上主要用于治疗高血压和防止心脑血管系统并发症的发生和发展。各类药物均有其不同的药理作用特点,唯有掌握各种药物的特点才能正确选药和根据病情合并用药,以达到增强疗效、减轻不良反应的目的。个体化给药方案是高血压药物治疗的新进展。

一、概述

高血压定义:在未使用降压药物的情况下,收缩压≥140mmHg 和(或)舒张压≥90mmHg。收缩压≥140mmHg 和舒张压<90mmHg 为单纯性收缩期高血压。患者既往有高血压史,目前正在使用降压药物,血压虽然低于 140/90mmHg,也诊断为高血压。

高血压可分为原发性高血压即高血压病(primary hypertension,或 essential hypertension)及继发性高血压(secondary hypertension)即症状性高血压两大类。原发性高血压占高血压的 90% 以上。继发性高血压指的是某些确定的疾病和原因引起的血压升高,约占高血压不到 10%。高血压病主要并发症是心、脑、肾的损害。合理应用抗高血压药,使血压持续地维持于正常血压状态,可降低脑卒中、心肌梗死、心力衰竭和肾衰竭的发生率及病死率。

二、抗高血压药物的分类

抗高血压药主要分为肾素 - 血管紧张素系统抑制药、钙通道阻滞药、交感神经阻断药、利尿药及血管舒张药五大类。上述药物均可用于治疗高血压和防止心脑血管系统并发症的发生和发展,但各类药物均有其不同的药理作用特点。

三、常用抗高血压药物

(一) 血管紧张素转化酶抑制药

血管紧张素转化酶抑制药通过抑制无活性血管紧张素 I 转化为有活性的血管紧张素 II,从而阻断肾素 - 血管紧张素系统的作用。其代表药为卡托普利(captopril)、依那普利(enalapril)等。卡托普利对绝大多数轻、中度高血压有效,特别对正常肾素型及高肾素型高血压疗效更佳,对高血压合并心梗、心功能不全、糖尿病及或肾病者有益。禁用于孕妇、哺乳期妇女、高血钾及双侧肾动脉狭窄患者。常见的不良反应是干咳。起始量 12.5 ~ 25mg,每日 2 ~ 3 次。如降压不理想,1 ~ 2 周后可逐渐增加至 50mg,每日 2 ~ 3 次。如不能满意地控制血压,可加服其他降压药。

(二) 血管紧张素 II 受体阻断药

血管紧张素 II 受体阻断药通过干扰血管紧张素 II 与其在心血管系统中受体的耦联而降低血压。其代表药物为氯沙坦(losartan)、替米沙坦(telmisartan)等。氯沙坦适用于 1 ~ 2 级高血压,尤其对高血压合并左室肥厚、糖尿病肾病者有益。与 ACEI 相比,不引起干咳。禁忌证与 ACEI 相同。起始剂量与维持剂量为 50mg/ 次,每天一次。治疗 3 至 6 周可达到最大降压效果。

(三) 肾素抑制剂

肾素转化成血管紧张素 I 是合成血管紧张素 II 的限速步骤,是新的抗高血压药物的靶点。肾素抑制剂有依那吉仑(enalkiren)和瑞米吉仑(remikiren),但由于存在首关消除,易被蛋白酶水解,生物利用度低,临床应用价值低。第二代肾素抑制剂为非肽类药物,如 A-72517 等,克服了第一代药物的缺点,有望成为新的抗高血压药物。

(四) 钙通道阻滞药

钙通道阻滞药按化学结构不同可分为二氢吡啶类和非二氢吡啶类两大类。抗高血压药常选用长效二氢吡啶类钙拮抗剂,其无明确的禁忌证,降压作用强,对糖脂代谢无不良影响,适用于大多类型高血压,对老年患者有较好降压疗效,是老年患者降压首选药物。可单药或与其他多类抗高血压药物联合使用。对于伴有心力衰竭或心动过速者慎用,注意部分患者的踝部水肿现象。其代表药为氨氯地平(amlodipine)、非洛地平(felodipine)等。氨氯地平可用于原发性或肾性高血压,对重症、恶性高血压或高血压脑病亦有效。口服 5mg/ 次,每日 1 次。

(五) β 受体阻断药

β 受体阻断药的种类很多,降压机制、临床应用及不良反应均相似。临床治疗高血压通常使用 $β_1$ 受体阻断药美托洛尔(metoprolol)或兼有 α- 受体阻断作用的 β 受体阻断药卡维地洛(carvedilol)。β 受体阻断剂在高血压治疗中的强适应证为高血压合并心绞痛、心肌梗死后、冠脉高危险患者,心力衰竭、伴有窦性心动过速或心房颤动等快速性室上性心律失常患者,也适用于交感神经兴奋性高的年轻患者。美托洛尔常用剂量 100mg/d,早晨顿服或分早、晚两次服,如效果不满意可增加剂量或合用其他抗高血压药。中断治疗时一般应在 7 ~ 10 日内逐渐撤药,骤然停药可使缺血性心脏病者病情恶化。低血压、显著心动过缓（心率 < 45 次 / 分）、心源性休克、重度或急性心力衰竭患者禁用。

(六) α₁ 受体阻断药

用于抗高血压的 α 受体阻断剂主要为具有 $α_1$ 受体阻断作用而不影响 $α_2$ 受体的药物。其代表药物为哌唑嗪（prazosin）、特拉唑嗪（terazosin）等。哌唑嗪选择性作用于突触后 $α_1$ 受体，使容量血管和阻力血管扩张，从而降低心脏的前、后负荷，使血压下降。对心率、心输出量、肾血流量和肾小球滤过率都无明显影响。常用于高血压伴前列腺增生、嗜铬细胞瘤引起的高血压患者，以及难治性高血压的联合用药。长期口服不损害肾血流量及肾小球滤过率，因此，在肾功能不全时亦可使用。

(七) 利尿药

利尿药是治疗高血压的常用药，可单独治疗轻度高血压，也常与其他降压药合用以治疗中、重度高血压。噻嗪类作为基础降压药应用最广，氢氯噻嗪（dihydrochlorothiazide）是其主要代表药物。氢氯噻嗪降压作用明确，小剂量（6.25 ~ 12.5mg/d）适用于 1 ~ 2 级高血压，尤其对老年高血压、心力衰竭者有益，临床上可根据降压效应调整剂量 12.5 ~ 25mg/d。长期单独应用，应与保钾剂合用。常见不良反应包括电解质紊乱、高血糖、高脂血症、高敏反应等。

(八) 前列环素合成促进药

代表药物西氯他宁（Cicletanine）能增强血管平滑肌合成前列环素，通过降低细胞内钙，释放一氧化氮途径，引起血管平滑肌松弛，血压下降。此外，西氯他宁还兼有 H_1 受体阻断作用、轻度的利尿作用及抑制血管平滑肌细胞增殖的作用。本药起效迅速，可持续 6 ~ 10 小时。用于高血压，中、轻度者日服 50mg 即可生效，对重度者需日服 200mg。

(九) 内皮素受体阻断药

内皮素（endothelins）主要由内皮细胞合成，是调节心血管功能的重要因子。研究表明，内皮素与高血压、动脉硬化、肺动脉高压、脑卒中、肾衰竭、心力衰竭等疾病的病理生理过程密切相关。已用于临床的药物主要包括波生坦（bosentan）、阿曲生坦（atrasentan）等，与安慰剂相比，可显著降低血压水平。但目前主要用于治疗肺动脉高压，而非高血压病。

四、抗高血压药的合理应用

抗高血压药种类较多，如何根据患者情况做到合理用药是临床医师及药师需要考虑的问题。总体来讲抗高血压药物的合理用药应包括以下四点：

1. 小剂量用药，避免或减少不良反应　初始治疗宜采用较小的有效剂量，以便于观察治疗效果和减少药物的不良反应，如有效而不满意，可逐步增加剂量或采取联合用药的形式以获得更佳疗效。一般不建议降压疗效控制欠佳时单纯依靠增加剂量达到有效降压的目的。

2. 平稳降压　为了有效地防止靶器官损害，要求每天 24 小时内血压稳定于目标范围内，防止从夜间较低血压到清晨血压突然升高而致心血管事件的发生。故最好使用一天一次给药而有持续 24 小时作用的长效降压药物，提高患者治疗的依从性、更平稳地控制血压、保护靶器官、减少心血管事件的危险性。

3. 提倡联合用药　联合用药的目的是增加降压效果又不增加不良反应，在低剂量单药治疗疗效不满意时，可以采用两种或多种降压药物联合治疗。联合用药的意义：联合应用降压药物已成为高血压降压治疗的最基本方法。

4. 根据个体化差异给药　所谓高血压病的个体化治疗是指根据患者具体情况和耐受性及个

人意愿或长期承受能力,选择适合该患者的降压药。我们认为高血压个体化用药的优化方案应该包括如下主要内容:①评估危险因素及合并存在的靶器官受损状况,选择指南推荐的降压药物;②通过基因筛查排除疗效差和不良反应方面多的药物,强调"基因导向",提出患者所适合用药的种类;③对于需要合并用药时,注重药物相互作用及加强药物不良反应的监测;④检测激素水平和血流动力学参数辅助评估推荐药物,进一步优化降压方案;⑤在全面搜集个体遗传和相关获得性因素的基础上,多因素综合预测药物疗效,兼顾合理用药和经济学效应。

五、特殊人群的降压治疗

1. 高血压合并心力衰竭　积极控制高血压是预防心力衰竭发生和防止心力衰竭进展的重要措施。优先考虑应用 ACEI 或 ARB、β 受体阻滞剂和利尿剂。这些药物也正是心力衰竭的治疗药物,对于心力衰竭患者如有液体潴留,应首先应用利尿剂,待达到干重状态,需尽早合用 ACEI(或ARB)和 β 受体阻滞剂。

2. 高血压合并冠心病　高血压促进了动脉粥样硬化的发生和发展,并可导致一系列心脑血管病并发症。优先考虑应用 β 受体阻滞剂、CCB,亦可选择 ACEI 或 ABR。

3. 高血压合并糖尿病　优先考虑应用阻断 RAAS 的药物如 ABR 或 ACEI,也可应用利尿剂或 CCB。不过,利尿剂不宜单独应用,也不宜应用大剂量。CCB 也不宜单独应用,但可以与 RAAS阻断剂联合应用。

4. 高血压合并肾脏损害　优先考虑应用的药物为 ACEI、ARB 和 CCB,在同等降压条件下这些药物降低蛋白尿作用更为显著,临床证据更多。也可以用醛固酮拮抗剂如螺内酯,并可考虑两种药物的联合应用。

5. 老年高血压　优先选择的药物有 CCB。ACEI 或 ARB 以及利尿剂。强调和缓降压,避免血压大幅度起伏波动。脉压大或单纯收缩压期高血压患者,主要应使收缩压达标。

【试题】

(一) 单项选择题

1. 老年收缩期性高血压的降压目标水平,下列哪项正确(　　)

   A. 收缩压 < 130mmHg,舒张压 < 85mmHg

   B. 收缩压 140 ~ 150mmHg,舒张压 < 80mmHg

   C. 收缩压 140mmHg,舒张压 < 85mmHg

   D. 收缩压 140 ~ 150mmHg,舒张压 < 90mmHg(但不应 < 65 ~ 70mmHg)

   E. 收缩压 160mmHg,舒张压 100mmHg

2. 血管紧张素转化酶抑制剂最突出的副作用是(　　)

   A. 白细胞减少　　　　B. 皮肤过敏　　　　C. 药物性红斑狼疮

   D. 咳嗽　　　　　　　E. 恶心,呕吐

3. 应用降压药治疗高血压病,下列原则中哪一条是错误的(　　)

   A. 单个药物小剂量开始,逐渐加量

   B. 血压下降并稳定正常后,改为维持量长期用药

   C. 联合用药

   D. 血压显著增高已多年的患者,应尽快使血压降至正常水平

E. 发生高血压危象时要紧急降压

4. 下列各种高血压,哪项最适合用β受体阻滞剂治疗(　　)

A. 高血压伴心衰　　　　B. 高血压伴肾功能损害　　　C. 高血压伴支气管哮喘

D. 高血压伴心动过缓　　E. 高血压伴特发性梗阻性心肌病

5. 口服钙通道阻断剂时首先考虑的副作用为反射性心率加快,一般**不与**下列哪种药物联合应用(　　)

A. β受体阻滞剂　　　　B. 利尿剂　　　　　　　C. α受体阻滞剂

D. ARB类　　　　　　　E. ACEI类

6. 下列哪种情况适合用β受体阻滞剂(　　)

A. 高血压心脏病EF<30%　　　　　　B. 中年人以舒张压升高为主

C. 高血压病并窦性心动过缓　　　　　D. 高血压心脏病,心功能Ⅳ级

E. 高血压合并二度房室传导阻滞

7. 哌唑嗪在治疗剂量时最易引起下列哪项副作用(　　)

A. 头痛　　　　　　　　B. 心动过速　　　　　　C. 心动过缓

D. 直立性低血压　　　　E. 血白细胞减少

8. 下列有关高血压病药物治疗的论点中,最适当的是(　　)

A. 间歇使用降压药物,以防耐药性出现

B. 单一降压药物比联合用药好,可避免各药物间的拮抗

C. 大剂量开始,以期使血压迅速降至正常

D. 根据个体化的原则决定用药和调整用药量

E. 用降压药期间应严格卧床休息

9. 治疗高血压的药物中下列哪项联合用药**不首选**(　　)

A. ACEI+利尿剂　　　　　　　　　　B. 钙通道阻滞剂+利尿剂

C. ARB+利尿剂　　　　　　　　　　 D. 钙通道阻滞剂+β受体阻滞剂

E. ACEI+钙通道阻滞剂

10. 治疗高血压的药物中,对左心室肥厚逆转效果最好的是(　　)

A. 利尿剂　　　　　　　B. α受体阻滞剂　　　　C. β受体阻滞剂

D. ACEI　　　　　　　　E. 钙通道阻滞剂

11. 下列哪种药物降压作用迅速,心率增快(　　)

A. 卡维地洛　　　　　　B. 美托洛尔　　　　　　C. 硝苯地平

D. 卡托普利　　　　　　E. 维拉帕米

12. 肾动脉狭窄患者以下哪类药物禁用(　　)

A. 血管紧张素转换酶抑制剂　　　　　B. 钙通道阻滞剂

C. β受体阻滞剂　　　　　　　　　　 D. α受体阻滞剂

E. 中枢交感神经抑制剂

(二)多项选择题

1. 年龄超过60岁达高血压诊断标准者即为老年人高血压,其临床特点有(　　)

A. 约半数以上为单纯收缩期高血压　　B. 靶器官并发症较常见

C. 约半数以上为混合型高血压　　　　D. 血压易波动

E. 易引起直立性低血压

2. 下列对高血压流行病学描述正确的是（　　　）

    A. 患病率北方高于南方,沿海高于内地

    B. 高血压患病率与年龄呈正相关

    C. 女性更年期前患病率高于男性,更年期后低于男性

    D. 与饮食习惯有关

    E. 同一人群有季节差异,冬季患病率高于夏季

3. β 受体阻滞剂的临床运用,正确的是（　　　）

    A. 增加血甘油三酯 　　　　　　　　　　B. 常规用于冠心病 II 级患者

    C. 增加血高密度脂蛋白 　　　　　　　　D. 对缺血性心肌病有较好的保护作用

    E. 适用于心功能 II ~ III 级患者

4. β 受体阻滞剂适用于下列哪些高血压的治疗（　　　）

    A. 快速心律失常 　　　　　　　　　　　B. 合并充血性心衰

    C. 伴有脂质代谢紊乱或 2 型糖尿病者 　　D. 合并支气管哮喘者

    E. 合并心绞痛者

5. 治疗原发性高血压时血压控制的目标值为（　　　）

    A. 一般应降至 < 140/90mmHg

    B. 高血压合并糖尿病者应 < 130/80mmHg

    C. 高血压合并慢性肾病的应 < 130/85mmHg

    D. 老年收缩性高血压应 < 140 ~ 150/90mmHg

    E. 高血压合并慢性肾病的应 < 130/80mmHg

6. 高血压的治疗决策应考虑（　　　）

    A. 血压水平 　　　　　　　　　　　　　B. 危险因素

    C. 靶器官损害 　　　　　　　　　　　　D. 糖尿病

    E. 并存的临床情况,如心脑血管病、肾病等

7. 高血压药物应用原则正确的是（　　　）

    A. 尽量采用最小有效剂量

    B. 高剂量单一用药优于低剂量多药联合用药

    C. 通常需要终身治疗

    D. 个性化治疗

    E. 最好选用可一天一次可持续 24 小时降压的药物

8. 现有临床试验结果支持利尿药和下列哪些抗高血压药物联合应用（　　　）

    A. β 受体阻滞剂 　　　　　B. ACEI 　　　　　　　　C. ARB

    D. 钙通道阻滞剂 　　　　　E. α 受体阻滞剂

9. 下列哪些降压药物,孕期可以使用（　　　）

    A. ACEI 类 　　　　　　　　　　　　　B. 血管紧张素 II 受体拮抗剂

    C. 阿替洛尔 　　　　　　　　　　　　　D. 利尿剂

    E. 甲基多巴

10. β 受体阻滞剂和 ACEI 适用于合并下列哪些情况的高血压（　　　）

    A. 合并心力衰竭 　　　　B. 合并哮喘 　　　　　　C. 合并冠心病

    D. 合并妊娠 　　　　　　E. 合并慢性阻塞性肺病

11. ACEI 类和 AT 拮抗剂可用于下列哪些高血压的治疗（　　）
    A. 合并糖尿病或糖耐量降低　　　　B. 合并有肾功能损害
    C. 伴妊娠　　　　　　　　　　　　D. 合并有心力衰竭或左室肥厚
    E. 伴高血钾

12. 硝苯地平适用于哪些高血压的治疗（　　）
    A. 合并周围血管病　　B. 老年人收缩期高血压　　C. 合并快速型心律失常
    D. 合并心衰　　　　　E. 合并冠心病

13. 以下哪些药物适用于能作为儿童青少年高血压的首选治疗（　　）
    A. ACEI　　　　　　　B. ARB　　　　　　　　　C. 利尿剂
    D. β 受体阻断药　　　E. CCB

14. 关于妊娠期高血压的治疗,以下说法**错误**的是（　　）
    A. 妊娠早、中期高血压患者可使用 CCB 控制血压
    B. 美托洛尔和拉贝洛尔等 β 受体阻断药对胎儿的影响较小,可考虑使用
    C. 要兼顾血压的适度控制和靶器官损伤的预防和延缓
    D. ACEI/ARB 可用于妊娠期高血压的血压控制
    E. 妊娠早、中期高血压患者可使用 CCB 控制血压

15. 关于高血压合并糖尿病的治疗,以下说法**错误**的是（　　）
    A. 优先考虑使用 ARB 或 ACEI
    B. 当 ARB 或 ACEI 使用效果不佳时,可考虑使用大剂量利尿剂
    C. 可优先考虑 CCB 或利尿剂单独使用
    D. ARB/ACEI 可与 CCB 联合应用
    E. ARB/ACEI 可降低尿白蛋白排泄率,保护肾小球功能

（三）填空题

1. 影响血压的因素很多,主要决定于_____及_____。
2. 目前常用降压药可归纳为以下五类,即_____、_____、_____、_____、_____。
3. 高血压病除可并发心、脑、肾、血管病变外,严重高血压可促使形成_____。
4. 正常人血压呈明显的昼夜波动,动态血压曲线呈双峰一谷,在_____及_____各有一高峰。

（四）简答题

1. 简述心排血量受哪些因素影响。
2. 简述血管紧张素转化酶抑制剂的主要不良反应。

（五）论述题

1. 试述高血压药物选用原则。
2. 简述高血压病血压控制目标。

【答案】

（一）单项选择题

1. D　　2. D　　3. D　　4. E　　5. B　　6. B　　7. D　　8. D　　9. B　　10. D
11. C　　12. A

（二）多项选择题

1. ABDE　　2. ABDE　　3. ABDE　　4. ABE　　5. ABDE　　6. ABCDE

7. ACDE　　8. ABCD　　9. CE　　10. AC　　11. ABD　　12. ABE

13. ABE　　14. ADE　　15. BC

（三）填空题

1. 心排血量　体循环的周围血管阻力

2. 利尿剂　β受体阻滞剂　钙通道阻滞剂　血管紧张素转换酶抑制剂　血管紧张素Ⅱ受体阻滞剂

3. 主动脉夹层并破裂

4. 上午6～10时　下午4～8时

（四）简答题

1. 简述心排血量受哪些因素影响。

心排血量受体液容量，心率的快慢及心肌收缩力的影响。

2. 简述血管紧张素转化酶抑制剂的主要不良反应。

主要不良反应有：低血压、咳嗽、高血钾、血管神经性水肿、肾功能受损。

（五）论述题

1. 试述高血压药物选用原则。

小剂量用药，避免或减少不良反应；平稳降压，长效制剂防止靶器官损害；提倡联合用药；根据个体化差异给药。

2. 简述高血压病血压控制目标。

目标血压本应尽可能达到理想水平，现在所以放宽< 140/90mmHg，仅是目前的最低要求；有糖尿病或肾病的高血压患者其血压应< 130/80mmHg；老年高血压患者目标血压为150/90mmHg以下。

（袁 洪　李 莹）

第二节　心绞痛的临床用药

【学习目标】

1. 了解心绞痛发生的病理生理机制和临床分型，以及新型抗心绞痛药物的作用机制。

2. 掌握抗心绞痛药物分类。

3. 掌握硝酸甘油、β受体阻滞剂和钙拮抗剂抗心绞痛的作用机制和应用。

4. 掌握硝酸甘油和普萘洛尔合用的优缺点。

【内容要点】

心绞痛是冠心病的主要症状。主要分为稳定型、变异型和不稳定型心绞痛。心绞痛的发生与心肌氧的供需失衡有关。心肌耗氧主要取决于心率，心肌收缩力，室壁肌张力及每搏射血时间；心肌供氧主要取决于冠脉血流量。心内膜下区心肌供血易受心肌收缩及舒张的影响，舒张期长则心内膜下区心肌供血增加。

病理生理机制：①心肌对氧需求增加；②冠脉狭窄或痉挛。

抗心绞痛药的基本作用：①舒张冠脉，解除痉挛或促进侧支循环，则冠脉供血增加；②舒张静脉，回心血量减少，则前负荷降低，心肌氧需求减少；③舒张动脉，外周阻力降低，血压降低，后负荷降低，心肌氧需求减少；④心率减少，每分射血时间减少及心肌收缩力降低，心肌氧需求减少；⑤抗血小板聚集，抗血栓形成。

一、硝酸酯类

代表药物：硝酸甘油，硝酸异山梨酯（消心痛），戊四硝酯，单硝酸异山梨酯。

硝酸甘油：首过效应强，舌下含服吸收迅速，1～2分钟起效，维持20～30分钟，$t_{1/2}$ 2～4分钟；亦可经皮肤吸收。基本作用是松弛平滑肌，血管平滑肌最显著，能舒张全身静脉和动脉，尤其对静脉和冠脉作用明显。

1. 舒张外周血管，降低心肌耗氧　舒张静脉→减少回心血量→降低心脏前负荷、心腔容积、室内压和室壁张力→降低心肌耗氧量。舒张动脉→降低外周阻力→降低心脏后负荷→降低心肌耗氧量。但血压下降→反射性心率加快、心肌收缩力增加→耗氧量增加。

2. 舒张冠状血管，增加缺血区血流量　解除冠状动脉痉挛，增加供血；舒张较大的心外膜血管和动脉狭窄部位的侧支循环，使血液从输送血管经侧支血管流向缺血区，改善缺血区的血流供应。

3. 降低左室充盈压，增加心内膜供血，改善左室顺应性。

心绞痛时：心肌组织缺血缺氧，增加左室舒张末压，减少心外膜血流与心内膜血流的压力差，心内膜下区域缺血更为严重。

用硝酸甘油后：舒张容量血管，减少回心血量，降低舒张末期心腔内压；扩张动脉，降低室壁张力，减少室内压对心内膜下层血管的压迫，促使血流从心外膜更多地流向易缺血的心内膜，增加心肌缺血区灌注量。

4. 对缺血心肌细胞的保护作用　释放NO，促进内源性PGI_2等物质的生成与释放，对心肌产生保护作用。

舒张血管的机制：硝酸甘油为NO供体，降低胞质中的钙浓度，促使肌球蛋白轻链去磷酸化而松弛血管平滑肌。抑制血小板凝聚与黏附作用；促进PGI2和降钙素基因相关肽生成与释放。

临床应用：①心绞痛：舌下含服用于各型心绞痛发作，首选。也可预防发作，与β受体阻断药合用能提高疗效。速效类：用以即时解除或缓解急性发作；坐位含服（卧位-回心血量增加；站位-直立性低血压）。长效类：预防发作。②急性心肌梗死：及早小剂量、短时间静脉注射硝酸甘油，降低耗氧量，增加心肌供血，抑制血小板聚集和黏附，减少缺血损伤，缩小梗死范围。③心功能不全：降低心脏前、后负荷，治疗重度和难治性心功能不全。④急性呼吸衰竭及肺动脉高压。

不良反应及耐受性：①血管舒张反应：头、面、颈、皮肤血管扩张引起暂时性面颊部皮肤发红；脑膜血管扩张引起搏动性头痛，颅内血管扩张可升高颅内压；眼内血管舒张可升高眼压；外周血管舒张可致直立性低血压和晕厥；血压过度降低可反射性引起交感神经兴奋，心率加快，心肌耗氧量增加，与β受体阻断药合用可以防治。②高铁血红蛋白症：常发生于用量过大或频繁用药。亚硝酸根离子迅速使血红蛋白氧化成高铁血红蛋白——血红蛋白携氧能力下降；静注亚甲蓝解救——高铁血红蛋白还原为血红蛋白。③快速耐受性：连续用药2～3周可产生，但停药1～2周耐受性可消失。

硝酸异山梨酯(消心痛):与硝酸甘油机制和作用基本相似,但作用较弱、较慢、较持久。个体差异大,不良反应较多。主要口服用于心绞痛的预防和心肌梗死后心衰的长期治疗。

二、β 受体阻断药

可选用:普萘洛尔、噻马洛尔、美托洛尔、醋丁洛尔、吲哚洛尔、阿替洛尔。

药理作用:降低心肌耗氧量。心绞痛时,心肌局部和血中儿茶酚胺含量明显增加,激动 β 受体,增加心肌收缩力、心率,血管收缩,使左室后负荷增加,耗氧量增加、心率加快→舒张期相对缩短→心肌供血时间减少→加重心肌缺氧。用药后:阻断心肌 β 受体,心率减慢,收缩力下降,血压下降,耗氧量明显下降。

用于对硝酸酯类不敏感或疗效差的稳定性心绞痛和防止心肌梗死。冠状动脉痉挛诱发的变异性心绞痛不宜应用。β 受体阻断,α 受体相对占优势,易致冠状动脉收缩;对心肌梗死亦有效:梗死面积缩小,但心肌收缩力减弱,慎用 β 受体阻断药和硝酸酯类合用:宜选作用时间相近药物。

三、钙通道阻滞药

代表药物:硝苯地平、维拉帕米、地尔硫䓬、哌克昔林、普尼拉明。

药理作用:①降低心肌耗氧量:收缩力下降,心率减慢。血管平滑肌松弛,血压下降,降低心脏负荷,耗氧量下降。②舒张冠状血管:扩张输送血管及小阻力血管,对处于痉挛状态的血管有显著解除痉挛的作用;增加侧支循环,改善缺血区的供血和供氧。③保护缺血心肌细胞:心肌缺血,细胞膜对 Ca^{2+} 通透性或 Ca^{2+} 外排,胞内 Ca^{2+} 超负荷,线粒体氧化磷酸化能力,细胞死亡。本类药抑制 Ca^{2+} 内流,保护心肌细胞。④抑制血小板聚集:不稳定型心绞痛与血小板黏附和聚集、冠状动脉血流减少有关,Ca^{2+} 通道阻滞药阻滞 Ca^{2+} 内流,降低血小板内 Ca^{2+} 浓度,抑制血小板聚集。

临床应用:变异型心绞痛是最佳适应证;心肌缺血伴支气管哮喘者宜用;硝苯地平较常用,较少诱发心衰。对变异性心绞痛最有效,对不稳定性需合用 β 受体拮抗药,增强疗效,减少不良反应;对稳定型和非稳定型心绞痛可用维拉帕米,对变异型心绞痛多不单用。它与 β 受体拮抗药合用起协同作用,但两药合用可显著抑制心肌收缩力及传导系统,故合用要慎重。地尔硫䓬可用于变异型、稳定型、不稳定型心绞痛。

四、新型抗心绞痛药物

1. 窦房结抑制药

代表药物:伊伐布雷定(ivabradine)作为阻断窦房结起搏电流 If 通道的药物,可以通过降低心率,增加舒张期充盈,发挥抗心绞痛的作用。与其他降低心率的药物相比较,它的优势在于单纯降低心率,对房室传导功能无显著影响。伊伐布雷定的药代动力学呈线性,一般推荐的口服剂量为 5mg/ 次,2 次 / 日,口服,2 周后可根据心率情况调整剂量。该药物主要通过 CYP3A4 代谢,是该细胞色素酶的弱抑制剂,建议不与抗真菌药物、大环内酯类抗生素等药物联用。目前该药主要用于对 β 受体阻断药和 CCB 不能耐受、无效或禁忌又需要控制心率的患者。

2. 代谢类药物

代表药物:曲美他嗪可通过抑制脂肪酸氧化、增加葡萄糖代谢而增加缺氧状态下高能磷酸键的合成,促进心肌代谢及心肌能量的产生,治疗心肌缺血。曲美他嗪吸收迅速,2 小时内即达到血浆峰浓度。重复给药后,24 ~ 36 小时达到稳态浓度。口服剂量通常为每次 20mg/ 次,3 次 / 日。

【试题】

(一) 单项选择题

1. 稳定型心绞痛可首选(　　)
　　A. 硝苯地平　　　　　　　　B. 硝普钠　　　　　　　　C. 维拉帕米
　　D. 硝酸甘油　　　　　　　　E. 普萘洛尔

2. 连续用药易出现耐受性的抗心绞痛药物是(　　)
　　A. 硝苯地平　　　　　　　　B. 硝酸异山梨酯　　　　　C. 维拉帕米
　　D. 硝酸甘油　　　　　　　　E. 普萘洛尔

3. 硝酸甘油抗心绞痛时**不宜**采用的给药途径是(　　)
　　A. 舌下含服　　　　　　　　B. 口服　　　　　　　　　C. 软膏涂抹
　　D. 贴膜剂经皮给药　　　　　E. 稀释后静脉滴注

4. 硝酸甘油扩张血管的机制是(　　)
　　A. 直接松弛血管平滑肌　　　　　　　B. 在血管平滑肌细胞中释放 NO
　　C. 阻断血管平滑肌 α_2 受体　　　　D. 阻断 β 受体
　　E. 阻断血管平滑肌 M 受体

5. 变异型心绞痛患者**不宜**应用(　　)
　　A. 硝酸甘油　　　　　　　　B. 硝酸异山梨酯　　　　　C. 普萘洛尔
　　D. 硝苯地平　　　　　　　　E. 地尔硫䓬

6. 普萘洛尔治疗心绞痛的缺点是(　　)
　　A. 抑制心肌收缩力,增加心室容积　　　B. 降低心肌耗氧量
　　C. 改善心肌缺血区供血　　　　　　　D. 心率减慢,增加冠脉灌注时间
　　E. 扩张冠脉

7. 对伴有心律失常的心绞痛患者最好选用(　　)
　　A. 硝酸甘油　　　　　　　　B. 硝酸异山梨酯　　　　　C. 普萘洛尔
　　D. 单硝酸异山梨酯　　　　　E. 戊四硝酯

8. 普萘洛尔**不宜**用于变异型心绞痛患者,因为(　　)
　　A. 易导致冠状动脉收缩　　　B. 心率减慢　　　　　　　C. 血压下降
　　D. 耗氧量减少　　　　　　　E. 影响血脂

9. 伴有哮喘的心绞痛患者**不宜**使用的药物是(　　)
　　A. 硝酸甘油　　　　　　　　B. 硝酸异山梨酯　　　　　C. 普萘洛尔
　　D. 硝苯地平　　　　　　　　E. 地尔硫䓬

10. 对由冠脉痉挛所引起的心绞痛,效果最佳的药物是(　　)
　　A. 地尔硫䓬　　　　　　　　B. 尼卡地平　　　　　　　C. 硝酸甘油
　　D. 硝苯地平　　　　　　　　E. 维拉帕米

11. 长期应用不能突然停用的抗心绞痛药物是(　　)
　　A. 硝酸甘油　　　　　　　　B. 硝酸异山梨酯　　　　　C. 普萘洛尔

D. 硝普钠　　　　　　　　E. 维拉帕米

12. 硝苯地平治疗心绞痛患者的不利因素是（　　　）

A. 心室张力降低　　　　　B. 心率加快　　　　　　C. 心室压力减少

D. 改善缺血区的供血　　　E. 增加冠脉侧支循环

（二）多项选择题

1. 抗心绞痛药物的作用机制有（　　　）

A. 抑制心肌收缩性　　　　　　　　　　B. 减慢心率

C. 降低心脏的前、后负荷　　　　　　　D. 促进侧支循环的形成

E. 舒张冠状动脉

2. 硝酸甘油抗心绞痛作用的机制是（　　　）

A. 扩张容量血管,降低心脏前负荷

B. 扩张冠脉血管及侧支血管,增加缺血区血流量

C. 减弱心肌收缩力,减慢心率,降低心肌耗氧量

D. 扩张动脉血管,降低心脏后负荷

E. 降低心室壁肌张力

3. 硝酸甘油可采用哪些途径给药（　　　）

A. 口服给药　　　　　　　B. 舌下含服　　　　　　C. 静脉给药

D. 喷雾剂　　　　　　　　E. 经皮给药（贴剂或涂膏）

4. 普萘洛尔抗心绞痛的作用机制是（　　　）

A. 扩张外周血管,降低心脏负荷　　　　B. 减慢心率,减少心肌耗氧量

C. 降低心肌收缩力,减少心肌耗氧量　　D. 增加缺血区的血液灌流量

E. 降低心室壁肌张力

5. 普萘洛尔缓解心绞痛的不利因素有哪些（　　　）

A. 抑制心肌收缩力　　　　　　　　　　B. 突然停药可致"反跳"

C. 无扩张外周血管作用　　　　　　　　D. 无扩张冠状动脉作用

E. 心室容积增大,射血时间延长

6. 伴心力衰竭的心绞痛患者不宜选用（　　　）

A. 硝酸甘油　　　　　　　B. 普萘洛尔　　　　　　C. 维拉帕米

D. 地尔硫䓬　　　　　　　E. 硝酸异山梨酯

7. 硝酸甘油与普萘洛尔合用于抗心绞痛是因为（　　　）

A. 协同降低心肌耗氧量

B. 两药均可扩张冠状动脉

C. 普萘洛尔可取消硝酸甘油引起的心率加快

D. 硝酸甘油可缩小普萘洛尔引起的心室容积扩大

E. 普萘洛尔收缩外周血管作用可被硝酸甘油取消

8. 钙拮抗剂抗心绞痛的作用机制为（　　　）

A. 减慢心率　　　　　　　B. 扩张动脉血管　　　　C. 降低心肌收缩性

D. 增加冠脉流量　　　　　E. 增加室壁张力

9. 对伴有哮喘的心绞痛患者宜选用下列哪些药物（　　　）

A. 普萘洛尔　　　　　　　B. 硝酸甘油　　　　　　C. 硝苯地平

D. 硝酸异山梨酯　　　E. 维拉帕米

10. 心绞痛的代谢性药物的作用机制为（　　）

A. 减少心肌细胞对氧的消耗　　　B. 增加心肌细胞对葡萄糖的代谢

C. 减少心肌细胞脂肪酸的代谢　　D. 提高心肌细胞氧的利用效率

E. 降低心肌细胞内高能磷酸盐水平

11. 合并下列哪些疾病的心绞痛患者不能使用伊伐布雷定（　　）

A. 窦性心律过缓　　　B. 慢性心力衰竭　　　C. 病窦综合征

D. 三度房室传导阻滞　　　E. 急性心力衰竭

（三）填空题

1. 决定心肌耗氧量的主要因素有_____、_____、_____。

2. 常用抗心绞痛药物通过_____、_____、_____而发挥抗心绞痛作用。

3. 可与普萘洛尔合用的抗心绞痛药物是_____、_____。

4. 硝苯地平最适合于_____型心绞痛。

5. 硝酸酯类耐受性的发生机制可能与反复用药引起血管平滑肌内膜_____耗竭有关。

6. 硝酸异山梨醇酯同硝酸甘油比，作用出现_____，维持时间_____。

（四）名词解释

1. 心绞痛（angina pectoris）

2. 心绞痛分型

（五）简答题

1. 简述硝酸甘油的药理作用及对血流动力学的影响。

2. 简述钙拮抗剂抗心绞痛的作用机制。

（六）论述题

1. 抗心绞痛药物有哪几类？他们共同的作用特点是什么？

2. 简述普萘洛尔与硝酸甘油合用治疗心绞痛的理论基础。

【答案】

（一）单项选择题

1. D　　2. D　　3. B　　4. B　　5. C　　6. A　　7. C　　8. A　　9. C　　10. D

11. C　　12. B

（二）多项选择题

1. ABCDE　　2. ABDE　　3. BCDE　　4. BCD　　5. ABCDE　　6. BCD

7. ACD　　8. ABCD　　9. BCDE　　10. ABCD　　11. ACDE

（三）填空题

1. 心肌收缩力及射血时间　心率　心室壁张力

2. 降低耗氧　增加供氧　恢复氧的供需平衡

3. 硝酸酯类　硝苯地平

4. 变异型

5. 巯基

6. 较慢　持久

（四）名词解释

1. 心绞痛（angina pectoris）：心绞痛是冠状动脉供血不足，心肌急剧的、暂时缺血与缺氧所引起的以发作性胸痛或胸部不适为主要表现的临床综合征。

2. 心绞痛分型：主要分为稳定型、变异型和不稳定型心绞痛。

（五）简答题

1. 简述硝酸甘油的药理作用及对血流动力学的影响。

硝酸酯类抗心绞痛的作用机制是：①使容量血管、阻力血管扩张，降低心肌前、后负荷，降低心肌耗氧量；②使血液从输送血管经冠状动脉侧支血管流向缺血区，增加血流供应；③由于降低左心室舒张末期压，舒张心外膜血管和侧支血管，使血液从心外膜区流向缺血区，增加缺血区血流量。

2. 简述钙拮抗剂抗心绞痛的作用机制。

通过阻断血管平滑肌与心肌细胞电压依赖性钙通道，抑制钙内流，结果：①扩张冠状动脉，增加冠脉流量，改善缺血区供血、供氧；②扩张外周血管，减轻心脏负荷，抑制心肌收缩力，降低心肌耗氧量；③防止缺血区心肌细胞钙超载。

（六）论述题

1. 抗心绞痛药物有哪几类？他们共同的作用特点是什么？

主要分三类：硝酸酯类、受体阻断剂和钙通道拮抗剂。降低心肌耗氧量、降低心脏前后负荷，改善心肌供氧，治疗心绞痛。

2. 简述普萘洛尔与硝酸甘油合用治疗心绞痛的理论基础。

优点：协同降低耗氧量，受体阻断药对抗硝酸酯类的反射性心率加快、心肌收缩力增强，硝酸酯类缩小受体阻断药的心室容积增大、射血时间延长，减少用量，减少不良反应。缺点：过度降压，减少冠脉血流，对心绞痛不利。

（袁　洪　李　莹）

第三节　心律失常的临床用药

【学习目标】

1. 熟悉发生心律失常的心肌电生理机制。
2. 掌握抗心律失常药物的基本电生理机制。
3. 掌握抗心律失常药物的药理作用、临床应用及主要不良反应。

【内容要点】

心律失常：包括心动节律和频率异常，是由于心脏冲动形成和传导异常所致，按心搏频数不同，分为快速型、缓慢型。快速型心律失常：如快速型心律失常包括窦性心动过速、房性期前收缩、房性心动过速、心房颤动、心房扑动、室上性阵发性心动过速、室性期前收缩、室性心动过速及心室颤动等。缓慢型心律失常有窦性心动过缓（60次/分以下）、传导阻滞（心房、房室、心室）等。

一、心律失常发生机制

(一) 冲动形成异常

1. 自律性增高　自律性:组织和细胞在没有外来刺激的条件下,自动发生节律性兴奋。病因:电解质紊乱(高血钙、低血钾)、药物中毒、交感神经活性增加等。后果:异常自律性增高向周围组织扩布发生心律失常。决定自律性的因素:①最大舒张电位与阈电位之间的距离;②4相舒张末期自动除极速率。自律性升高原因:①自发性除极速率加快;②最大舒张电位减小;③阈电位负值大。

2. 后除极和触发活动　后除极是指在一个动作电位中继 0 相除极后所发生的除极,其频率较快,振幅较小,膜电位不稳定,易引起异常冲动发放,引起触发活动。后除极可分为早后除极和迟后除极两种类型。①早后除极:是一种发生在完全复极之前的后除极,常见于 2、3 相复极中,因膜电位不稳定而产生的振荡。诱发早后除极的因素有药物、低血钾等。最常见的形式是 Q-T 间期延长所致的尖端扭转型室性心动过速。②迟后除极:是细胞内钙超载情况下,发生在动作电位完全或接近完全复极时的一种短暂的振荡性除极。诱发迟后除极因素有强心苷中毒、细胞外高钙、低钾等。

(二) 冲动传导障碍

1. 单纯性传导障碍　包括传导减慢,传导阻滞及单向传导阻滞,后者的发生可能与邻近细胞不应期长短不一或病变引起的传导递减有关。

2. 折返激动　指一次冲动下传后,又沿另一环形通路折回,再次兴奋已兴奋过的心肌,是引发快速型心律失常的重要机制之一。折返激动的发生取决于环形通路的存在、冲动传导速度下降及邻近心肌纤维有效不应期的不均一性。在病理条件下环行通路发生单向传导阻滞,或因病变导致传导减慢,都可诱发折返激动。单次折返引起一次期前收缩,连续折返则引起阵发性心动过速、扑动或颤动。折返激动包括解剖性折返和功能性折返。

解剖性折返:当心脏内两点间存在不止一条传导通路,而且这些通路具有不同的电生理特征时容易发生解剖性折返。①折返发生在心房内,可形成房颤、房扑;②在房室之间存在异常的传导组织——附加通道(旁路),当心房的激动沿正常传导系统下传尚未到达心室肌之前,冲动可通过附加通道较快地预先激动心室肌,造成心室激动,称为预激综合征;③折返在房室和房室结之间表现为阵发性室上性心动过速。决定因素:①存在解剖学环路;②环路中各部位不应期不一致;③环路中有传导性下降的部位。

功能性折返:在没有明显解剖环路时即可发生,如急性心肌梗死后细胞间耦联改变,导致折返型室性心动过速。

二、抗心律失常药的分类

抗心律失常药物是防治快速型心律失常的主要手段,现在广泛使用的是改良的 Vaughan Williams 分类,根据它们的电生理作用分为四类:

Ⅰ类:钠通道阻滞药,根据阻滞钠通道特性和程度的不同,及对钾通道和 APD 影响的差异又将其分为 Ⅰa、Ⅰb、Ⅰc 三个亚类。

Ⅰa类:代表药有奎尼丁、普鲁卡因胺、丙吡胺等。

Ⅰb类:代表药有利多卡因、苯妥英钠、美西律、妥卡尼等。

Ⅰc类:代表药有普罗帕酮、氟卡尼、莫雷西嗪等。

Ⅱ类：β- 肾上腺素受体阻断药，代表药有普萘洛尔、阿替洛尔、美托洛尔等。

Ⅲ类：延长动作电位时程（APD）的药物，代表药有胺碘酮、索他洛尔等。

Ⅳ类：钙通道阻滞药，代表药有维拉帕米、地尔硫䓬等。

其他未列入 Vaughan Williams 分类的抗心律失常药尚有：腺苷，用于室上性心动过速；洋地黄类，用于治疗心房纤颤和阵发性室上性心动过速等。

三、常用抗心律失常药

（一）Ⅰ类

钠通道阻滞药

Ⅰa 类

本类药阻滞心肌细胞膜快钠通道，对钠通道的阻滞作用强度介于 Ⅰb 和 Ⅰc 类之间，能适度阻滞心肌细胞膜钠通道，抑制 4 相 Na^+ 内流，降低自律性，不同程度地减慢 0 相除极和减慢传导，降低 Vmax；另外，还能明显延长复极过程（APD，DRP），且不同程度地抑制心肌细胞膜对 K^+ 和 Ca^{2+} 的通透性，因而有膜稳定作用。它们在心肌的作用部位广泛，用于治疗室上性及室性心律失常。

奎尼丁（quinidine）：有典型的膜稳定作用，抑制 Na^+ 内流和 K^+ 外流，高浓度时阻滞 Ca^{2+} 内流；阻断 M 胆碱受体和 α 受体阻断。降低自律性；减慢传导速度；降低传导性，使单向传导阻滞变为双向传导阻滞从而消除折返。其抗胆碱作用减慢心房肌的传导性，但却加快房室结的传导，该作用在用奎尼丁治疗房扑或房颤时，由于房室结的传导加快，易出现心室率加快，故在用奎尼丁前应先服用洋地黄类药，抑制房室结，防止心室率加快。属广谱抗心律失常药。治疗各种快速型心律失常：心房纤颤和心房扑动；频发性室上性和室性早搏；用于治疗和转复心律，尤其是电转律术后维持窦性心律。

普鲁卡因胺（procainamide）：作用与奎尼丁相似而较弱，能降低浦肯野纤维自律性，减慢传导速度，延长 ERP 和 APD，无抗 α 受体及抗胆碱作用。同奎尼丁，均为广谱。对室上性心律失常不如奎尼丁，对室性（早搏、心动过速等）心律失常较好，起效快，静脉给药用于危急病例。对急性心梗所致心律失常不作首选。

丙吡胺（disopyramide）：心脏电生理作用与奎尼丁相似，但其心肌负性肌力作用较奎尼丁强，且有显著的抗胆碱能神经的作用。主要用于室性心律失常的治疗，特别是用于其他药物无效的危及生命的室性心律失常。治疗近期心房扑动、心房纤颤有效，但疗效不如奎尼丁，慢性者疗效稍差。此药尚能防止心肌梗死引起的猝死。其较强的负性肌力作用，可能诱发或加重患者心脏功能不全。青光眼、前列腺肥大及 Ⅱ、Ⅲ度房室传导阻滞患者禁用此药。

Ⅰb 类

本类药在 0 相去极化时结合于开放状态的钠通道。在钠通道阻滞剂中，Ⅰb 类与钠通道的亲和力最小，易解离，轻度阻滞心肌细胞膜钠通道。能降低自律性，对传导的影响比较复杂。此外，该类药促进 K^+ 外流，能缩短复极过程，且以缩短 APD 更显著，相对延长 ERP。主要作用于心室肌和希 - 浦肯野纤维系统，对室性心律失常疗效较好，主要用于室性心律失常的治疗。

利多卡因（lidocaine）：抑制 Na^+ 内流；促进 K^+ 外流。对激活、失活态通道有阻滞作用，对静息态无效，对除极化组织作用强，对缺血或强心苷中毒所致的除极化心律失常抑制作用强；对心房肌 Na^+ 通道阻滞作用弱，选择性作用于浦肯野纤维和心室肌。降低自律性；相对延长 ERP，消除折返；

治疗量对传导几乎无影响；大剂量或细胞外高 K^+（心肌缺血时局部 pH 降低，K^+增多）时，静息电位下降，传导减慢，变单向阻滞为双向阻滞，消除折返；血 K^+ 低或因心肌受损部分牵张除极的浦肯野纤维，则因促进 K^+ 外流而引起超极化，静息电位增高，传导加快。

治疗室性心律失常（室早、室速和室颤疗效显著；急性心肌梗死室性心律失常，可作为首选药，也用于各种器质性心脏病引起的室性心律失常，包括洋地黄、手术所引起者。尤其适用于危急病例，能迅速达到有效血药浓度。

苯妥英钠（phenytoin sodium）：作用与利多卡因相似，抑制失活态的钠通道，也作用于希 - 浦系统，降低浦氏纤维自律性；与强心苷竞争 Na^+-K^+-ATP 酶，抑制强心苷中毒所致的迟后除极，故特别适用于强心苷中毒所致的室性心律失常；苯妥英不抑制传导，对强心苷引起的伴有房室传导阻滞的室上性心动过速效果更佳。对心梗、心脏手术、麻醉、电复律等引起室性心律失常亦有效。

美西律（mexiletine）：化学结构和电生理作用均与利多卡因相似，由于可以口服，故通常用以维持利多卡因的疗效。用于室性心律失常，尤其是心梗、强心苷中毒所引起者。

不良反应多见于静注和口服剂量较大，可出现神经症状，如震颤、共济失调、复视、精神失常等。禁用于严重心功能不全、缓慢型心律失常和室内传导阻滞者。

Ic 类药

Ic 类药物与钠通道的亲和力强于 Ia 和 Ib 类抗心律失常药，结合和解离均比较慢。能重度阻滞心肌细胞膜钠通道，抑制 4 相 Na^+ 内流，降低自律性。显著降低动作电位 0 相上升速率和幅度，对传导的抑制作用最为明显，心电图可见 QRS 波加宽，但对复极过程影响小。适用于治疗室上性及室性心律失常。

本类药安全范围窄，近年报道这类药有较明显的致心律失常作用，增高病死率，应予注意。

普罗帕酮（propafenone，心律平）：降低浦肯野纤维及心室肌的自律性，减慢传导速度，延长 APD 及 ERP，且延长 ERP 的程度弱于减慢传导的程度，故易致折返引起心律失常。有较弱阻断 β 受体和 L 型钙通道作用，有轻度负性肌力作用。局麻作用。用于阵发性室上性心动过速，有效率约 90%；室性早搏，有效率约 80%；伴发心动过速和房颤的预激综合征。

莫雷西嗪（moricizine）：本品可抑制快 Na^+ 内流，具有膜稳定作用。主要用于室性心律失常的治疗，尤其是危及生命的室性心动过速。可见头晕、头痛、嗜睡、乏力、恶心、腹痛、感觉异常及复视等。禁用于 II、III 度房室传导阻滞及心源性休克患者。

（二）II 类

β 肾上腺素受体拮抗药

阻断心脏 $β_1$ 受体，阻断 Na^+ 通道，促进 K^+ 通道：缩短复极过程（APD↓）。代表药有 $β_1$、$β_2$ 受体非选择性阻断药：普萘洛尔、纳多洛尔；选择性 $β_1$ 受体阻断药：阿替洛尔、美托洛尔、艾司洛尔。

普萘洛尔（propranolol）：降低自律性；高浓度减慢房室结及浦肯野纤维传导；治疗量缩短浦肯野纤维 APD 和 ERP，高浓度则延长；延长房室结 ERP。主要用于室上性心律失常，窦性心动过速（交感兴奋、甲亢、嗜铬细胞瘤），首选阵发性室上性心动过速，房颤、房扑部分有效，可减慢心室率，协助强心苷使用。室性心动过速：有效。急性心肌梗死：预防阵发性室性心动过速与室颤，缩小梗死范围，使死亡率降低 25%。

其他 $β_1$ 受体阻断药

具有内在拟交感活性的 β 受体阻断药，很少用于心律失常的治疗。

美托洛尔（metoprolol 美托洛尔（metoprolol）为选择性的 $β_1$ 受体阻断药，有较弱的膜稳定作用，无内在拟交感活性。其抗心律失常作用及应用与普萘洛尔相似,但较弱。

艾司洛尔(esmolol 艾司洛尔(esmolol):该药为超短时作用的选择性 β_1 受体阻断药,内在拟交感活性较弱。能被红细胞脂酶迅速代谢,因此消除半衰期仅 9 分钟,静脉给药可以迅速减慢心房纤颤和心房扑动者的心室率。不良反应主要为低血压。

(三) Ⅲ类

延长 APD 药

胺碘酮(amiodarone):广谱抗心律失常药。阻滞 K^+ 通道,Na^+ 通道,Ca^{2+} 通道,非竞争性阻断 α、β 受体。降低窦房结和浦氏纤维的自律性;减慢房室结、浦氏纤维的传导速度;显著延长心房和浦氏纤维的 APD 和 ERP,延长 Q-T 间期和 QRS 波;扩张血管,增加冠脉流量,降低心肌氧耗;阻滞 T_3,T_4 与其受体的结合。

用于房颤、房扑、室上性心动过速、室性心动过速,对预激综合征合并房颤或室性心动过速者,其疗效可达 90% 以上。口服有防治作用,静注可缓解危及生命的室速或室颤。对伴有器质性心脏病者还能降低猝死。

索他洛尔(sotalol):选择性阻滞 Ⅰ Kr(快速激活的延迟整流钾通道),非选择性的强效阻断 β 受体。明显延长 APD 及 ERP,降低窦房结及浦氏纤维自律性,减慢房室传导,延长房室不应期中止折返。用于各种心律失常。

伊布利特(ibutilide):本品为第 2 代Ⅲ类抗心律失常药,是甲磺酸酯衍生物,结构与索他洛尔(sotalol)相似。其在 10^{-9}mol/L 浓度水平时,能激活慢钠内向电流,这一作用是其他Ⅲ类抗心律失常药物所没有的,因此具有更强的快速转复房扑、房颤作用。机体对该药清除率较高,且与肝脏血流相匹配,静脉给药后,其浓度呈指数形式下降,半衰期为 2 ~ 12 小时,平均 6 小时,主要以母药形式代谢。该药有明显的首过效应,因此不宜长期口服。

(四) Ⅳ类

钙拮抗药

维拉帕米(verapamil):抑制激活态和失活态的 L 型钙通道。降低自律性;降低缺血时快反应细胞的异常自律性;抑制动作电位 0 相最大上升速率和振幅,减慢房室结的传导速度,减少和取消折返,延长慢反应动作电位的 ERP。

阵发性室上性心动过速,首选;对房室结折返所致的阵发性室上性心动过速效果很好,静注后常在数分钟内停止发作;房颤、房扑,减慢心室率;房性心动过速效果也好。对急性心梗、心肌缺血、洋地黄中毒引起的室性早搏有效。

(五) 其他

腺苷(adenosine):在体内代谢迅速,起效快而作用短暂,其 $t_{1/2}$ 只有 10 ~ 20 秒,故该药的静脉注射速度要迅速,否则在其到达心脏之前可能已被消除。用于控制阵发性室上性心动过速,预激综合征伴发室上性心动过速。

本品为一天然核苷酸,是机体代谢的中间产物,也是体内重要的活性成分之一(正常水平为 0.03 ~ 0.3mol/L),其作用系通过激活腺苷受体(A 受体)而实现的,该受体有 A1、A2a、A2b、A3 多个亚型。在心房、窦房结及房室结,腺苷通过与 A 受体结合而激活与 G 蛋白偶联的钾通道,使钾外流增加,细胞膜超级化而降低自律性。它还能明显增加 cGMP 水平,延长房室结的不应期和减慢传导,抑制交感神经兴奋或异丙肾上腺素所致的早后、迟后除极而发挥其抗心律失常作用。

少数患者于快速静脉注射后可能出现呼吸困难、颜面潮红和头痛等症状,偶见胸痛或心动过缓。因其消除迅速,不良反应持续时间短暂。

　　洋地黄类:用于终止室上性心动过速或控制房颤患者过快的心室率。洋地黄类适用于心功能不全患者,不足之处为起效慢,对体力活动等交感神经兴奋时的心室率控制不满意。必要时与β受体阻断剂或钙拮抗剂同用,但要注意调整地高辛剂量,避免过量中毒。

【试题】

(一) 单项选择题

1. 属于Ⅰc类的抗心律失常药物是(　　)
    A. 奎尼丁　　　　　　　　B. 利多卡因　　　　　　　　C. 胺碘酮
    D. 普罗帕酮　　　　　　　E. 维拉帕米

2. 治疗室性心动过速的首选药物是(　　)
    A. 普萘洛尔　　　　　　　B. 维拉帕米　　　　　　　　C. 利多卡因
    D. 胺碘酮　　　　　　　　E. 奎尼丁

3. 治疗阵发性室上性心动过速的最佳药物是(　　)
    A. 奎尼丁　　　　　　　　B. 利多卡因　　　　　　　　C. 普鲁卡因胺
    D. 苯妥英钠　　　　　　　E. 维拉帕米

4. 有关利多卡因的叙述,哪一项是**错误**的是(　　)
    A. 促进复极相 K^+ 外流,缩短 APD
    B. 抑制 4 相 Na^+ 内流,促进 4 相 K^+ 外流,降低自律性
    C. 使缺血心肌的传导速度加快
    D. 主要作用于心室肌
    E. 主要作用于浦氏纤维

5. 关于普萘洛尔的叙述,下列哪一项是**错误**的(　　)
    A. 降低窦房结的自律性　　　　　　　B. 治疗量延长浦氏纤维的 APD 和 ERP
    C. 减慢房室传导　　　　　　　　　　D. 治疗量延长房室结的 APD 和 ERP
    E. 阻断心脏的 β 受体

6. 有关胺碘酮的叙述,下列哪一项是**错误**的(　　)
    A. 不能用于预激综合征　　　　　　　B. 可抑制 Ca^{2+} 内流
    C. 抑制 K^+ 外流　　　　　　　　　D. 非竞争性阻断 α、β 受体
    E. 显著延长 APD 和 ERP

7. 有关抗心律失常药的不良反应,下列哪一项是**错误**的(　　)
    A. 奎尼丁可引起严重的室性心律失常　　B. 乙酰普鲁卡因胺可致红斑狼疮样综合征
    C. 丙吡胺可致尿潴留并抑制心肌收缩力　　D. 利多卡因可引起窦性停搏
    E. 胺碘酮可引起甲状腺功能的改变

8. 能使心肌自律细胞的自律性降低,传导速度减慢,ERP 延长的药物是(　　)
    A. 利多卡因　　　　　　　B. 美西律　　　　　　　　C. 苯妥英钠
    D. 维拉帕米　　　　　　　E. 胺碘酮

9. 有关苯妥英钠的叙述下列哪点是**错误**的(　　)
    A. 降低浦肯野纤维的自律性　　　　　　B. 可用于强心苷中毒所致室性心律失常

    C. 可诱发致死性心律失常　　　　　　　　D. 对癫痫大发作有效

    E. 可引起齿龈增生

10. 治疗心室纤颤选用的药物是（　　）

    A. 肾上腺素　　　　　　　B. 毛花苷丙　　　　　　　C. 利多卡因

    D. 普萘洛尔　　　　　　　E. 维拉帕米

11. 用于治疗阵发性室上性心动过速的最佳药物是（　　）

    A. 奎尼丁　　　　　　　　B. 苯巴比妥　　　　　　　C. 维拉帕米

    D. 普鲁卡因胺　　　　　　E. 利多卡因

12. 治疗窦性心动过速的最佳药物是（　　）

    A. 奎尼丁　　　　　　　　B. 普萘洛尔　　　　　　　C. 苯巴比妥

    D. 美西律　　　　　　　　E. 普罗帕酮

13. 下列哪个药物显著延长动作电位时程（　　）

    A. 普鲁卡因胺　　　　　　B. 胺碘酮　　　　　　　　C. 利多卡因

    D. 维拉帕米　　　　　　　E. 氟卡尼

14. 急性快速型室性心律失常的首选药是（　　）

    A. 奎尼丁　　　　　　　　B. 利多卡因　　　　　　　C. 普鲁卡因胺

    D. 氟卡尼　　　　　　　　E. 丙吡胺

15. 房室结折返引起的阵发性室上性心律失常的首选药是（　　）

    A. 奎尼丁　　　　　　　　B. 苯妥英钠　　　　　　　C. 维拉帕米

    D. 胺碘酮　　　　　　　　E. 硝苯地平

16. 下列不能用于治疗室性心律失常的是（　　）

    A. 奎尼丁、利多卡因　　　B. 普罗帕酮、利多卡因　　C. 维拉帕米、胺碘酮

    D. 胺碘酮、利多卡因　　　E. 普萘洛尔、奎尼丁

17. 可用于治疗各种心律失常药物的是（　　）

    A. 可待因　　　　　　　　B. 布美他尼　　　　　　　C. 胺碘酮

    D. 尼莫地平　　　　　　　E. 维拉帕米

18. 普萘洛尔适用于（　　）

    A. 病态窦房结综合征　　　B. 慢性肺部疾患　　　　　C. 室上性心律失常

    D. 室性心律失常　　　　　E. 房室传导阻滞

19. 治疗心房纤颤不宜选用的药物是（　　）

    A. 利多卡因　　　　　　　B. 地高辛　　　　　　　　C. 奎尼丁

    D. 胺碘酮　　　　　　　　E. 普鲁卡因胺

（二）多项选择题

1. 奎尼丁的不良反应包括（　　）

    A. 金鸡纳反应　　　　　　　　　　　　　B. 奎尼丁晕厥

    C. 心动过缓　　　　　　　　　　　　　　D. 血管神经水肿、血小板减少

    E. 用量过大可致白细胞减少

2. 普萘洛尔抗心律失常的机制是（　　）

    A. 治疗量延长心房和浦肯野纤维的 APD 和 ERP

    B. 降低窦房结、心房和浦肯野纤维的自律性

    C. 明显延长房室结 ERP

    D. 阻断心脏 β_1 受体

    E. 降低膜反应性,变单向阻滞为双向阻滞

3. 胺碘酮具有以下哪些作用(　　)

    A. 降低窦房结和浦肯野纤维的自律性

    B. 减慢窦房结和浦肯野纤维的传导速度

    C. 延长心房和浦肯野纤维的 APD 和 ERP

    D. 阻断 T_3、T_4 与其受体结合

    E. 降低心肌耗氧量,保护缺血心肌

4. 地尔硫䓬用于(　　)

    A. 阵发性室上性心动过速　　　　　B. 频发性房性早搏

    C. 窦房结功能不全　　　　　　　　D. 高度房室传导阻滞

    E. 心室纤颤

5. 利多卡因体内过程的特点是(　　)

    A. 口服吸收好,但首关消除明显　　B. 常用静脉注射给药

    C. 消除半衰期为 100min　　　　　　D. 心肌中药物浓度较血浆高

    E. 可透过胎盘屏障致畸

6. 奎尼丁的药理作用包括(　　)

    A. 抑制 Na^+ 内流　　　B. 抑制 Ca^{2+} 内流　　　C. 阻断 N 受体

    D. 阻断 α 受体　　　E. 阻断 M 受体

7. 奎尼丁的不良反应包括(　　)

    A. 胃肠道反应　　　B. 金鸡纳反应　　　C. 奎尼丁晕厥

    D. 低血压　　　E. 肝、肾功能损害

8. 胺碘酮的不良反应包括(　　)

    A. 甲状腺功能亢进或低下　　　　　B. 角膜褐色微粒沉着

    C. 间质性肺炎或肺纤维化　　　　　D. 全身性红斑狼疮样综合征

    E. 各种心律失常

9. 普萘洛尔的适应证包括(　　)

    A. 心绞痛　　　B. 阵发性室上性心动过速　　　C. 高血压

    D. 窦性心动过缓　　　E. 甲状腺功能亢进

10. 治疗阵发性室性心动过速的药物(　　)

    A. 利多卡因　　　B. 地高辛　　　C. 普鲁卡因胺

    D. 苯妥英钠　　　E. 毒毛花苷 K

11. 抗心律失常药的基本电生理作用有(　　)

    A. 减低自律性　　　　　　　　　　B. 增加后除极触发活动

    C. 减少后除极触发活动　　　　　　D. 改变 APD 及 ERP 而减少折返

    E. 改变膜反应性而改变传导速度

12. 利多卡因和普萘洛尔均可(　　)

    A. 降低窦房结自律性　　　　　　　B. 延长 APD

    C. 促 K^+ 外流　　　　　　　　　D. 用于室性过速型心律失常

E. 用于室上性心律失常

13. 利多卡因可用于治疗（　　　）

A. 室性期前收缩 　　B. 室性心动过速 　　C. 室颤

D. 室上性心动过速 　　E. 心房纤颤

14. 可致甲状腺功能紊乱、过敏等碘反应的药物有（　　　）

A. 碘解磷定 　　B. 氯解磷定 　　C. 胺碘酮

D. 碘化钾 　　E. ^{131}I

15. 普萘洛尔应禁用于 （　　　）

A. 支气管哮喘 　　B. 窦性心动过速 　　C. 窦性心动过缓

D. 变异型心绞痛 　　E. 重度房室传导阻滞

16. 苯妥英钠可用于（　　　）

A. 高血压 　　B. 癫痫大发作

C. 强心苷中毒引起的室性心律失常 　　D. 窦性心动过速

E. 外周神经痛

17. 普罗帕酮的特点是（　　　）

A. 为具有局麻作用的 Ic 药物 　　B. 首关消除明显

C. 明显减慢传导，延长 APD 和 ERP 　　D. 可阻断 β 受体及 L 型钙通道

E. 不良反应发生率低

(三) 填空题

1. 心律失常的发病原因主要有两种，分别为_____和_____。

2. 后除极分为_____和_____两种类型。

3. 降低自律性的四种方式是_____、_____、_____和_____。

4. 抗心律失常药可通过_____、_____、_____三种方式影响不应期。

5. 奎尼丁的主要不良反应有_____、_____、_____。

6. 利多卡因对心脏的作用是抑制_____内流，促进_____外流。

7. 室上性快速型心律失常多选用_____、_____、_____和_____。

8. 室性快速型心律失常易选用_____和_____。

9. 胺碘酮对心脏以外的不良反应包括_____、_____、_____和_____。

(四) 名词解释

1. 折返

2. 膜反应性

3. 早后除极

4. 迟后除极

5. 金鸡纳反应

(五) 简答题

1. 简述抗心律失常药物的分类，并各举一个代表药物。

2. 简述利多卡因抗心律失常作用的机制及临床应用。

(六) 论述题

1. 奎尼丁严重的毒性反应是什么？如何进行抢救？

2. 简述抗心律失常药物的基本电生理作用。

【答案】

（一）单项选择题

1. D　　2. C　　3. E　　4. C　　5. B　　6. A　　7. B　　8. D　　9. C　　10. C

11. C　　12. B　　13. B　　14. B　　15. C　　16. C　　17. C　　18. C　　19. A

（二）多项选择题

1. ABD　　　2. BCD　　　3. ABCDE　　4. AB　　　5. ABC　　　6. ABDE

7. ABCD　　　8. ABC　　　9. ABCE　　　10. ACD　　　11. ACDE　　12. CD

13. ABC　　14. ACDE　　15. ACDE　　　16. BCE　　　17. ABCD

（三）填空题

1. 冲动起源异常　　冲动传导异常

2. 早后除极　　迟后除极

3. 抑制 4 相除极速度　　提高阈电位　　加大最大舒张电位　　延长动作电位

4. 绝对延长 ERP　　相对延长 ERP　　使不均一的 ERP 趋向一致

5. 胃肠反应　　金鸡纳反应　　心律失常

6. Na^+　　K^+

7. 奎尼丁　　普萘洛尔　　胺碘酮　　维拉帕米

8. 利多卡因　　普鲁卡因胺

9. 角膜褐色　　微粒沉着　　甲状腺功能异常　　间质性肺炎或肺纤维化

（四）名词解释

1. 折返：是经传导环路折回到原处的冲动。单次折返可引起期前收缩，连续折返可引起阵发性室上性或室性心动过速；多个折返同时发生，可引起心房或心室的扑动和颤动。

2. 膜反应性：是指膜电位水平与其所激发的 0 相最大上升速率之间的关系。一般膜电位高，0 相上升速率快，动作电位振幅大，传导速度快。反之，则传导减慢。

3. 早后除极：是发生在 2 相和 3 相中由 Ca^{2+} 内流所致的后除极。

4. 迟后除极：是因细胞内 Ca^{2+} 超负荷诱发的发生在 4 相早期由 Ca^{2+} 内流所致的后除极。

5. 金鸡纳反应：是奎尼丁和奎宁所致的胃肠道反应、耳鸣、听力减退或丧失、视力模糊、晕厥及谵妄等特有的反应。

（五）简答题

1. 简述抗心律失常药物的分类，并各举一个代表药物。

分类及代表药：① I 类（钠通道阻滞药）。 I a 类：适度抑制 Na^+ 内流和 Ca^{2+} 内流，抑制 K^+ 外流如奎尼丁。 I b 类：轻度抑制 Na^+ 内流，能促进 K^+ 外流，作用部位在心室的希 - 浦系统。利多卡因、苯妥英钠等。 I c 类：重度抑制 Na^+ 内流，主要有普罗帕酮、氟卡尼、恩卡尼等。② II 类：β 肾上腺素受体阻断药，代表药为普萘洛尔。③ III 类：延长动作电位时程药。如胺碘酮。④ IV 类：钙拮抗药。如维拉帕米等。⑤其他：如腺苷。

2. 简述利多卡因抗心律失常作用的机制及临床应用。

直接抑制浦肯野纤维的 Na^+ 内流和促进 K^+ 外流，①降低自律性；提高致颤阈；②加快或减慢传导速度；在异常条件下能改善传导，消除折返；③相对延长 ERP，利多卡因缩短心肌传导纤维及心室肌的 APD、ERP，且缩短 APD 更为明显，故相对延长 ERP。主要用于室性心律失常，如室性期前收缩,室性心动过速,室颤,特别适用于急性心肌梗死所致的室性心律失常,为首选药,强心苷中毒引起的室性心律失常亦可选用。

(六) 论述题

1. 奎尼丁严重的毒性反应是什么?如何进行抢救?

心脏毒性,包括血压降低、心力衰竭、室内传导阻滞、心室复极明显延迟,严重者会发生奎尼丁晕厥,并发展为心室颤动和心脏停搏。抢救措施:静滴异丙肾上腺素或阿托品;静脉补钾和补镁,使复极趋于一致;当上述措施无效时,可心房或心室起搏,或电复律治疗。

2. 简述抗心律失常药物的基本电生理作用。

抗心律失常药物的基本电生理作用:①降低自律性,通过抑制 2 相 Na^+ 内流或 Ca^{2+} 内流,降低快反应细胞或慢反应细胞的自律性,或促 K^+ 外流,增加最大舒张电位;②减少早后除极或迟后除极而抑制触发活动;③改变膜反应性而改变传导,消除折返;④改变 ERP 及 APD 而减少折返。

(高卫真)

第四节　心力衰竭的临床用药

【学习目标】

1. 掌握各类常用治疗心力衰竭药物的作用机制、临床应用及特殊不良反应。
2. 熟悉各类治疗心力衰竭药物不良反应及应用注意事项。
3. 了解心力衰竭治疗的合理用药原则。

【内容要点】

一、概述

根据近年来的循证医学证据,美国心脏病学会(ACC)/美国心脏学会(AHA)和欧洲心脏病学会(ESC)的 2012 年《慢性心力衰竭诊治指南》修订版均对之前的《慢性心力衰竭诊治指南》做了重要调整,对药物的分类进行了重新调整:①肾素 - 血管紧张素 - 醛固酮系统(RAAS)抑制药:血管紧张素转化酶抑制药;血管紧张素 II 受体阻断药;醛固酮受体拮抗药;血管紧张素受体脑啡肽酶双重抑制剂;②利尿药;③β- 肾上腺素受体阻断药;④强心苷;⑤血管扩张药;⑥其他治疗心衰的药物。

二、肾素 - 血管紧张素 - 醛固酮系统(RAAS)抑制药

(一) 血管紧张素转化酶抑制药

血管紧张素转化酶抑制药(angiotensin converting enzyme inhibitors,ACEI)如卡托普利(captopril)、依那普利(enalapril)和培哚普利(perindopril)。

【药理作用与机制】

1. 降压及治疗心衰作用　ACEI 有效降低血浆血管紧张素 II 和醛固酮水平,降低外周血管阻力,减轻水钠潴留,增加心输出量。同时扩张冠状血管,增加缺血心肌血液灌注,改善受损心

功能。

2. 对血流动力学的作用　ACEI 能降低全身血管阻力、平均动脉压、肺楔压、右房压、增加心排血量；降低左室充盈压、左室舒张末期压及肾血管阻力，增加肾血流量。

3. 抑制和逆转心血管重构　血管紧张素 II 通过与受体结合，通过信号转导系统诱导相关基因的转录表达，促进 CHF 患者心肌细胞的生长、增殖及重构肥厚。ACEI 通过抑制血管紧张素 II 的生成，从而产生预防和逆转心肌重构的作用。这是 ACEI 改善 CHF 患者临床预后的药理学基础。

4. 保护血管内皮和抗动脉粥样硬化作用

【临床应用及评价】

ACEI 为降低心衰患者死亡率的第一类药物，可用于治疗临床症状严重程度不同的各类 CHF 患者，包括无症状左室功能不全患者及重度 CHF 患者。

临床上所有左室射血分数下降的慢性心衰患者必须且终身使用，除非有禁忌证或不能耐受。处于前心衰阶段的高发危险人群可以考虑应用 ACEI 预防心衰。应遵照小剂量开始，逐渐增量的原则。如卡托普利开始口服 6.25mg，1 日 2 次，逐渐增至大剂量 50mg，每日 2 ~ 3 次；依那普利口服初始量 2.5mg，1 日 1 次，渐增至最大量 10mg，1 日 2 次；培哚普利口服初始量 2mg，1 日 1 次，渐增至最大剂量 1 日 8mg。

【不良反应与防治】

常见的不良反应有两类，一类是与 Ang II 抑制有关，其中低血压反应较常见。另一类是与缓激肽集聚有关，包括干咳和血管性水肿，其中最为常见的是干咳。在使用 ACEI 初期，应减少强效利尿药的剂量。CHF 合并肾功能不全者，易引发高钾血症，故需监测血钾水平，并应避免同时使用钾盐和留钾利尿药。突然撤药有可能导致临床状况恶化，应予避免。应用过程中注意监测血压、血钾和肾功能。

(二) 血管紧张素 II 受体拮抗药

此类药物常用的有氯沙坦（losartan）、缬沙坦（valsartan）及厄贝沙坦（irbesartan）。由于本类药物不易引起咳嗽、血管神经性水肿等不良反应，与转化酶抑制药合用可产生协同作用。

(三) 醛固酮受体拮抗药

常用药有螺内酯（spironolactone）和依普利酮（eplerenone）。在 ACEI 基础上加用醛固酮受体拮抗剂，进一步抑制醛固酮的有害作用，对 CHF 患者有更大的益处。

(四) 血管紧张素受体脑啡肽酶双重抑制剂

双重抑制作用协同保护心脏，对 CHF 发挥更好的疗效。第一种药物是沙库必曲（sacubitril）/缬沙坦。射血分数下降的 CHF 患者接受联合 ACEI（或 ARB）、β 受体阻滞剂和醛固酮受体拮抗剂治疗后仍持续有症状，推荐将 ACEI 替换为沙库必曲 / 缬沙坦。

三、利尿药

【药理作用与机制】

利尿药可以促进 Na^+、水排泄，减少体液量，降低心脏前、后负荷，消除或缓解静脉淤血及其引发的肺水肿和外周水肿。

【临床应用及评价】

轻度 CHF，单独应用噻嗪类利尿药效果良好；中度 CHF 可口服袢利尿药或与噻嗪类和留钾类利尿药合用；对严重 CHF、慢性 CHF 急性发作、急性肺水肿或全身浮肿者，噻嗪类药物常无效，宜静脉注射呋塞米(furosemide)。

【注意事项】

大剂量利尿药可以减少有效循环血量,进而降低心排血量,故大量的利尿可以加重心力衰竭。

四、β受体阻断药

常用的β受体阻断药有卡维地洛(carvedilol)、拉贝洛尔(labetalol)及比索洛尔(bisoprolol)。

【药理作用与机制】

β受体阻断药可拮抗过高的交感神经活性,并影响CHF病理生理过程的多个环节而发挥治疗作用。

1. β受体阻断药上调心肌β受体数目,进而恢复心脏对神经系统调节的正常反应功能。

2. 通过β受体的阻断效应,减慢心率、降低心肌氧耗,延长心脏舒张期冠脉灌注时间,有利心肌有效血流量增加,从而改善心脏舒缩功能。

3. 抑制RAAS系统的过度兴奋,降低体内肾素、血管紧张素水平,减少肾上腺皮质醛固酮分泌,进而降低衰竭心脏的前负荷和后负荷。

4. 阻断β受体,抑制心肌异位节律,延缓心内传导,可防止CHF时并发的室性和室上性心律失常,从而减少CHF时心脏猝死的发生。

5. 通过阻断β受体,有利遏制CHF病理过程中高水平儿茶酚胺对β受体的持续兴奋,进而阻抑心肌细胞凋亡和心肌重构的病理过程。

6. 研究表明,卡维地洛等兼有阻断α受体、抗生长及抗氧自由基等作用,长期应用可降低死亡率,提高生存率。

【临床应用及评价】

对于有症状或者曾经有症状的NYHA Ⅱ～Ⅲ级、左室射血分数降低、病情稳定的慢性心衰患者必须终身使用β受体阻断药,除非有禁忌证或不能耐受。

禁忌证包括严重CHF患者,严重窦性心动过缓者,伴有病窦综合征者;伴发二度及以上房室传导阻滞者,伴有支气管哮喘者。

【用法与注意事项】

1. 小剂量开始、逐步递增的临床用药量。

2. 密切观察血流动力学状态,及时调整临床用药剂量　CHF患者使用β体阻断药治疗有可能出现低血压反应,应适时减量。

3. 心功能改善的情况与治疗时间密切相关。心功能改善的平均奏效时间为3个月。

4. 应合并使用其他抗CHF药。

5. β受体阻断药治疗CHF的临床价值和用药规律,尚需在广泛临床实践中,逐步获取更加充分的认识。

五、强心苷

我国临床常用的有地高辛(digoxin)、洋地黄毒苷(digitoxin)、去乙酰毛花苷(deslanoside)和毒毛花苷K(strophantin K)。

【体内过程】

不同强心苷的药动学差异,决定不同强心苷作用发生的快慢及持续时间的长短。根据这些特点,强心苷可作如下分类:①慢效强心苷:洋地黄毒苷(digitoxin)。口服后4小时显效,6～12小时达峰效应;②中效强心苷:地高辛(digoxin)。口服后 1 ~ 2 小时显效,4 ~ 6 小时达峰效应;③速效强心苷:去乙酰毛花苷(deslanoside)静脉注射给药后 10 ~ 30 分钟显效,1 ~ 2 小时达峰效应;毒毛花苷 K(strophanthin K)静脉给药后 5 ~ 10 分钟显效,0.5 ~ 2 小时达峰效应。其中地高辛应用最广,其药物代谢动力学特征如下:

1. 吸收　地高辛片剂口服后主要经小肠吸收,吸收程度有明显个体差异,生物利用度为40% ~ 90%。中国药典规定地高辛片剂 1 小时溶出度不得低于 65%。

2. 分布　地高辛由血液向组织分布缓慢,地高辛血浆蛋白结合率为25%,表观分布容积为2.5 ~ 11.5L/kg,易透过胎盘进入胎体,并在乳汁中也有分布。

3. 代谢与排泄　地高辛主要以原形经肾排泄,每日排泄量约为体内量的1/3。仅少量地高辛经肝代谢失活,故肝功能不良患者仍可使用常规剂量。地高辛消除半衰期约 36 ~ 48 小时,其排泄速度受肾功能影响大临床用药剂量应根据肾功能状况做适当调整。

【药理作用与机制】

强心苷增强心肌收缩性能的直接作用及调节交感神经系统功能、减慢心率的间接作用以及降低衰竭心脏氧耗量的综合效应,构成其治疗 CHF 的药理学基础。强心苷对心脏电生理的影响则在其治疗心房纤颤等室上性心律失常中发挥重要作用。

1. 正性肌力作用(positive inotropic effect)　强心苷直接增强心肌收缩性能。

2. 对交感神经功能的影响　降低交感神经及 RAAS 系统活性,减慢窦性心律,消除 CHF 的临床症状。

3. 对衰竭心脏心肌氧耗量的影响　降低心肌氧耗量。

4. 心脏电生理作用　强心苷对心脏电生理的影响取决于其对心肌电活动的直接作用及通过自主神经系统的间接影响。心脏各部位如心房肌、心室肌、起搏点及传导系统对强心苷作用的敏感性存在差异,而且强心苷治疗量和中毒量的影响亦各有不同。

5. 对神经内分泌的影响　强心苷能促进心钠肽(ANP)的分泌,恢复 ANP 受体的敏感性,从而对抗 RAAS 产生利尿作用。地高辛通过 RAAS,降低血浆肾素的活性,进而减少血管紧张素Ⅱ及醛固酮的分泌,保护心脏。

6. 利尿作用　强心苷对 CHF 患者有显著的利尿作用。另外,强心苷可直接抑制肾小管 Na^+-K^+-ATP 酶,减少肾小管对 Na^+ 的重吸收,促进水钠排出,发挥利尿作用。

7. 对血管的作用　强心苷可直接收缩血管平滑肌,增加外周阻力。但对于 CHF 患者,强心苷降低交感神经活性的作用超过直接收缩血管的效应,外周阻力下降,组织灌流增加。

【临床应用及评价】

强心苷主要用于治疗 CHF 和某些类型的心律失常。

1. CHF　疗效较好的 CHF 类型:高血压病、心脏瓣膜病、先天性心脏病等导致心脏长期负荷过重、心肌收缩性能受损、心排血量降低,形成低心排血量型 CHF。强心苷通过改善心肌收缩性能、降低心脏前、后负荷,增加心输出量,而呈现较好的治疗效果。

疗效较差的 CHF 类型:甲状腺功能亢进、严重贫血所继发的高心排血量型 CHF,应用强心苷治疗疗效较差,临床治疗应以根除病因为主。肺源性心脏病所致 CHF,存在肺动脉高压、心肌低氧和能量代谢障碍,尤易引发毒性反应。

不宜使用强心苷的 CHF 类型:心肌外机械因素如心包填塞、缩窄性心包炎、严重二尖瓣狭窄所致 CHF。这些病理因素均使左心室舒张期血液充盈度严重受损,强心苷虽加强心肌收缩,亦难以改善心脏功能。肥厚型心肌病伴左心室流出道狭窄,亦应避免使用强心苷。急性心肌梗死所致左心衰竭,强心苷单独使用可能增加心肌氧耗,导致心肌梗死范围扩大,应与降低前负荷的血管扩张药配伍应用。

2. 心律失常　心房纤颤是强心苷临床应用的主要适应证。还用于心房扑动和阵发性室上性心动过速。

【不良反应与防治】

较易发生不良反应。

1. 不良反应的临床表现

(1) 心脏毒性:强心苷中毒可表现为各种不同类型心律失常。其中包括快速型心律失常如室性期前收缩、二联律、房性、房室性或室性心动过速、甚至室颤;缓慢型心律失常如不同程度的房室传导阻滞和窦性心动过缓。

(2) 胃肠道反应:为强心苷不良反应的早发症状,表现为厌食、恶心、呕吐、腹泻等。其恶心、呕吐的发生与强心苷兴奋延髓催吐化学感受区有关。作为强心苷中毒反应的先兆症状,应注意与CHF 的消化道症状相鉴别。

(3) 神经系统症状:常见头痛、头晕、疲倦和嗜睡。还可能出现视觉障碍及色觉障碍(黄视或绿视症),应视为强心苷中毒反应的先兆症状等。

2. 不良反应的促发因素

(1) 电解质紊乱:低血钾症时,心肌细胞 Na^+-K^+-ATP 酶受抑制,易促发强心苷毒性反应。

(2) 疾病因素:心肌缺血时,对强心苷引发的心肌迟后除极及触发活动尤为敏感,易致心律失常。

(3) 老年:老年人身体肌肉渐趋消瘦、地高辛表观分布容积缩小,又可能伴发肾排泄功能减退、致地高辛消除延缓,体内潴留增多,易诱发毒性反应。

(4) 药物的相互作用:一些药物或延缓地高辛消除,或增加其生物利用度,或使心肌敏感性增高,都是促发强心苷中毒不可忽视的因素。

3. 诊断和防治

(1) 强心苷中毒的诊断:对 CHF 患者使用强心苷前后的症状,体征及心电图变化作动态观察,有利及早发现强心苷毒性反应。对强心苷血浆浓度监测,可提供有价值的诊断依据。当血浆地高辛浓度> 3ng/ml 时,结合前述症状和体征,即可做出强心苷中毒的诊断。

(2) 强心苷中毒的预防:制定个体化用药方案是预防强心苷中毒的关键。及早发现并消除中毒促发因素,并根据实测血药浓度合理调整用药剂量,是有效的预防措施。

(3) 强心苷中毒的治疗:停用强心苷及排钾利尿药;补充钾盐,及时纠正低血钾症;选用抗心律失常药物,有效控制严重心律失常,如苯妥英钠对控制强心苷所致快速型心律失常效果显著。使用地高辛特异抗体片段(Fab)。

4. 用法与制剂

(1) 传统用法:强心苷的传统用法分为两个步骤,先给足全效量再给维持量的方法,现在已少用。地高辛口服制剂的洋地黄化剂量为 1.25 ～ 1.5mg;维持量为每日 0.125 ～ 0.25mg。CHF 病情紧急的病例,宜应用速给法,地高辛片首剂 0.25 ～ 0.5mg,继后每 8h 服用 0.5 ～ 0.75mg,可于 1d 内达到洋地黄化。

去乙酰毛花苷注射剂和毒毛花苷 K 注射剂仅用于 CHF 病情紧急、且体内无强心苷蓄积的患者。

(2) 现代用法:采用小剂量逐日恒量给药法。对一般 CHF 患者,可采用此法,每日口服地高辛

0.125 ～ 0.25mg,约 1 周(4 ～ 5 个半衰期)达有效稳态血药浓度,获治疗效果。这种给药方法明显降低地高辛中毒发生率。

【药物相互作用】

一般常用药物与强心苷合用,可通过影响后者的药代动力学过程和药效强度而改变其临床疗效和毒性。

抗心律失常药奎尼丁、维拉帕米、胺碘酮和普罗帕酮与地高辛合用,可使后者肾清除率下降、表观分布容积降低,血浆地高辛浓度增高 50% 以上。在此情况下,应适时调整地高辛的剂量,实施血药浓度监测,以保证临床用药安全。

卡托普利和硫氮酮等钙通道阻滞药与地高辛合用,亦可能降低其消除率,血浆地高辛浓度增高。降血脂药考来烯胺和考来替泊与地高辛合用,可在肠腔内吸附地高辛,使其经肠道吸收减少,血浆地高辛浓度降低 30%。

抗生素如红霉素、四环素等可抑制肠腔菌群,减少地高辛降解,以致其生物利用度提高,血浆地高辛浓度可增高 40% 以上。

噻嗪类和袢利尿药使用不当,可致低钾血症,导致心肌对强心苷敏感性增加,而出现强心苷中毒性心律失常。

六、血管扩张药

血管扩张药(vasodilators)通过扩张外周血管,使静脉回心血量减少,降低心脏的前负荷;通过扩张小动脉降低外周阻力,减轻心脏后负荷。

(一) 硝基血管扩张药

硝基血管扩张药(nitrovasodilators)是指能释放 NO,使 cGMP 合成增加而松弛血管平滑肌,发挥扩张血管作用的药物。

硝酸酯类(nitrates):常用药物有硝酸异山梨酯(isosorbidedinitrates)及硝酸甘油(nitroglycerin)等。

【药理作用与机制】

硝酸酯类通过扩张容量血管和肺血管,降低中心静脉压,使心脏前负荷降低;并通过降低肺动脉及外周血管阻力,使心脏后负荷得以有效降低,进而增加心排血量,临床症状减轻,患者运动耐力得以提高。

【临床应用及评价】

由于本类药物临床长期应用导致水钠潴留产生耐受性,故不宜单独用于 CHF 治疗。因此,血管扩张药治疗 CHF 是一种辅助疗法,主要用于强心苷和利尿药治疗无效的 CHF 或顽固性 CHF,配合强心、利尿措施用于中重度及难治性 CHF 的治疗。

临床试验证明,硝酸异山梨酯与其他血管扩张药如肼屈嗪合用,可增强其临床疗效,并使改善血流动力学的作用得以维持。以地高辛和利尿药为基础治疗的 CHF 患者,加用硝酸异山梨酯和肼屈嗪进行长期维持治疗的患者总死亡率较加用安慰剂或哌唑嗪的患者总死亡率亦有所降低。

【用法与注意事项】

硝酸异山梨酯片剂口服每次 10 ～ 40mg,q 6h。剂量过大,并不相应提高疗效,反易导致耐受性。硝酸甘油注射剂静脉输注的初始速度为 5μg/min,在血流动力学监护下,可每 5 ～ 10 分钟提高速度 5μg/min,直至临床症状缓解。静脉输注维持速度一般为 10 ～ 100μg/min,收缩压应维持在 90mmHg 以上。并应避免长时间连续应用,以消除机体产生对硝酸酯类的耐受性。

(二) 肼屈嗪

肼屈嗪(hydralazine)主要扩张小动脉,降低外周血管阻力,增加心输出量,也可以明显增加肾血流量。因长期使用可致肾素分泌和醛固酮增加,水钠潴留,故主要用于肾功能不全或 ACEI 不能耐受的 CHF 患者。

七、其他正性肌力的药物

磷酸二酯酶抑制药(phosphodiesterase inhibitors,PDEI):强心双吡啶类(cardiac bipyridine)系化学结构与药理作用机制不同于强心苷类和儿茶酚胺类的正性肌力作用药物。具有特异性磷酸二酯酶抑制作用。目前临床应用有氨力农(amrinone)及其衍生物米力农(milrinone)的静脉注射制剂。

【药理作用与机制】

强心双吡啶类药物对心肌和血管平滑肌细胞内磷酸二酯酶有特异性抑制作用,从而增加心肌和血管平滑肌细胞内 cAMP 浓度,进而使 Ca^{2+} 进入心肌细胞,产生正性肌力作用;血管平滑肌细胞内 cAMP,可促进肌质网对 Ca^{2+} 的摄取,使平滑肌细胞内 Ca^{2+} 浓度降低,产生外周血管扩张效应。氨力农和米力农基本作用相似,但后者对磷酸二酯酶的抑制作用较前者强约 15 ~ 20 倍。这两种吡啶类药物的消除半衰期为 2 ~ 3 小时,其用量约 40% 以原形经尿排出。

【临床应用及评价】

本类药品用于 CHF 治疗,可降低外周血管阻力,提高心排血量,降低左心室充盈压,改善心脏功能,但是临床应用中仅限于严重 CHF 患者的短期应用。一般应用氨力农 0.5mg/kg 静脉注射,进而静脉慢速注入维持量 2 ~ 20μg/(kg·min)。米力农负荷量为 50μg/kg,维持量为 0.25 ~ 1μg/(kg·min)。口服制剂的长期临床应用已被停止。

八、心力衰竭的药物治疗原则

CHF 的临床治疗应遵循如下合理用药原则:

1. 采取综合措施,减轻心脏负荷　减少患者体力活动和精神应激是减轻衰竭心脏负荷的基本措施。严重 CHF 者应卧床休息,待心功能改善后,适当下床活动,以逐步增强体质。高血压患者并发 CHF 时,使用抗高血压药物有效控制血压,亦是减轻心脏负荷的有效措施。

2. 限制钠盐摄入　适当限制日常饮食中钠盐摄入量,是进一步减轻心脏负荷的有效措施。

3. β-肾上腺素能受体阻断药的应用　对扩张型心肌病、冠心病心绞痛伴 CHF 的患者,可在强心、利尿和扩张血管药物综合治疗基础上,加用小剂量 β 受体阻断药。根据患者的耐受情况,谨慎增加剂量,并根据患者心率和血压的变化及时调整,以期长期应用。经 2 ~ 3 个月连续用药可获心功能明显改善的效果。急性心肌梗死患者合并 CHF,亦可按此法应用 β 受体阻断药治疗。

4. 利尿药的应用　CHF 出现水肿时,应首选噻嗪类利尿药。通过利尿,增进水钠排出,以降低心室充盈压,可有效减轻肺循环和体循环淤血体征。重度 CHF 或伴肾功能不全患者可选用袢利尿药如呋塞米等,以增强利尿效应。利尿排钠的同时,有可能导致血钾水平降低。低血钾症易诱发强心苷类药物的毒性反应,故应重视血钾水平监测,必要时可口服钾盐。噻嗪类利尿药与留钾利尿药如螺内酯合用,可加强利尿并预防低血钾症。

5. ACEI 的应用　上述治疗尚不能有效控制 CHF 症状时,应加用 ACEI 制剂,以期进一步降低心脏前、后负荷,消除心衰临床症状。而无症状左心功能不全患者,可首选 ACEI 治疗。应用

ACEI 的治疗能明显推迟和减少此类 CHF 患者临床症状的发生。

6. 神经内分泌抑制剂的联合应用

(1) ACEI 与 β 受体阻断药的联合应用称为"黄金搭档",会产生相加或协同的有益作用,尽早合用可以进一步降低死亡危险性。两药合用后可以交替或逐步增加剂量,分别达到各自的目标剂量。

(2) ACEI 与醛固酮受体拮抗药的联合应用可以进一步降低 CHF 患者的病死率,但是要注意监测血钾水平,避免出现高血钾。

(3) ACEI、β 受体阻断药与醛固酮受体拮抗药的联合应用称为"金三角",是慢性 CHF 的基础治疗方案。ACEI 不能耐受时可用 ARB 替代。

7. 强心苷类药物　CHF 患者,经前述综合措施治疗,仍不能有效控制心衰临床症状时,可加用强心苷类药物。此类药物尤适用于 CHF 伴发心房纤颤的患者。地高辛片剂为最常用制剂。其用法可依心衰严重程度而定。轻度患者可用实现慢速洋地黄化地高辛维持量逐日给药法;而重度心衰患者则可按地高辛速给法用药,以实现快速洋地黄化。

8. 硝酸酯类血管扩张药的应用　硝酸酯类的作用以扩张静脉容量血管为主要特征,尤适用于治疗肺循环淤血的左心衰竭患者。

【试题】

(一) 单项选择题

1. 强心苷禁用于(　　)
    A. 室上性心动过速　　　B. 室性心动过速　　　C. 心房扑动
    D. 慢性心功能不全　　　E. 心房颤动

2. 下列哪一种药物**不适用**于治疗心力衰竭(　　)
    A. 异丙肾上腺素　　　B. 卡托普利　　　C. 硝普钠
    D. 哌唑嗪　　　E. 硝苯地平

3. 强心苷对下述哪一种心衰疗效最好(　　)
    A. 严重贫血所引致心衰　　　B. 甲亢所指心衰
    C. 肺源性心脏病所致心衰　　　D. 高血压所致心衰
    E. 严重二尖瓣狭窄所致心衰

4. 下列哪一个强心苷在静脉给药时起效最快(　　)
    A. 地高辛　　　B. 洋地黄毒苷　　　C. 毛花苷丙
    D. 铃兰毒苷　　　E. 毒毛花苷 K

5. 下列哪一种药物能增强地高辛的毒性(　　)
    A. 氯化钾　　　B. 螺内酯　　　C. 苯妥英钠
    D. 苯巴比妥　　　E. 奎尼丁

6. 强心苷中毒最常见的早期症状是(　　)
    A. Q-T 间期缩短　　　B. 神经系统症状　　　C. 胃肠道反应
    D. 房室传导阻滞　　　E. 低血钾

7. 充血性心力衰竭的危急症状应选用(　　)
    A. 地高辛　　　B. 洋地黄毒苷　　　C. 毒毛花苷 K

D. 米力农　　　　　　　　　　　E. 普萘洛尔

8. 地高辛中毒最多早见的心脏毒性反应是(　　　)

　　A. 室性早搏　　　　　　　　　　B. 室性心动过速

　　C. 房室传导阻滞　　　　　　　　D. 窦性心动过缓

　　E. 阵发性室上性心动过速

9. 地高辛的 $t_{1/2}$ 为 36 小时,若每日给予维持量,达到稳态血药浓度约需(　　　)

　　A. 10 天　　　　　　　　B. 12 天　　　　　　　　C. 9 天

　　D. 3 天　　　　　　　　E. 6 天

10. 强心苷中毒出现哪种心律失常**不宜**给予氯化钾(　　　)

　　A. 室性早搏　　　　　　　　　　B. 房室传导阻滞

　　C. 房性早搏　　　　　　　　　　D. 二联律

　　E. 室上性心动过速

11. 强心苷治疗心力衰竭的原发作用是(　　　)

　　A. 降低心肌耗氧量　　　　　　　B. 使已扩大的心室容量缩小

　　C. 减慢心率　　　　　　　　　　D. 正性肌力作用

　　E. 降低交感神经及 RAAS 系统的活性

12. 下列对强心苷的正性肌力作用的表现,叙述**不正确**的是(　　　)

　　A. 提高心肌收缩时最高张力　　　B. 心脏容积扩张

　　C. 提高心肌收缩时的缩短速率　　D. 每搏输出量增加

　　E. 心脏容积 - 压力环左移下移

13. 强心苷对下列哪一些心衰的治疗疗效较差甚至无效(　　　)

　　A. 窦性节律的轻、中度心衰　　　B. 贫血、甲亢

　　C. 肺源性心脏病、活动性心肌炎　D. 严重二尖瓣狭窄和缩窄性心包炎

　　E. 高血压、先天性心脏病

14. 强心苷治疗最早出现的心电图变化是(　　　)

　　A. P-P 间隔延长　　　　　　　　B. Q-T 间期缩短

　　C. P-R 间期延长　　　　　　　　D. T 波低平,S-T 段呈鱼钩状

　　E. 心电图无变化

15. 血管扩张药治疗心衰的主要药理依据是(　　　)

　　A. 扩张冠脉,增加心肌供氧　　　B. 减少心肌耗氧

　　C. 降低心排出量　　　　　　　　D. 降低血压,反射性兴奋交感神经

　　E. 扩张动、静脉,减轻心脏的前、后负荷

(二) 多项选择题

1. 关于地高辛的叙述正确的是(　　　)

　　A. 主要经肝脏代谢　　　　　　　B. 口服有效

　　C. 加强心肌收缩性　　　　　　　D. 降低迷走神经的活性

　　E. $t_{1/2}$ 为 36 小时

2. 强心苷的临床应用主要是(　　　)

　　A. 室性心动过速　　　B. 心力衰竭　　　　　C. 房颤

　　D. 室颤　　　　　　　E. 心房扑动

3. 强心苷的毒性反应主要有（　　　）

    A. 胃肠道反应　　　　　　B. 各种类型的心律失常　　　　C. 黄视、绿视症

    D. 粒细胞减少　　　　　　E. 神经系统症状

4. 强心苷中毒引起的快速型心律失常，下述治疗措施可行的是（　　　）

    A. 停药　　　　　　　　　B. 给氯化钾　　　　　　　　　C. 用苯妥英钠

    D. 给呋塞米　　　　　　　E. 给考来烯胺

5. 下述哪些因素可诱发强心苷中毒（　　　）

    A. 高血钾　　　　　　　　　　　　　B. 心肌缺血

    C. 心肌缺氧、肾功能减退　　　　　　D. 联合应用四环素

    E. 联合应用奎尼丁、维拉帕米、排 K^+ 利尿药

6. 强心苷中毒的停药指征是（　　　）

    A. 频发室性早搏　　　　　B. 二联律　　　　　　　　　　C. 窦性心动过缓

    D. 视觉异常　　　　　　　E. 恶心，呕吐

7. 下列哪些药物能提高地高辛的血药浓度（　　　）

    A. 奎尼丁　　　　　　　　B. 红霉素　　　　　　　　　　C. 卡托普利

    D. 胺碘酮　　　　　　　　E. 普罗帕酮

8. 血管紧张素转化酶抑制剂治疗心衰作用机制包括（　　　）

    A. 抑制血管的重构

    B. 抑制心室的构型重建

    C. 降低左室充盈压、左室舒张末压及容积

    D. 抑制激肽酶Ⅱ，增加缓激肽的降解

    E. 抑制循环及局部组织中的血管紧张素转化酶

9. 下列对 β 受体阻断药治疗心力衰竭的药理依据的叙述正确的是（　　　）

    A. 下调心肌的 β 受体　　　　　　　　B. 可拮抗过高的交感神经活性

    C. 加强心肌收缩性　　　　　　　　　D. 减慢心率，减少心肌耗氧量

    E. 抑制 RAAS 系统

10. 下列对沙库必曲 / 缬沙坦叙述正确的是（　　　）

    A. 对血管紧张素受体和脑啡肽酶具有双重抑制作用

    B. 增加钠尿肽水平

    C. 激活 RAAS 系统

    D. 与 ACEI 合用治疗心衰

    E. 血管性神经水肿是主要不良反应之一

（三）填空题

1. 有较显著肝肠循环的强心苷是_____、_____。

2. 主要经肝脏代谢的强心苷类药物是_____，主要以原形从肾脏排泄，并可口服的药物是_____。

3. 强心苷中毒的机理是_____。

4. 强心苷中毒引起的快速型心律失常首选治疗药是_____。

5. 强心苷对伴有_____和_____的心功能不全效果最好。

6. 对有液体潴留的心衰患者，_____是唯一能充分控制心衰患者液体潴留的药物。

7. 醛固酮受体拮抗药应用的主要危险是_____和_____,用药期间要监测_____和_____。

(四)名词解释

隐匿性传导(concealed conduction)

(五)简答题

1. 试述慢性心功能不全治疗药的分类及代表药。

2. 简述如何合理应用利尿药治疗心衰。

(六)论述题

1. 试述血管紧张素转化酶抑制药的药理作用。

2. 试述强心苷的不良反应和防治措施。

3. β受体阻断药用于心衰治疗的药理基础和应用注意事项。

【答案】

(一)单项选择题

1. B　　2. A　　3. D　　4. E　　5. E　　6. C　　7. C　　8. A　　9. E　　10. B
11. D　　12. B　　13. D　　14. D　　15. E

(二)多项选择题

1. BCE　　　　2. BCE　　　　3. ABCE　　　　4. ABCE　　　　5. BCDE　　　　6. ABCD
7. ABCDE　　8. ABCE　　　9. BDE　　　10. ABE

(三)填空题

1. 洋地黄毒苷　地高辛

2. 洋地黄毒苷　地高辛

3. 明显抑制心肌细胞膜上的 Na^+-K^+-ATP 酶

4. 苯妥英钠

5. 心房纤颤　心室率快

6. 利尿药

7. 高钾血症　肾功能异常　血钾　肾功能

(四)名词解释

隐匿性传导(concealed conduction):指来自心房的冲动到达房室结后,由于递减传导而隐没在房室结中,留下不应期,使后续冲动不能下传到心室。

(五)简答题

1. 试述慢性心功能不全治疗药的分类及代表药。

治疗心衰的药物主要分为以下几类:

(1)肾素-血管紧张素-醛固酮系统(RAAS)抑制药:①血管紧张素转化酶抑制药:卡托普利;②血管紧张素Ⅱ受体阻断药:氯沙坦;③醛固酮受体拮抗药:螺内酯;④血管紧张素受体脑啡肽酶双重抑制剂:沙库必曲/缬沙坦。

(2)利尿药:氢氯噻嗪。

(3)β-肾上腺素受体阻断药:卡维地洛。

(4)强心苷:地高辛。

(5) 血管扩张药:硝普钠。

2. 简述如何合理应用利尿药治疗心衰。

(1) 根据心衰情况选择不同的利尿药:轻度液体潴留、伴有高血压而肾功能正常的 CHF 患者,应用噻嗪类利尿药效果良好,中度者可口服袢利尿药或与噻嗪类和留钾类利尿药合用。对严重 CHF、慢性 CHF 急性发作、急性肺水肿或全身浮肿者,宜静脉注射呋塞米。

(2) 与其他药物合用治疗心衰:利尿剂一般不作为 CHF 的单一治疗,应与 ACEI 和 β 受体阻断药联合应用。

(3) 恰当使用利尿剂:利尿剂用量不足造成液体潴留,会降低对 ACEI 的反应,增加使用 β 受体阻断药的风险;大剂量使用利尿剂则会导致血容量不足,增加 ACEI 和血管扩张剂发生低血压的危险,增加 ACEI 出现肾功能不全的风险。因此,恰当使用利尿剂是各种有效治疗心衰措施的基础。

(六) 论述题

1. 试述血管紧张素转化酶抑制药的药理作用。

(1) 降压及治疗心衰作用

1) ACEI 竞争性地阻断血管紧张素(Angiotensin, Ang)Ⅰ转化为 Ang Ⅱ,从而降低循环和组织的 Ang Ⅱ和醛固酮水平,扩张血管,降低外周血管阻力,减轻水钠潴留,增加心输出量;同时扩张冠状血管,增加缺血心肌血液灌注,改善受损心功能。

2) 作用于激肽酶Ⅱ,抑制缓激肽降解,提高缓激肽水平,通过缓激肽 - 前列腺素 -NO 通路而发挥更强的扩张血管作用,有利于 CHF 的治疗。

(2) 对血流动力学的作用:ACEI 能降低全身血管阻力、平均动脉压、肺楔压、右房压,增加心排血量;降低左室充盈压、左室舒张末期压及肾血管阻力,增加肾血流量。

(3) 抑制心肌及血管壁重构、肥厚的作用:Ang Ⅱ通过与受体结合,由信号转导系统诱导相关基因的转录表达,促进 CHF 患者心肌细胞的生长、增殖及重构、肥厚。应用 ACEI 后,能有效地阻止或逆转心室的重构、肥厚与血管壁的增厚。这是 ACEI 改善 CHF 患者临床预后的药理学基础。

(4) 保护血管内皮和抗动脉粥样硬化作用。

2. 试述强心苷的不良反应和防治措施。

(1) 不良反应:①胃肠道反应最常见的早期中毒症状,表现恶心、呕吐。还可致厌食及腹泻。剧烈呕吐可因失钾而引起强心苷中毒,可考虑停药。还应注意排除胃肠道症状是否因为强心苷用量不足心衰未得到控制所致。②中枢神经系统反应:主要表现有眩晕、头痛、失眠、疲倦和谵妄等症状。视觉障碍,如黄视、绿视症及视物模糊、阅读困难等。视觉异常通常是强心苷中毒的先兆,即停药的指征之一。③心脏反应:可出现各种心律失常(包括各种缓慢型和快速型心律失常)。室性早搏出现的最早最多,室性心动过速最为严重。

(2) 强心苷中毒的预防:①注意用药剂量个体化:患者对强心苷的敏感性个体差异性很大,要做到用药剂量个体化。②进行血药浓度监测,随时调整给药方案。③防止诱发因素:低血钾;低血镁;高血钙;心肌缺血缺氧;酸中毒;老年人肾功能低下(易发生地高辛中毒);与某些药物的相互作用,如奎尼丁、维拉帕米和红霉素提高地高辛血药浓度;拟肾上腺素药增强心肌对强心苷敏感性。④警惕中毒先兆:如频发性室性早搏、二联律;窦性心动过缓(心率低于 60 次 / 分)和色觉异常(黄绿视)等。一旦发现应及时停药。轻微中毒者,停药后中毒症状可自行消失。

出现心脏毒性反应快速型心律失常,包括室上性心律失常伴有房室传导阻滞者首选苯妥英钠。室性心律失常,如室性心动过速及室颤应选用利多卡因。对极严重的地高辛中毒者,可应用地高辛 Fab 抗体。

3. β 受体阻断药用于心衰治疗的药理基础和应用注意事项。

β 受体阻断药可拮抗过高的交感神经活性,并影响 CHF 病理生理过程的多个环节而发挥治疗作用。

其治疗心衰的药理基础:

(1) β 受体阻断药的应用,保护心肌 β 受体免受儿茶酚胺的持续性兴奋,有利于"上调"心肌 β 受体数目,进而恢复心脏对神经系统调节的正常反应功能。

(2) 通过 β 受体阻断效应,减慢心率,降低心肌氧耗,延长心脏舒张期冠脉灌注时间,有利于心肌有效血流量增加,从而改善心脏舒缩功能。

(3) 抑制 RAAS 系统的过度兴奋,降低体内肾素、血管紧张素水平,减少肾上腺皮质醛固酮分泌,进而降低衰竭心脏的前负荷和后负荷。

(4) 阻断 β 受体,抑制心肌异位节律,延缓心内传导,可防止 CHF 时并发的室性和室上性心律失常,从而减少 CHF 时心脏猝死的发生。

(5) 通过阻断 β 受体,有利于遏制 CHF 病理过程中高水平儿茶酚胺对 β 受体的持续兴奋,进而阻抑心肌细胞凋亡和心肌重构的病理过程。

(6) 卡维地洛等兼有阻断 α 受体、抗生长及抗氧自由基等作用,长期应用可降低死亡率,提高生存率。

应用中应该注意:

(1) 采用小剂量开始、逐步递增的临床用药量。

(2) 密切观察血流动力学状态,及时调整临床用药剂量。

(3) 心功能改善的情况与治疗时间密切相关:心功能改善的平均奏效时间为 2 ~ 3 个月。时间较长,应加强随访,根据病情及时调整药量。

(4) 应合并使用其他抗 CHF 药,如利尿药、ACEI 和地高辛等。

(谭焕然　李　慧)

第五节　动脉粥样硬化的临床用药

【学习目标】

1. 掌握各类抗动脉粥样硬化药的药理特点及临床应用特点。
2. 了解各类药物的主要不良反应。

【内容要点】

一、概述

各种脂蛋白:乳糜微粒,高密度脂蛋白,中间密度脂蛋白,低密度脂蛋白,极低密度脂蛋白。

二、调节血脂药

(一) 主要降低 TC 和 LDL 的药物

1. HMG-CoA 还原酶抑制剂　临床常用药：美伐他汀(mevastatin)、洛伐他汀(美降脂，lovastatin)、辛伐他汀(舒降之，simvastatin)、普伐他汀(普拉固，pravastatin)、氟伐他汀(fluvastatin)。

【体内过程】

普伐他汀和氟伐他汀经体内代谢成无活性或活性很低的代谢产物。相反，洛伐他汀和辛伐他汀为前体药，口服后吸收完全，但首关效应很高，因而生物利用度低。

【药理作用与机制】

HMG-CoA 还原酶抑制剂通过多种途径发挥作用：①竞争性抑制 HMG-CoA 还原酶活性，阻断肝脏内胆固醇合成，这是 HMG-CoA 还原酶抑制剂的主要作用机制；②使细胞内胆固醇库耗竭；③促进 LDL 逆转运；④改变 VLDL 的组成，并使其生成减少，同时 VLDL 从血液内的清除增多；⑤VLDL 合成减少和随后的 LDL 产生减少；⑥改善血管内皮对扩血管物质的反应性，抑制血管平滑肌细胞增殖和迁移；⑦减轻动脉壁巨噬细胞及泡沫细胞的形成，降低血浆 C 反应蛋白，延缓动脉粥样硬化过程；⑧抑制单核细胞 - 巨噬细胞的黏附和分泌功能，抑制血小板聚集和提高纤溶活性。

【临床应用及评价】

HMG-CoA 还原酶抑制剂主要用于 Ⅱa 和 Ⅱb 型高脂蛋白血症的治疗，单独使用或与胆汁酸结合树脂和烟酸合用能有效降低血浆 LDL。洛伐他汀的治疗与剂量有关。妊娠和哺乳妇女应禁用，儿童应限用睡前服用。洛伐他汀和其他 HMG-CoA 还原酶抑制剂和考来替泊(colestipol)与考来烯胺(cholestyramine)合用有协同作用。

【不良反应与防治】

HMG-CoA 还原酶抑制剂副作用很少，偶可发生胃肠道不适和疼痛，大约有 1% ~ 2% 的患者发生转氨酶升高。洛伐他汀可引起约 10% 的患者肌酐升高。

【用法与注意事项】

洛伐他汀一般从每日 20mg 开始，睡前服用，视病情酌情增减。本类药物可能引起肝功能异常，用药前和用药后应定期检查肝脏功能。不能用于妊娠妇女。

2. 胆汁酸结合树脂　属于本类药物的有考来烯胺(消胆胺、降胆敏，cholestyramine)和考来替泊(降胆宁，colestipol)。

【体内过程】

本类药物为大分子的离子交换树脂聚合物，不溶于水，不被消化酶水解，也不被胃肠道吸收。

【药理作用与机制】

胆汁酸是胆固醇的代谢产物，正常时 95% 在空肠和回肠内被重吸收。胆汁酸结合树脂在肠道内和胆汁酸结合，阻止胆汁酸重吸收。应用胆汁酸结合树脂后，胆汁酸的排泄率可提高 10 倍。胆汁酸的清除率增高可促进胆固醇在肝脏内经 7α- 羟化酶代谢而生成胆汁酸，这一代谢途径在正常时由胆汁酸负反馈控制。胆固醇水平的降低，导致 LDL 受体增多和 HMG-CoA 还原酶活性增高，LDL 受体数量的增多使 LDL 从血浆内清除加快而致 LDL 浓度降低。纯合子的患者因 LDL 受体产生具有遗传性缺陷，对这类药物没有反应，但杂合子患者具有受体的一个正常基因，仍可有反应。

【临床应用及评价】

胆汁酸结合树脂主要用于 Ⅱa 型高脂蛋白血症的治疗，对 LDL 的作用与剂量相关，只是适用于仅有 LDL 升高的患者,不影响 HDL。这类药物如和 HMG-CoA 还原酶抑制剂合用,作用显著增强。

【不良反应与防治】

恶心、腹胀、消化不良、便秘为胆汁酸结合树脂的常见副作用。因为胆汁酸结合树脂和胆汁酸结合,故也能同时降低食物内脂肪的吸收,大剂量应用时可引起脂肪痢。

【用法与注意事项】

剂量应从小剂量开始,逐步增加。

离子交换树脂和酸性化合物有很高的亲和力,可和酸性药物结合而阻滞其吸收。

(二) 主要降低 TG 及 VLDL 的药物

苯氧酸类或贝特类降脂药

常用药物:吉非贝齐(诺衡,二甲苯氧戊酸、吉非罗齐,gemfibrozil)、苯扎贝特(必苯扎贝特脂,bezafibrate)、非诺贝特(苯酰降脂丙酯、普鲁脂芬、立平脂,fenofibrate)、环丙贝特(ciprofibrate)和利贝特(降脂哌啶、降脂新,lifibrate)。

【体内过程】

苯氧酸类药物吸收快而完全,在体内经肝微粒体 CYP3A 氧化。最终主要以葡萄糖醛酸结合代谢产物通过尿液排泄,少量经消化道排泄。肾功能不全时血浆药物浓度可升高而导致不良反应发生。这类药物分布广泛,肝脏、肾脏和小肠细胞的浓度高于血浆浓度。

【药理作用与机制】

苯氧酸类药物特别适用于以 VLDL 和血浆甘油三酯升高(通常同时有 HDL 降低)为特征的脂蛋白异常。其调整血脂的作用机制有:①主要通过增强脂蛋白酯酶活性,促进 VLDL 的分解和 VLDL 中的甘油三酯水解,导致血浆 VLDL 减少。同时由于 VLDL 降解增多,可引起 HDL 增多,其作用机制是当 VLDL 浓度高时,其所含的甘油三酯可和 HDL 的胆固醇酯进行交换,HDL 因而富含甘油三酯;当 VLDL 浓度降低时,可供交换的甘油三酯减少,故 HDL 浓度升高。②这类药物也可通过降低肝脏内 Apo CⅢ 的产生而改变 VLDL 的组成(Apo CⅢ 是脂蛋白酯酶的抑制因子)。③使过氧化物酶体增生,抑制脂肪酸合成和促进脂肪酸氧化,减少肝脏内 VLDL 甘油三酯的合成。④由于胆固醇转移蛋白活性改变,导致 LDL 的胆固醇和甘油三酯含量改变,与 LDL 受体的亲和力也随之改变,最终引起 LDL 降低。⑤由于胆固醇合成减少,LDL 受体表达增强,使受体对血浆内 LDL 的胞吞作用增强。⑥本类药物中的大多数可降低血小板的反应性和聚集作用。

【不良反应与防治】

苯氧酸类药物不良反应发生率约为 5% ~ 10%,但通常能被患者耐受而无需停药。本类药物可能促进胆道结石的发生,肝肾功能障碍和妊娠、哺乳妇女应禁用。

烟酸类

【体内过程】

烟酸口服吸收迅速,30 ~ 60 分钟血浆药物浓度达高峰,半衰期很短,仅 20 ~ 45 分钟。约90% 的药物以原形和主要代谢产物烟酰甘氨酸经肾脏排泄。

【药理作用与机制】

烟酸(nicotinic acid)可降低血浆内 IDL 和 LDL 水平。烟酸还可通过脂蛋白酯酶途径增加 VLDL 的清除率,引起甘油三酯降低。烟酸不影响胆汁酸的产生。烟酸引起 HDL 分解代谢减少,血浆内 HDL 和 Apo AⅠ 升高。烟酸抑制 TXA_2、增加 PGI_2 合成,二者共同作用可抑制血小板聚集和产生扩张血管的作用。烟酸可减少血液内纤维蛋白原,影响动脉硬化和血栓形成过程。烟酸还可降低血浆 Lp(a)浓度,但机制不明。

【临床应用及评价】

烟酸可用于Ⅱ、Ⅲ、Ⅳ、Ⅴ型高脂蛋白血症,可使血清高胆固醇和高甘油三酯降低。

【不良反应与防治】

治疗剂量的烟酸可产生显著的副作用。多数患者可发生血管扩张,导致皮肤潮红和瘙痒,这种作用是由前列腺素引起,可用阿司匹林缓解。烟酸可引起低血压和血管性头痛。抗高血压药引起的直立性低血压可因合用烟酸而加重。胃肠道反应,包括胃溃疡也可发生。肝功能障碍、高血糖、葡萄糖耐受异常即使在非糖尿病患者中也可发生。有时可见心律失常。与 HMG-CoA 还原酶抑制剂合用发生肌炎的可能性增高(氟伐他汀较少引起)。

【用法与注意事项】

口服给药,最好和食物同服。必须根据患者的反应和耐受程度审慎调整剂量。应定期检查血脂水平,如果用药后 1 ~ 2 个月胆固醇或甘油三酯仍不降低,即应停药。有胆囊疾病或有黄疸、肝脏疾病、糖尿病、痛风、消化性溃疡和对药物过敏等病史者应慎用。烟酸在动脉出血、重症低血压、肝脏疾病和活动性消化性溃疡禁用。

阿昔莫司(acipimox,吡莫酸,氧甲吡嗪)

烟酸的衍生物,一次给药后平均1.7小时(1 ~ 3小时)达到血浆药物浓度高峰。消除半衰期为1.2小时(0.8 ~ 1.5小时),故作用时间较烟酸长。食物对它的吸收和生物利用度无显著影响。阿昔莫司可减少游离脂肪酸进入肝脏,因而减少 VLDL 的生成,降低血内 IDL 和 LDL 水平。可抑制脂蛋白酯酶活性,增加血浆内 HDL 水平。在Ⅳ型患者有显著的降低甘油三酯作用,在Ⅱ型患者能显著降低胆固醇水平。不良反应和烟酸相似,可因皮肤血管扩张出现灼热、瘙痒和红斑。偶有上腹部不适、头痛。

三、抗氧化药

普罗布考(丙丁酚,probucol)

【药理作用与机制】

普罗布考降低升高的血清 LDL 胆固醇浓度,对血清甘油三酯的作用不确定,对 VLDL 的作用甚微。普罗布考降低总胆固醇的最大效应发生于用药后 1 ~ 3 个月内,但 VLDL 和甘油三酯降低甚微。

普罗布考降低 LDL 和 HDL 的作用机制:①通过改变 LDL 的组成而使它易于从血液中清除降低 LDL;②普罗布考降低 HDL 可能与它引起 Apo AⅠ产生减少有关;③普罗布考也增加胆固醇酯转移酶的量和活性,因而加速胆固醇酯向其他脂蛋白的转移和被具有脂蛋白受体活性的细胞吸收。

【体内过程】

普罗布考口服仅吸收 2% ~ 8%,如与食物同服,血浆药物峰浓度可升高,个体差异缩小。普罗布考为脂溶性药物,主要集中在脂肪组织。消除缓慢,半衰期达 20 ~ 50d。在治疗开始后,血药浓度缓慢上升,需经 3 ~ 4 个月才能达到稳态浓度。普罗布考药代动力学的个体差异很大。

【临床应用及评价】

主要用于Ⅱ型、特别是Ⅱa型高脂蛋白血症的治疗。只作为第二线或第三线治疗药使用。但在杂合子高胆固醇血症患者中,普罗布考是唯一能够降低胆固醇和使黄瘤消退的降血脂药,而且黄瘤消退的程度与 HDL 降低成正比。

【不良反应及防治】

普罗布考一般可被患者接受。常见的不良反应为胃肠道刺激症状、腹泻、粪便松散,大约 10% 的患者可发生。某些患者可能在心电图上有 QT 间期延长,故在有心肌损害的患者中应慎用。

【用法与注意事项】

口服给药。每日 2 次,每次 500mg,与早、晚餐同服。每日剂量不应超过 1g。若经普罗布考治疗 3 个月后而未见胆固醇显著降低,应停止使用。为避免严重的心脏毒性发生,治疗前后应仔细检查 ECG,若发现 Q-T 间期延长,应审慎确定是否继续用药。

四、多烯脂肪酸类

(一) n-3 型多烯脂肪酸

二十五碳烯酸(eicosapentaenoic acid,EPA)和二十二碳烯酸(docosahexaenoic acid,DHA)

【体内过程】

经过环氧化酶和脂氧化酶的酶代谢作用可生成一系列类二十烷酸,是很多生化过程的重要调节剂。

【药理作用与机制】

EPA 和 DHA 主要来自海洋生物的油脂,能直接或间接地产生抗 AS 作用,其机制如下:

1. 调血脂作用 降低 TG 及 VLDL,升高 HDL。EPA 和 DHA 的调血脂作用可能与促进胆固醇自粪便排出,抑制肝内脂质与脂蛋白合成有关。

2. 非调血脂作用 ①参与花生四烯酸(eicosatetraeonic acid)代谢,取代原有代谢产物前列环素(PGI_2)和血栓素(TXA_2),生成 PGI_3 及 TXA_3。PGI_2 可舒张血管及抗血小板聚集、防止血栓形成;TXA_2 则可使血管痉挛、促进血小板聚集和血栓形成。PGI_3 的作用与 PGI_2 相同;但 TXA_3 却不具 TXA_2 的作用。因此 EPA 和 DHA 具有舒张血管、抗血小板聚集和抗血栓作用。②抑制血小板生长因子释放,从而抑制平滑肌细胞增殖和迁移,防止 AS 的发生。③增加红细胞的可塑性,改善微循环。④对于动脉粥样硬化早期的白细胞 - 内皮细胞炎性反应的多种细胞因子表达呈明显的抑制作用。

【临床应用及评价】

可用于高脂血症、动脉粥样硬化、冠心病。

【不良反应与防治】

不良反应少。大剂量时可有消化道不适等。有出血性疾病患者禁用。

【用法与注意事项】

以多烯康胶丸为例:每丸 300mg(含 EPA 和 DHA 甲酯或乙酯 210mg);或 450mg(含 EPA 和 DHA 甲酯或乙酯 315mg)。口服,1 次 0.9 ~ 1.8g,1 日 3 次。

(二) n-6 型多烯脂肪酸

主要来源于植物油,包括月见草油、亚油酸等。共同特点是具有降低 TC、LDL 和升高 HDL 等调血脂作用,临床用于防止 AS 及其有关疾病。

五、保护动脉内皮药

保护动脉内皮药主要为黏多糖,典型代表为肝素。肝素具有降低 TC、LDL、TG、VLDL,升高 HDL 的作用,具有中和多种血管活性物质,保护动脉内皮的功能,并可以阻止平滑肌细胞的增殖迁移,抗血栓形成,从多方面发挥抗动脉粥样硬化效应。因抗凝血作用强,口服无效等,无法广泛应用。为此,人们研究出低分子量肝素和类肝素,使其既有类似肝素的抗动脉粥样硬化作用、又没有不利于动脉粥样硬化的副作用。

六、高脂蛋白血症的合并用药

高脂蛋白血症治疗中需要合并用药的指征有:①使用胆汁酸结合树脂治疗高胆固醇血症过程中,VLDL 显著升高;② LDL 和 VLDL 同时升高;③用一种药物治疗不能使 LDL 和 VLDL 降至正常;④ Lp(a)升高和其他高脂血症同时存在时。

药物的合用方式有以下几种:

1. 吉非贝齐合并胆汁酸结合树脂　此种联合用药对烟酸无效的家族性混合性高脂血症有效。但可能促进胆石症发生。

2. HMG-CoA 还原酶抑制剂合并胆汁酸结合树脂　HMG-CoA 还原酶抑制剂和胆汁酸结合树脂合用有协同作用,能有效治疗家族性高胆固醇血症,但对于家族性混合性高脂血症,有时不能控制 VLDL。普伐他汀和氟伐他汀应在胆汁酸结合树脂用药前至少 1 小时或后 2 小时给药,以确保其吸收。

3. 烟酸合并胆汁酸结合树脂　在 VLDL 和 LDL 同时升高的家族性混合性高脂血症和其他类型的高脂血症使用胆汁酸结合树脂时,加用烟酸能有效控制 VLDL 水平。此时烟酸的剂量可小到每日 1 ~ 3g。

烟酸和考来替泊合用治疗杂合子高胆固醇血症特别有效,其原因为:①由于树脂的作用,使 LDL 的分解代谢增强;②烟酸引起其前体 VLDL 的合成;③烟酸抑制胆固醇在肝脏内的合成。此外,烟酸也可提高 HDL 水平和降低 Lp(a)的水平。

这两种药的合用作用持续,而且,除了单独使用的不良反应外,不会发生新的不良反应。因为树脂具有酸中和作用,可缓解烟酸引起的胃部刺激。树脂不和烟酸结合,故可同时使用。

4. 烟酸合并还原酶抑制剂　在治疗家族性高胆固醇血症方面,合用比其中任何一种药单独应用时更为有效。临床对照研究证明,这种联合用药,是治疗家族性混合性高脂血症的最有效的、而且实用的治疗方案。

5. 树脂、烟酸和还原酶抑制剂三者合并　对于有 LDL 升高的严重高脂血症患者,这种合并能使升高的血清胆固醇降至正常范围。作用持续,很少毒性作用,合用时各药的剂量均可低于任何一种药单独使用的剂量,例如烟酸 1 ~ 2g 就可增强与之合用的另外两种药的治疗作用。

【试题】

(一) 单项选择题

1. 关于洛伐他汀**错误**的叙述是(　　)
   A. 该药是 HMG-CoA 还原酶抑制剂
   B. 糖尿病性、肾型高脂血症的首选药
   C. 杂合子家族性高胆固醇血症的首选药
   D. 可降低纯合子家族性高胆固醇血症的 LDL-C
   E. 原发性高胆固醇血症、Ⅱ型高脂蛋白血症的首选药

2. 对于高胆固醇血症造成高危心肌梗死的患者,应选择下列何药作为一线治疗药物(　　)

A. 考来烯胺　　　　　　B. 烟酸　　　　　　　　C. 普罗布考
D. 洛伐他汀　　　　　　E. 吉非贝齐

3. 明显降低血浆胆固醇的药物是（　　　）
 A. 烟酸　　　　　　　　B. 苯氧酸类　　　　　　C. 多烯脂肪酸类
 D. 抗氧化剂　　　　　　E. HMG-CoA 还原酶抑制剂

4. 明显降低血浆甘油三酯的药物是（　　　）
 A. 抗氧化剂　　　　　　B. 胆汁酸结合树脂　　　C. 塞伐他汀
 D. 苯氧酸类　　　　　　E. 非诺贝特

5. 既降低 LDL 也降低 HDL 的药物是（　　　）
 A. 烟酸　　　　　　　　B. 普罗布考　　　　　　C. 塞伐他汀
 D. 非诺贝特　　　　　　E. 考来替泊

6. 可影响胆固醇吸收的药物是（　　　）
 A. 烟酸　　　　　　　　B. 洛伐他汀　　　　　　C. 考来烯胺
 D. 普罗布考　　　　　　E. 苯扎贝特

7. 下列哪种药物可增加 LPL 活性（　　　）
 A. 烟酸　　　　　　　　B. 考来烯胺　　　　　　C. 非诺贝特
 D. 洛伐他汀　　　　　　E. 多烯康

8. 关于贝特类药物调血脂作用，**错误**的叙述是（　　　）
 A. 显著降低血中 VLDL 和甘油三酯　　B. 与他汀类合用可减少肌病的发生
 C. 可增强脂蛋白酯酶的活性　　　　　D. 降低血中 LDL 和胆固醇含量
 E. 非调脂作用有助于抗动脉粥样硬化

9. 能促进 VLDL 分解的药物是（　　　）
 A. 考来烯胺　　　　　　B. 吉非贝齐　　　　　　C. 烟酸
 D. 亚油酸　　　　　　　E. 低分子肝素

10. 治疗高胆固醇血症首选（　　　）
 A. 氯贝丁酯　　　　　　B. 考来烯胺　　　　　　C. 烟酸
 D. 苯扎贝特　　　　　　E. 洛伐他汀

11. 能明显提高 HDL 的药物是（　　　）
 A. 洛伐他汀　　　　　　B. 考来替泊　　　　　　C. 普罗布考
 D. 吉非贝齐　　　　　　E. 月见草油

12. 氯贝丁酯的不良反应除外（　　　）
 A. 乏力、头痛　　　　　B. 心律失常　　　　　　C. 胆道疾病
 D. 皮肤潮红　　　　　　E. 腹胀、腹泻、恶心

（二）多项选择题

1. 属于 HMG-CoA 还原酶抑制剂的药物是（　　　）
 A. 美伐他汀　　　　　　B. 普伐他汀　　　　　　C. 洛伐他汀
 D. 普罗布考　　　　　　E. 塞伐他汀

2. 烟酸不良反应包括（　　　）
 A. 皮肤潮红、瘙痒　　　　　　　　　B. 胃肠道刺激、加重溃疡
 C. 减少尿酸排泄，诱发痛风　　　　　D. 降低糖耐量，血糖升高

    E. 便秘

3. 贝特类药物调血脂作用机制是（　　　）

    A. 增加 HDL 含量　　　　　　　　　　B. 增加 LPL 活性,促进 TG 代谢

    C. 抗血小板聚集　　　　　　　　　　D. 降低血浆纤维蛋白原浓度,增加抗凝作用

    E. 明显降低血浆 VLDL、LDL、TG 含量

4. 下列属于贝特类药物的有（　　　）

    A. 氯贝丁酯　　　　　　B. 普罗布考　　　　　　　　C. 吉非贝齐

    D. 考来烯胺　　　　　　E. 烟酸

(三) 填空题

1. 主要降低 TC 和 LDL 的药物包括_____和_____两大类。

2. 胆固醇合成过程中的关键酶是_____。

3. 第二代苯氧酸类调血脂药物有_____、_____和_____等。

4. 可明显升高血浆 HDL 的调血脂药是_____和_____类。

5. 与烟酸合用,可增加疗效,减轻不良反应的药物是_____。

(四) 简答题

1. 简述他汀类药的主要临床应用。

2. 简述胆汁酸结合树脂的调血脂机制。

3. 烟酸的主要不良反应有哪些?

【答案】

(一) 单项选择题

1. D　　2. D　　3. E　　4. E　　5. B　　6. C　　7. C　　8. B　　9. B　　10. E

11. D　　12. D

(二) 多项选择题

1. ABCE　　　2. ABCD　　　3. ABCDE　　　4. AC

(三) 填空题

1. 他汀类(HMG-CoA 还原酶抑制剂)　胆汁酸结合树脂

2. HMG-CoA 还原酶

3. 环丙贝特　非诺贝特　苯扎贝特

4. 贝特类　烟酸类

5. 阿司匹林

(四) 简答题

1. 简述他汀类药的主要临床应用。

他汀类药的主要临床应用:①高脂蛋白血症:用于杂合子家族性和非家族性Ⅱa、Ⅱb、Ⅲ型高脂蛋白血症和 2 型糖尿病和肾病综合征引起的高胆固醇血症;②肾病综合征;③血管成形术后再狭窄;④预防心脑血管急性事件:减少脑卒中或心肌梗死的发生;⑤其他:缓解器官移植后的排异反应和治疗骨质疏松症。

2. 简述胆汁酸结合树脂的调血脂机制。

胆汁酸结合树脂在肠道通过离子交换与胆汁酸结合后发生下列作用:①被结合的胆汁酸失去

活性,减少食物中胆固醇的吸收;②阻滞胆汁酸在肠道的重吸收,大量胆汁酸排出体外,肝内胆固醇经 7α- 羟化酶的作用转化为胆汁酸;③由于肝细胞中胆固醇减少,导致肝细胞表面 LDL 受体增加和活性增强;④大量含胆固醇的 LDL 经受体进入肝细胞,使血浆 TC 和 LDL 水平降低。

3. 烟酸的主要不良反应有哪些?

烟酸的主要不良反应有:①皮肤潮红及瘙痒;②尿酸浓度升高;③消化道症状:刺激胃黏膜,加重或引起消化道溃疡;④长期应用可致皮肤干燥、色素沉着或棘皮症;⑤其他:个别患者可有肝功异常、血尿酸增多、糖耐量降低等。

(高卫真)

第二十三章
血液系统疾病的临床用药

【学习目标】

1. 掌握缺铁性贫血、巨幼红细胞贫血、恶性贫血的治疗药物。
2. 掌握促凝血药、抗凝血药分类及代表药物。
3. 掌握抗血小板药分类及代表药物。

【内容要点】

一、抗贫血药

1. 贫血是一种病理状态,是继发于多种疾病的一种临床表现。治疗贫血的关键是查明病因,根据不同的病因,采取不同的治疗方法。

2. 缺铁性贫血,可补充铁剂进行有效防治。首选口服亚铁制剂。按元素铁计算补铁量。注射铁剂不良反应多而严重,口服铁剂不能耐受或吸收障碍者,具备抢救条件的情况下给予注射铁剂。铁过量或反复输血造成的铁负荷过多,可用去铁胺治疗。

3. 巨幼红细胞贫血,可用叶酸、维生素 B_{12} 治疗。氨甲蝶呤、乙胺嘧啶等药物所致巨幼红细胞性贫血,叶酸无效,可采用亚叶酸钙治疗。巨幼红细胞贫血患者,应在给予维生素 B_{12} 后 48 小时查血钾浓度,避免并纠正低血钾症。

4. 对维生素 B_{12} 缺乏所致的恶性贫血,必须首先补充 B_{12}。叶酸可纠正异常血象,但不能改善神经损害症状,如果大剂量使用叶酸,可进一步降低血清中维生素 B_{12} 的含量,使神经损害更严重。缺乏维生素 B_{12} 同时又缺乏叶酸的患者,单独应用维生素 B_{12} 可掩盖叶酸缺乏症状,应同时补充叶酸。

二、促进白细胞增生的药物

1. 白细胞减少症、中性粒细胞减少症、粒细胞缺乏症的治疗原则　去除病因,停用可疑药物,脱离有害因素,积极治疗原发疾病;以抗生素控制感染;以升白药促进白细胞增生。免疫因素所致的粒细胞缺乏症,可短期使用糖皮质激素或静脉注射免疫球蛋白支持治疗。

259

2. 临床疗效较好的升白细胞药物是重组人粒细胞集落刺激因子、重组人粒细胞巨噬细胞集落刺激因子、造血生长因子、维生素 B_4 等。

三、促凝血药

1. 促凝血药也称止血药,临床上常用于治疗遗传或获得性缺陷引起的出血性疾病,如血友病、维生素 K 缺乏症、严重肝病导致的止血功能异常。治疗原则:首先应正确判断出血的原因,根据病因应用药物。

2. 按照作用机制,止血药分为:①促进凝血功能的药物。代表药维生素 K 类。主要用于各种原因的维生素 K 缺乏所致的出血,也用于口服抗凝药引起的急性出血以及妊娠最后几周或新生儿出血性疾病。②抗纤维蛋白溶解药。代表药酚磺乙胺、氨甲苯酸、氨基己酸等。主要用于因纤溶酶原激活增高引起纤溶系统亢进所致的出血。③凝血因子制剂。如凝血因子Ⅷ浓缩剂、凝血酶原复合物、凝血酶冻干粉等。主要用于凝血因子缺乏的补充或替代疗法。

四、抗凝血药

1. 本类药物主要用于治疗血栓栓塞性疾病。

2. 本类药物包括　抗凝血药、纤维蛋白溶解药及抗血小板药。

3. 抗凝血药通过影响纤维蛋白的生成,防止血栓的形成和发展。常用于静脉血栓栓塞性疾病。代表药物有:肝素、小分子肝素、香豆素类口服抗凝血药。

4. 纤维蛋白溶解药通过激活体内纤溶系统,降解血栓中的纤维蛋白原而溶栓。本类药物使用有严格的时间窗。代表药物有:尿激酶、瑞替普酶、阿替普酶、纤溶酶等。

5. 血小板功能多样、机制复杂,故抗血小板药物种类繁多。按照作用机制可分为:①环氧化酶抑制药,如阿司匹林;②腺苷二磷酸受体拮抗药,如氯吡格雷、噻氯匹定;③磷酸二酯酶抑制药,如双嘧达莫、西洛他唑、奥扎格雷;④血小板糖蛋白Ⅲa/Ⅱb受体拮抗药,如阿昔单抗、依替巴肽、替罗非班、利伐沙班等。阿司匹林是最基本的一线抗血小板药。小剂量阿司匹林与双嘧达莫合用,效果较好。

【试题】

(一) 单项选择题

1. 硫酸亚铁可用于治疗（　　　）
   A. 再生障碍性贫血　　B. 巨幼红细胞贫血　　C. 恶性贫血
   D. 慢性失血性贫血　　E. 产后大出血

2. 下列组合中最有利于铁剂吸收的是（　　　）
   A. 氯霉素＋枸橼酸铁铵　　　　　B. 维生素 C＋硫酸亚铁
   C. 碳酸钙＋硫酸亚铁　　　　　　D. 考来替泊＋富马酸亚铁
   E. 四环素＋硫酸亚铁

3. 合用能促进铁剂在肠道的吸收的是（　　　）
   A. 稀盐酸　　　　　B. 胰脂肪酶　　　　C. 碳酸氢钠
   D. 考来替泊　　　　E. 氯霉素

4. 铁剂急性中毒的特殊解毒剂是（　　　）

A. 去铁胺　　　　　　B. 磷酸钙　　　　　　C. 碳酸氢钠

D. 转铁蛋白　　　　　E. 四环素

5. 服用含铁食物可引起（　　　）

A. 佝偻病　　　　　　B. 骨质疏松　　　　　C. 牙齿黑染

D. 脑炎　　　　　　　E. 高铁血红蛋白症

6. 治疗恶性贫血患者神经症状的药物是（　　　）

A. 口服维生素 B_1　　B. 口服硫酸亚铁　　　C. 注射维生素 B_{12}

D. 注射红细胞生成素　E. 口服叶酸

7. 肝素体内抗凝最常用的给药途径为（　　　）

A. 舌下含服　　　　　B. 口服　　　　　　　C. 经皮给药

D. 皮下注射　　　　　E. 静脉注射

8. 肝素过量时应选用的拮抗药物是（　　　）

A. 维生素 K　　　　　B. 华法林　　　　　　C. 氨基己酸

D. 枸橼酸钠　　　　　E. 鱼精蛋白

9. 体内、体外均有抗凝作用药物是（　　　）

A. 维生素 K　　　　　B. 双嘧达莫　　　　　C. 华法林

D. 双香豆素　　　　　E. 肝素

10. 合用可增强香豆素类药物作用的是（　　　）

A. 头孢噻肟　　　　　B. 苯巴比妥　　　　　C. 阿司匹林

D. 维生素 K　　　　　E. 利福平

11. 双嘧达莫的抗凝作用机制是（　　　）

A. 抑制凝血酶

B. 抑制磷酸二酯酶,使 cAMP 降解减少

C. 激活腺苷酸环化酶,使 cAMP 生成增多

D. 激活纤溶酶系统

E. 抑制凝血因子Ⅱ、Ⅶ、Ⅸ羧化,促进血小板聚集

12. 临床诊断脑梗死患者,若溶栓可行,可选用的药物（　　　）

A. 组织型纤溶酶原激活剂(rt-PA)　　B. 大分子肝素

C. 阿司匹林　　　　　　　　　　　　D. 氯吡格雷

E. 低分子肝素

13. 使用阿司匹林可能会导致（　　　）

A. 软骨组织损伤　　　B. 再生障碍性贫血　　C. 耳聋

D. 牙釉质发育不良　　E. 胃黏膜糜烂

（二）多项选择题

1. 下面关于铁剂的说法,正确的是（　　　）

A. 口服铁剂主要以 Fe^{2+} 形式吸收　　B. 食物中铁含量缺乏,必须靠药物维持

C. 胃酸、维生素 C 可抑制铁的吸收　　D. 同服四环素会抑制铁的吸收

E. 铁剂不良反应有黑便、便秘

2. 铁剂的不良反应包括（　　　）

A. 腹泻　　　　　　　B. IPTT 延长　　　　　C. 中性粒细胞升高

D. 恶心　　　　　　　　　E. 便秘

3. 维生素 B_{12} 可用于治疗（　　）
   A. 缺铁性贫血　　　　　B. 巨幼红细胞性贫血　　　C. 恶性贫血
   D. 神经炎　　　　　　　E. 再生障碍性贫血

4. 下列有关维生素 B_{12} 的说法，**错误**的是（　　）
   A. 维持神经组织髓鞘功能所必需　　　　B. 为脂溶性维生素
   C. 正常人肝内储有大量维生素 B_{12}　　　D. 与维生素 C 同服提高药物浓度
   E. 恶性贫血患者可口服维生素 B_{12} 治疗

5. 下列有关叶酸的说法，正确的是（　　）
   A. 是 DNA 合成的重要辅酶
   B. 为脂溶性维生素
   C. 叶酸可治疗氨甲蝶呤等药物所致巨幼红细胞性贫血
   D. 与维生素 C 同服提高药物浓度
   E. 大剂量叶酸能对抗苯巴比妥的抗癫痫作用

6. 维生素 K 可用于治疗（　　）
   A. 胆绞痛　　　　　　　B. 华法林所致出血　　　　C. 双香豆素过量所致出血
   D. 水杨酸所致出血　　　E. 术前预防出血

7. 维生素 K 缺乏的因素有（　　）
   A. 阻塞性黄疸　　　　　B. 慢性腹泻　　　　　　　C. 长期使用双香豆素
   D. 长期服用广谱抗生素　E. 长期服用庆大霉素及克林霉素

8. 下列哪些情况禁用肝素（　　）
   A. 分娩　　　　　　　　B. 肝素过敏者　　　　　　C. 有出血倾向
   D. 消化性溃疡　　　　　E. 严重高血脂

9. 过量或长期应用可引起出血的药物有（　　）
   A. 肝素　　　　　　　　B. 华法林　　　　　　　　C. 双嘧达莫
   D. 尿激酶　　　　　　　E. 氨甲环酸

10. 合并用药可增强双香豆素抗凝作用的有（　　）
    A. 阿司匹林　　　　　　B. 苯巴比妥　　　　　　　C. 甲苯磺丁脲
    D. 奎尼丁　　　　　　　E. 保泰松

11. 下列药物哪些能防治血栓栓塞性疾病（　　）
    A. 肝素　　　　　　　　B. 双香豆素　　　　　　　C. 阿司匹林
    D. 维生素 B_4　　　　　E. 维生素 K_4

12. 下列药物哪些可用于治疗出血性疾病（　　）
    A. 肝素　　　　　　　　B. 酚磺乙胺　　　　　　　C. 阿司匹林
    D. 华法林　　　　　　　E. 维生素 K_1

13. 可用于预防或治疗急性心肌梗死的药物包括（　　）
    A. 阿替普酶　　　　　　B. 华法林　　　　　　　　C. 肝素
    D. 噻氯匹啶　　　　　　E. 阿司匹林

（三）填空题

1. 预防缺铁性贫血治疗首选药物是＿＿＿＿。

2. 巨幼红细胞贫血,主要采用_____治疗,辅以_____。对于恶性贫血则用_____,辅以_____治疗。

3. 免疫因素所致的粒细胞缺乏症,可短期使用_____或静脉注射_____支持治疗。

4. 抗血小板药按照作用机制可分为四类:_____,如阿司匹林;_____,如氯吡格雷、噻氯匹定;_____,如双嘧达莫、西洛他唑、奥扎格雷;血小板糖蛋白Ⅲa/Ⅱb受体拮抗药,如阿昔单抗、依替巴肽、替罗非班、利伐沙班等。

(四) 名词解释

贫血

(五) 简答题

1. 简述缺铁性贫血的治疗措施。

2. 简述肝素与华法林药理作用的异同。

(六) 论述题

论述叶酸和维生素 B_{12} 在治疗贫血中的作用。

【答案】

(一) 单项选择题

1. D　　2. B　　3. A　　4. A　　5. C　　6. C　　7. E　　8. E　　9. E　　10. C
11. B　　12. A　　13. E

(二) 多项选择题

1. ADE　　2. ADE　　3. BCD　　4. BCD　　5. AE　　6. ABCDE
7. ABCDE　　8. ABCD　　9. ABD　　10. ACDE　　11. ABC　　12. BE
13. BCD

(三) 填空题

1. 口服亚铁制剂

2. 叶酸　维生素 B_{12}　维生素 B_{12}　叶酸

3. 糖皮质激素　免疫球蛋白

4. 环氧化酶抑制药　腺苷二磷酸受体拮抗药　磷酸二酯酶抑制药

(四) 名词解释

贫血:是指单位容积血液中血红蛋白浓度、红细胞压积及红细胞数量等指标低于正常值下限的一种病理状态,是继发于多种疾病的一种临床表现。

(五) 简答题

1. 简述缺铁性贫血的治疗措施。

防治措施为补充铁剂,首选口服亚铁制剂。若口服铁剂不能耐受或吸收障碍,可用右旋糖酐铁肌内注射。有药物过敏史的患者,只能在具备抢救条件的情况下给予右旋糖酐铁。铁负荷过多时可用去铁胺治疗。

2. 简述肝素与华法林药理作用的异同。

肝素与华法林药理作用的异同:①肝素口服无效,宜静脉注射;华法林口服吸收好。②肝素主要通过激活血浆中抗凝血酶Ⅲ,加强其抑制凝血因子Ⅱa、Ⅸa、Ⅹa、Ⅺa、Ⅻa等的作用。华法林竞争性拮抗维生素K,干扰肝合成依赖于维生素K的凝血因子Ⅱ、Ⅶ、Ⅸ、Ⅹ,待已合成的上述四种凝血因子耗竭后，才能发挥作用。③二者主要用于防治血栓栓塞性疾病。④肝素可用于体内外抗凝，华法林应用于体内抗凝。

（六）论述题

论述叶酸和维生素 B_{12} 在治疗贫血中的作用。

叶酸和维生素 B_{12} 属水溶性 B 族维生素，二者共同促进红细胞的生长和成熟。叶酸缺乏使原红及幼红细胞成长及分裂停滞不前；维生素 B_{12} 缺乏会导致 DNA 合成障碍，影响红细胞成熟。

二者合用治疗巨幼红细胞贫血、恶性贫血。氨甲蝶呤、乙胺嘧啶等药物所致巨幼红细胞性贫血，叶酸无效，可采用口服亚叶酸钙治疗，或用亚叶酸钙肌内注射。对维生素 B_{12} 缺乏所致的恶性贫血，必须首先补充 B_{12}。叶酸可纠正异常血象，但不能改善神经损害症状。缺乏维生素 B_{12} 同时又缺乏叶酸的患者，单独应用维生素 B_{12} 可掩盖叶酸缺乏症状，应同时补充叶酸。

【延伸阅读】

血液病防治进展

血液病的防治原则：去除致病诱因，保证适宜的饮食与心理支持，通过补充造血营养成分、造血生长因子、雄激素刺激骨髓造血、切脾、成分输血等方法保证血液成分和功能正常，采用放疗、化疗、诱导分化治疗、治疗性血液成分单采、免疫抑制剂、单克隆抗体等措施去除异常的血液成分并抑制其异常功能，对部分血液系统恶性肿瘤患者应用造血干细胞移植技术。

细胞遗传学、分子生物学的快速发展，重组 DNA 技术、单克隆抗体的应用，使恶性血液病的治疗有了长足的进步，从以往的化疗、放疗、骨髓移植进展到靶基因治疗、生物治疗、诱导分化治疗、造血干细胞移植。这些治疗手段已成为血液疾病的重要治疗措施。

1. 造血干细胞移植　通过放化疗预处理，清除患者体内的肿瘤或异常细胞，再将自体或异体造血干细胞移植给受者，以代替原有的病理性造血干细胞，重建正常造血及免疫系统。包括异基因骨髓移植、自体骨髓移植、外周血干细胞移植、脐血干细胞移植等。目前广泛应用于恶性血液病、非恶性难治性血液病、遗传性疾病和某些实体瘤治疗。

1958 年法国肿瘤学家 Mathe 首先对放射性意外伤者进行了骨髓移植。1968 年 Gatti 应用骨髓移植成功治疗了一例重症联合免疫缺陷患者。20 世纪 70 年代，随着人类白细胞抗原（HLA）的发现、血液制品及抗生素等支持治疗的进展，全环境保护性治疗措施以及造血生长因子的广泛应用，造血干细胞移植技术得到了快速发展。在应用骨髓移植治疗白血病、再生障碍性贫血及其他严重血液病、急性放射病及部分恶性肿瘤等方面取得巨大成功，白血病患者长期生存率明显提高。美国医学家托马斯因此获得了 1990 年度的诺贝尔医学奖。中国骨髓移植奠基人陆道培教授于 1964 年在亚洲首先成功开展了同基因骨髓移植，1981 年成功实施了异基因骨髓移植。1988 年法国血液学专家 Gluckman 首先采用 HLA 相合的脐血移植治疗了一例范可尼贫血患者，开创了人类脐血移植的先河。1989 年外周血成为干细胞新供源，1994 年国际上报告第一例异基因外周血造血干细胞移植。日本京都大学科学家山中伸弥和英国发育生物学家约翰·戈登（John B.Gurdon）因其在成熟细胞重编程方面的杰出贡献获 2012 年度诺贝尔生理学或医学奖。这标志着干细胞移植技术已成为现代移植举足轻重的一部分。

近年来造血干细胞移植技术日趋成熟：造血干细胞移植在临床应用的各方面，如扩大移植适应证、预防各种并发症等方面也有了长足的进步，随着我国造血干细胞捐献者资料库、脐带血库的扩大,造血干细胞移植技术已成为有效治愈白血病、淋巴瘤、多发性骨髓瘤等恶性血液病及部分良性血液病及实体肿瘤的重要方法。

2. 靶向治疗 靶向治疗是指研究与肿瘤发病密切相关的分子机制或肿瘤细胞表面的特殊分子,进而针对性地开发相关药物,特异性地阻断肿瘤细胞生长与增殖或者促进肿瘤细胞分化为正常细胞的治疗策略。1986 年我国上海第二医科大学瑞金医院采用全反式维 A 酸治疗急性早幼粒细胞白血病,开创了靶向治疗白血病的先河。瑞士科学家发现的信号传导抑制剂甲磺酸伊马替尼成为慢性髓性白血病慢性期治疗的一线用药。随着血液病分子机制进一步阐明,单克隆抗体技术的应用,探索新的治疗靶点、靶向治疗药物、细胞学诊治策略,通过多中心临床研究获取我国血液病患者诊治的循证医学证据,进一步提高靶向治疗的临床疗效,更多的靶向治疗药物将会应用于临床。

3. 生物治疗 生物治疗是应用生物大分子(生物应答调节剂)进行的治疗。应用干扰素、白介素、淋巴因子激活杀伤细胞、肿瘤浸润淋巴细胞、细胞因子诱导杀伤细胞等参与肿瘤治疗,激发人体的免疫能力,对抗、抑制、杀灭癌细胞,从而达到抑制或阻止肿瘤生长、转移、复发的目的。生物治疗通过人为的干预,调动人体生物系统,清除微小残留病灶或抑制残留肿瘤细胞增殖,有助于延长生存时间,治愈可能性增加。与传统治疗方法相比,生物治疗肿瘤更为精确,针对性好。目前生物治疗被认为是继手术、放疗、化疗后,肿瘤综合治疗的第四大模式,已成为恶性肿瘤主要治疗方法之一。

4. 三氧化二砷治疗急性早幼粒细胞白血病 三氧化二砷(Arsenic trioxide,ATO)俗称砒霜,自古以来被认为是"毒药之王"。唐朝孙思邈《备急千金要方》有砒霜治疗疟疾的记述。明朝李时珍《本草纲目》中记载,砒霜可治烂肉、蚀瘀及腐瘰。明末陈司成《霉疮秘录》记载砒霜治疗梅毒。1972 年哈尔滨医科大学张亭栋教授及其团队研制癌灵 I 号注射液(主要成分三氧化二砷,含少量氯化汞)治疗急性早幼粒细胞白血病(APL),有效率达 70% 以上,"以 M3 型效果尤为显著"。1999 年 10 月获批国家二类新药,2000 年 9 月美国 FDA 批准上市。ATO 具有原浆毒作用,抑制含巯基酶的活性,诱导跨膜电位下降,促使凋亡因子自线粒体内膜腔释放进入胞浆,激活凋亡效应分子,引起级链式凋亡反应。ATO 可使细胞血管内皮生长因子表达量减少,干扰内皮细胞和白血病细胞之间互相促进的环式作用,以剂量和时间依赖方式,诱导细胞凋亡,抑制肿瘤的新生血管生成,最终使肿瘤细胞生长受抑。PML 蛋白是三氧化二砷的直接靶点,ATO 与 PML 蛋白结合,促进其发生小泛素化修饰,促进胞浆 PML 进入核体,导致细胞分化与凋亡,从而有效治疗 M3 型白血病。心血管系统毒性、高白细胞血症等毒副作用限制 ATO 临床应用。应用钙通道阻滞剂、抗氧化剂,有益于预防 ATO 不良反应。在不增加砷剂总量的前提下,改变剂量 / 给药方法,有益于疗效提高。"持续缓慢静脉输注法",小剂量长时间应用三氧化二砷预防心脏毒性在 APL 患者中取得了满意的疗效,同时出现的毒性反应最低("三氧化二砷毒性反应发生机制及防治策略",获中华医学科技一等奖)。ATO 由"毒药变良药"的过程提示我们,古老中医药学中蕴藏着巨大的宝藏等待发掘!

(杜智敏)

第二十四章
内分泌及代谢性疾病的临床用药

【学习目标】

1. 掌握胰岛素的药理作用及临床应用。

2. 掌握口服降血糖药分类及药理作用机制。

3. 掌握骨质疏松症治疗药物的分类及各类代表药物。掌握双膦酸盐类、氟化物、SERMs 抗骨质疏松症的药理作用和机制、临床应用、不良反应及防治。

4. 掌握硫脲类的药理作用及临床应用。

5. 熟悉骨质疏松症的临床分型、骨质疏松症的发病原因和机制、抗骨质疏松药物雌激素、依普黄酮、降钙素、合成类固醇激素、甲状旁腺激素、钙制剂和维生素 D 类等药理作用和机制、临床应用、不良反应及防治。

【内容要点】

一、糖尿病的临床用药

(一) 概述

糖尿病一组由于胰岛素分泌缺陷及(或)其生物作用障碍引起的以高血糖为特征的代谢性疾病。糖尿病分型:① 1 型糖尿病(胰岛素依赖型糖尿病,insulin-dependent diabetes mellitus,IDDM);② 2 型糖尿病(非胰岛素依赖型糖尿病,non-insulin-dependent diabetes mellitus,NIDDM);③特异型糖尿病;④妊娠糖尿病。

(二) 胰岛素

1. 胰岛素分类　按药效时间长短分类:速效胰岛素类似物:如门冬胰岛素和赖脯胰岛素;短效胰岛素:普通胰岛素(RI);中效胰岛素:低精蛋白胰岛素(NPH);长效胰岛素:包括鱼精蛋白锌胰岛素(PZI)和甘精胰岛素。

2. 胰岛素具有广泛的生物学效应　①可加速葡萄糖的氧化和酵解,促进糖原合成,抑制糖原分解和糖异生从而降低血糖;②促进脂肪合成抑制脂肪分解,减少游离脂肪酸和酮体的生成,增加脂肪酸的转运以增加其利用率;③促进蛋白质的合成,抑制蛋白质的分解,抑制氨基酸转变为葡萄糖;④胰岛素可与 IGF-1 受体结合,促进细胞生长作用。

3. 临床应用　① 1 型糖尿病:理想的胰岛素治疗应最大程度模拟内源性胰岛素分泌模式,即基础胰岛素及餐后胰岛素分泌;② 2 型糖尿病:2 型糖尿病经饮食控制和使用口服降血糖药未能控制者、明显高血糖或伴随明显高血糖症状的初诊 2 型糖尿病患者、2 型糖尿病患者在应激,以及出现酮症酸中毒、非酮症性高渗性昏迷、乳酸性酸中毒等急性并发症时均需采用胰岛治疗。

4. 不良反应　①低血糖反应;②过敏反应;③胰岛素耐受性。

(三)口服降血糖药

1. 磺酰脲类　属于促胰岛素分泌剂,是治疗 2 型糖尿病最常用的一类药物。本类药物对正常人和胰岛功能尚存的患者有降血糖作用,是控制 2 型糖尿病患者高血糖的主要用药,但对 1 型或严重 2 型糖尿病患者及切除胰腺的动物则无作用。

2. 格列奈类　格列奈类是一类非磺脲类促胰岛素分泌的新型餐时血糖调节剂。临床上主要适用于 2 型糖尿病患者,尤其以餐后血糖升高为主的 2 型糖尿病患者,亦可用于老年糖尿病及糖尿病肾病患者。

3. 双胍类　双胍类是继磺酰脲类之后用于 2 型糖尿病治疗的口服降血糖药。双胍类可明显降低糖尿病患者的血糖,但对正常人血糖无明显影响。双胍类主要用于单用饮食控制无效的轻度、中度 2 型糖尿病患者,尤其适用于肥胖者或超重的 2 型糖尿病患者,亦可用于非肥胖的糖尿病患者的初始治疗。

4. 噻唑烷二酮类　噻唑烷二酮类化合物(thiazolidinediones,TZD)属于胰岛素增敏剂。主要用于其他降血糖药疗效不佳的 2 型糖尿病,尤其是胰岛素抵抗患者。可单独应用,亦可与磺酰脲类或胰岛素联合应用。

5. α- 葡萄糖苷酶抑制剂　α- 葡萄糖苷酶抑制剂(alpha glucosidase inhibitors)是一类以延缓肠道碳水化合物吸收而达到治疗糖尿病目的的药物。临床上可单用或与其他降血糖药合用治疗糖尿病,尤适用于肥胖型,以餐后血糖升高为主的早期 2 型糖尿病患者,并可延缓糖耐量减低向糖尿病发展进程。

6. 胰高血糖素样肽 -1 受体激动剂　胰高血糖素样肽 -1(GLP-1)受体激动剂通过激动 GLP-1 受体而发挥降低血糖的作用。可以单独使用或与其他口服降糖药联合使用。多项临床研究结果显示,GLP-1 受体激动剂在一种口服降糖药(二甲双胍、磺脲类)治疗失效后加用时疗效优于活性对照药物。

7. 二肽基肽酶 -4 抑制剂　二肽基肽酶 -4(DPP-4)抑制剂通过抑制 DDP-4 而 GLP-1 在体内的失活,增加 GLP-1 在体内的水平。而 GLP-1 可通葡萄糖浓度依赖方式促进胰岛素分泌,抑制胰高血糖素分泌。临床上可单用,配合饮食控制和运动,用于改善 2 型糖尿病患者的血糖控制。

二、骨质疏松症的临床用药

(一)概述

1. 定义　骨质疏松症(osteoporosis,OP)是一种综合征,是以低骨量和骨组织微结构破坏为特征,导致骨脆性增加和易发生骨折的全身性疾病。

2. 骨质疏松症可分类　原发性骨质疏松症,又分绝经后骨质疏松症(postmenopausal osteoporosis,PMOP)和老年性骨质疏松症;继发性骨质疏松症多由明确疾病所致;特发性骨质疏松症,如孕妇、哺乳期、青壮年骨质疏松症,其机制尚不清楚。

3. 发病机制　①激素和代谢的改变;②营养因素;③药物和化学品;④疾病;⑤外伤性继发因素;⑥制动。

4. 临床表现　疼痛,脊柱变形和脆性骨折。

5. 治疗原则　缓解疼痛、提高骨密度、降低骨折发生率,进而改善生活质量。

6. 治疗措施　基础措施包括调整生活方式(衡膳食、充足日照、规律运动)和骨健康基本补充剂(补充钙剂和维生素 D)。对已有骨质疏松症或已发生过脆性骨折,或已有骨量减少作为药物治疗的适应证,治疗时强调以骨营养补充剂钙和维生素 D 作为基础治疗,根据不同病因合理选用骨吸收抑制剂或(和)骨形成促进剂。

(二) 治疗骨质疏松症的药物

治疗骨质疏松症的药物分为三类:①骨吸收抑制剂:抑制破骨细胞活性从而抑制骨吸收的药物,如双膦酸盐、雌激素、依普黄酮、降钙素等;②骨形成促进剂:促进成骨细胞活性从而刺激骨形成的药物,如氟化物、合成类固醇激素、甲状旁腺激素等;③骨矿化物:如钙制剂和维生素 D 类等。

三、甲状腺功能亢进症的临床用药

(一) 概述

甲状腺功能亢进症(hyperthyroidism),简称甲亢,是指多种原因所致的以血液循环中甲状腺激素过多引发代谢紊乱为特征的一种综合征。典型病变为高代谢、弥漫性甲状腺肿、突眼以及神经、心血管、胃肠等系统受累,其中以毒性弥漫性甲状腺肿(Graves 病)最为常见。目前抗甲状腺功能亢进的药物主要有硫脲类、碘化物、放射性碘和 β-肾上腺素受体阻断药等。

(二) 抗甲状腺功能亢进的药物

1. 硫脲类　是最常用的抗甲状腺药,包括:①硫氧嘧啶类,有丙硫氧嘧啶(propylthiouracil)、甲硫氧嘧啶(methylthiouracil);②咪唑类,有甲巯咪唑(thiamazole)和卡比马唑(carbimazole)。该类药物通过阻断碘的有机化过程,从而抑制甲状腺激素的合成,甲状腺自身抗体的生成也受到抑制。

(1) 药理作用:硫脲类药物主要通过抑制甲状腺细胞内的过氧化物酶,阻止碘离子氧化,酪氨酸的碘化及耦联,即一碘酪氨酸和二碘酪氨酸缩合,从而阻碍了甲状腺激素的生物合成。

(2) 临床应用:①内科药物治疗;②术前准备;③甲状腺危象的辅助治疗。

(3) 不良反应:①一般反应:多见消化道反应,亦有头痛、关节痛和眩晕;②过敏反应;③粒细胞缺乏症;④甲状腺肿和甲状腺功能减退。

2. 碘和碘化物　目前常用的有碘化钾(potassium iodide)和复方碘溶液(Lugol's solution)。小剂量的碘用于治疗单纯性甲状腺肿,大剂量的碘抑制甲状腺激素释放与合成。临床用于防治单纯性甲状腺肿、甲状腺功能亢进手术前准备和甲状腺危象。

3. 放射性碘　放射性碘包括 ^{131}I、^{125}I 和 ^{123}I 等几种放射性核素,临床广泛应用的放射性碘(radioactive iodine)是 ^{131}I。临床上用于甲状腺功能亢进的治疗、甲状腺摄碘功能试验、甲状腺癌。

【试题】

(一) 单项选择题

1. 重症糖尿病初治应选用的胰岛素制剂是(　　)

　A. 正规胰岛素　　　　　B. 低精蛋白锌胰岛素　　　　　C. 珠蛋白锌胰岛素

D. 精蛋白锌胰岛素　　　　E. 以上都不是

2. 双胍类药物治疗糖尿病的机制是（　　）

　　A. 增强胰岛素的作用　　　　　　　　B. 促进组织摄取葡萄糖等

　　C. 刺激内源性胰岛素的分泌　　　　　D. 阻止 ATP 敏感的钾通道

　　E. 增加靶细胞膜上胰岛素受体的数目

3. 糖尿病酮症酸中毒选用（　　）

　　A. 胰岛素　　　　　　　B. 格列本脲　　　　　　C. 瑞格列奈

　　D. 甲福明　　　　　　　E. 阿卡波糖

4. 引起胰岛素急性抵抗性诱因**错误**的是（　　）

　　A. 并发感染　　　　　　B. 手术　　　　　　　　C. 严重创伤

　　D. 酮症酸中毒　　　　　E. 以上都不是

5. 禁用于伴严重肝病糖尿病患者的降血糖药是（　　）

　　A. 瑞格列奈　　　　　　B. 甲苯磺丁脲　　　　　C. 甲福明

　　D. 胰岛素　　　　　　　E. 格列齐特

6. 磺酰脲类药物降血糖作用的主要机制是（　　）

　　A. 抑制胰高血糖素的分泌　　　　　　B. 提高靶细胞对胰岛素的敏感性

　　C. 刺激 β 细胞分泌胰岛素　　　　　　D. 促进组织摄取葡萄糖

　　E. 降低胰岛素代谢

7. 关于胰岛素的描述**错误**的是（　　）

　　A. 由两条多肽链组成　　　　　　　　B. 正规胰岛素口服无效

　　C. 多采用口服给药　　　　　　　　　D. 皮下注射吸收快

　　E. 多由猪、牛胰腺中提取

8. 合并重度感染的重症糖尿病患者宜选用（　　）

　　A. 甲苯磺丁脲　　　　　B. 格列本脲　　　　　　C. 苯乙双胍

　　D. 正规胰岛素　　　　　E. 精蛋白锌胰岛素

9. 磺酰脲类药物的适应证是（　　）

　　A. 胰岛功能完全丧失者　B. 糖尿病昏迷　　　　　C. 糖尿病合并酮症酸中毒

　　D. 糖尿病合并高热　　　E. 对胰岛素产生耐受的患者

10. DPP-4 抑制剂的降血糖作用机制是（　　）

　　A. 改善胰岛素抵抗

　　B. 抑制葡萄糖吸收

　　C. 阻止 ATP 敏感的钾通道

　　D. 抑制二肽基肽酶 -4, 减少 GLP-1 体内的失活

　　E. 降低胰岛素代谢

11. 以下药物中与胰岛素无药物相互作用的是（　　）

　　A. 抗凝血药　　　　　　B. 苯妥英钠　　　　　　C. 胰高血糖素

　　D. 呋塞米　　　　　　　E. 维拉帕米

12. 关于 α- 葡萄糖苷酶抑制剂的作用特点描述中, **错误**的是（　　）

　　A. 可延缓肠道碳水化合物吸收　　　　B. 易导致低血糖

　　C. 口服吸收较少　　　　　　　　　　D. 可单用于老年患者或餐后高血糖患者

E. 通常与口服降糖药合用

13. 下列药物中,属于 GLP-1 受体激动剂的是(　　)

　　A. 二甲双胍　　　　　　　B. 利拉鲁肽　　　　　　　C. 沙格列汀

　　D. 瑞格列奈　　　　　　　E. 阿卡波糖

14. 下列描述中,与双胍类药物作用特点**不符**的是(　　)

　　A. 不降低正常人的血糖水平　　　　　　B. 抑制胰高血糖素的分泌

　　C. 促进组织摄取葡萄糖　　　　　　　　D. 以原形经肾随尿液排泄

　　E. 抑制肝糖原异生

15. 以下胰岛素中,属于短效胰岛素制剂的是(　　)

　　A. 普通胰岛素　　　　　　B. 地特胰岛素　　　　　　C. 甘精胰岛素

　　D. 精蛋白锌胰岛素　　　　E. 门冬胰岛素

16. 胰岛素使用中引起慢性胰岛素抵抗的原因可能是(　　)

　　A. 胰岛素分泌增多　　　　　　　　　　B. 肝、肾对胰岛素的灭活加快

　　C. 产生抗胰岛素受体的抗体　　　　　　D. 酮症酸中毒

　　E. 手术和创伤

17. 骨质疏松症典型的临床表现**不包括**(　　)

　　A. 腰背酸痛　　　　　　　B. 脊柱变形　　　　　　　C. 脆性骨折

　　D. 股骨头坏死　　　　　　E. 驼背

18. 属于原发性骨质疏松症的是(　　)

　　A. 青壮年骨质疏松症　　　B. 老年骨质疏松症　　　　C. 孕妇骨质疏松症

　　D. 哺乳期骨质疏松　　　　E. 营养缺乏性骨质疏松症

19. 不是骨质疏松症的发病原因的是(　　)

　　A. 双侧卵巢切除　　　　　B. 甲状腺功能亢进　　　　C. 肾上腺萎缩

　　D. 运动　　　　　　　　　E. 关节退行性变

20. 属于骨吸收抑制剂的是(　　)

　　A. 双膦酸盐　　　　　　　B. 氟化物　　　　　　　　C. 合成类固醇激素

　　D. 甲状旁腺激素　　　　　E. 维生素 D

21. 对骨量显著下降且有明显骨痛或骨关节炎的老年骨质疏松症患者,最宜选用的是(　　)

　　A. 二膦酸盐和降钙素　　　B. 阿仑膦酸钠　　　　　　C. 密钙息

　　D. 维生素 D　　　　　　　E. 葡萄糖酸钙

22. 对女性绝经后骨质疏松患者,尤其是绝经早期伴更年期症状者,最好的治疗方案为(　　)

　　A. 雌激素替代疗法　　　　B. 骨吸收抑制剂　　　　　C. 骨形成促进剂

　　D. 钙剂　　　　　　　　　E. 维生素 D

23. 属于骨形成促进剂的是(　　)

　　A. 阿仑膦酸钠　　　　　　B. 依替膦酸钠　　　　　　C. 甲状旁腺激素

　　D. 尼尔雌醇　　　　　　　E. 降钙素

24. 下列不属于维生素 D 不良反应的是(　　)

　　A. 乏力　　　　　　　　　B. 血压下降　　　　　　　C. 高钙血症

　　D. 肾结石　　　　　　　　E. 失眠

25. 补钙时建议钙摄入量不低于元素钙(　　)

　　A. 400mg/d 　　　　　　 B. 500mg/d 　　　　　　 C. 600mg/d

　　D. 700mg/d 　　　　　　 E. 800mg/d

26. 既能抑制骨吸收，又能促进骨形成的药物是（　　　）

　　A. 雷洛昔芬 　　　　　　 B. 利维爱 　　　　　　 C. 阿仑膦酸钠

　　D. 特立帕肽 　　　　　　 E. 雷尼酸锶

27. 关于骨化三醇药理作用的描述，**不正确**的是（　　　）

　　A. 增加小肠对钙的吸收 　　　　　　 B. 可促进细胞大量合成钙结合蛋白

　　C. 促进肠细胞的钙转运 　　　　　　 D. 促进皮骨细胞增生

　　E. 抑制肠钙入血

28. 以下哪种药物可导致"类流感样"反应（　　　）

　　A. 阿仑膦酸钠 　　　　　　 B. 依替膦酸二钠 　　　　　　 C. 氯屈膦酸二钠

　　D. 帕米膦酸二钠 　　　　　　 E. 钙剂

29. 长期服用钙剂可能引起的不良反应是（　　　）

　　A. 血压下降 　　　　　　 B. 低钾血症 　　　　　　 C. 高钙血症

　　D. 骨质疏松 　　　　　　 E. 肝功能异常

30. 以下关于钙制剂临床应用中的注意事项中**错误**的是（　　　）

　　A. 可同时补充维生素 D

　　B. 补钙应选用含钙量高、生物利用度好、溶出度高的制剂

　　C. 钙在体内吸收随着钙的摄入量增加而增加

　　D. 枸橼酸钙不受低胃酸的影响

　　E. 治疗骨质疏松症时，钙剂应与其他药物联合使用

31. 甲状腺功能亢进的内科治疗宜选用（　　　）

　　A. 小剂量碘剂 　　　　　　 B. 大剂量碘剂 　　　　　　 C. 甲状腺素

　　D. 甲巯咪唑 　　　　　　 E. 以上都不是

32. 关于硫脲类抗甲状腺药叙述**错误**的是（　　　）

　　A. 硫脲类是最常用的抗甲状腺药 　　　　　　 B. 代表药有甲硫氧嘧啶

　　C. 通过影响甲状腺摄取碘而发挥作用 　　　　　　 D. 可用于甲状腺危象时的辅助治疗

　　E. 可用于甲状腺术前准备

33. 甲硫氧嘧啶最严重的不良反应是（　　　）

　　A. 过敏性反应 　　　　　　 B. 消化道反应 　　　　　　 C. 粒细胞缺乏症

　　D. 甲状腺功能低下 　　　　　　 E. 黄疸性肝炎

34. 关于硫脲类药物不良反应**错误**的是（　　　）

　　A. 粒细胞缺乏症 　　　　　　 B. 药疹 　　　　　　 C. 再障

　　D. 咽痛、发热 　　　　　　 E. 甲状腺腺体增大、充血

35. 下列何种病例宜选用大剂量碘制剂（　　　）

　　A. 弥漫性甲状腺肿 　　　　　　 B. 结节性甲状腺肿

　　C. 黏液性水肿 　　　　　　 D. 轻症甲状腺功能亢进内科治疗

　　E. 甲状腺功能亢进症手术前准备

36. 能抑制外周组织的 T_4 转变成 T_3 的抗甲状腺药物是（　　　）

　　A. 硫氧嘧啶 　　　　　　 B. 丙硫氧嘧啶 　　　　　　 C. 他巴唑

D. 卡比马唑　　　　　　　E. 大剂量碘剂

37. 甲状腺素应及早用于何种疾病的治疗（　　　）

　　A. 黏液性水肿　　　　　B. 单纯性甲状腺肿　　　　C. 呆小症

　　D. 结节性甲状腺肿　　　E. 甲状腺功能亢进

38. 放射性碘治疗适用于（　　　）

　　A. 单纯性甲状腺肿　　　　　　　　B. 甲状腺危象抢救

　　C. 甲亢术前　　　　　　　　　　　D. 黏液性水肿昏迷

　　E. 甲亢术后复发及硫脲类无效者

39. 以下描述中,关于硫脲类抗甲状腺药的作用机制描述正确的是（　　　）

　　A. 抑制甲状腺激素的释放　　　　　B. 抑制甲状腺摄取碘

　　C. 抑制甲状腺球蛋白水解　　　　　D. 抑制甲状腺素的生物合成

　　E. 抑制 TSH 的分泌

40. 硫氧嘧啶类药物治疗甲亢起效慢的主要原因是（　　　）

　　A. 口服生物利用度低　　　　　　　B. 经肾脏排泄速度快

　　C. 在肝内代谢快　　　　　　　　　D. 已合成的甲状腺素消耗后才能生效

　　E. 口服吸收缓慢

41. 小剂量碘临床主要应用于（　　　）

　　A. 抑制 TSH 的分泌　　　B. 黏液性水肿　　　　C. 单纯性甲状腺肿

　　D. 抑制甲状腺素的释放　　E. 甲状腺功能检查

42. 可与甲巯咪唑发生药物相互作用的是（　　　）

　　A. 华法林　　　　　　　　B. 阿司匹林　　　　　　C. 头孢类抗生素

　　D. 噻嗪类利尿剂　　　　　E. 糖皮质激素

(二) 多项选择题

1. 关于胰岛素的作用下列哪些是正确的（　　　）

　　A. 促进葡萄糖利用,抑制糖原分解　　B. 抑制脂肪合成

　　C. 抑制蛋白质合成　　　　　　　　　D. 抑制葡萄糖摄取

　　E. 促进细胞生长

2. 关于磺酰脲类降糖作用特点下列哪些是正确的（　　　）

　　A. 减少胰高血糖素分泌　　　　　　B. 只对胰岛功能尚存的糖尿病患者有效

　　C. 延迟胰岛素灭活　　　　　　　　D. 阻断 ATP 敏感的 K^+ 通道促进胰岛素分泌

　　E. 抑制 DPP-4 酶活性

3. 以下药物中影响格列美脲降血糖作用的药物是（　　　）

　　A. 单胺氧化酶　　　　　　B. 西咪替丁　　　　　　C. 双香豆素

　　D. 苯妥英钠　　　　　　　E. 吲哚美辛

4. 关于降钙素的作用机制描述正确的是（　　　）

　　A. 促进肠道转运钙　　　　　　　　B. 刺激成骨细胞的形成和活性

　　C. 抑制破骨细胞的活性　　　　　　D. 有明显的镇痛作用

　　E. 抑制溶骨作用

5. 下列药物中可能引起胰腺炎的降糖药物有（　　　）

　　A. 格列美脲　　　　　　　B. 阿格列汀　　　　　　C. 艾塞那肽

D. 利拉鲁肽　　　　　　　E. 阿卡波糖

6. 下列描述中,属于硫脲类药物临床应用的是(　　　)

A. 轻度甲状腺功能亢进症　　　　　B. 不适宜手术或放射性碘治疗者

C. 青少年甲状腺功能亢进症　　　　D. 甲状腺危象

E. 克汀病

7. 以下描述中,关于碘和碘化物药理作用描述正确的是(　　　)

A. 小剂量时可用于单纯性甲状腺肿

B. 大剂量时可用于甲状腺功能亢进手术前准备

C. 大剂量时用于甲状腺危象的治疗

D. 大剂量时抑制甲状腺激素的合成

E. 大剂量时抑制甲状腺激素的释放

8. 下列抗骨质疏松药物中,属于骨吸收抑制剂的是(　　　)

A. 帕米膦酸　　　　　B. 尼尔雌醇　　　　　C. 阿仑膦酸钠

D. 依普黄酮　　　　　E. 降钙素

9. 下列抗骨质疏松药物中,有骨形成促进作用的是(　　　)

A. 他莫昔芬　　　　　B. PTH　　　　　C. 缓释氟化钠

D. 特立帕肽　　　　　E. 雷尼酸锶

10. 抗甲状腺功能亢进的药物包括下列哪些(　　　)

A. 甲硫氧嘧啶　　　　　　　　　B. 碘化物

C. 放射性碘　　　　　　　　　　D. β- 肾上腺素受体阻断药

E. 甲巯咪唑

(三) 填空题

1. 1 型糖尿病患者需终身应用_____作为替代治疗药物。

2. 临床常用的口服降糖药物有:①促胰岛素分泌剂:_____类和_____类;②_____:双胍类和_____类;③_____:α- 糖苷酶抑制剂;④_____受体激动剂:艾塞那肽;⑤_____:西格列汀。

3. 治疗骨质疏松症的药物分为_____、_____和骨矿化物三类。

4. 降钙素可用于_____的早期治疗,是_____患者的首选药物。

5. 在需要进行_____的患者,为了减少麻醉和手术后的并发症,防止术后发生_____。在术前服用_____药物,使甲状腺大小和甲状腺功能恢复接近正常。并在术前两周,同时加服_____,使腺体_____,减少出血,便于手术的进行。

(四) 简答题

1. 胰岛素的主要药理作用。

2. 产生胰岛素抵抗性的主要原因是什么? 如何防治?

3. 简述磺脲类降血糖药的临床应用及用药依据。

4. 简答胰岛素的主要不良反应。

5. 简述骨质疏松症治疗药物的分类及各类代表药物。

6. 简述双膦酸盐作为骨吸收抑制剂的药理作用和机制。

7. 简述硫脲类治疗甲状腺功能亢进的临床应用。

8. 简述碘剂治疗甲状腺功能亢进的临床应用。

【答案】

(一) 单项选择题

1. A 　2. B 　3. A 　4. E 　5. B 　6. C 　7. C 　8. D 　9. E 　10. D
11. E 　12. B 　13. B 　14. B 　15. A 　16. C 　17. D 　18. B 　19. D 　20. A
21. A 　22. A 　23. C 　24. B 　25. E 　26. E 　27. E 　28. A 　29. C 　30. C
31. D 　32. C 　33. C 　34. C 　35. E 　36. B 　37. C 　38. E 　39. D 　40. D
41. C 　42. A

(二) 多项选择题

1. ACE 　　2. BD 　　3. BD 　　4. BCDE 　　5. CD 　　6. ABCD
7. ABCDE 　8. ABCDE 　9. BCDE 　10. ABCDE

(三) 填空题

1. 胰岛素

2. 磺酰脲　格列奈　胰岛素增敏剂　噻唑烷二酮　延缓葡萄糖吸收的药物,胰高血糖素样肽-1　二肽基肽酶-4抑制剂

3. 骨吸收抑制剂　骨形成促进剂

4. 高钙血症危象　中度以上骨痛

5. 甲状腺次全切除手术　甲状腺危象　硫脲类　碘剂　缩小变硬

(四) 简答题

1. 胰岛素的主要药理作用。

胰岛素的主要药理作用:①可加速葡萄糖的氧化和酵解,促进糖原合成,抑制糖原分解和糖异生从而降低血糖;②促进脂肪合成抑制脂肪分解,减少游离脂肪酸和酮体的生成,增加脂肪酸的转运以增加其利用率;③促进蛋白质的合成,抑制蛋白质的分解,抑制氨基酸转变为葡萄糖。④胰岛素可与IGF-1受体结合,促进细胞生长作用。

2. 产生胰岛素抵抗性的主要原因是什么? 如何防治?

产生胰岛素抵抗性的主要原因:①急性型胰岛素抵抗性多因并发感染、创伤或有其他应激状态时血中拮抗胰岛素的物质增多,或因酮症酸中毒时血中酮体和脂肪酸增多及pH值降低妨碍胰岛素作用。需针对诱因进行处理,并短时间增加胰岛素用量。②慢性型胰岛素抵抗性的主要原因是体内生成了胰岛素受体抗体;体内拮抗胰岛素物质增多;胰岛素受体数目和亲和力减少;胰岛素受体基因异常。

防治措施:是选用抗原性小的胰岛素制剂;尽量避免间断使用胰岛素;避免高胰岛素血症和血糖波动;换用不同种属的动物提取的胰岛素或胰岛素制剂;对2型糖尿病患者可加服磺酰脲类口服降血糖药。

3. 简述磺脲类降血糖药的临床应用及用药依据。

磺脲类降血糖药的临床应用及用药依据:①用于胰岛功能未完全丧失的轻中度糖尿病患者,理论依据是刺激部分尚完好的胰岛β细胞释放胰岛素;②用于胰岛素抵抗性患者,刺激内源性胰岛素释放,并增强其作用;③氯磺丙脲可用于尿崩症,因其能促进抗利尿激素分泌并增强抗利尿激素的作用。

4. 简答胰岛素的主要不良反应。

胰岛素的主要不良反应：①低血糖反应：由胰岛素过量或进食量少所致，轻者出现饥饿感、头晕、出汗、心悸等症状，重者出现烦躁、惊厥甚至昏迷；②过敏反应：胰岛素过敏发生率低，为局部反应，轻微而短暂，表现为荨麻疹、血管神经性水肿、紫癜，偶可引起休克；③胰岛素抵抗：糖尿病患者应用胰岛素剂量超过 100 ~ 200U，持续 48 ~ 72 小时者，即发生胰岛素抵抗。急性型常因感染、创伤、手术或酮症酸中毒等并发症引起。慢性型与胰岛素抗体产生有关，也可能是胰岛素受体数量变化引起，减弱了胰岛素的降血糖作用。

5. 简述骨质疏松症治疗药物的分类及各类代表药物。

治疗骨质疏松症的药物分为三类：

(1) 骨吸收抑制剂：抑制破骨细胞活性从而抑制骨吸收的药物，如双膦酸盐、雌激素、依普黄酮、降钙素等。

(2) 骨形成促进剂：促进成骨细胞活性从而刺激骨形成的药物，如氟化物、合成类固醇激素、甲状旁腺激素等。

(3) 骨矿化物：如钙制剂和维生素 D 类等。

6. 简述双膦酸盐作为骨吸收抑制剂的药理作用和机制。

双膦酸盐基本结构为 P-C-P，与焦膦酸盐（P-O-P）结构相似，是抗过度骨溶解的新型药物。该类药物在骨再建表面，抑制破骨细胞对骨的吸收，且对膦酸钙具有高亲和性，吸附在骨羟磷灰石结晶表面，阻止钙盐"逸出"。该类药物对成骨细胞亦有抑制作用，可抑制骨形成和骨矿化。

其作用特点为：①具有直接抑制破骨细胞形成和骨吸收作用；②与钙的亲和力较高而被骨选择性摄取；③对水解反应稳定，能长期滞留于骨内；④间歇使用能诱发持续的骨质增长，逆转骨质疏松。

7. 简述硫脲类治疗甲状腺功能亢进的临床应用。

(1) 内科药物治疗：适用于病情轻、甲状腺轻中度肿大的甲亢病人，不适宜手术和放射性治疗的甲亢患者，术后复发又不适宜 [131]I 治疗的患者。

(2) 术前准备：在需要进行甲状腺次全切除的患者，为了减少麻醉和手术后的并发症，防止术后发生甲状腺危象，在术前服用硫脲类药物，使甲状腺大小和甲状腺功能恢复接近正常，并在术前两周加服碘剂，使腺体缩小变硬，减少出血，便于手术的进行。

(3) 甲状腺危象的辅助治疗：对甲状腺危象的治疗，除了对症治疗之外，主要服用大剂量的碘剂，阻止甲状腺激素的释放和对症治疗，大剂量的硫脲类可作为辅助用药。

8. 简述碘剂治疗甲状腺功能亢进的临床应用。

(1) 防治单纯性甲状腺肿：根据缺碘的程度应用，经补充碘剂后，可抑制 TSH 的分泌，使肿大的甲状腺逐渐恢复；

(2) 甲状腺功能亢进手术前准备：碘剂大剂量能抑制 TSH 分泌，使腺体缩小变硬，血管减少，防止术中出血过多，一般在术前先服用抗甲状腺药物至甲状腺功能恢复正常、症状消失，然后在术前两周加用碘剂；

(3) 甲状腺危象：大剂量碘剂有短暂抗甲状腺功能亢进作用，仅可维持 2 周，服用时间过长，不仅作用消失，且使病情加重，故不作为甲亢的常规用药。甲状腺危象时应用碘剂，能迅速缓解症状，同时必须配合应用硫脲类药物。

【延伸阅读】

骨质疏松症的治疗策略

骨质疏松的治疗需综合患者不同的病因和临床症状,最终达到提高骨量,缓解疼痛,预防骨折的目的。对女性绝经后骨质疏松患者,尤其是绝经早期伴更年期症状者,HRT 非常有效;若年龄超过 55 岁且没有明显的更年期症状,建议选用选择性雌激素受体调节剂或阿仑膦酸钠,秋冬季适量补充活性维生素 D;老年性骨质疏松的主要病因是活性维生素 D 代谢物缺乏和维生素 D 抵抗伴代偿性 PTH 分泌增加,因此补充活性维生素 D 是必须的,对骨量显著下降且有明显骨痛或骨关节炎的老年患者,可首选二膦酸盐和降钙素。男性骨质疏松患者,雄激素仅对睾酮水平低下者有效,临床治疗以二膦酸盐、活性维生素 D 和降钙素为多。继发性骨质疏松应以原发病的治疗为前提,同时辅以活性维生素 D、二膦酸盐或降钙素。

骨质疏松防治的最终目的是避免骨折,绝大多数抗骨质疏松药物对降低骨质疏松性脊柱骨折有一定疗效,其中新型二膦酸盐(阿仑膦酸钠、利塞膦酸钠)具有减少骨质疏松性脊柱和髋部骨折的显著疗效。活性维生素 D 能通过增强肌力和提高神经肌肉协调性预防骨折,HRT 也能部分改善肌力。骨质疏松性骨折发生 2 周后可应用二膦酸盐、SERM 或活性维生素 D,对骨质疏松性骨折必须行手术治疗的患者应强调同时进行药物治疗。

(门丽慧 陈 霞)

第二十五章
呼吸系统疾病的临床用药

【学习目标】

1. 掌握沙丁胺醇、特布他林、茶碱和色甘酸钠的平喘药理作用、作用机制临床应用。
2. 掌握可待因、右美沙芬和喷托维林的镇咳药理作用及其临床应用。
3. 熟悉糖皮质激素用于平喘的药理作用机制与临床应用。
4. 熟悉氯化铵、氨溴索和溴己胺的临床应用。
5. 了解新型平喘药物的作用机制与应用前景。
6. 了解呼吸兴奋药的药理作用与应用。

【内容要点】

呼吸系统疾病是临床常见病、多发病,临床症状主要为咳、痰、喘和呼吸困难,不仅给患者带来痛苦甚至危及生命。在治疗病因的同时,采取安全有效的药物控制症状是治疗这类疾病的重要措施。治疗呼吸系统疾病的常用药物有平喘药、镇咳药、祛痰药和呼吸兴奋药,主要用于控制症状,对于防止肺气肿、肺源性心脏病和呼吸衰竭等继发病变也具有重要意义。

第一节 平 喘 药

平喘药(antiasthmatic drugs)是用于缓解或消除喘息症状的药物。常用药物主要为气道扩张药和抗炎平喘药,钙通道阻滞剂和一些影响免疫过程的药物也可用于平喘。

一、气道扩张药

(一) β受体激动药

分为选择性β_2受体激动药和非选择性β受体激动药。β受体激动药活化腺苷酸环化酶,使细胞内的 cAMP 水平增加,可松弛气道平滑肌;还可抑制肥大细胞与中性粒细胞释放炎症介质、减轻气道黏膜下水肿等,这些效应均有利于缓解或消除哮喘。但没有抑制气道内炎症的作用。

选择性 β_2 受体激动药常用的有沙丁胺醇、特布他林、克仑特罗、沙美特罗等。因选择性激动呼吸道 β_2 受体,在扩张支气管,改善呼吸功能时,不易引起 PaO_2 下降;心血管不良反应少于非选择性 β 受体激动药。多以气雾吸入给药,可迅速缓解哮喘急性症状。口服给药用于频发性或慢性哮喘的症状控制和预防发作。静注或静滴仅用于病情紧急需要即刻缓解气道痉挛者。

药物可引起骨骼肌震颤、窦性心动过速、血乳酸和丙酮酸升高等代谢紊乱;长期用药可产生耐受性。

非选择性 β 受体激动药包括异丙肾上腺素和肾上腺素等。由于作用选择性低,不良反应多见,临床上一般只用于控制哮喘急性发作。老人和心脏病、高血压患者禁用。

(二) 茶碱类

有氨茶碱、胆茶碱、茶碱甘氨酸钠等。松弛气道平滑肌作用具有多重机制:可抑制磷酸二酯酶(PDE),使细胞内 cAMP、cGMP 水平升高;还可增加内源性儿茶酚胺的释放、阻断腺苷受体、干扰气道平滑肌的钙离子转运等。茶碱类还具有呼吸兴奋作用和强心利尿作用。

临床可用于慢性喘息的治疗及发作的预防和急性哮喘辅助治疗,还用于治疗急性心功能不全和心源性哮喘。一般不用于哮喘持续状态或急性支气管痉挛发作。

茶碱有效血药浓度范围较窄,应警惕和预防毒性反应。当血药浓度 > $20\mu g/ml$,可出现心动过速、心律失常。血药浓度 > $35\mu g/ml$,可有发热、脱水、谵妄、精神失常、惊厥、昏迷等症状,甚至因呼吸、心跳停止而致死。一旦发现毒性症状,应立即停药,并进行对症治疗。

(三) 抗胆碱药

常用药有异丙托溴铵和氧托溴铵等。对 COPD 患者的疗效优于 β_2 受体激动药及茶碱类,与后两类药物合用可获相加作用。对非过敏性哮喘、老年哮喘或精神性哮喘的疗效较为满意;对运动性哮喘的疗效不及 β 受体激动药。对慢性哮喘患者、尤其是合并 COPD 的高龄慢性哮喘患者,抗胆碱药与 β 受体激动剂合用是有益的。

二、抗炎平喘药

气道炎症和气道高反应性是哮喘发病的重要机制。抗炎平喘药抑制由嗜酸性粒细胞、淋巴细胞及肥大细胞参与的慢性气道炎症,抑制气道对冷空气、烟尘、气道感染、过度运动、精神负荷等刺激的反应性亢进,具有显著而稳定的平喘疗效。主要包括糖皮质激素类、抗白三烯类和抗过敏类等。

(一) 糖皮质激素类(GCs)

其抗炎作用机制:减少参与炎性反应的各种细胞的数量、减轻气道黏膜水肿、抑制多种细胞因子如肿瘤坏死因子的产生及增强机体对儿茶酚胺的反应性等。

给药方式为全身用药和局部吸入两种。常用的吸入型 GCs 有倍氯米松、布地奈德和氟替卡松等,是哮喘治疗的第一线药物。因局部吸入将药物直接送入气道,支气管局部药物浓度高,可充分发挥其气道抗炎作用,并可避免全身用药的不良反应。全身给药仅限于用其他药物无效的严重哮喘和哮喘持续状态,一般在症状改善后应减量直至停用。

(二) 抗白三烯类药物

白三烯类是支气管平滑肌的强烈收缩剂。抗白三烯类药物有白三烯受体拮抗剂与白三烯合成抑制剂两类,可减轻气道炎症和高反应性,是预防和治疗哮喘、减少激素用量的重要治疗手段。除可减少激素用量,对阿司匹林哮喘、运动性哮喘和伴有过敏性鼻炎等与白三烯有关疾病的哮喘患者还有综合治疗作用。

常用药物有扎鲁司特、孟鲁司特和齐留通等。

（三）抗过敏平喘药

常用药有色甘酸钠、奈多罗米和酮替芬等。能抑制与哮喘有关的活性物质的释放、拮抗炎症介质的作用。由于起效较慢，主要用于预防哮喘的发作。

第二节　祛 痰 药

祛痰药（expectorants）是指能使痰液黏稠度降低，易于咳出，或能加速呼吸道黏膜纤毛运动，改善痰液转运的药物。本类药物间接起到镇咳、平喘作用，也有利于防止继发感染。

常用药有溴己新、氨溴索和乙酰半胱氨酸等，均为黏痰溶解药。用药后能迅速改善因黏痰广泛阻塞支气管所引起的气急症状。

氯化铵和愈创甘油醚为恶心型祛痰药，口服后局部刺激胃黏膜，反射性地增加呼吸道分泌而祛痰，用于慢性支气管炎、支气管扩张等。

第三节　镇 咳 药

镇咳药是能够抑制咳嗽反射的药物，分为中枢性镇咳药和外周性镇咳药。中枢性镇咳药通过抑制延髓咳嗽中枢而发挥镇咳作用，镇咳作用强，疗效可靠。但因易成瘾，应用受到限制。常用药有可待因、右美沙芬、喷托维林和福米诺苯等。外周性镇咳药通过抑制咳嗽反射弧中感受器、传入神经或传出神经任一环节而发挥镇咳作用，有些药物兼有中枢和外周两种抑制作用。常用药物有苯丙哌林、苯佐那酯等。

第四节　呼吸兴奋药

呼吸兴奋药是一类可增强呼吸、提高动脉血 PaO_2、降低血 $PaCO_2$、改善肺泡通气质量的药物。传统药物有尼可刹米、多沙普仑、二甲弗林和洛贝林等，对延脑呼吸中枢有直接或间接兴奋作用。主要用于解救中枢性呼吸循环衰竭、麻醉药和其他中枢抑制药中毒。剂量过大、滴注过快可致中枢神经系统兴奋，甚至惊厥。

阿米三嗪属选择性外周化学感受器激动药。因对呼吸中枢无直接作用，不易引起惊厥。可用于治疗 COPD 伴低氧血症、慢性呼吸衰竭等。

【试题】

（一）单项选择题

1. 对 β_2 受体有较强选择性的平喘药是（　　）
   A. 吲哚洛尔　　　　　　B. 克伦特罗　　　　　　C. 异丙肾上腺素
   D. 多巴酚丁胺　　　　　E. 肾上腺素
2. 对支气管哮喘和心源性哮喘均有效的药物是（　　）
   A. 氨茶碱　　　　　　　B. 哌替啶　　　　　　　C. 吗啡

  D. 异丙肾上腺素   E. 沙丁胺醇

3. 预防支气管哮喘发作的常用药物是（　　　）

  A. 肾上腺素   B. 异丙肾上腺素   C. 特布他林

  D. 异丙托溴铵   E. 色甘酸钠

4. 糖皮质激素平喘的机制是（　　　）

  A. 抗炎、抗过敏作用   B. 阻断 M 受体

  C. 激活腺苷酸环化酶   D. 提高中枢神经系统的兴奋性

  E. 直接松弛支气管平滑肌

5. 与异丙肾上腺素相比,沙丁胺醇的突出优点是（　　　）

  A. 兴奋心脏作用强   B. 对 β_2 受体作用明显强于 β_1 受体

  C. 气雾吸入起效较快   D. 对 α 受体无作用

  E. 适宜口服给药

6. 色甘酸钠对已发作的哮喘无效是因为（　　　）

  A. 不能阻止过敏介质的释放   B. 不能直接对抗过敏介质的作用

  C. 肥大细胞膜稳定作用   D. 吸入给药可能引起呛咳

  E. 抑制肺肥大细胞脱颗粒

7. 具有成瘾性的中枢镇咳药是（　　　）

  A. 可待因   B. 右美沙芬   C. 喷托维林

  D. 苯丙哌林   E. 苯佐那酯

8. 下列哪一项属溴己新的作用（　　　）

  A. 直接刺激支气管腺体分泌   B. 反射性刺激支气管腺体分泌

  C. 直接抑制支气管腺体分泌   D. 反射性抑制支气管腺体分泌

  E. 可使黏痰中黏多糖解聚、抑制黏多糖合成、降低痰的黏稠度

（二）多项选择题

1. 激活腺苷环化酶而产生平喘作用的药物是（　　　）

  A. 肾上腺素   B. 特布他林   C. 氨茶碱

  D. 异丙托溴铵   E. 色甘酸钠

2. 关于糖皮质激素的平喘作用,下列哪些是正确的（　　　）

  A. 主要用于支气管哮喘的预防   B. 平喘作用与抗炎抗过敏作用有关

  C. 减少炎症介质的产生和反应   D. 收缩小血管,减少渗出

  E. 气雾吸入,可避免全身性不良反应

3. 关于色甘酸钠,下列叙述哪些正确（　　　）

  A. 可预防 I 型变态反应所致哮喘   B. 对运动或其他刺激所致哮喘无预防作用

  C. 可用于过敏性鼻炎   D. 可用于消化性溃疡

  E. 可用于溃疡性结肠炎

4. 关于平喘药的临床应用,下列哪些是正确的（　　　）

  A. 沙丁胺醇仅用于夜间发作的哮喘

  B. 异丙托溴铵吸入可有效预防夜间哮喘发作

  C. 麻黄碱可用于支气管哮喘急性发作

　　D. 倍氯米松用于重症哮喘发作

　　E. 严重慢性哮喘宜联合用药

5. 黏痰溶解药包括(　　　)

　　A. 乙酰半胱氨酸　　　　　B. 氯化铵　　　　　　C. 溴己新

　　D. 苯佐那酯　　　　　　　E. 特布他林

(三) 填空题

1. 特布他林是最常用的平喘药之一,其作用机制是＿＿＿＿＿＿＿＿＿。

2. 色甘酸钠可用于支气管哮喘的预防性治疗,其作用机制是＿＿＿＿＿＿＿。

3. 氨茶碱临床上用于＿＿＿＿＿和＿＿＿＿＿。

4. 心源性哮喘可选用的平喘药是＿＿＿＿＿,预防支气管哮喘发作宜选用＿＿＿＿＿。

5. 异丙肾上腺素吸入给药,显效快,适于＿＿＿＿＿,反复用药易产生＿＿＿＿＿。

(四) 简答题

1. 简述五类传统平喘药的作用机制。

2. 为下列病情选用合适的药物,并说明理由。

(1) 预防支气管哮喘发作

(2) 支气管哮喘急性发作

(3) 剧烈的刺激性干咳

(4) 咳嗽伴痰液黏稠

(五) 论述题

1. 试比较肾上腺素、异丙肾上素和特布他林的平喘作用优缺点。

2. 氨茶碱有哪些主要药理作用?

3. 色甘酸钠预防哮喘的作用机制有哪些?

【答案】

(一) 单项选择题

1. B　　2. A　　3. E　　4. A　　5. B　　6. B　　7. A　　8. E

(二) 多项选择题

1. AB　　2. BCDE　　3. ACE　　4. BDE　　5. AC

(三) 填空题

1. 选择性激动 β_2 受体

2. 稳定肥大细胞膜阻止其脱颗粒

3. 平喘　强心和利尿

4. 茶碱类　色甘酸钠或麻黄碱等

5. 哮喘急性发作　耐受性

(四) 简答题

1. 简述五类传统平喘药的作用机制。

(1) 拟肾上腺素药:激动支气管平滑肌和肥大细胞膜上的 β 受体,使细胞内 cAMP 升高,从而扩张支气管、抑制肥大细胞释放过敏介质。

(2) 茶碱类:抑制磷酸二酯酶,细胞内 cAMP 降解减少,产生平喘作用。

(3) M 受体阻断药:阻断支气管平滑肌 M 受体,舒张支气管平滑肌。

(4) 抗过敏药类:色甘酸钠,稳定肥大细胞膜,阻止其脱颗粒。

(5) 肾上腺皮质激素类:具有抗过敏、抗炎和提高 β 受体对儿茶酚胺的敏感性等作用。

2. 为下列病情选用合适的药物,并说明理由。

(1) 预防支气管哮喘发作:色甘酸钠或氨茶碱、麻黄碱,可口服或喷雾给药。前者可预防过敏介质释放,对外源性哮喘效果好,后两者作用维持时间较长。

(2) 支气管哮喘急性发作:异丙肾上腺素、肾上腺素或选择性 β$_2$ 受体激动药,作用强而快。

(3) 剧烈的刺激性干咳:可待因:中枢性镇咳作用强。

(4) 咳嗽伴痰液黏稠:溴己新等黏痰溶解药;使痰液黏稠度降低而易于咳出。

(五) 论述题

1. 试比较肾上腺素、异丙肾上素和特布他林的平喘作用优缺点。

肾上腺素、异丙肾上素和特布他林的平喘作用优缺点如下表:

	优点	缺点
肾上腺素	(1) 作用强快,平喘疗效确切 (2) 有 α 受体兴奋激动作用,使黏膜充血水肿减轻	(1) 作用短暂 (2) 口服无效,使用不方便 (3) 量大可致心律失常
异丙肾上腺素	(1) 平喘作用强而快 (2) 可气雾和舌下给药	(1) 作用短暂 (2) 激动 β$_1$ 受体,可致心悸、心律失常 (3) 反复用药易产生耐受性
沙丁胺醇	(1) 兴奋 β$_2$ 受体＞β$_1$ 受体,故对心脏兴奋性弱 (2) 作用强而快、维持时间较长 (3) 给药方便,可口服或气雾给药	(1) 对 β$_1$ 受体仍有一定兴奋作用 (2) 有骨骼肌震颤和代谢紊乱等不良反应 (3) 反复用药易产生耐受性

2. 氨茶碱有哪些主要药理作用?

茶碱通过抑制磷酸二酯酶,使细胞内 cAMP 含量提高,继而激活蛋白激酶 A(PKA)与蛋白激酶 G(PKG),使平滑肌松弛。茶碱还增加内源性儿茶酚胺的释放、阻断腺苷受体、抑制腺苷的促肥大细胞释放组胺和白三烯作用,干扰气道平滑肌的钙离子转运。茶碱的药理作用为:①松弛支气管平滑肌,对支气管黏膜的充血、水肿也有缓解作用;②呼吸兴奋作用,对慢性阻塞性肺疾患患者,可增强呼吸深度,还能增强膈肌收缩力,尤其在膈肌收缩无力时作用更明显;③强心作用,茶碱能增强心肌收缩力和心输出量,并能降低右心房压力,增加冠状动脉血流量,还有较弱的利尿作用,故可用于心源性哮喘。

3. 色甘酸钠预防哮喘的作用机制有哪些?

色甘酸钠能:①稳定肥大细胞膜,抑制肥大细胞由抗原诱发的过敏介质(如组胺、白三烯和缓激肽等)释放;②既阻断肥大细胞介导的 EAR,又抑制嗜酸性粒细胞、巨噬细胞介导的 LAR,长期应用可降低气道的高反应性;③抑制呼吸道感觉神经末梢与呼吸道神经源性炎症。抑制二氧化硫、缓激肽、冷空气、运动等引起的支气管痉挛。上述作用能减低因吸入抗原而引起的支气管收缩反应、预防哮喘的发作。

【延伸阅读】

一、免疫调节剂的平喘作用

哮喘的发病机制非常复杂,至今尚未完全清楚,这也是制约平喘药发展的一个重要因素。

长期以来人们认为肥大细胞和嗜酸性粒细胞是哮喘炎症的关键细胞,它们通过释放已经生成并储存于细胞内的炎症介质和新生炎症介质起作用。后者可直接作用于气道,或通过神经机制间接作用于气道。但随着免疫学和分子生物学的发展,人们发现在整个炎症反应中起着关键作用的似乎是能够释放多功能细胞因子的 T 淋巴细胞。

T 细胞有两种类型:Th1 细胞能产生 IL-2 和 γ- 干扰素,Th2 细胞能产生 IL-4、IL5、IL-6、IL-9 和 IL-13 等细胞因子并介导过敏性炎症反应。Th1 的 γ- 干扰素能够抑制 IgE 的合成和 Th2 前期细胞的分化。新型免疫调节剂可使 CD4 T 淋巴细胞从 Th2 型向 Th1 型改变,从而抑制细胞因子的产生、减轻炎症反应。

对哮喘免疫学机制的认识也带来药物的革命。大量针对免疫级联反应过程不同环节的靶向治疗药物问世。如针对 IL-4,IL-5,和 IL-13 的单克隆抗体、细胞黏附分子拮抗剂、蛋白酶抑制剂等,均被证明具有平喘作用。被证实有效减轻哮喘症状的还有:免疫抑制剂环孢素、肿瘤坏死因子(TNF)α 拮抗剂等。

已在临床广泛应用的奥马佐单抗与肥大细胞和其他炎性细胞膜表面的 IgE 抗体结合,抑制 IgE 结合于肥大细胞;由于对已经与肥大细胞结合的 IgE 没有活化作用,因此不会刺激肥大细胞脱颗粒。药物还可抑制 B 淋巴细胞合成 IgE。目前已能通过基因工程的手段取代部分氨基酸,使鼠源的抗体人源化,使之不会引起用药者的过敏反应。奥马佐单抗对中到重度哮喘发作患者的临床应用效果显著,不仅可减少糖皮质激素的用量,而且可使住院患者病情加重率降低 88%。

还有证据表明,哮喘的发作和加重与慢性气道衣原体或支原体感染有关,临床尝试采用大环内酯类和其他抗生素的抗感染治疗,或将成为哮喘有效治疗的新突破。

二、平喘新药及其新靶点

围绕传统靶点,新型治疗药物不断涌现。

1. 长效 β_2 受体激动药　长效 β_2 受体激动药如 indacaterol 和 vilanterol,由于与受体结合后的分离较慢,疗效维持较久,每日用药一次即可;由于 β_2 受体激动可能通过与 β- 抑制蛋白的相互作用而激活炎症通路,不具有 β- 抑制蛋白相互作用的新型 β_2 受体激动药可以较少激活炎症反应,且较少产生耐受性。

2. 长效抗胆碱药　可每日用药一次,用于治疗 COPD 和严重哮喘发作。抗胆碱药与 β_2 受体激动药合用具有相加作用。机制在于:①抗胆碱药阻断 M_2 受体可以易化 β_2 受体激动药对腺苷酸环化酶的激活;②阻断 M_3 受体可抑制其介导的肌醇磷脂的水解,从而增强 β_2 受体激动药的效应。

3. 非甾体类的选择性糖皮质激素受体激动药　为针对糖皮质激素耐药的新型药物,以反式阻抑通路为靶点,抑制 NF-κB 诱导的炎症基因,降低与反式激活通路相关的糖皮质激素的副作用,理论上也可降低哮喘病人的糖皮质激素抵抗。

4. PDE$_4$选择性抑制剂 磷酸二酯酶(PDE)是水解 cAMP 和 cGMP 并使之失活的关键酶和唯一途径。PDE 活性是调控细胞内信号转导的强度和持续时间的重要因素。至今已检出 PDE 有 11 个家族,共 30 余种。cAMP 特异性 PDE$_4$ 是炎症、肺部平滑肌和神经上主要的 PDE 同工酶,是 cAMP 代谢的主要调节者,有四个亚型(PED$_{4A、B、C、D}$)。PDE$_4$ 选择性抑制剂是一类作用于细胞内作用靶点的新型抗炎药物,对慢性气道疾病如哮喘和 COPD 的治疗作用也已被证实,在欧洲已被用于治疗严重 COPD。我国学者也以 PDE$_4$ 为靶点研制了新型的药物,并取得一定的研究成果。例如 ciclamilast 是我国自行开发的结构类似于 PDE$_4$ 选择性抑制剂 piclamilast 的"me-too"药。ciclamilast 能直接松弛气管平滑肌,与 ISO 有协同作用,与 piclamilast 药效大致相同。此外,ciclamilast 能够一直致敏豚鼠抗原攻击后气道阻力的增加及肺顺应性的下降,抑制小鼠气道高反应性,减轻致敏小鼠抗原攻击引起的气道嗜酸性粒细胞的浸润,抑制肺组织细胞因子 IL-4、IL-5、IL-8 和 TNF-α 以及趋化因子的表达,其对 PDE$_4$ 的抑制作用略强,有望成为平喘新药。

5. 白三烯抑制药 包括白三烯受体拮抗剂、5- 脂氧化酶抑制剂等。白三烯和激素敏感性炎症介质是哮喘的两个重要炎症通路,白三烯还与其他细胞因子及炎症介质相互作用和互相增强。抑制白三烯合成的药物如 5- 脂氧合酶(5-LOX)抑制药或磷脂酶 A$_2$(PLA$_2$)抑制药,能够抑制众多炎症介质的合成,尽管目前在治疗哮喘时的安全性和有效性尚难以与吸入性糖皮质激素相比较,但这种以炎症信号通路及其分子为靶点的药物治疗理念将为未来的药物开发提供方向。

6. 血栓烷 A$_2$ 受体拮抗剂 TXA$_2$ 是重要的致喘介质,可导致支气管痉挛、渗出增加和气道高反应增高等。TXA$_2$ 受体拮抗剂塞曲司特可抑制支气管收缩、降低气道高反应、拮抗胆碱或甲基胆碱所诱发的哮喘、抑制 TXA$_2$、PAF、LT 引起的支气管收缩、显著降低痰液中 ECP 的浓度等,具有良好的平喘作用。

磷脂酶 D(PLD)在哮喘发病的炎症和变态反应中有着重要的作用。有科学家通过 PLD 活性、炎症程度的量效与时效研究证明,炎症渗出的白细胞 PLD 活性升高是原发性的,表明 PLD 有望成为一个新型抗炎药的靶分子。

7. RhoA/Rho 激酶抑制剂:RhoA/Rho 激酶参与细胞有丝分裂、黏附、细胞骨架调整、肌细胞收缩等过程,RhoA/Rho 激酶信号通路调控气道炎症细胞迁移、趋化和浸润过程中,对气道炎症、气道重塑和气道高反应性起重要的作用。RhoA/Rho 激酶抑制剂成为哮喘治疗的新靶点。实验室研究及初步临床研究已证实 RhoA/Rho 激酶抑制剂 Y-27262、法舒地尔(HA-1077)及其衍生物能抑制呼吸道炎症、舒张支气管平滑肌、改善哮喘症状。降脂药物他汀类作为非特异性 Rho 激酶抑制剂,在动物哮喘模型也发现具有明显抗炎和抗气道重塑作用。

8. VLA-4 拮抗剂 BIO-1211:VLA-4(极迟抗原 4)是跨膜糖蛋白整合素超家族中的一员,是 α 和 β 二聚体,白细胞在 VCAM-1 和 VLA-4 的相互作用下黏附于血管壁,迁移至血管外,浸润到局部组织,释放炎症介质、趋化因子和细胞因子,导致各种变态反应性疾病。因此,目前国际上已经公认 VLA-4 是一个抗炎药的新靶点,其拮抗剂 BIO-1211 对大鼠嗜酸性粒细胞趋化、聚集和释放有抑制作用;具有抑制小鼠气道高反应性,减轻致敏小鼠抗原攻击引起的气道嗜酸性粒细胞的浸润,抑制肺组织细胞因子 TNF-α 以及趋化因子表达。

9. 化疗药物

抗生素:抗生素常用于哮喘发作的病人,尤其是在有呼吸道感染时。红霉素对支气管哮喘有效,尤其对慢性哮喘有良好作用。目前可能的机理:①抑制中性粒细胞被细胞趋化;②抑制氧自由基生成;③抑制 T 淋巴细胞的功能,从而影响炎症介质的产生。患者在无细菌感染时少量用药即可见效,停用红霉素后复发者再用仍可缓解,说明治疗哮喘的作用与抗菌无关。

　　甲氨蝶呤和金制剂都曾被报道能缓解哮喘症状,平喘作用缓慢,特别适用于激素依赖性哮喘。其机制被认为是通过抑制 T 淋巴细胞释放炎症介质,抑制多核白细胞和单核细胞的趋化,抑制白细胞介素 1 和白三烯,以及抑制嗜碱性细胞细胞释放组胺而使哮喘缓解。但这一报道未得到后续研究的证实。

(李庆平)

第二十六章
消化系统疾病的临床用药

【学习目标】

1. 了解消化性溃疡的病因及治疗药物进展,常用抗酸剂的药理作用、不良反应及其复方制剂的构成与应用。

2. 掌握常用抑酸药H_2受体拮抗剂(雷尼替丁,西咪替丁)和质子泵抑制剂(奥美拉唑,兰索拉唑)的药理作用与机制、临床应用及评价、不良反应与防治以及药物相互作用。

3. 熟悉胃黏膜保护药硫糖铝、枸橼酸铋钾、米索前列醇的药理作用与机制、临床应用及评价、不良反应与防治、药物相互作用以及用法用量与注意事项。

4. 掌握有效杀灭 Hp 的常用抗菌药物(阿莫西林,甲硝唑,呋喃唑酮)的应用、不良反应与防治,以及临床根除 Hp 的四联疗法方案。

5. 掌握黏膜保护剂的临床应用与评价。

6. 熟悉溃疡性结肠炎的常用治疗药物 氨基水杨酸类(柳氮磺吡啶,5- 氨基水杨酸)、新型糖皮质激素类(布地奈德,间苯磺酸泼尼松龙),和免疫抑制剂(硫唑嘌呤,环孢素),新型免疫调节剂(肿瘤坏死因子抑制药)的临床应用与评价。

7. 掌握克罗恩病的药物治疗 药物治疗方案的选择与应用。

8. 熟悉急、慢性胆囊炎治疗的方法和常用药物;掌握胆石症溶解药物熊去氧胆酸的体内过程、药理作用与机制、临床应用及评价、不良反应与防治、药物相互作用以及用法用量与注意事项。

9. 掌握我国引起胆道系统感染的常见致病菌,掌握急性胆囊炎抗生素治疗的选择须考虑的因素。

10. 了解非病毒性肝炎的类型、治疗原则;了解保肝药物联苯双酯、甘草酸二铵、促肝细胞生长素、还原性谷胱甘肽、门冬氨酸钾镁、多烯磷脂酰胆碱、三磷酸腺苷二钠以及糖皮质激素(泼尼松、泼尼松龙)的药理作用、临床应用、不良反应与注意事项。

11. 了解抗脂肪肝药物甲硫氨酸、熊去氧胆酸及调节血脂药的药理作用、临床应用、不良反应与注意事项。

12. 了解肝硬化的并发症和治疗原则。

13. 掌握门脉高压症的防治药物:血管收缩药(三甘氨酰赖氨酸加压素,奥曲肽,β 受体阻断剂),血管扩张剂(有机硝酸酯类,钙通道阻滞剂,α受体阻断剂)的药理作用、临床应用、不良反应与注意事项;以及联合用药。

14. 掌握肝性脑病(肝昏迷)治疗药物 降血氨药(乳果糖),肠道非吸收抗生素(万古霉素,甲硝唑),纠正氨基酸失衡(补充支链氨基酸)和调节神经递质的药物(左旋多巴)的药理作用、临床应用、不良反应与注意事项。

【内容要点】

一、消化性溃疡的临床用药

降低胃内酸度的药物包括抗酸药和抑酸药,其中抗酸药为无机弱碱类,能直接中和胃酸;抑酸药则是抑制胃酸的分泌,主要包括 H_2 受体拮抗剂和质子泵抑制剂,是目前治疗消化性溃疡的一线药物。

抗酸药的特点是作用时间短,服药次数多,容易发生便秘和腹泻等副作用。现已很少单独应用,常制成复方制剂,以增强疗效,降低不良反应,目前主要作为溃疡止痛的辅助治疗。胃酸主要由胃黏膜壁细胞分泌,壁细胞膜上有三种受体,抑制胃酸分泌效果最佳的受体拮抗剂类药物为 H_2 受体拮抗剂。消化性溃疡合并上消化道出血时,多采用静脉滴注 H_2 受体拮抗药方法,待上消化道出血停止后,再改用口服制剂继续治疗。质子泵抑制药对胃酸分泌的抑制作用强于 H_2 受体拮抗药,已成为目前治疗溃疡病的首选药物。胃黏膜保护药主要通过增强黏膜的防御和(或)修复功能,促进溃疡的愈合,因而广泛用于溃疡病的治疗。在明确了 Hp 与消化性溃疡发病关系后,抗 Hp 治疗已成为溃疡治疗的重要环节。目前发展了以铋剂和质子泵抑制剂为基础的四联疗法,已成为抗 Hp 治疗消化性溃疡的主要趋势。四联疗法延长疗程可在一定程度上提高疗效,故推荐的疗程为 10 天或 14 天(表 26-1)。

表 26-1　四联方案中抗菌药物剂量和用法[a]

方案	抗菌药物(1)	抗菌药物(2)
1	阿莫西林 1 000mg/次,2次/d	克拉霉素 500mg/次,2次/d
2	阿莫西林 1 000mg/次,2次/d	克拉霉素 500mg/次,1次/d或2次/d
3	阿莫西林 1 000mg/次,2次/d	呋喃唑酮 100mg/次,2次/d
4a	四环素　750mg/次,2d次/d	甲硝唑 400mg/次,2次/d或3次/d
4b	四环素　750mg/次,2d次/d	呋喃唑酮 100mg/次,2次/d

a:推荐四联方案:标准剂量 PPI+标准剂量铋剂(均为2次/d,餐前0.5h服)+2种抗菌药物(餐后即服)

标准剂量 PPI:埃索美拉唑 20mg、雷贝拉唑 10mg(Maastricht 共识推荐 20mg)、奥美拉唑 20mg、兰索拉唑 30mg、泮托拉唑 40mg,2次/d;标准剂量铋剂:枸橼酸铋钾 220mg,2次/d。

青霉素过敏者推荐的方案为:①克拉霉素 + 左氧氟沙星(levofloxacin,L);②克拉霉素 + 呋喃唑酮;③四环素(tetracycline,T)+ 甲硝唑或呋喃唑酮(furazolidone,F);④克拉霉素 + 甲硝唑。需注意的是,青霉素过敏者初次治疗失败后,抗菌药物选择余地小,应尽可能提高初次治疗根除率。

二、胃食管反流病的临床用药

药物治疗通过增强抗反流屏障的作用,提高食管的清除能力,改善胃排空和幽门括约肌的功能,防止十二指肠反流,抑制胃酸分泌、减少反流物中胃酸或胆汁等含量,降低反流物的损害性,保护食管黏膜,促进修复;从而达到解除症状,治疗反流性食管炎,预防并发症和防止复发等目的。

抗酸药可迅速中和胃酸,提高胃内及食管下段 pH 值,临床常用于即刻缓解症状。H_2 受体拮抗剂可缓解症状、使食管炎好转或治愈,适用于较轻型的胃食管反流病患者。质子泵抑制剂在消除症状及治愈食管炎方面优于 H_2 受体拮抗剂,是胃食管反流病的主要治疗措施,尤适合用于症状重、有严重食管炎的患者。促动力药能增强胃肠平滑肌的收缩,加强转运和排空以及协调胃肠功能,有利于减少胃食管反流,疗效与 H_2 受体拮抗剂相当,对伴随的腹胀、嗳气等症状的效果优于抑酸药,可用于不愿长期服用抑酸剂的患者,或与抑酸剂联合应用。胃黏膜保护剂适用于胃食管反流病引起的食管糜烂溃疡者,一般不单独用于胃食管反流病的治疗。

PPI 是 GERD 治疗的首选药物,在食管炎愈合率、愈合速度和反流症状缓解率方面,PPI 均优于 H_2 受体拮抗剂。单剂量 PPI 治疗无效可改用双倍剂量,在使用双倍剂量 PPI 时,应分两次分别在早餐前和晚餐前服用。一种 PPI 无效可尝试换用另一种 PPI。PPI 疗程至少 8 周。对于 PPI 治疗有效但需长期服药的患者,可以考虑外科治疗。

三、炎症性肠病的临床用药

炎症性肠病主要包括溃疡性结肠炎(UC)和克罗恩病(CD)两种。

(1)溃疡性结肠炎目前认为主要与免疫异常有关。常用治疗药物为氨基水杨酸类、肾上腺皮质激素类和免疫抑制剂。柳氮磺吡啶(SASP)作为治疗轻至中度 UC 的主药沿用至今,也是维持缓解最有效的药物,在重度 UC 中亦作为辅助治疗。新型糖皮质激素类药物分子量大、局部浓度高,吸收后经肝脏迅速清除的药物,可达到局部抗炎作用强而全身不良反应少的目的。免疫抑制剂用于水杨酸制剂和糖皮质激素无效的顽固性溃疡性结肠炎的治疗,可减少糖皮质激素的用量,但一般用药 3 ~ 6 个月才显效,限制了其临床应用。

(2)克罗恩病与溃疡性结肠炎的临床表现有所不同,但在病因和发病机制上有许多相似之处,因而治疗多采用同类药物。需注意不同部位和不同严重程度的 CD,在治疗方案的选择上有一定差异。另外,研制的新型糖皮质激素类药物局部浓度高、吸收后经肝脏迅速清除的药物,可达到局部抗炎作用强而全身不良反应少的目的。

新型免疫调节剂如英夫利西单抗,今后在炎症性肠病的治疗中可能发挥重大作用。

四、胆道疾病的临床用药

这类药物主要是通过促进胆汁分泌、降低胆汁中胆固醇饱和度,或是增强胆囊收缩、舒张 Oddi's 括约肌等而发挥作用。

急性胆囊炎以解痉、镇痛和抗生素治疗为主。在我国引起胆道系统感染的致病菌中,革兰阴性细菌约占 2/3,前 3 位依次为大肠埃希菌、铜绿假单胞菌、肺炎克雷伯菌。轻、中、重度急性胆囊炎经验性抗菌药物的选择不同。慢性胆囊炎的非手术治疗主张低脂饮食,消炎利胆,必要时行溶石治疗及驱虫治疗。

胆石症目前常用的溶胆石药物为熊去氧胆酸等,统称为胆酸疗法,已成为临床治疗的重要手段。主要用于单纯或以胆固醇为主的结石,对胆石直径小于 1cm、胆囊收缩功能良好的老年患者尤为适用。

五、非病毒性肝炎的药物治疗

非病毒性肝炎是指非病毒引起的肝炎,常见的有酒精性、药物性、自身免疫性、脂肪肝等,这类肝炎不需要抗病毒治疗,但原因、病情不同,治疗方法有所不同,效果也不同。治疗原则包括病因治疗、营养治疗、症状治疗等。药物治疗主要有保护肝细胞,调节免疫,抗脂肪肝,以及使用大环内酯类抗生素等。

目前使用的保肝药物种类繁多,如联苯双酯、多烯磷脂酰胆碱、还原性谷胱甘肽、甘草酸二铵等,但疗效并不确切。糖皮质激素在近期内有改善症状,使血清胆红素和转氨酶下降的作用,可作为急性重症肝炎、急性淤胆型肝炎的辅助治疗,短期应用。

脂肪肝除了饮食和运动、祛除病因和治疗原发病外,目前尚无治疗的特效药,包括熊去氧胆酸及甲硫氨酸在内的药物治疗效果,均有待临床进一步验证。各种调血脂药通过不同途径可降低血浆血脂水平,使肝内的脂肪沉积得到改善。

六、肝硬化的药物治疗

肝硬化是慢性肝炎和肝纤维化发展的结果。治疗原则包括注意休息和饮食调节,改善肝功能,抗肝纤维化治疗,防治并发症,以及肝移植。肝硬化失代偿期并发症较多,如食管胃底静脉曲张、腹水、肝性脑病、并发感染等,后果严重,应积极抢救治疗。

食管静脉曲张破裂出血是门脉高压症十分严重的并发症,治疗药物主要为血管活性药物。其中血管收缩药物通过降低内脏动脉血流,而降低门脉压力,临床常用的为血管加压素、生长抑素、β受体阻滞剂等;血管扩张剂通过减低肝内和(或)肝外阻力而降低门脉压力,减少门静脉血流,药物有硝酸盐类、钙通道阻滞剂、α受体阻断剂等。肝硬化门静脉高压,机制复杂,单一用药降压作用较小,且易出现副作用。联合用药常能增强降压作用,且能减少不良反应的发生。

肝性脑病(肝昏迷)也是肝硬化的主要并发症之一。药物治疗主要包括:降血氨药(乳果糖),肠道非吸收抗生素(万古霉素,甲硝唑),纠正氨基酸失衡(补充支链氨基酸)和调节神经递质的药物(左旋多巴)。

【试题】

(一) 单项选择题

1. 下列何种抗酸药容易导致骨质疏松(　　)

    A. 氢氧化镁　　　　　　　　B. 三硅酸镁　　　　　　　　C. 碳酸氢钠

    D. 氢氧化铝　　　　　　　　E. 碳酸钙

2. 法莫替丁抑制胃酸分泌的机制是(　　)

    A. 阻断 M 受体　　　　　　　B. 保护胃黏膜　　　　　　　C. 阻断 H_1 受体

    D. 促进 PGE_2 合成　　　　　E. 阻断 H_2 受体

3. 下列哪种药品属于胃壁细胞 H^+ 泵抑制药(　　)

    A. 雷尼替丁　　　　　　　　B. 哌仑西平　　　　　　　　C. 雷贝拉唑

    D. 氢氧化铝　　　　　　　　E. 硫糖铝

4. 下列哪类药物最容易引起消化性溃疡(　　)

    A. 质子泵抑制剂　　　　　　B. 四环素类抗菌药　　　　　C. H_2 受体拮抗剂

D. 抗胆碱能药物　　　　　　E. 非甾体抗炎药

5. 质子泵抑制剂治疗消化性溃疡时,推荐的服药时间是(　　)
　　A. 清晨一次服用　　　　　B. 上午 10 时一次服用　　　C. 晚餐后一次服用
　　D. 睡前一次服用　　　　　E. 早餐及晚餐后各一次服用

6. 下列哪种药物治疗过程中可能出现口内带有氨味,舌苔发黑等不良反应(　　)
　　A. 联苯双酯　　　　　　　B. 枸橼酸铋钾　　　　　　　C. 熊去氧胆酸
　　D. 左旋多巴　　　　　　　E. 5- 氨基水杨酸

7. 用于消除或溶解胆结石的药物是(　　)
　　A. 甘草酸二铵　　　　　　B. 熊去氧胆酸　　　　　　　C. 枸橼酸铋钾
　　D. 葡醛内酯　　　　　　　E. 布地奈德

8. 具有抗脂肪肝作用的药物是(　　)
　　A. 甘草酸二铵　　　　　　B. 熊去氧胆酸　　　　　　　C. 枸橼酸铋钾
　　D. 葡醛内酯　　　　　　　E. 泼尼松龙

9. 慢性胆囊炎的驱虫治疗可选用(　　)
　　A. 左旋咪唑　　　　　　　B. 苗三硫　　　　　　　　　C. 阿嗪米特
　　D. 熊去氧胆酸　　　　　　E. 羟甲香豆素

10. 溶解胆结石以及治疗原发性胆汁性肝硬化(PBC)的首选药物(　　)
　　A. 联苯双酯　　　　　　　B. 熊去氧胆酸　　　　　　　C. 枸橼酸铋钾
　　D. 乳果糖　　　　　　　　E. 奥曲肽

11. 可用于克罗恩病治疗的药物是(　　)
　　A. 甘草酸二铵　　　　　　B. 考来烯胺　　　　　　　　C. 布地奈德
　　D. 葡醛内酯　　　　　　　E. 肌苷

12. 用于肝性脑病治疗的药物是(　　)
　　A. 联苯双酯　　　　　　　B. 熊去氧胆酸　　　　　　　C. 枸橼酸铋钾
　　D. 乳果糖　　　　　　　　E. 奥曲肽

(二) 多项选择题

1. 四联疗法根除幽门螺杆菌,抗菌药物组成的方案包括(　　)
　　A. 阿莫西林 + 克拉霉素　　　　　　　B. 阿莫西林 + 呋喃唑酮
　　C. 阿莫西林 + 甲硝唑　　　　　　　　D. 四环素 + 甲硝唑
　　E. 四环素 + 呋喃唑酮

2. 氢氧化铝与下列哪些药物同时服用,可影响后者的吸收(　　)
　　A. 四环素　　　　　　　　B. 铁剂　　　　　　　　　　C. H_2- 受体拮抗剂
　　D. 泼尼松　　　　　　　　E. 庆大霉素

3. 下列哪些药物与西咪替丁联用后,作用时间会延长,临床联用时需减量(　　)
　　A. 甲氧氯普胺　　　　　　B. 华法林　　　　　　　　　C. 氨茶碱
　　D. 普萘洛尔　　　　　　　E. 地西泮

4. 硫糖铝可降低下列哪些药物的吸收(　　)
　　A. 环丙沙星　　　　　　　B. 雷尼替丁　　　　　　　　C. 维生素 A
　　D. 维生素 B　　　　　　　E. 苯妥英钠

5. 米索前列醇服用的禁忌证包括(　　)

A. 前列腺素类药物过敏者　　　　B. 青光眼

C. 孕妇　　　　D. 低血压

E. 癫痫

6. 硫糖铝的药理作用有（　　）

A. 黏附于胃上皮细胞和溃疡基底膜上，形成溃疡保护膜

B. 促进黏膜增生修复

C. 降低胃蛋白酶活性

D. 促进胃黏膜合成前列腺素

E. 中和胃酸

7. 柳氮磺吡啶与（　　）合用，可取代这些药物的蛋白结合部位，使其作用延长，毒性增加，联用时需注意调整剂量

A. 抗凝药　　　　B. 苯妥英钠　　　　C. 苯巴比妥

D. 甲氨蝶呤　　　　E. 口服降糖药

8. 下列哪些药物可以在肠道中与熊去氧胆酸结合，从而阻碍吸收，影响疗效，因而**不宜**同时服用（　　）

A. 硫糖铝　　　　B. 考来烯胺　　　　C. 奥美拉唑

D. 雷尼替丁　　　　E. 环孢素

9. 抗脂肪肝的药物中，具有调节血脂作用的药物包括（　　）

A. 降胆宁　　　　B. 烟酸　　　　C. 洛伐他汀

D. 熊去氧胆酸　　　　E. 吉非贝齐

10. 可用于门脉高压症治疗的血管扩张药物有（　　）

A. 普萘洛尔　　　　B. 硝酸甘油　　　　C. 硝苯地平

D. 酚妥拉明　　　　E. 奥曲肽

11. 具有抗脂肪肝作用的药物包括（　　）

A. 甲硫氨酸　　　　B. 熊去氧胆酸　　　　C. 苯扎贝特

D. 洛伐他汀　　　　E. 14- 氨基酸注射液 –800

12. 可用于胃食管反流病治疗的药物有（　　）

A. 铝碳酸镁　　　　B. 法莫替丁　　　　C. 奥美拉唑

D. 硫糖铝　　　　E. 多潘立酮

（三）填空题

1. 胃黏膜壁细胞上与胃酸分泌有关的受体分别是 ＿＿＿＿＿、＿＿＿＿＿ 和 ＿＿＿＿＿ 三类，其中抑制胃酸分泌效果最佳的药物是 ＿＿＿＿＿ 拮抗剂。

2. H_2 受体拮抗药治疗十二指肠溃疡愈合率为 70% ~ 80%，愈合时间大多在 ＿＿＿ 周左右；对胃溃疡疗效不及十二指肠溃疡，疗程一般约需 ＿＿＿ 周。

3. 根除幽门螺杆菌的药物治疗四联疗法延长疗程可在一定程度上提高疗效，故推荐的疗程为 ＿＿＿ 天或 ＿＿＿ 天。

4. 炎症性肠病包括 ＿＿＿＿＿ 和 ＿＿＿＿＿ 两种不同的疾病，在病因和发病机制上有相似之处，因而可同样采用 ＿＿＿＿＿ 和 ＿＿＿＿＿ 两类药物治疗。

5. ＿＿＿＿＿ 类药物是胃食管反流病治疗的首选药物。

6. 急性胆囊炎主要采取 ＿＿＿＿＿ 和 ＿＿＿＿＿ 治疗，慢性胆囊炎则主要采取

_____ 和 _____ 治疗。

7. 大部分未被吸收的柳氮磺吡啶在回肠末端和结肠被细菌分解为 _____ 和 _____,残留部分自粪便排出。

8. 溃疡性结肠炎患者,当激素及免疫抑制剂治疗无效或激素依赖不能耐受时,可考虑 _____ 治疗。

9. 熊去氧胆酸可促进 _____ 分泌,防止 _____ 结石的形成;还有类似 _____ 的作用,可降低 _____,用于脂肪肝的治疗。

10. 结肠型克罗恩病首选 _____ 类药物,无效者换用或加用 _____;小肠型或回肠型克罗恩病首选 _____,可同时用 _____ 类药物,无效者可试用 _____ 和 _____,若仍无效,可手术治疗。

11. 门脉高压症的治疗主要为 _____ 药物,包括 _____ 和 _____ 两大类。

12. 左旋多巴经 _____ 酶作用生成 _____,后者能取代 _____、_____ 等"假神经递质",恢复大脑功能。

13. 新型糖皮质激素类可达到局部抗炎作用强而全身不良反应少的目的,代表药物为 _____ 和 _____。

14. 可用于胃食管反流病治疗的药物有 _____、_____、_____ 和 _____ 四类。

(四) 名词解释

1. 质子泵(proton pump)
2. 非甾体抗炎药(non-steroidal anti-inflammatory drug,NSAID)
3. 促动力药(prokinetics)
4. 血管活性药物
5. 假神经递质
6. 四联疗法

(五) 简答题

1. 治疗溃疡性结肠炎时,新型糖皮质激素类药物结肠给药的优势?
2. 乳果糖降血氨的作用机制有哪些?
3. 急性胆囊炎抗感染治疗时,抗生素的选择须考虑哪些因素?
4. 糖皮质激素对肝脏的作用包括?
5. 肝硬化门静脉高压,常用联合用药方案包括?
6. 肝性脑病的治疗药物包括?

(六) 论述题

1. 试述质子泵抑制剂的药理作用与机制。
2. 硫糖铝的药物相互作用有哪些,如何避免?
3. 试述克罗恩病的药物治疗方案的选择与应用?
4. 试述非病毒性肝炎的治疗原则?
5. 试述常见的利胆药及作用机制?
6. 柳氮磺吡啶治疗溃疡性结肠炎应如何应用? 注意事项是什么?
7. 奥曲肽预防和治疗食管静脉曲张出血的作用机制有哪些?

【答案】

(一) 单项选择题

1. D　　2. E　　3. C　　4. A　　5. A　　6. B　　7. B　　8. B　　9. A　　10. B

11. C　　12. D

(二) 多项选择题

1. ABDE　　2. ABCD　　3. BCDE　　4. ABCE　　5. ABC　　6. ABCD

7. ABCDE　　8. ABCD　　9. ABCE　　10. BCD　　11. ABCD　　12. ABCDE

(三) 填空题

1. H_2 受体　乙酰胆碱受体　促促胃液素受体　H_2 受体

2. 4　6 ~ 8

3. 10　14

4. 溃疡性结肠炎　克罗恩病　基水杨酸类　肾上腺皮质激素类

5. 质子泵抑制剂

6. 解痉、镇痛　抗菌　利胆　溶石

7. 5- 氨基水杨酸　磺胺吡啶

8. 英夫利西单抗(IFX)

9. 胆汁　胆固醇　消胆胺　血脂

10. 氨基水杨酸　糖皮质激素　糖皮质激素　氨基水杨酸　硫唑嘌呤　甲硝唑

11. 血管活性　血管收缩药　血管扩张剂

12. 多巴脱羧酶　多巴胺　羟苯乙醇胺　酪胺

13. 布地奈德　间苯磺酸泼尼松龙

14. 抗酸药　抑酸药　促动力药　黏膜保护药

(四) 名词解释

1. 质子泵(proton pump):也称酸泵,是一种氢离子 ATP 酶(H^+-K^+-ATP 酶),可将壁细胞内的 H^+ 泵出至胃腔,同时将细胞外的 K^+ 泵入壁细胞内。

2. 非甾体抗炎药(non-steroidal anti-inflammatory drug,NSAID):指化学结构为非甾体(糖皮质激素)类的解热镇痛抗炎药,如阿司匹林,吲哚美辛等。

3. 促动力药(prokinetics):能增强胃肠平滑肌的收缩,加强胃转运和排空以及协调胃肠功能,有利于减少胃食管反流的药物。

4. 血管活性药物:包括血管收缩药和血管扩张剂,通过调节过多的内脏循环血液,降低门静脉和曲张静脉的压力,防治食道静脉曲张出血。

5. 假神经递质:肝性脑病时,大量的芳香氨基酸进入脑内脱羧后成为具有假性神经递质的羟苯乙醇胺、酪胺等,从而引起肝性脑病。

6. 四联疗法:迄今为止,尚无单一药物能有效根除 Hp,而随着 Hp 耐药率上升物,推荐铋剂 + PPI+2 种抗菌药物组成的四联疗法根除 Hp。

(五) 简答题

1. 治疗溃疡性结肠炎时,新型糖皮质激素类药物结肠给药的优势?

结肠给药后直接经门静脉至肝脏被清除,从而避免了全身不良反应,而局部活性较全身为高,有利于左半结肠病变的局部应用。

2. 乳果糖降血氨的作用机制有哪些?

乳果糖降血氨的作用机制包括:①肠道内的氨与 H^+ 结合形成季铵盐(NH_4^+),不被吸收而随粪便排出,血中的氨通过肠黏膜不断扩散入肠腔,使静脉血氨迅速降低,患者由昏迷转为清醒;②本品具有双糖的渗透活性,引起渗透性腹泻,促使氨和其他含氮物质的排出;③酸化肠道,有利于乳酸杆菌等益生菌的生长,抑制大肠杆菌和肠链球菌等分解蛋白质的细菌生长;④增加细菌对氨的利用,使氨进入细菌体内,从而使氨降低。

3. 急性胆囊炎抗感染治疗时,抗生素的选择须考虑哪些因素?

急性胆囊炎抗感染治疗时,抗生素的选择须考虑的因素:①胆道感染的细菌种类;②细菌对抗生素的敏感性;③胆汁中抗生素药动学参数;④抗生素的毒副作用;⑤药物经济学。

4. 糖皮质激素对肝脏的作用包括?

促进肝脏蛋白质合成,刺激肝内糖原异生,增强肝糖原沉积,增加脂肪分解,促进胆汁分泌,使血清胆红素下降,有退黄利胆的作用。药理剂量的糖皮质激素还具有抗炎症、免疫抑制及稳定肝细胞溶酶体膜的作用,因而在自身免疫性慢性活动性肝炎中有治疗意义。

5. 肝硬化门静脉高压,常用联合用药方案包括?

肝硬化门静脉高压,常用联合用药方案:①缩血管药 + 扩血管药,如加压素 + 硝酸甘油或硝普钠、酚妥拉明;②硝酸酯类 + 胃肠动力药,如硝酸甘油 + 甲氧氯普胺(metoclopramide);③硝酸酯类 + 利尿药,如单硝酸异山梨酯 + 螺内酯(spironolactone)。

6. 肝性脑病的治疗药物包括?

肝性脑病的治疗药物包括:①降血氨药,如乳果糖;②肠道非吸收抗生素:可减少肠道中产氨细菌的数量,如万古霉素,甲硝唑,利福昔明;③纠正氨基酸失衡,补充支链氨基酸,对轻微型肝性脑病患者有改善作用,可以安全地用于肝性脑病患者营养的补充;④调节神经递质的药物:如左旋多巴,可用于治疗伴有共济失调的肝性脑病患者。

(六) 论述题

1. 试述质子泵抑制剂的药理作用与机制。

质子泵抑制剂的药理作用与机制:质子泵是一种氢离子 ATP 酶(H^+-K^+-ATP 酶),可将壁细胞内的 H^+ 泵出至胃腔,同时将细胞外的 K^+ 泵入壁细胞内。质子泵抑制剂到达壁细胞内的酸性环境(分泌小管腔、小管泡腔),代谢成为次磺酰胺类化合物后,抑制 H^+-K^+-ATP 酶,具有强大的抑制胃酸分泌的作用。

质子泵抑制剂还具有保护胃黏膜和直接的抗幽门螺杆菌作用。质子泵抑制剂升高胃内 pH,从而使不耐酸的抗生素能发挥其最大的杀菌能力。

2. 硫糖铝的药物相互作用有哪些,如何避免?

硫糖铝的药物相互作用有:可降低华法林、地高辛、喹诺酮类药物(如环丙沙星、洛美沙星等)、苯妥英、布洛芬、氨茶碱、甲状腺素和脂溶性维生素 A、D、E、K 等的吸收,与这些药物同时服用时,间隔时间宜在 2 小时以上。多酶片的药理作用与本药拮抗,合用时二者疗效均降低,不宜合用。本药在酸性环境中起保护胃、十二指肠黏膜的作用,故不宜与碱性药物合用。临床为缓解溃疡疼痛将硫糖铝与抑酸剂合用时,后者须在服用本药前半小时或后 1 小时给予。

3. 试述克罗恩病的药物治疗方案的选择与应用?

(1) 不同部位 CD 的分级治疗方案:结肠型 CD 首选氨基水杨酸类药物,无效者换用或加用糖皮质:激素;小肠型或回肠型 CD 首选糖皮质激素,可同时用氨基水杨酸类制剂,无效者可试用硫唑嘌呤和甲硝唑,若仍无效,可手术治疗。

(2) 不同严重程度 CD 治疗方案的选择:轻度病例可用氨基水杨酸类药物和甲硝唑;中度病例口服糖皮质激素 7 ~ 28d;无效者换用硫唑嘌呤或 6- 巯基嘌呤,若仍无疗效,可改为甲氨蝶呤等药物;重度病例则应静脉使用糖皮质激素和(或)环孢素,给以胃肠外营养,必要时考虑手术治疗。

(3) 生物制剂(IFX):当激素及上述免疫抑制剂治疗无效或激素依赖不能耐受时,可考虑 IFX治疗;重度活动性 CD 患者,可在激素治疗无效时使用,可以一开始就使用。

4. 试述非病毒性肝炎的治疗原则?

(1)病因治疗:病因明确者应首先消除致病因素,如酒精性肝炎和脂肪肝戒除饮酒,药物性肝炎及时撤除致病药物,病人肝功能多可恢复。另有 1/3 病人致病原因未明。

(2)营养治疗:早期给予低脂、低胆固醇饮食,长期胆汁淤积者可补充维生素 K、A、D 及 ATP、辅酶 A、高糖、高蛋白饮食,维持热量。

(3)症状治疗:①黄疸:应用肾上腺皮质激素,有效率为 60% 左右;应用苯巴比妥,有效率可达 70% 左右,尤其对药物性肝内胆汁淤积和肝炎后残留黄疸疗效更好。应用胰高血糖素 - 胰岛素疗法,可使胆汁流量增加,治疗期间及时检查血糖、尿糖及电解质。②瘙痒:重者用肥皂水及 2% 硫酸镁液洗涤,口服考来酰胺 6 ~ 10g/d,还可给予安定、东莨菪碱、苯巴比妥等镇静药。

(4)药物治疗:主要有保护肝细胞,调节免疫,抗脂肪肝,以及使用大环内酯类抗生素等。

5. 试述常见的利胆药及作用机制?

常见的利胆药及作用机制:①亮菌甲素,促进胆汁分泌,对 Oddi 括约肌有解痉作用,促进免疫功能及增强吞噬细胞吞噬作用;②羟甲香豆素,利胆作用明显,舒张 Oddi 括约肌,增加胆汁分泌、加强胆囊收缩和抑菌等,有利于结石排出,对胆总管结石有一定排石效果;③羟甲烟胺,保护肝细胞,刺激胆汁分泌,对胆道、肠道细菌均有抑制作用;④茴三硫,促进胆汁、胆酸和胆固醇分泌,升高还原型谷胱甘肽,增强肝脏解毒功能;⑤阿嗪米特,一般为含阿嗪米特和胰酶的复方阿嗪米特肠溶片。阿嗪米特可促进胆汁分泌,胰酶可用于改善碳水化合物、脂肪、蛋白质的消化与吸收,恢复机体的正常消化功能。

6. 柳氮磺吡啶治疗溃疡性结肠炎应如何应用? 注意事项是什么?

柳氮磺吡啶的服用剂量应根据患者对治疗的反应情况以及对药物的耐受性来决定,初始剂量为 0.5g/ 次,2 次 /d,无明显不良反应者每 1 ~ 2d 加 0.5g,至 3 ~ 4g/d,维持 2 ~ 3 周,无效再增至 4 ~ 5g/d,疗程 8 周,然后减量至 2g/d,维持 6 ~ 12 个月。片剂除口服外,将药片研磨后加入生理盐水及激素等对左半结肠病变的患者进行灌肠治疗可收到较好疗效。SASP 栓剂也是有效剂型,药物可深抵直肠乙状结肠区域发挥作用。

注意事项:SASP 片剂应与饭同时服用,应用肠溶片能降低胃肠道不良反应的发生率。禁用于磺胺及水杨酸过敏者,对呋塞米、磺酰基类、噻嗪类利尿剂、碳酸酐酶抑制剂过敏者,对本品也会过敏;应慎用于血小板或粒细胞减少、肠道或尿路阻塞、6- 磷酸葡萄糖脱氢酶缺乏、血紫质病、肝肾功能不全者。治疗过程中还应注意:①治疗前作全血检查,以后每月复查一次;②尿液检查,观察有无磺胺结晶,长期服用可出现尿路结石。

7. 奥曲肽预防和治疗食管静脉曲张出血的作用机制有哪些?

奥曲肽预防和治疗食管静脉曲张出血的作用机制包括:①选择性地收缩内脏血管平滑肌,使门静脉血流减少,门静脉压力降低;②减少肝动脉血流量,明显降低肝内血管阻力;③增加食管下段括约肌的压力,使食管曲张静脉血流量减少。另外,本品还有多种活性,如抑制生长激素、促甲状腺素、胃肠道和胰内分泌激素的分泌过多,对胃酸、胰酶、胰高血糖素和胰岛素的分泌也有抑制作用。

第二十七章
前列腺疾病和勃起功能障碍的临床用药

【学习目标】

1. 掌握抗前列腺增生药物、抗 ED 药物西地那非的作用机制。
2. 熟悉西地那非的不良反应和药物相互作用。
3. 了解前列腺炎症治疗药物。

【内容要点】

一、前列腺增生症的治疗药物

前列腺增生症即良性前列腺增生（benign prostatic hyperplasia，BPH），亦称前列腺肥大，是男性老年人的常见疾病。药物治疗 BPH，只有缓解症状的作用，因此，原则上只适用于无手术指征的患者。药物治疗的目的在于：①消除雄激素对前列腺的作用，减少膀胱出口梗阻的静力因素；②缓解交感神经递质对前列腺平滑肌的兴奋作用，使之松弛，减轻膀胱出口的动力因素。目前常用的前列腺增生症治疗药物有 α_1- 肾上腺素受体阻断药、5α- 还原酶抑制剂、雄激素受体阻断剂等。

α_1- 肾上腺素受体阻断剂可阻断 α_1 受体，扩张容量血管和阻力血管，降低外周血管阻力。由于 α_1 受体被阻断而使膀胱颈、前列腺及包膜平滑肌松弛，使尿道阻力、压力及膀胱阻力降低而明显缓解 BPH 的临床症状。常用的有特拉唑嗪、阿夫唑嗪、坦索罗辛；5α- 还原酶抑制剂与 5α- 还原酶竞争性结合，抑制其活性，从而阻断睾酮转化为 DHT，消除 DHT 诱发的前列腺增生。常用的有非那雄胺、依立雄胺；雄激素受体阻断剂与雄性激素竞争雄激素受体，并与雄激素受体结合成复合物，进入细胞核，与核蛋白结合，拮抗雄激素对前列腺的促增生作用。常用的有氟他胺、舍尼通。

二、ED 治疗药物

勃起功能障碍（erectile dysfunction，ED）是指男性阴茎持续地或反复地不能达到或维持足够硬度的勃起以完成满意的性生活。西地那非能通过抑制阴茎海绵体内的 5 型磷酸二酯酶抑制剂

（PDE-5）活性,提高 cGMP 的浓度,增强 NO 的作用。即性刺激时,NO 释放造成的 cGMP 增加可因西地那非对 PDE-5 的抑制而增强,从而促进了阴茎海绵体平滑肌的松弛,阴茎勃起。不良反应有心肌梗死、心脏性猝死、心律失常、低血压、脑出血、一过性局部缺血性休克和高血压等。药物相互作用表现在以下几个方面:①与有机硝酸酯类合用时,因其对 PDE-5 的抑制,阻止 cGMP 的降解而增强硝酸酯类的降血压作用;②与肝微粒体代谢酶抑制药酮康唑、伊曲康唑、红霉素、西咪替丁合用时,其血药浓度增高,清除率下降;而与药酶诱导药利福平、苯巴比妥、卡马西平、苯妥英、乙醇等合用,可加快其清除,血药浓度降低,以致疗效降低或丧失。PDE-5 抑制剂除了西地那非以外,还有伐地那非（vardenafil）、他达拉非（tadalafil）。其药理作用、不良反应以及药物相互作用等与西地那非相似。

常用的抗 BPH、抗 ED 治疗药物见表 27-1。

表 27-1　常用的抗 BPH、抗 ED 治疗药物

药物及分类	作用机制	药理作用	临床应用	药动学	不良反应
抗 BPH 药					
α₁- 肾上腺素受体阻断剂					
特拉唑嗪	阻断 α₁ 受体	缓解 BPH	BPH,高血压	口服吸收快	直立性低血压
阿夫唑嗪	阻断 α₁ 受体	缓解 BPH	BPH,高血压	生物利用度为64%	直立性低血压
坦索罗辛	阻断 α₁ 受体	缓解 BPH	BPH	口服吸收缓慢	肾功能不全患者慎用
5α- 还原酶抑制药					
非那雄胺	竞争性抑制 5α-还原酶	缓解 BPH	BPH	$t_{1/2}$ 为 6h,生物利用度为30%	性欲下降,阳痿及射精量减少
依立雄胺	非竞争性抑制 5α-还原酶			口服吸收迅速,$t_{1/2}$ 为 7.5h	需连续服用4个月以上
雄激素受体阻断药氟他胺	与雄激素竞争雄激素受体	拮抗雄激素对前列腺的促增生作用	BPH		肝功损害、精子数减少
ED 治疗药物西地那非	抑制 PDE-5 活性	使 NO 升高,缓解 ED	抗 ED	口服吸收迅速完全。主要经尿排泄	心血管系统反应

【试题】

(一) 单项选择题

1. 下列哪个药物为治疗 BHP 的药物（　　）
   A. 普萘洛尔　　　　　B. 肾上腺素　　　　　C. 育亨宾
   D. 前列腺素　　　　　E. 特拉唑嗪
2. 下列哪个药物是治疗 BHP 的 5α- 还原酶抑制剂（　　）
   A. 阿夫唑嗪　　　　　B. 坦索罗辛　　　　　C. 西地那非
   D. 非那雄胺　　　　　E. 氟他胺

3. 哪个药是竞争性 5α- 还原酶抑制剂而用于抗 BHP（　　　）

    A. 依立雄胺　　　　　　　B. 特拉唑嗪　　　　　　　　　C. 妥拉唑林

    D. 哌唑嗪　　　　　　　　E. 非那雄胺

4. 治疗 BHP 的雄激素受体阻断药是（　　　）

    A. 多巴酚丁胺和氟他胺　　　　　　B. 多巴胺和阿夫唑嗪

    C. 氟他胺和舍尼通　　　　　　　　D. 非那雄胺和舍尼通

    E. 特拉唑嗪和依立雄胺

5. 西地那非通过哪个作用机制抗 ED（　　　）

    A. 促进雄激素生成　　　　　　　　B. 兴奋中枢神经系统

    C. 抑制 PDE-5 活性　　　　　　　　D. 促进 PDE-5 活性

    E. 抑制雄激素的分解

6. 下列哪一项**不是**西地那非的适应证（　　　）

    A. 功能性 ED　　　　　　　　　　B. 器质性 ED

    C. 糖尿病伴有 ED　　　　　　　　D. 无 ED 但欲加强性功能

    E. 脊髓损伤伴有 ED

7. 下列哪项**不是**西地那非的禁忌证（　　　）

    A. 对西地那非过敏者　　　　　　　B. 正使用硝酸甘油者

    C. 正使用硝普钠和其他有机硝酸盐者　　D. 儿童

    E. 前列腺根治切除术后 ED

8. 下列那个药物**不是**抗 ED 药物（　　　）

    A. 阿扑吗啡　　　　　　　　　　　B. 前列腺素 El

    C. 拉贝洛尔　　　　　　　　　　　D. 育亨宾

    E. 酚妥拉明

9. 有关西地那非的药代动力学,**错误**的是（　　　）

    A. 血浆蛋白结合率均为 96%

    B. 绝对生物利用度约为 40%

    C. 主要以代谢产物的形式从尿中排出（约为口服剂量的 80%）

    D. 空腹状态下口服达峰时间约 30 ~ 120 分钟

    E. 半衰期约为 4 小时

10. 有关阿扑吗啡的叙述,正确的是（　　　）

    A. 阿扑吗啡是一种鸦片制剂

    B. 可成瘾

    C. 使用后会改变性欲

    D. 激动多巴胺受体,启动勃起功能,使阴茎海绵体血管扩张充血而治疗 ED

    E. 不能激活 NOS,不能使 NO 合成增加

（二）多项选择题

1. 西地那非的适应证包括（　　　）

    A. 功能性 ED　　　　　　　　　　B. 器质性 ED

    C. 抑郁症 ED　　　　　　　　　　D. 脊髓损伤 ED

    E. 服硝酸甘油的心绞痛患者 ED

2. 属于抑制 PDE-5 的抗 ED 药物有（　　）
    A. 伐地那非　　　　　　　B. 西地那非　　　　　　　C. 达非
    D. 阿扑吗啡　　　　　　　E. 他达拉非

3. 有关西地那非的叙述,哪些是正确的（　　）
    A. 高脂饮食可影响其吸收,致 C_{max} 降低
    B. 主要通过 CYP3A4（主要途径）和 CYP2C9（次要途径）清除
    C. 没有性刺激时,西地那非在通常剂量下是不起作用的
    D. 与 CYP 抑制药酮康唑、红霉素等合用时,其血药浓度增高
    E. 与硝酸甘油合用时,因其对 PDE5 的抑制,阻止 cGMP 的降解而降低硝酸甘油的降血压作用

4. 目前常用的前列腺增生症治疗药物有（　　）
    A. $α_1$- 肾上腺素受体阻断药　　　　B. 5α- 还原酶抑制剂
    C. 孕激素类　　　　　　　　　　　　D. 雄激素受体阻断剂
    E. PDE-5 抑制剂

5. 西地那非的不良反应有（　　）
    A. 心肌梗死、心脏性猝死、心律失常、低血压、脑出血、一过性局部缺血性休克和高血压
    B. 勃起时间长,异常勃起、血尿
    C. 焦虑、癫痫发作
    D. 复视、短暂视觉丧失或视力下降
    E. 视觉蓝绿模糊、光感增强、结膜炎、眼出血、眼压升高

6. 下列哪些药物是抗 ED 药物（　　）
    A. 阿扑吗啡和吗啡　　　　　　　　　B. 西地那非和他达拉非
    C. 酚妥拉明和育亨宾　　　　　　　　D. 十一烷酸睾酮和前列腺素 E_1
    E. 伐地那非和棉酚

(三) 填空题

1. 目前常用的前列腺增生症治疗药物有＿＿＿＿＿、＿＿＿＿＿、＿＿＿＿＿等。
2. 坦索罗辛是一种新型的＿＿＿＿＿,可选择性阻断＿＿＿＿＿,并选择性地作用于＿＿＿＿＿,从而缓解梗阻症状,很少影响到血管平滑肌的张力。
3. 西地那非与＿＿＿＿＿合用时,因其对 PDE5 的抑制,阻止 cGMP 的降解而增强＿＿＿＿＿的降血压作用。
4. PDE-5 抑制剂除了西地那非以外,还有＿＿＿＿＿、＿＿＿＿＿。
5. 育亨宾是从育亨宾树皮中提得的＿＿＿＿＿,它具有阻断神经节前＿＿＿＿＿,使血管平滑肌扩张,阴茎血流量增加;还能增加外周交感神经兴奋性,从而诱发阴茎充血而勃起。

(四) 名词解释

勃起功能障碍（erectiledysfunction,ED）

(五) 简答题

1. 简述前列腺炎症的药物治疗原则。
2. 简述前列腺增生的促发因素。
3. 简述西地那非的临床应用。
4. 简述西地那非的不良反应。

（六）论述题

1. 常用的治疗前列腺增生的药物有哪几类？试述其作用靶点和代表药物。

2. 简述西地那非的作用机制？

3. 为什么西地那非不能与红霉素合用？

【参考答案】

（一）单项选择题

1. E   2. D   3. E   4. C   5. C   6. D   7. E   8. C   9. C   10. D

（二）多项选择题

1. ABCD   2. ABE   3. ABCD   4. ABCD   5. ABCDE   6. BCD

（三）填空题

1. α1-肾上腺素受体阻断药　5α-还原酶抑制药　雄激素受体阻断药

2. $α_1$受体阻断药　$α_1$受体　前列腺包膜与膀胱颈部平滑肌

3. 有机硝酸酯类　硝酸酯类

4. 伐地那非（vardenafil）　他达拉非（tadalafil）

5. 吲哚类生物碱　$α_2$-肾上腺素受体

（四）名词解释

勃起功能障碍（erectile dysfunction, ED）：是指男性阴茎持续地或反复地不能达到或维持足够硬度的勃起以完成满意的性生活，既往称为阳痿（萎）（impotence, IMP），用以专指成年男性阴茎不具有足够的勃起以完成全部性交过程所需要的能力。

（五）简答题

1. 简述前列腺炎症的药物治疗原则。

药物治疗的原则是合理应用抗菌药物，如复方新诺明、红霉素、交沙霉素、阿奇霉素、多西环素、头孢菌素类及氟哌酸、环丙沙星等。一般选用其中两种药物交替使用，急性细菌性前列腺炎伴发烧者可先静脉给药，体温正常3d后改用口服，连用2～3周。

2. 简述前列腺增生的促发因素。

目前认为与年龄增长及雄激素有关。此外，尚有许多因素可能影响前列腺的增生，如遗传、吸烟、饮食、饮酒、肥胖、性生活、高血压、糖尿病等。还有其他多种激素（雌激素、催乳素、胰岛素等）和各种不同的生长因子（上皮生长因子、成纤维细胞生长因子、转化生长因子、胰岛素样生长因子、血小板源生长因子、神经生长因子等），均可通过各种不同及相似的途径，作用于前列腺组织细胞，使其增生肥大。

3. 简述西地那非的临床应用。

适用于功能性和器质性原因引起的ED。如服用药物（抗抑郁药、抗高血压药、抗精神病药和利尿药）或疾病（高血压、糖尿病、抑郁症）。冠状动脉疾病、冠状动脉搭桥术后、脊髓损伤、尿道前列腺电切术后、前列腺根治切除术后）等原因导致的ED。在国外，已有批准西地那非和他达拉非用于降低肺动脉高压的治疗。

4. 简述西地那非的不良反应。

上市后报道的不良反应有：

（1）心血管系统：心肌梗死、心脏性猝死、心律失常、低血压、脑出血、一过性局部缺血性休克和高血压等。

(2) 泌尿生殖系统:勃起时间长,异常勃起、血尿等。

(3) 神经系统:焦虑、癫痫发作等。

(4) 特殊感觉及眼症状:复视、短暂视觉丧失或视力下降、视觉蓝绿模糊、光感增强、结膜炎、眼出血、眼肿胀和压迫感、眼压增高、玻璃体剥离、黄斑周围水肿等。

(六) 论述题

1. 常用的治疗前列腺增生的药物有哪几类? 简述其作用机制并列举其代表药物。

目前常用的前列腺增生症治疗药物有 α_1- 肾上腺素受体阻断药、5α- 还原酶抑制剂、雄激素受体阻断剂等。

α_1- 肾上腺素受体阻断剂可阻断 α_1 受体,扩张容量血管和阻力血管,降低外周血管阻力。由于 α_1 受体被阻断而使膀胱颈、前列腺及包膜平滑肌松弛,使尿道阻力、压力及膀胱阻力降低而明显缓解 BPH 的临床症状。常用的有特拉唑嗪、阿夫唑嗪、坦索罗辛;5α- 还原酶抑制剂与 5α- 还原酶竞争性结合,抑制其活性,从而阻断睾酮转化为 DHT,消除 DHT 诱发的前列腺增生。常用的有非那雄胺、依立雄胺;雄激素受体阻断剂与雄性激素竞争雄激素受体,并与雄激素受体结合成复合物,进入细胞核,与核蛋白结合,拮抗雄激素对前列腺的促增生作用。常用的有氟他胺、舍尼通。

2. 简述西地那非的作用机制?

根据阴茎勃起的原理简述西地那非的作用机制。

阴茎海绵体内 NANC 神经元和血管内皮细胞上有 NOS,当性刺激时,NOS 催化 L- 精氨酸和氧分子反应生成 NO,NO 与鸟苷酸环化酶中的血红素结合形成亚酰血红素,后者激活鸟苷酸环化酶,使 GTP 转化为 cGMP。cGMP 刺激血管平滑肌上的 cGMP 依赖蛋白激酶,调节磷酸二酯酶和离子通道,影响 Na^+-Ca^{2+} 交换,使细胞内 Ca^{2+} 浓度降低,从而使血管松弛,血流灌入阴茎海绵体而使阴茎勃起;此外,PDE-5 活化时,可使阴茎海绵体内 cGMP 的降解增加,出现阴茎海绵体血管平滑肌不能松弛,导致阴茎勃起障碍。西地那非对离体人阴茎海绵体平滑肌无直接松弛作用,但是能通过抑制阴茎海绵体内的 PDE-5 活性,提高 cGMP 的浓度,增强 NO 的作用。即性刺激时,NO 释放造成的 cGMP 增加可因西地那非对 PDE-5 的抑制而增强,从而促进了阴茎海绵体平滑肌的松弛,使阴茎勃起。

3. 为什么西地那非不能与红霉素合用?

因西地那非主要通过肝脏微粒体酶 CYP3A4(主要途径)和 CYP2C9(次要途径)清除,红霉素是肝脏微粒体酶 CYP3A4 的抑制剂,当二者合用时,由于红霉素抑制了 CYP3A4 的活性,使其代谢西地那非减少,导致西地那非血药浓度升高,严重时可导致中毒反应。因此西地那非不能与红霉素合用。

(刘克辛)

第二十八章
抗菌药的合理应用

【学习目标】

1. 熟悉抗菌药物药动学特点,掌握抗菌药体内过程对临床用药的指导意义。
2. 掌握各类抗菌药物药动学/药效学(PK/PD)特点和相应的 PK/PD 指数及制订合理给药方案的策略。
3. 掌握抗菌药物进行治疗药物浓度监测的目的及需要监测的抗菌药物。熟悉抗菌药的治疗浓度范围和中毒浓度。
4. 掌握抗菌药临床应用的基本原则。
5. 熟悉常用抗菌药物的分类,药理作用和机制、临床应用、不良反应及注意事项。

【内容要点】

第一节　抗菌药的临床药动学

1. 各类抗菌药的体内过程及各不相同,因此在临床应用时,需根据病原菌对抗菌药敏感情况,并且根据其抗菌药体内过程的特点,尤其是其在感染组织或体液中分布情况制定合理的给药方案。

2. 根据各类抗菌药药对细菌的杀菌活性可分浓度依赖性抗菌药、时间依赖性、时间依赖性并有明显的 PAE 三大类。浓度依赖性抗菌药主要 PK/PD 指数是 C_{max}/MIC 和 $AUC_{0 \to 24}/MIC$,PAE 无或短和长 PAE 时间依赖性抗菌药主要 PK/PD 指数分别为 $\%T > MIC$ 和 $AUC_{0 \to 24}/MIC$。应根据抗菌药 PK/PD 特性,制定体内达到最大杀菌效果,并能防止细菌耐药菌产生的合理给药方案。

第二节　治疗药物监测

对于如氨基糖苷类和糖肽类等毒性大,安全范围小的抗菌药,需要进行治疗药物浓度监测,据此调整给药方案,个体化给药以保证安全有效应用于患者。

第三节 抗菌药临床应用的基本原则

1. 诊断为细菌性感染者,方有指征应用抗菌药。
2. 尽早查明感染病原,根据病原种类及细菌药物敏感试验结果选用抗菌药。
3. 按照药物的抗菌作用、适应证、体内特点和不良反应选择用药。
4. 按照患者的生理、病理状态合理用药。
5. 抗菌药的使用应严加控制或尽量避免的情况。
(1) 抗菌药的预防性应用必须有明确的指征。
(2) 皮肤及黏膜等局部应用抗菌药应尽量避免,因易引起过敏反应或耐药菌产生。
(3) 联合应用抗菌药应有明确的指征:①病原菌尚未查明的严重感染;②单一抗菌药不能有效控制的混合感染;③单一抗菌药不能有效控制的重症感染;④较长期用药细菌有可能产生耐药性者;⑤联合用药使毒性较大药物的剂量相应减少。
6. 选用适当的给药方案、剂量和疗程 口服或肌注用于轻、中度感染;严重感染患者则常需静脉给药,病情好转后予以口服给药。应根据药动学和药效学相结合的原则给药。抗菌药宜用至体温正常、症状消退后 3 ~ 4d;但血流感染、感染性心内膜炎、溶血性链球菌咽峡炎、骨髓炎、伤寒和结核病等例外。
7. 应强调综合治疗的重要性。

第四节 抗菌药的临床应用

一、β 内酰胺类

(一) 青霉素类
【药理作用与机制】

1. 天然青霉素类 对革兰阳性需氧和厌氧菌、革兰阴性球菌、百日咳杆菌、嗜血杆菌属、各种致病螺旋体、多数放线菌属等均有强大抗菌活性。

2. 耐青霉素酶青霉素类 此组青霉素耐青霉素酶,对葡萄球菌(金葡菌和凝固酶阴性葡萄球菌)不产酶和产青霉素酶菌株均有良好抗菌作用,对其他细菌的活性则较青霉素为差。

3. 广谱青霉素类 氨苄西林的抗菌作用与青霉素相仿,对链球菌属的活性略逊于青霉素,对肠球菌属的活性则较强。此外,对流感嗜血杆菌、沙门菌属以及志贺菌属、大肠埃希菌等的部分菌株也有良好抗菌作用。阿莫西林为氨苄西林的同类品,其抗菌谱和抗菌作用与氨苄西林基本相同,但杀菌作用更强。

4. 抗假单胞菌青霉素类 此组青霉素的抗菌谱和氨苄西林相仿,但对肠杆菌科细菌的作用更广更强,对铜绿假单胞菌亦有良好作用。羧苄西林、替卡西林等对铜绿假单胞菌和其他革兰阴性杆菌的抗菌作用较弱,临床用药剂量需较大,现已少用。目前临床应用较多的品种为哌拉西林,美洛西林、阿洛西林亦有应用者。

5. 主要作用于革兰阴性杆菌的青霉素类 此组青霉素对肠杆菌科细菌有良好抗菌作用,对革兰阳性菌、铜绿假单胞菌和拟杆菌属则无抗菌活性。

【不良反应与防治】

1. 过敏反应　青霉素类尤其是青霉素最易引起过敏反应,其中以皮疹最常见,以过敏性休克最严重。其他过敏反应尚有药疹、接触性皮炎、血清病样反应、哮喘发作等。

2. 毒性反应　少见,青霉素肌注局部可发生周围神经炎。鞘内注射或静脉滴注大剂量青霉素类药物可青霉素脑病。大剂量青霉素类钠盐可能导致高血钠症、低血钾症。青霉素钾盐不可快速静注,以免引起心脏停搏。

3. 其他　用青霉素治疗梅毒或其他感染时可有症状加剧现象,称赫氏反应。

【注意事项】

1. 应用青霉素类前必须先做青霉素皮肤试验。

2. 哺乳期妇女在用药期间宜暂停哺乳。

(二)头孢菌素类

【药理作用与机制】

根据抗菌谱、抗菌活性、对 β 内酰胺酶的稳定性及肾毒性将头孢菌素类分为五代:①第一代头孢菌素主要作用于需氧革兰阳性球菌和某些革兰阴性菌。对青霉素酶稳定,但对其他 β- 内酰胺酶的稳定性远较第二、第三及第四代差,注射用品种有一定肾毒性。②第二代头孢菌素抗菌谱亦较广,对革兰阴性杆菌的作用亦较第一代品种强。对多数 β 内酰胺酶较第一代头孢菌素稳定。有轻度肾毒性或无肾毒性。③第三代头孢菌素对多数革兰阴性菌产生的 β 内酰胺酶高度稳定,但可为革兰阴性杆菌产生的超广谱 β 内酰胺酶(ESBLs)和染色体介导的头孢菌素酶(AmpC 酶)所水解;对革兰阴性杆菌有强大抗菌活性,某些品种对铜绿假单胞菌亦有良好作用,但对葡萄球菌属的作用不如第一代和第二代品种。无肾毒性。④第四代头孢菌素的抗菌谱和抗菌活性与第三代品种基本相仿,但对葡萄球菌属的作用较第三代头孢菌素强,对产 AmpC 酶的细菌如肠杆菌属、柠檬酸杆菌属等亦有良好抗菌作用。⑤第五代头孢菌素对多重耐药革兰阳性菌如 MRSA、MRCNS、PRSP 均具较强抗菌活性,但对肠球菌作用差,对部分革兰阴性菌仍具良好抗菌活性。

【注意事项】

1. 第一代注射用头孢菌素有潜在肾毒性,与其他肾毒性药物联合应用时需注意观察肾功能。

2. 应用头孢哌酮、头孢匹胺、头孢孟多时可出现低凝血酶原血症和双硫醒样反应,合用维生素 K_1 可防止出血,用药期间不能饮酒。

3. 腹泻亦可发生,尤以应用头孢哌酮时多见。

4. 大剂量应用偶可发生抽搐等中枢神经系统反应。

5. 约 5% ~ 10% 的青霉素类过敏者采用头孢菌素类亦可发生过敏反应,故此类患者宜避免用头孢菌素或慎用。

(三)碳青霉烯类

【药理作用与机制】

碳青霉烯类(carbapenem)具广谱抗菌活性,对需氧革兰阳性球菌、革兰阴性菌,包括产 ESBLs 和 AmpC 酶菌株具有活性。对不动杆菌属、铜绿假单胞菌等非发酵菌亦具良好抗菌作用,但近年来部分肠杆菌科细菌如克雷伯菌属、非发酵菌属如铜绿假单胞菌、不动杆菌属对其耐药者呈增多趋势。

【注意事项】

1. 应注意个别患者尤其应用亚胺培南者可引起癫痫发作。

2. 亚胺培南不宜用于中枢神经系统感染及有中枢神经系统疾病的患者。

(四) 其他 β 内酰胺类

1. 头霉素类　作用特点为：①对革兰阳性菌和奈瑟菌属(脑膜炎奈瑟菌、淋病奈瑟菌)的作用较第一代头孢菌素差；②对多数 β 内酰胺酶稳定，包括 ESBL；对部分肠杆菌科细菌有良好作用，流感嗜血杆菌、军团菌属对本品敏感，肠杆菌属和铜绿假单胞菌均对之耐药；③多数厌氧菌包括脆弱拟杆菌对之敏感。

2. 单环 β 内酰胺类　其特点为：①对肠杆菌科细菌和铜绿假单胞菌有良好抗菌作用；②对多种 β 内酰胺酶稳定，但可为超广谱 β 内酰胺酶水解；③对革兰阳性菌和厌氧菌作用差；④与青霉素类和头孢菌素类很少发生交叉过敏反应。

3. 氧头孢烯类　特点为：①抗菌谱和抗菌作用与第三代头孢菌素相仿，尤其对革兰阴性菌的活性强；②对葡萄球菌属的活性较头孢噻肟差；③对多数 β 内酰胺酶稳定；④对各种厌氧菌，包括脆弱拟杆菌具较强抗菌活性；⑤本品的化学结构亦具有甲硫四氮唑侧链，用药期间可引起凝血酶原减少和出血症状，应合用维生素 K_1 防止出血。用药期间不宜饮酒。

4. β 内酰胺类 /β 内酰胺酶抑制剂合剂　应用于临床的 β 内酰胺酶抑制剂须具备以下条件：①抑酶谱广，抑酶作用强；②其药代动力学特性应与合用的 β 内酰胺类抗菌药相仿；③与 β 内酰胺类合用不增加后者的毒性。

5. 青霉烯类　抗菌谱和抗菌活性与碳青霉烯类的厄他培南相仿，适用于敏感菌所致的轻中度感染。

二、氨基糖苷类

【药理作用与机制】

本类药物的共同特点为：①水溶性好，性质稳定；②抗菌谱广，对葡萄球菌属、需氧革兰阴性杆菌均具良好抗菌活性，某些品种对结核分枝杆菌及其他分枝杆菌属亦有作用；③细菌对不同品种之间有部分或完全性交叉耐药；④血清蛋白结合率低，大多低于 10%；⑤胃肠道吸收差，注射给药后大部分经肾以原形排出；⑥具有不同程度肾毒性和耳毒性(前庭功能损害或听力减退)，并可有对神经肌肉接头的阻滞作用。

【不良反应与防治】

本类药物均具不同程度耳毒性(听神经与前庭神经损害)和肾毒性，偶可出现神经肌肉接头阻滞而引起呼吸停止。

【注意事项】

1. 用药前询问患者有无氨基糖苷类药物过敏史，对一种氨基苷类过敏者可能对另一种也过敏。

2. 妊娠期妇女避免应用，新生儿，婴幼儿中慎用。

3. 应用氨基苷类时应注意定期检查尿常规、肾功能；注意观察听力和前庭功能改变，疗程通常不宜超过两周。

4. 失水、低血压、50 岁以上患者及肾功能减退的患者尽量避免应用或慎用。老年患者肾功能减退者必须应用时应根据肾功能调整用量。

5. 老年、新生儿、婴幼儿患者及肾功能减退患者用药期间应尽可能同时监测血药浓度，并据此调整用量。

6. 避免与其他耳毒性、肾毒性药物、神经肌肉阻滞剂、吸入性麻醉药等合用。

三、四环素类和甘氨酰环素类

四环素类曾广泛应用于临床,由于常见病原菌对该类药物耐药性普遍升高及其不良反应,目前此类药物临床适应证较少。目前临床应用较多为半合成四环素类米诺环素及多西环素。

新上市的替加环素是目前甘氨酰环类抗生素唯一上市品种,它是米诺环素衍生物。抗菌谱广,对革兰阳性菌包括常见耐药的 MRSA、MRCNS、PRSP、VRE 等均有良好疗效,在革兰阴性杆菌中,替加环素对肠杆菌科细菌包括产 ESBLs 菌株,对鲍曼不动杆菌、嗜麦芽窄食单胞菌作用良好,对厌氧菌及不典型病原体均具高度抗菌活性,但对铜绿假单胞菌和变形杆菌属作用差。

四、氯霉素类

本类药物为广谱抑菌剂,对革兰阴性菌的作用较对革兰阳性菌强。但由于具明显的骨髓抑制作用,故临床应用受到限制。

五、大环内酯类

新的大环内酯类如阿奇霉素、克拉霉素、罗红霉素等抗菌谱扩大,前二者对流感嗜血杆菌、卡他莫拉菌亦具良好抗菌作用,对军团菌属、支原体属、衣原体属、非结核分枝杆菌作用加强。

六、林可酰胺类

【药理作用与机制】

对甲氧西林敏感葡萄球菌、肺炎链球菌、溶血性链球菌等革兰阳性球菌具强大抗菌作用,多数白喉棒状杆菌、破伤风杆菌、产气荚膜杆菌等厌氧菌,包括脆弱拟杆菌及多数放线菌属对本类药物敏感。

【不良反应与防治】

以胃肠道反应为主;偶可引起肠道菌群失调和艰难梭菌肠炎,此时应停用本类药物,给予口服甲硝唑。

【注意事项】

克林霉素大剂量静脉快速滴注可引起血压下降和心电图变化。

七、多肽类等抗生素

1. 糖肽类　对各种革兰阳性球菌与革兰阳性杆菌均具强大抗菌作用,尤其对甲氧西林耐药葡萄球菌和肠球菌属,对艰难梭菌亦有良好作用。适用于耐药革兰阳性菌所致的重症感染;β内酰胺类过敏患者革兰阳性菌所致重症感染;甲硝唑治疗无效的艰难梭菌肠炎。静滴过快可引起红人综合征。

2. 多黏菌素类　对大多数肠杆菌科细菌和铜绿假单胞菌、不动杆菌属均具强大作用。本类药物具有明显肾毒性和神经系统毒性。

3. 环脂肽类　目前上市品种为达托霉素。对革兰阳性菌包括耐药菌株具有良好的抗菌活性,对革兰阴性菌无抗菌活性。

八、喹诺酮类抗生素

氟喹诺酮类(fluoroquinolone)有下列特点:①抗菌谱广,尤其对需氧革兰阴性杆菌具强大抗菌作用;②体内分布广泛,组织体液内药物浓度高;③消除半衰期较长,可每日给药 1～2 次;④多数品种有口服及注射剂,使用方便;⑤不良反应大多较轻,严重不良反应较少见。

【药理作用与机制】

第一代喹诺酮类主要对肠杆菌科的部分菌株有抗菌活性;第二代喹诺酮类对肠杆菌科细菌具良好抗菌作用,对铜绿假单胞菌、不动杆菌属亦具抗菌活性,对甲氧西林敏感葡萄球菌亦有抗菌作用,但对肺炎链球菌、溶血性链球菌、厌氧菌的作用差,对支原体、衣原体、分枝杆菌属等具抗微生物活性;第三代和第四代喹诺酮类:①对需氧革兰阳性球菌抗菌活性较第二代增高,包括肺炎链球菌(青霉素敏感及不敏感株)、化脓性链球菌和葡萄球菌属等;②对脆弱拟杆菌等厌氧菌作用增强;③对支原体属、衣原体属、军团菌属等不典型病原体作用增强;④对需氧革兰阴性杆菌作用与第二代品种相仿或略强。新的不含氟喹诺酮类药物增强了对革兰阳性菌的抗菌作用,抗菌谱可覆盖甲氧西林耐药葡萄球菌。对青霉素敏感或耐药的肺炎链球菌和化脓性脓链球菌具有高度抗菌活性。

【注意事项】

需要注意:①孕妇及 18 岁以下未成年人中应避免使用;②有中枢神经系统疾患或癫痫史者不宜用;③口服本类药物时避免与制酸剂等含钙、镁、铝离子的药物合用,以免影响药物吸收;④许多品种与茶碱类、咖啡因、华法林等合用时可使上述药物血药浓度增高,引起不良反应,应注意观察。

九、合成抗菌药

1. 呋喃类　抗菌谱广,对许多需氧革兰阳性及革兰阴性菌均具抗菌作用,但对铜绿假单胞菌无活性。口服后血药浓度低,组织渗透性差,不宜用于全身感染。呋喃妥因主要用于治疗单纯性膀胱炎,亦可用于反复发作性尿路感染患者预防急性发作。

2. 磺胺类及甲氧苄啶　病原菌对磺胺药耐药性的增高,以及该类药物不良反应较为多见等原因,磺胺药的临床应用较前减少,但 SMZ/TMP 对部分甲氧西林耐药金葡菌、嗜麦芽窄食单胞菌、奴卡菌和卡氏肺孢菌有良好作用。

3. 硝基咪唑类　本类药物对厌氧菌具强大抗菌活性,对原虫包括滴虫,阿米巴和兰氏贾第鞭毛虫也具强大抗原虫作用。目前该类药物仍为治疗原虫和厌氧菌感染的重要选用药物。

4. 恶唑烷酮类　对葡萄球菌属、肠球菌属、链球菌属均显示了良好的抗菌作用,包括耐药菌株。适用于万古霉素耐药肠球菌感染;敏感菌所致的医院获得性肺炎、社区获得性肺炎和复杂性皮肤软组织感染。偶见可逆性的骨髓抑制。

十、其他抗菌药物

1. 磷霉素　抗菌谱广,对溶血性链球菌、葡萄球菌属具抗菌活性,对肺炎链球菌和肠球菌属作用不及青霉素类;对肠杆菌科细菌、铜绿假单胞菌、弧菌属亦有抗菌活性,但作用较弱,不良反应轻微。

2. 夫西地酸　对革兰阳性需氧菌如 MRSA、MRCNS 有高度抗菌活性,但对腐生葡萄球菌及其他革兰阳性菌如链球菌属、肺炎链球菌、肠球菌属作用差,可静脉应用,也可口服或局部使用。

十一、抗结核病药和抗麻风病药

1. 抗结核病药

(1) 异烟肼:对繁殖期结核分枝杆菌具杀菌作用,对细胞内细菌也有杀灭作用。本品单用可适用于结核病的预防;异烟肼与其他抗结核病药联合,适用于各型结核病及其他分枝杆菌感染的治疗。主要不良反应有短暂血清氨基转移酶增高,偶有黄疸;周围神经炎,与剂量较大有关;皮疹、药物热。用药时应定期随访肝功能,肝病患者慎用本品。

(2) 利福平:抗菌谱广,对结核分枝杆菌有良好作用;对革兰阳性菌亦有强大抗菌活性,对革兰阴性菌、麻风分枝杆菌及多数厌氧菌亦有抗菌作用。本类药物主要用于结核病及麻风的治疗,利福平尚可与红霉素联合治疗军团菌病,与万古霉素联合可用于甲氧西林耐药葡萄球菌所致严重感染。主要不良反应为肝毒性,合用异烟肼可加重肝损害,服药期间尿、唾液、痰、汗及泪液呈橘红或红色。

(3) 吡嗪酰胺:对结核分枝杆菌的作用较弱,但对巨噬细胞内代谢缓慢的半休眠菌株有独特的杀菌作用。与其他抗结核病药联合应用有协同作用。不良反应主要为肝损害,亦可引起尿酸升高和过敏反应。

(4) 乙胺丁醇:对细胞内外的结核分枝杆菌有高度抗菌作用,仅对繁殖期的结核分枝杆菌有活性。适用于治疗耐药结核分枝杆菌引起的各型结核病及非典型分枝杆菌感染的治疗。不良反应有视力减退、视野缩小(视神经炎),偶有胃肠道反应。

(5) 利福喷丁:抗菌谱同利福平,但抗菌作用更强。主要适用于治疗各系统、各种类型的初治,复治的结核病和非结核分枝杆菌病亦需与其他抗结核药物伍用,并可治疗对利福类以外的其他抗结核药物耐药病例。

(6) 利福布汀:具有抗菌谱广,抗菌作用强,毒性低及抗耐药菌,长效和副作用小的优点。适用于不能耐受利福平者,主要用于耐利福平的病例及非结核分枝杆菌病的治疗。在美国被用于晚期HIV 或 AIDS 病人合并鸟分枝杆菌病的治疗。在欧洲多用于耐多药结核病的治疗。

(7) 其他抗结核分枝杆菌病药:氨基糖苷类、卷曲霉素、氟喹诺酮类、对氨基水杨酸钠、乙硫异烟胺与丙硫异烟胺、氨硫脲、环丝氨酸、固定剂量复合制剂。

2. 抗麻风病药

(1) 氨苯砜:为目前治疗麻风病的主要药物之一。有磺胺过敏史,严重肝、肾功能不全,贫血,精神病患者禁用本品。

(2) 氯法齐明:其作用较氨苯砜慢,可作为联合用药之一。

十二、抗真菌药

1. 两性霉素 B 及其含脂制剂(两性霉素 B 脂质复合体、两性霉素 B 胶质分散体、两性霉素 B 脂质体)　两性霉素 B 对几乎所有深部真菌均有抗菌活性。适用于敏感真菌所致各种感染性治疗。两性霉素 B 含脂制剂仅适用于不能耐受两性霉素 B 去氧胆酸盐引起的毒性反应或出现与静脉用药相关的严重毒性反应,或经两性霉素 B 去氧胆酸盐治疗无效的患者。L-Am B 还适用于中性粒细胞缺乏伴发热患者疑为真菌感染的经验治疗。两性霉素 B 静滴可发生即刻反应如寒战、高热、头痛、恶心等,在疗程中出现蛋白尿、血尿及不同程度肾功能损害、肝功能损害、贫血、低血钾、心律失常、皮疹等。本品用药期间:①定期随访血、尿常规,肝、肾功能,血钾,心电图等;②原有肾功能损害者应适当调整剂量,严重肝病者禁用;③静滴前可给予小量皮质激素及解热镇痛药以减轻即刻反应;④本品在多数组织、体液内浓度低,脑脊液内浓度极低,因此在治疗真菌性脑膜炎时除静脉滴注外需合并鞘内给药。局部用药尚有气溶吸入、滴眼或外用等。

2. 氟胞嘧啶　对隐球菌属、念珠菌属有较高抗菌活性。单用本品时真菌易对之产生耐药性,故常与两性霉素 B 联合治疗敏感真菌所致深部真菌病。注意事项:①孕妇不宜用;②血液病患者慎用,避免与骨髓抑制药合用;③肾功能损害者宜减量,有条件时应进行血药浓度监测。

3. 吡咯类抗真菌药　氟康唑适用于念珠菌病、隐球菌病和球孢子菌病,可作为伊曲康唑的替代选用药物用于芽生菌病、组织胞浆菌病。伊曲康唑口服液适用于与本品注射液序贯使用,用于中性粒细胞缺乏怀疑真菌感染患者的经验治疗,也可用于口咽部和食管念珠菌病的治疗。静脉注射液适用于中性粒细胞缺乏怀疑真菌感染患者的经验治疗,还适用于治疗肺部及肺外芽生菌病;组织胞浆菌病;以及不能耐受两性霉素 B 或两性霉素 B 治疗无效的肺部或肺外曲霉病。伏立康唑适用于治疗侵袭性曲霉病;非粒细胞缺乏患者念珠菌血症及念珠菌所致播散性皮肤感染、腹部、肾脏、膀胱壁及伤口感染;食管念珠菌病;不能耐受其他药物或其他药物治疗无效的赛多孢菌属和镰孢霉属。最为常见的不良反应为视力障碍。泊沙康唑为唯一对接合菌具有抗菌活性的吡咯类抗真菌药,是 FDA 批准的唯一可用于预防侵袭性曲霉病的抗真菌药物。

4. 棘白菌素类　卡泊芬净适用于治疗:①念珠菌血流感染和下列念珠菌感染:腹腔脓肿、腹膜炎和胸腔感染;②食管念珠菌病;③难治性或不能耐受其他治疗的侵袭性曲霉病;④中性粒细胞缺乏伴发热经广谱抗菌药治疗无效疑为真菌感染患者的经验治疗。米卡芬净适用于治疗:①念珠菌属血流感染、急性播散性念珠菌病、念珠菌腹膜炎和腹腔脓肿;②食管念珠菌病;③造血干细胞移植患者移植前预防念珠菌病。阿尼芬净适用于治疗:①念珠菌血症和其他念珠菌感染(腹腔内脓肿和腹膜炎);②食管念珠菌病。

5. 特比萘芬　主要适用于皮肤真菌引起的指甲和趾甲感染。

【试题】

(一)单项选择题

1. 肾功能减退时,需减量应用的抗菌药物为(　　)
   A. 红霉素　　　　　B. 莫西沙星　　　　　C. 头孢他啶
   D. 头孢哌酮　　　　E. 氯霉素
2. 妊娠期,可选用的药物为(　　)
   A. 左氧氟沙星　　　B. 红霉素酯化物　　　C. 庆大霉素
   D. 头孢曲松　　　　E. 四环素
3. 在进行万古霉素治疗药物监测时,谷浓度的采血时间点应为(　　)
   A. 给药后 12 小时　B. 下次剂量给药前即刻　C. 给药结束即刻
   D. 给药后 24 小时　E. 给药后 8 小时
4. 主要通过抑制细胞壁合成起抗菌作用的药物有(　　)
   A. 克林霉素　　　　B. 氯霉素　　　　　　C. 红霉素
   D. 万古霉素　　　　E. 达托霉素
5. 下列哪类抗菌药物影响细菌细胞的蛋白质的合成(　　)

A. 青霉素类　　　　　B. 头孢菌素类　　　　　C. 大环内酯类

D. 糖肽类　　　　　E. 磷霉素

6. 下列哪种药物口服吸收率较低(　　　)

A. 阿莫西林　　　　　B. 多西环素　　　　　C. 氧氟沙星

D. 庆大霉素　　　　　E. 头孢克肟

7. 对 MRSA 不具抗菌活性的药物为(　　　)

A. 达托霉素　　　　　B. 万古霉素　　　　　C. 利奈唑胺

D. 头孢唑林　　　　　E. 替考拉宁

8. 治疗脑膜炎需要同时鞘内给药的抗感染药为(　　　)

A. 青霉素　　　　　B. 头孢曲松　　　　　C. 两性霉素 B

D. 氟康唑　　　　　E. 美罗培南

9. 以下属于时间依赖性抗感染药的是(　　　)

A. 哌拉西林　　　　　B. 左氧氟沙星　　　　　C. 阿米卡星

D. 阿奇霉素　　　　　E. 达托霉素

10. 以下哪种喹诺酮类药物对 MRSA 有较好抗菌活性(　　　)

A. 萘啶酸　　　　　B. 环丙沙星　　　　　C. 诺氟沙星

D. 奈诺沙星　　　　　E. 洛美沙星

11. 骨组织中浓度高的药物为(　　　)

A. 红霉素　　　　　B. 头孢菌素　　　　　C. 克林霉素

D. 青霉素　　　　　E. 四环素类

12. 以下哪种青霉素属于耐青霉素酶青霉素(　　　)

A. 青霉素　　　　　B. 哌拉西林　　　　　C. 苯唑西林

D. 替卡西林　　　　　E. 美西林

13. 与时间依赖性抗菌药物有关的 PK/PD 指数主要为(　　　)

A. 血药峰浓度 /MIC

B. AUC24/MIC

C. 血药浓度达到或超过 MIC 的时间(T > MIC)

D. 以上均是

E. 以上均否

14. β-内酰胺类药物属于以下哪一类(　　　)

A. 快效抑菌剂　　　　　B. 慢效抑菌剂　　　　　C. 静止期杀菌剂

D. 抑菌剂　　　　　E. 繁殖期杀菌剂

15. 青霉素类应用前,应该首选进行以下哪项工作(　　　)

A. 血药浓度监测　　　　　　　　B. 皮肤过敏试验

C. 大便菌群比例测定　　　　　　D. 鼻腔筛查有无 MRSA 携带

E. 大便筛查产 ESBL 细菌

16. 应用第一代头孢菌素,应该重点关注哪个问题(　　　)

A. 光敏反应　　　　　B. 红人综合征　　　　　C. 肾功能损害

D. 肝功能损害　　　　　E. 血液系统三系降低

17. 具有抗铜绿假单胞菌活性的青霉素类药物是(　　　)

A. 哌拉西林　　　　　B. 替卡西林　　　　　C. 美洛西林
D. 阿洛西林　　　　　E. 以上都是

18. 具有抗铜绿假单胞菌活性的头孢菌素类药物包括（　　）
A. 头孢他啶　　　　　B. 头孢哌酮　　　　　C. 头孢吡肟
D. 头孢匹罗　　　　　E. 以上都是

19. 不具有抗铜绿假单胞菌活性的碳青霉烯类药物是（　　）
A. 亚胺培南　　　　　B. 厄他培南　　　　　C. 美罗培南
D. 比阿培南　　　　　E. 帕尼培南

20. 下列与呋塞米合用易增强耳毒性的抗菌药物类是（　　）
A. 林可霉素类　　　　B. β内酰胺类　　　　C. 四环素类
D. 大环内酯类　　　　E. 氨基糖苷类

21. 氨基苷类抗菌药物的主要不良反应是（　　）
A. 抑制骨髓　　　　　B. 耳毒性　　　　　　C. 肝毒性
D. 心脏毒性　　　　　E. 消化道反应

22. 以下哪一种抗菌药物无法用于治疗肠球菌感染（　　）
A. 氨苄西林　　　　　B. 头孢曲松　　　　　C. 磷霉素
D. 万古霉素　　　　　E. 利奈唑胺

23. 下列药物中不属于咪唑类抗真菌药物的是（　　）
A. 克霉唑　　　　　　B. 甲硝唑　　　　　　C. 咪康唑
D. 酮康唑　　　　　　E. 氟康唑

24. 应用过程中需要监测视觉功能的抗真菌药物是（　　）
A. 伏立康唑　　　　　B. 氟康唑　　　　　　C. 伊曲康唑
D. 两性霉素 B　　　　E. 米卡芬净

25. 以下哪个药物属于仅对革兰阴性菌有效的单环 β- 内酰胺类（　　）
A. 头孢米诺　　　　　B. 氨曲南　　　　　　C. 拉氧头孢
D. 法罗培南　　　　　E. 头孢呋辛

（二）多项选择题

1. 属于浓度依赖性抗菌药物（　　）
A. 哌拉西林　　　　　B. 左氧氟沙星　　　　C. 阿米卡星
D. 阿奇霉素　　　　　E. 头孢他啶

2. 属于第二代头孢菌素的药物有（　　）
A. 头孢唑林　　　　　B. 头孢他啶　　　　　C. 头孢替安
D. 头孢克洛　　　　　E. 头孢克肟

3. 下列口服吸收差抗菌药包括（　　）
A. 阿莫西林　　　　　B. 多西环素　　　　　C. 庆大霉素
D. 氧氟沙星　　　　　E. 万古霉素

4. 属于第三、四代喹诺酮类的药物为（　　）
A. 加替沙星　　　　　B. 左氧氟沙星　　　　C. 加诺沙星
D. 奈诺沙星　　　　　E. 莫西沙星

5. 属于糖肽类的抗菌药物有（　　　）

    A. 万古霉素　　　　　　　　B. 去甲万古霉素　　　　　　C. 替考拉宁

    D. 多黏菌素　　　　　　　　E. 达托霉素

6. 抗菌药物的药效学指标包括药物对细菌的（　　　）

    A. 最低抑菌浓度（MIC）　　　　　　　　　　B. 最低杀菌浓度（MBC）

    C. 抗生素后效应（PAE）　　　　　　　　　　D. 生物利用度

    E. 药时曲线下面积（AUC）

7. 与浓度依赖性抗菌药物杀菌活力有关的主要 PK/PD 指数是（　　　）

    A. Cmax/MIC　　　　　　　B. AUC24/MIC　　　　　　　C. T > MIC

    D. 消除半衰期　　　　　　　E. 生物利用度

8. 头霉素类药物的抗菌谱不包括（　　　）

    A. 肠球菌属　　　　　　　　　　　　　　　　B. 耐甲氧西林葡萄球菌

    C. 铜绿假单胞菌　　　　　　　　　　　　　　D. 肠杆菌科细菌

    E. 厌氧菌

9. 以下哪些药物不能用于治疗 MRS 感染（　　　）

    A. 苯唑西林　　　　　　　　B. 万古霉素　　　　　　　　C. 帕尼培南

    D. 头孢美唑　　　　　　　　E. 夫西地酸

10. 用药后出现肾功能损害，可能与以下哪些药物有关（　　　）

    A. 阿洛西林　　　　　　　　B. 头孢拉定　　　　　　　　C. 庆大霉素

    D. 阿莫西林　　　　　　　　E. 法罗培南

11. 以下药物属于浓度依赖性药物，只需每日 1 次给药，但不包括（　　　）

    A. 阿奇霉素　　　　　　　　B. 阿米卡星　　　　　　　　C. 氨苄西林

    D. 莫西沙星　　　　　　　　E. 青霉素 G

12. 以下哪些药物长时间使用可以引发抗生素相关性肠炎（　　　）

    A. 莫西沙星　　　　　　　　B. 头孢曲松　　　　　　　　C. 氨苄西林

    D. 亚胺培南　　　　　　　　E. 克林霉素

13. 目前临床常用化学合成抗菌药物有（　　　）

    A. 喹诺酮类　　　　　　　　B. 磺胺类　　　　　　　　　C. 硝基呋喃类

    D. 头孢菌素类　　　　　　　E. 唑烷酮类

14. 氟喹诺酮类抗菌药物的共同特点有（　　　）

    A. 抗菌谱广　　　　　　　　B. 口服吸收好　　　　　　　C. 细菌对其不产生耐药

    D. 抗菌活性强　　　　　　　E. 不良反应大多较轻

15. 喹诺酮类抗菌药物避免用于（　　　）

    A. 妇女　　　　　　　　　　B. 肝病患者　　　　　　　　C. 婴幼儿

    D. 老年人　　　　　　　　　E. 18 岁以下青少年

16. 磺胺类药物的抗菌谱包括（　　　）

    A. 溶血性链球菌　　　　　　B. 脑膜炎奈瑟菌　　　　　　C. 立克次体

    D. 疟原虫　　　　　　　　　E. 沙眼衣原体

17. 甲硝唑的药理作用包括（　　　）

    A. 抗厌氧菌作用　　　　　　B. 抗滴虫作用　　　　　　　C. 抗贾第鞭毛虫作用

D. 抗真菌作用　　　　　　E. 抗阿米巴作用

18. 属于棘白菌素类抗真菌药物的有（　　）

　　A. 米卡芬净　　　　　　B. 卡泊芬净　　　　　　C. 特比萘芬

　　D. 制霉菌素　　　　　　E. 阿尼芬净

19. 属于多烯类抗真菌药物的有（　　）

　　A. 氟康唑　　　　　　　B. 特比萘芬　　　　　　C. 卡泊芬净

　　D. 制霉菌素　　　　　　E. 两性霉素 B

20. 主要用于深部真菌感染的药物有（　　）

　　A. 氟康唑　　　　　　　B. 卡泊芬净　　　　　　C. 伊曲康唑

　　D. 伏立康唑　　　　　　E. 两性霉素 B

21. 应用两性霉素 B 期间需要监测（　　）

　　A. 血、尿常规　　　　　B. 肝功能　　　　　　　C. 肾功能

　　D. 血钾　　　　　　　　E. 心电图

(三) 填空题

1. 胆汁中药物浓度高的抗菌药物包括＿＿＿＿、＿＿＿＿。骨中药物浓度高的抗菌药物包括

＿＿＿＿、＿＿＿＿。

2. 抗菌药物根据体内杀菌模式,可分为＿＿＿＿种,＿＿＿＿抗菌药 PK/PD 指数为＿＿＿＿、

＿＿＿＿抗菌药 PK/PD 指数为＿＿＿＿。

(四) 名词解释

1. %T > MIC

2. 浓度依赖性抗菌药

(五) 简答题

1. 简述需要进行 TDM 的抗菌药。

2. 简述根据 PK/PD 原理,抗菌药物的分类及相应的 PK/PD 指数。

3. 抗菌药体内过程对临床用药的指导意义。

4. 简述抗菌药物临床应用基本原则。

5. 简述联合用药的适应证。

6. 简述青霉素类的分类及各类特点。

7. 请简要叙述青霉素类药物使用中应该密切观察的不良反应,一旦发生如何救治?

8. 试述各代头孢菌素的特点。

9. 简述氨基糖苷类的共同特点。

10. 简述新大环内酯类的特点。

11. 简述喹诺酮类的分类及特点。

12. 治疗深部真菌感染的药物有哪几类?

13. 简述两性霉素 B 的主要不良反应。

【答案】

(一) 单项选择题

1. C　　2. D　　3. B　　4. D　　5. C　　6. D　　7. D　　8. C　　9. A　　10. D

| 11. C | 12. C | 13. C | 14. E | 15. B | 16. C | 17. E | 18. E | 19. B | 20. E |

21. C　　22. B　　23. B　　24. A　　25. B

（二）多项选择题

1. BCD	2. CD	3. CE	4. ABE	5. ABC	6. ABC
7. AB	8. ABC	9. ACD	10. BC	11. BD	12. ABDE
13. ABE	14. ABDE	15. ACE	16. AB	17. ABCE	18. ABE
19. DE	20. ABCED	21. ABCDE			

（三）填空题

1. 哌拉西林　头孢哌酮　克林霉素　林可霉素或氟喹诺酮

2. 3　浓度依赖性　C_{max}/MIC 和 AUC_{24}/MI　时间依赖性　$\%T > MIC$

（四）名词解释

1. $\%T > MIC$：血药浓度达到或超过 MIC 持续的时间占两次给药间期的 %。

2. 浓度依赖性抗菌药：抗菌药的杀菌活力在一定范围内随药物浓度的增高而增加,属于此类者有氨基糖苷类、氟喹诺酮类、甲硝唑等。主要 PK/PD 指数是 C_{max}/MIC 和 $AUC_{0 \to 24}/MIC$。

（五）简答题

1. 简述需要进行 TDM 的抗菌药。

需要进行 TDM 的抗菌药包括：①药物毒性大,其治疗浓度与中毒浓度接近者:如氨基糖苷类,包括庆大霉素、妥布霉素、阿米卡星、奈替米星等,万古霉素亦属此列;②新生儿期使用易发生严重毒性反应者,如氯霉素;③肾功能减退时易发生毒性反应者,如氟胞嘧啶、SMZ-TMP 等;④某些特殊部位的感染,确定感染部位是否已达有效药物浓度,或浓度过高有可能导致毒性反应发生,如测定青霉素在脑脊液中的浓度。

2. 简述根据 PK/PD 原理,抗菌药物的分类及相应的 PK/PD 指数。

根据各类抗菌药对细菌的杀菌活性大致可分浓度依赖性抗菌药、时间依赖性、时间依赖性并有明显的 PAE 三大类。浓度依赖性抗菌药有氨基糖苷类、氟喹诺酮类、甲硝唑等,其 PK/PD 指数是 Cmax/MIC 和 AUC24/MIC。PAE 无或短的时间依赖性抗菌药有青霉素类、头孢菌素类、碳青霉烯类、氨曲南、大环内酯类的大部分品种和克林霉素等,其 PK/PD 指数是 T% > MIC,即血药浓度达到或超过 MIC 持续的时间占两次给药间期的 %。PAE 长的时间依赖性抗菌药包括阿奇霉素、四环素类、万古霉素等糖肽类、利奈唑胺、链阳性菌素类、酮内酯类和氟康唑等。

3. 抗菌药体内过程对临床用药的指导意义。

抗菌药体内过程对临床用药的指导意义：①无论何种途径给药,采用常规剂量治疗各种感染时,在血液、浆膜腔和血液供应丰富的组织和体液中各种抗菌药均可达有效浓度,但脑组织、脑脊液、骨组织、前列腺等常难达到有效浓度,需根据病原菌对抗菌药敏感情况,分别选用在该组织或体液中分布良好的抗菌药。②口服吸收良好的药物可用于治疗敏感菌所致的轻、中度感染,不必用注射剂,但处理严重感染时,为避免各种因素对药物吸收的影响,仍需采用静脉给药以保证疗效。③抗菌药局部用药应尽量避免,一般情况下药物在体腔内可达有效治疗浓度,并不需腔内注入药物,除非有厚壁脓腔形成,或治疗细菌性或真菌性脑膜炎,药物难以透过血脑屏障时,可分别辅以腔内及鞘内给药。④氨基糖苷类、四环素类和氟喹诺酮类药等易透过血 - 胎盘屏障,并可能对胎儿造成损害,妊娠期患者均不宜应用。⑤多数抗菌药在尿液中的浓度均很高,治疗单纯性尿路感染时应选用毒性低、价廉的口服抗菌药。

4. 简述抗菌药物临床应用基本原则。

抗菌药物临床应用基本原则：①诊断为细菌性感染者，方有指征应用抗菌药；②尽早查明感染病原，根据病原种类及细菌药物敏感试验结果选用抗菌药；③按照药物的抗菌作用、适应证、体内特点和不良反应选择用药；④综合患者生理、病理状况制订抗菌药治疗方案；⑤抗菌药的预防性应用、局部应用及联合用药应严加控制或尽量避免；⑥选用适当的给药方案和疗程；⑦应强调综合治疗的重要性。

5. 简述联合用药的适应证。

联合用药的适应证：①病原菌尚未查明的严重感染；②单一抗菌药不能有效控制的混合感染；③单一抗菌药不能有效控制的重症感染；④较长期用药细菌有可能产生耐药性者；⑤联合用药使毒性较大药物的剂量相应减少。

6. 简述青霉素类的分类及各类特点。

青霉素类（penicilins）根据抗菌谱和抗菌作用的特点可将青霉素抗生素分为 5 类：①天然青霉素类：对革兰阳性需氧和厌氧菌、革兰阴性球菌、百日咳杆菌、嗜血杆菌属、各种致病螺旋体、多数放线菌属等均有强大抗菌活性。②耐青霉素酶青霉素类：此组青霉素耐青霉素酶，对葡萄球菌（金葡菌和凝固酶阴性葡萄球菌）不产酶和产青霉素酶菌株均有良好抗菌作用，对其他细菌的活性则较青霉素为差。其中体外抗菌活性以甲氧西林较差，双氯西林和氟氯西林最强。③广谱青霉素类：其抗菌作用与青霉素相仿，对链球菌属的活性略逊于青霉素，对肠球菌属的活性则较强。此外，对流感嗜血杆菌、沙门菌属以及志贺菌属、大肠埃希菌等的部分菌株也有良好抗菌作用。④对铜绿假单胞菌有活性的青霉素类：此组青霉素的抗菌谱和氨苄西林相仿，但对肠杆菌科细菌的作用更广更强，对铜绿假单胞菌亦有良好作用。脲基青霉素的抗菌作用较羧基青霉素为强。目前临床应用较多的品种为哌拉西林。⑤主要作用于革兰阴性菌的青霉素类：此组青霉素对肠杆菌科细菌有良好抗菌作用，对革兰阳性菌、铜绿假单胞菌和拟杆菌属则无抗菌活性。匹美西林是美西林的酯化物，口服后在体内经水解形成美西林后发挥抗菌作用。此类药物现已少用。

7. 请简要叙述青霉素类药物使用中应该密切观察的不良反应，一旦发生如何救治？

青霉素类药物使用过程中应密切观察有否过敏反应发生，其中以皮疹最常见，以过敏性休克最严重。过敏性休克一旦发生，必须立即就地抢救，给患者肌注 0.1% 肾上腺素 0.5 ~ 1.0ml，并辅以其他抗休克治疗。为防止严重过敏反应的发生，用任何一种青霉素制剂前必须详细询问有否青霉素过敏史、药物过敏史、过敏性疾病史及过敏性家族史等。应用青霉素类制剂必须先作青霉素皮肤试验，青霉素皮肤试验对预测青霉素过敏有重要作用，但皮肤试验阴性者不能排除出现过敏反应的可能。有青霉素过敏史者不宜进行皮肤试验，宜改用其他药物。其他过敏反应尚有药疹、接触性皮炎、血清病样反应、哮喘发作等。

8. 试述各代头孢菌素的特点。

根据抗菌谱、抗菌活性、对 β 内酰胺酶的稳定性及肾毒性将头孢菌素类分为五代：①第一代头孢菌素主要作用于需氧革兰阳性球菌和某些革兰阴性菌。对青霉素酶稳定，但可为许多革兰阴性菌产生的 β 内酰胺酶所破坏。注射用品种有一定肾毒性。②第二代头孢菌素抗菌谱亦较广，对革兰阴性杆菌的作用亦较第一代品种强。对多数 β 内酰胺酶较第一代头孢菌素稳定。有轻度肾毒性或无肾毒性。③第三代头孢菌素对多数革兰阴性菌产生的 β 内酰胺酶高度稳定，但可为革兰阴性杆菌产生的超广谱 β 内酰胺酶（ESBLs）和染色体介导的头孢菌素酶（AmpC 酶）所水解；对革兰阴性杆菌有强大抗菌活性,某些品种对铜绿假单胞菌亦有良好作用,但对葡萄球菌属的作用不如第一代和第二代品种。无肾毒性。④第四代头孢菌素的抗菌谱和抗菌活性与第三代品种基本相仿,但对葡萄球菌属的作用较第三代头孢菌素强,对产 AmpC 酶的细菌如肠杆菌属、柠檬酸杆菌属等亦有良好抗菌作用。⑤第五代头孢菌素又称为抗 MRSA 头孢菌素对多重耐药革兰阳性菌如 MRSA、MRCNS、PRSP 均具较强抗菌活性,但对肠球菌作用差,对部分革兰阴性菌仍具良好抗菌活性。

9. 简述氨基糖苷类的共同特点。

氨基苷类的共同特点为:①水溶性好,性质稳定;②抗菌谱广,对葡萄球菌属、需氧革兰阴性杆菌均具良好抗菌活性,某些品种对结核分枝杆菌及其他分枝杆菌属亦有作用;③细菌对不同品种之间有部分或完全性交叉耐药;④血清蛋白结合率低,大多低于 10%;⑤胃肠道吸收差,注射给药后大部分经肾以原形排出;⑥具有不同程度肾毒性和耳毒性(前庭功能损害或听力减退),并可有对神经肌肉接头的阻滞作用。

10. 简述新大环内酯类的特点。

新的大环内酯类抗菌谱扩大,对流感嗜血杆菌、卡他莫拉菌亦具良好抗菌作用,对军团菌属、支原体属、衣原体属、非结核分枝杆菌作用加强。

11. 简述喹诺酮类的分类及特点。

第一代抗菌谱较窄,主要对肠杆菌科的部分菌株有抗菌活性;第二代对肠杆菌科细菌具良好抗菌作用,对铜绿假单胞菌、不动杆菌属亦具抗菌活性,对甲氧西林敏感葡萄球菌亦有抗菌作用,但对肺炎链球菌、溶血性链球菌、厌氧菌的作用差,对支原体、衣原体、分枝杆菌属等具抗微生物活性;第三代和第四代喹诺酮类:①对需氧革兰阳性球菌抗菌活性较第二代增高,包括肺炎链球菌(青霉素敏感及不敏感株)、化脓性链球菌和葡萄球菌属等;②对脆弱拟杆菌等厌氧菌作用增强;③对支原体属、衣原体属、军团菌属等不典型病原体作用增强;④对需氧革兰阴性杆菌作用与第二代品种相仿或略强。

氟喹诺酮类有下列特点:①抗菌谱广,尤其对需氧革兰阴性杆菌具强大抗菌作用;②体内分布广泛,组织体液内药浓度高;③消除半衰期较长,可每日给药 1 ~ 2 次;④多数品种有口服及注射剂,使用方便;⑤不良反应大多较轻,严重不良反应较少见。

12. 治疗深部真菌感染的药物有哪几类?

治疗深部真菌感染的药物主要有多烯类(两性霉素 B 及其含脂制剂)、氟胞嘧啶、吡咯类和棘白菌素类。

13. 简述两性霉素 B 的主要不良反应。

两性霉素 B 静滴可发生即刻反应如寒战、高热、头痛、恶心等,在疗程中可出现蛋白尿、血尿及不同程度肾功能损害、肝功能损害、贫血、低血钾、心律失常、皮疹等;鞘内注射可引起头痛、发热、颈强直、下肢痛、尿潴留等。

【延伸阅读】

与抗菌药物治疗有关的实验室检查

各种致病菌对不同抗菌药物的敏感性不同,同一种细菌的不同菌株对不同抗菌药物的敏感性亦有差异;与此同时,由于抗菌药物的广泛应用所产生的选择性压力,使耐药菌株也随之增加。因此药敏测定结果的正确与否与临床疗效的关系极为密切。一个正确的结果,可供临床医师选用抗菌药物时的参考,并可提高疗效。

1. 药敏测定的原理 测定抗菌药物在体外对病原微生物有无抑制作用的方法称为药物敏感性试验。有的以抑制细菌生长作为评定结果的标准,有的则以杀灭细菌为标准。前者常用最低抑菌浓度表示,后者常用最低杀菌浓度表示。

(1)最低抑菌浓度:抑制细菌生长所需药物的最低浓度(minimal inhibitory concentration,MIC),试验时肉眼观察未见细菌生长的最低药物浓度即为 MIC。通常以 MIC50 和 MIC90 表示某种抗菌药物抑制 50% 和 90% 受试菌生长所需的 MICs。

(2)最低杀菌浓度:最低杀菌浓度(minimal bactericidal concentration,MBC),即抗菌药物能使受试菌最初的活菌总数减少 99.9% 或以上所需要的最低抗菌药物浓度。通常用 MBC50 和 MBC90 表示药物能将 50% 或 90% 受试菌的最初活菌总数杀灭 99.9% 或以上所需要的 MBCs。

(3)"临界浓度":根据抗菌药物抑制细菌生长所需要的 MIC 结合常用剂量时在人体内所能达到的血药浓度划分细菌对各种抗菌药物敏感和耐药的界限,亦可称为"折点(breakpoint)"。统计在临界浓度时该药抑制受试菌株的百分率,称为该药的抑菌率或细菌对该药的敏感率,常用于临床流行病学和细菌耐药性调查。

2. 药敏测定的指征 下列情况应进行药物敏感性试验:

(1)已查明病原菌,需要帮助医师选择最合适的抗菌药物者。

(2)为进行细菌耐药性监测和了解本地区的耐药性变迁,必须有细菌药敏测定结果以建立细菌耐药性数据库。

(3)新抗菌药物的药效学评价,必须进行药敏测定以获得该药的 MIC50 和 MIC90,MBC50 和 MBC90 以及抑菌率等评价指标。

3. 常用的药敏测定方法

(1)稀释法:以一定浓度的抗菌药物与含有被试菌株的培养基进行一系列不同倍数稀释(通常为双倍稀释),经培养后观察其最低抑菌浓度。以肉眼未见细菌生长管内所含的最低药物浓度为该药对该试验菌的最低抑菌浓度(MIC)。在肉汤稀释法测定药物对细菌生长的 MIC 时,可将肉眼无细菌生长的各管每管中取 10ul 分别移种至不含抗菌药物的琼脂平皿上;过夜培养后,每块平板上菌落计数不超过 5 个的相应肉汤管中的最低药物浓度,即是药物的最低杀菌浓度(MBC)。

(2)扩散法(纸片法):将浸有抗菌药物的纸片贴在涂有细菌的琼脂平板上,抗菌药物在琼脂内由纸片中心向四周扩散,其浓度呈梯度递减,因此在纸片周围一定距离内的细菌生长受到抑制,过夜培养后形成抑菌圈,其直径大小与药物浓度的对数呈线性关系。用稀释法和扩散法同时测定一定数量的菌株,可以得到一条代表抑菌圈直径与药物浓度关系的回归线,从抑菌圈的大小,可推知该药的最低抑菌浓度。

(3)E-试验法(epsilometer test.E test):在琼脂扩散法的基础上改良而成。将"E-试验"条代替抗菌药纸片进行药敏试验。过夜培养后在"E-试验"条周围形成一椭圆形抑菌圈,其边缘与"E-试验"条交叉处的药物浓度标记即该药对该细菌的最低抑菌浓度(MIC)。本法与琼脂稀释法、微量稀释法和琼脂扩散法等测定结果的符合率均在 95% 以上。

(4)自动化药敏测定仪:20 世纪 70 年代以后国外相继开发并上市的自动化药敏测定仪有Vitek 系统、MicroScan Walk/Away 系统、PHOENIX 系统、SENSITITRE-ARIS 系统等。基本原理是利用光学测量法测定抗菌药物对细菌的作用,即透光量与菌液浊度成反比。这些自动化仪器测试的优点是:快速,尤其适用于快速生长的细菌,药敏试验可在 3 ~ 5 小时内完成,重复性好,节省人力,且有根据细菌耐药规律而设定的专家系统,可提示不可能的或极少见的耐药表型。但仪器和检测所用试剂盒或试剂卡价格昂贵,对于生长缓慢或需特殊培养条件的病原菌使用仍有一定限制,测定结果为半定量者,不够精确。

(赵 旭 张 菁)

第二十九章
抗病毒药的临床应用

【学习目标】

1. 了解抗病毒药物的作用机制。
2. 了解抗病毒药物分类。
3. 熟悉常用抗病毒药物品种。
4. 熟悉常用抗肝炎病毒药物品种。
5. 了解常用抗艾滋病病毒药物分类。

【内容要点】

1. 概述

（1）病毒性疾病是人类的主要传染病之一，病毒可侵犯不同组织器官，感染细胞引起疾病。由病毒引起的常见疾病有：①流行性疾病：流行性感冒、普通感冒、麻疹、腮腺炎、脊髓灰质炎、病毒性肝炎；②慢性感染：乙型及丙型肝炎、艾滋病（AIDS）；③潜伏感染：疱疹性角膜炎、性病疱疹病毒等。

（2）抗病毒药物的作用机制：抗病毒药物作用于病毒繁殖的各个阶段，包括：①阻止病毒穿入或脱壳；②阻碍病毒生物合成；③产生增强宿主抗病毒能力的物质。

（3）抗病毒药物根据其化学类型分为：①核苷类似物：包括广谱抗病毒药物，抗艾滋病毒药物和抗单纯疱疹病毒药物；②非核苷类似物：包括抗艾滋病毒药物，抗流感病毒药物，抗疱疹和乳头瘤病毒和广谱抗病毒药物；③生物抗病毒药物：主要为天然及生物工程 α、β、γ 干扰素。

2. 常用抗病毒药物　常用抗病毒药的药理作用、临床应用及不良反应防治。

3. 抗肝炎病毒药物　常用抗肝炎病毒药物的药理作用、临床应用及不良反应防治。

4. 抗艾滋病病毒药物　现已有 6 大类 30 余种抗 HIV 药物通过美国食品与药品管理局（FDA）认证，分别为核苷类反转录酶抑制剂（nucleoside/nucleotide reverse transcriptase inhibitors，NRTIs）、非核苷类反转录酶抑制剂（non-nucleoside reverse transcriptase inhibitors，NNRTIs）、蛋白酶抑制剂（protease inhibitors，PIs）、整合酶抑制剂（integrase inhibitors）、融合抑制剂（fusion inhibitors，FIs）及 CCR5 受体抑制剂。

【试题】

(一)单项选择题

1. 抗病毒药物阿昔洛韦在静脉滴注时滴速必须缓慢,否则可能引起的不良反应是(　　)
   A. 急性肝衰竭　　　　　　B. 肺部纹理加重　　　　　　C. 急性肾衰竭
   D. 胰腺坏死　　　　　　　E. 心功能不全

2. 抗乙型肝炎病毒的药物是(　　)
   A. 伊曲康唑　　　　　　　B. 利巴韦林　　　　　　　　C. 奥司他韦
   D. 拉米夫定　　　　　　　E. 金刚烷胺

(二)多项选择题

1. 下列药物中,同时具有抗HBV和HIV活性的药物有(　　)
   A. 齐多夫定　　　　　　　B. 拉米夫定　　　　　　　　C. 阿巴卡韦
   D. 替诺福韦　　　　　　　E. 恩曲他滨

2. 用于乙肝治疗的药物主要有(　　)
   A. 乙肝免疫球蛋白　　　　B. 乙肝疫苗　　　　　　　　C. 干扰素
   D. 核苷类抗病毒药　　　　E. 抗生素

3. 下列药物中,属于前体药物的是(　　)
   A. 替诺福韦　　　　　　　B. 替比夫定　　　　　　　　C. 拉米夫定
   D. 恩替卡韦　　　　　　　E. 阿德福韦

(三)填空题

1. 由病毒引起的常见疾病有:_____、_____、_____。
2. 核苷类似物包括_____、_____、_____。
3. 非核苷类似物有_____、_____、_____、_____。

(四)简答题

1. 简述抗病毒药物的作用机制。
2. 简述抗病毒药物的化学类型分类。
3. 试述抗HIV病毒药物的分类。

【答案】

(一)单项选择题

1. C　　　2. D

(二)多项选择题

1. BDE　　　　2. CD　　　　3. AE

(三)填空题

1. 流行性疾病　慢性感染　潜伏感染
2. 广谱抗病毒药物　抗艾滋病毒药物　抗单纯疱疹病毒药物
3. 抗艾滋病毒药物　抗流感病毒药物　抗疱疹和乳头瘤病毒　广谱抗病毒药物

(四)简答题

1. 简述抗病毒药物的作用机制。

抗病毒药物作用于病毒繁殖的各个阶段,包括:①阻止病毒穿入或脱壳;②阻碍病毒生物合成;③增强宿主抗病毒能力的物质:如干扰素可激活宿主细胞的某些酶,从而抑制病毒合成蛋白质。病毒的复制周期包括吸附、穿入、脱壳、核酸合成、mRNA 翻译病毒蛋白、装配和成熟等阶段,阻止任何环节均可阻断病毒增殖、控制病毒感染的发展。

2. 简述抗病毒药物的化学类型分类。

抗病毒药物根据其化学类型分为:①核苷类似物:包括广谱抗病毒药物,抗艾滋病毒药物和抗单纯疱疹病毒药物;②非核苷类似物:包括抗艾滋病毒药,抗流感病毒药,抗疱疹和乳头瘤病毒和广谱抗病毒药;③生物抗病毒药:主要为天然及生物工程 α、β、γ 干扰素。

3. 试述抗 HIV 病毒药物的分类。

抗 HIV 病毒药物分为核苷类反转录酶抑制剂(NRTIs)、非核苷类反转录酶抑制剂(NNRTIs)、蛋白酶抑制剂(PIs)、整合酶抑制剂、融合抑制剂(fusion inhibitors,FIs)及 CCR5 受体抑制剂。

【延伸阅读】

什么是丙型肝炎直接抗病毒药物?

尽管干扰素联合利巴韦林方案治愈了许多丙肝病毒感染者,但是仍有相当一部分患者不能治愈,尤其是基因 1 型丙肝病毒感染者对干扰素联合利巴韦林治疗的应答较差;还有一部分患者无法耐受其副作用,尤其是失代偿期肝硬化患者,往往存在干扰素和(或)利巴韦林治疗的禁忌证。国外一项双盲、安慰剂研究的 1337 例患者中有 404 例(30.2%)患者因存在各种并发症、禁忌证,不适合使用干扰素治疗。在另一项临床真实情况的回顾性研究中,有 72% 的患者因无法按时随访和检测、严重临床伴发疾病或精神疾病、存在酒精或药物滥用或依从性不佳等原因而不适合干扰素治疗。我国 2011 年一项 997 例丙型肝炎的研究显示,超过 50% 的丙肝病毒感染者不适合或无法耐受干扰素联合利巴韦林的治疗。

近年来,科学家们通过解密丙肝病毒复制的生命周期,找到了一些小分子化合物,可以直接作用于丙肝病毒复制过程中的"非结构蛋白"(non-structural,NS),抑制丙肝病毒复制,达到清除丙肝病毒的目的。医生们把这些药物称为"直接抗病毒药物",根据其英文"directly acting antivirals"的首字母,通常将其缩写为"DAA"或复数形式"DAAs"。目前的直接抗病毒药主要分为三类:NS3/4A 蛋白酶抑制、NS5B 聚合酶抑制剂和 NS5A 抑制剂。在美国、欧盟和部分亚太国家批准上市的丙型肝炎直接抗病毒药物见表 29-1。

表 29-1 2015 年美国、欧盟及部分亚太国家批准上市的丙型肝炎直接抗病毒药物

类别	药物	规格	剂量
NS3/4A 蛋白酶抑制剂	Simeprevir	150mg,胶囊	1 粒 qd(早上服用)
NS3/4A 蛋白酶抑制剂	Asunaprevir	100mg,胶囊	1 粒 bid(早晚服用)
NS5A 抑制剂	Daclatasvir	30mg 或 60mg,片剂	1 片 qd(早上服用)
NS5B 聚合酶核苷类似物抑制剂	Sofosbuvir	400mg,片剂	1 片 qd(早上服用)
NS5B 聚合酶核苷类似物抑制剂 / NS5A 蛋白抑制剂	Sofosbuvir/Ledipasvir	400mg Sofosbuvir, 90mg Ledipasvir,片剂	1 片 qd(早上服用)

续表

类别	药物	规格	剂量
NS3/4A 蛋白酶抑制剂 /NS5A 抑制剂 /CYP3A4 强力抑制剂	Paritaprevir/Ombitasvir/Ritonavir	75mg Paritaprevir，12.5mg Ombitasvir，50mg Ritonavir，片剂	2 片 qd（早上服用）
NS5B 聚合酶非核苷类似物抑制剂	Dasabuvir	250mg，片剂	1 片 bid（早晚服用）

什么是 NS3/4A 蛋白酶抑制剂?

丙肝病毒在复制子代病毒时,先在肝细胞内质网中把自己的遗传"密码"全部"翻译""转录"出来,合成一种"丙肝病毒多聚蛋白"。这种"丙肝病毒多聚蛋白"中含有两类病毒蛋白成分。一类被称为"结构蛋白"。"结构蛋白"是成熟病毒的组成结构或成分,如病毒核心蛋白、病毒包膜蛋白等。没有这些"结构蛋白",就无法组装出子代病毒。另一类被称为"非结构蛋白"。也就是说,成熟的病毒结构或成分中不包括这些"非结构蛋白"。虽然"非结构蛋白"不是病毒的组成部分,只在病毒复制过程中发挥作用,但它们在病毒复制过程中起着促进病毒复制和(或)协助病毒蛋白组装等非常重要的作用。

这个"丙肝病毒多聚蛋白"虽然包含了复制病毒所需要的所有基因和蛋白质,但它是一种分子量很大的"多聚蛋白",就像缠在一起的乱麻,不把它们解开,无法各司其职。我们也可以把这种"丙肝病毒多聚蛋白"比喻成未打开包装的"集装箱",里面装满了各种机器配件和专用工具。"集装箱"中的机器配件就像病毒的"结构蛋白",将来用它们组装成机器,再生产出更多产品;"集装箱"里的专用工具就像病毒的"非结构蛋白",它们不属于机器配件,但没有它们机器则无法组装。我们必须把"集装箱"打开、拆散,用其中的专用工具对其中的机器配件进行组装,才能产生出有用的机器。"丙肝病毒多聚蛋白"也是这样,必须把它剪断或拆卸成小段,用其中的"非结构蛋白"当工具,把各种"结构蛋白"配件组装成可以源源不断复制子代病毒的"机器",病毒后代才得以诞生。目前发现,"丙肝病毒多聚蛋白"至少可剪出 10 个病毒蛋白片段,其中包含 6 个"非结构蛋白"。根据"非结构蛋白"的英文"non structural protein"医生们把它缩写成"NS",并把这 6 个"非结构蛋白"分别命名为:NS2、NS3、NS4A、NS4B、NS5A 和 NS5B。

近些年来,科学家们把研究治疗丙型肝炎药物的目光盯在这些"非结构蛋白"的身上。科学家们设想:可以通过两种途径使这些"非结构蛋白"不能发挥组装病毒专用"工具"的作用。一是阻止拆开"非结构蛋白"的包装,使"工具"不能正常使用;二是破坏"非结构蛋白",使"工具"数量减少。没有了"工具",病毒则不能继续复制了。

用什么办法阻止拆开"非结构蛋白"的包装呢? 像寻找治疗艾滋的药物一样,科学家们想到了"蛋白酶抑制剂"。剪开或拆卸"丙肝病毒多聚蛋白"的工作是由几种病毒蛋白酶来完成的。其中 NS3 丝氨酸蛋白酶(NS3 蛋白酶)最为重要,参与剪切"非结构蛋白"NS3 至 NS5B 之间的 4个酶切位点,在病毒体的成熟和装配中起着重要的作用。NS4A 蛋白是 NS3 蛋白酶的辅助因子,在一般情况下 NS4A 蛋白与 NS3 蛋白酶以一种稳定的二聚体形式存在,因此被统称为"NS3/4A 蛋白酶"。NS3/4A 蛋白酶还能扰乱人体对丙肝病毒感染的免疫反应,使病毒逃避免疫系统的攻击。近些年来科学家们研究出了一些抑制 NS3/4A 蛋白酶的药物,可以抑制 NS3/4A 丝氨酸蛋白酶,导致"非结构蛋白"不能正常地从"丙肝病毒多聚蛋白"中剪切下来,病毒的复制和组装则不能正常进行。

什么是 NS5B 聚合酶抑制剂?

非结构蛋白 NS5B 在病毒复制中主要发挥 RNA 依赖的 RNA 聚合酶功能。丙肝病毒是一种单股正链 RNA 病毒。病毒在肝细胞复制时,先要以母体病毒的正链 RNA 为模板,在 NS5B 聚合酶作用下,复制出互补的负链病毒 RNA,然后再以负链 RNA 为模板复制出大量子代病毒 RNA。在这一过程中,NS5B 聚合酶是其中所必需的关键酶,而且人类细胞中没有近似功能的酶,没有 NS5B 聚合酶的参与,丙肝病毒则无法复制。科学家们以 NS5B 聚合酶为药物攻击的"靶位",研究出一些专门抑制 NS5B 聚合酶的药物,使病毒空有模板,而得不到 NS5B 聚合酶的"催化"作用,从而达到抑制丙肝病毒复制的目的。

NS5B 聚合酶抑制剂(聚合酶抑制剂)分为核苷类和非核苷类两类,两类聚合酶抑制剂的作用机制和抗病毒特点不同。核苷类聚合酶抑制剂的作用与目前的口服抗乙肝病毒药物相似,它可以"假扮"成病毒复制时需要的核苷三磷酸,"掺合"到新生病毒 RNA 链中,与 NS5B 聚合酶发生竞争性结合,用假"核苷"代替了病毒复制所需的真"核苷",形成错误的病毒 RNA 模板,导致病毒 RNA 链的延长提前中止,丙肝病毒复制也因此受到抑制。核苷类聚合酶抑制剂的抗病毒作用广泛,对各种基因型的丙肝病毒都有效。但假扮"核苷"数量一定要多于真"核苷"才能达到有效的抑制病毒作用,所以从理论上讲药物剂量需求较大,可能也会增加药物的不良反应。索非布韦就属于核苷类聚合酶抑制剂,但索非布韦的安全性较好,不良反应少见。

非核苷类聚合酶抑制剂也会在 NS5B 聚合酶"催化"病毒 RNA 复制中"捣乱",抑制病毒的复制。但它与核苷类聚合酶抑制剂不同,它会直接加入 NS5B 聚合酶结构中,改变 NS5B 聚合酶的形状,使它不能与病毒 RNA 的核苷结合,失去了"催化"病毒复制的作用。非核苷类聚合酶抑制剂直接作用于 NS5B 聚合酶,从理论上讲,小剂量药物即可发挥很好的抗病毒作用,但由于不同基因型的丙肝病毒 NS5B 聚合酶结构具有一定的差异,非核苷类聚合酶抑制剂对丙肝病毒基因型有一定的选择性,而且容易导致病毒耐药。

什么是 NS5A 抑制剂?

丙肝病毒在肝细胞内复制时,需要利用肝细胞中的一些物质(如亲环蛋白 A 和磷脂酰肌醇 4-激酶Ⅲα 等)和"非结构蛋白"NS5A 一起,组成一种像"膜网"一样的结构,被称为"病毒复制复合体"。"病毒复制复合体"就像一台复制病毒的"机器",可以源源不断地复制出子代病毒。"非结构蛋白"NS5A 是一种多功能蛋白,它不仅是"病毒复制复合体"的基本组成部分,控制病毒的复制,而且还参与病毒的成熟和装配。科学家们研制出一些药物能有效地抑制 NS5A,阻止其在病毒复制中发挥作用,从而达到抑制丙肝病毒复制的目的。

NS5A 有 4 个特性:①NS5A 不具有酶的活性,但具有与 RNA 结合的活性,可以与肝细胞的内质网结合,组成"病毒复制复合体",发挥复制病毒的作用,因此,抑制 NS5A 部位的药物不被称为"酶抑制剂",而被称为"非结构蛋白 5A 抑制剂"(NS5A 抑制剂);②NS5A 是一种亲水性磷酸化蛋白,有基础磷酸化和高度磷酸化两种形式,在丙肝病毒复制时,基础磷酸化的 NS5A 需要磷元素加入,使之成为高度磷酸化形式,病毒的成熟与装配才能正常进行;③NS5A 是一种多区域蛋白,含有 3 个不同的结构域,各自在病毒复制申发挥不同的作用。结构域Ⅰ的晶体结构是一个二聚体,这个二聚体上有一个凹槽,是病毒复制时 RNA 的结合位点,结构域Ⅱ和结构域Ⅲ负责病毒复制的调控,在病毒颗粒的聚集和组装中起重要作用;④NS5A 容易发生突变,因此,NS5A 抑制剂有可能导致病毒耐药,常常需要与其他抗丙肝病毒药物联合使用。

　　NS5A抑制剂的作用机制目前还不十分清楚。一些体外试验表明,NS5A抑制剂可能通过两条途径发挥直接抗病毒的作用:①阻止了NS5A的磷酸化,使基础磷酸化的形式的NS5A不能转化成高度磷酸化形式的NS5A,使其复制出错误,或报废的病毒"零件"不能正常的装配成病毒,从而达到抑制丙肝病毒复制的目的;②改变了NS5A的空间结构,阻止了病毒RNA与其结合,使其不能正常组成"病毒复制复合体",导致病毒复制终止。

（文爱东）

第三十章
抗恶性肿瘤药的临床应用

【学习目标】

1. 掌握各类抗恶性肿瘤药的作用原理、适应证和不良反应。
2. 熟悉细胞增殖动力学与肿瘤化疗的关系。
3. 熟悉抗恶性肿瘤药物按细胞增殖周期的分类。
4. 了解联合用药的原则及理论依据,常用的联合化疗方案。

【内容要点】

一、抗恶性肿瘤药物分类:

1. 根据作用机制分为:

a. 影响核酸合成的药物:如 5-FU,6-MP 等。

b. 直接破坏 DNA 并阻止其复制的药物,如烷化剂等。

c. 干扰转录过程阻止 RNA 合成的药物,如抗生素等。

d. 影响蛋白质合成药,如长春碱类等。

e. 影响激素平衡发挥抗癌作用的药物。

f. 生物治疗药物,如酪氨酸激酶抑制剂,单克隆抗体等。

2. 根据对细胞增殖动力学的影响分为:

a. 周期非特异性药物,如烷化剂、抗生素等。

b. 周期特异性药物,如抗代谢药作用于 S 期,长春碱类作用于 M 期等。

二、常用的抗肿瘤药物

1. 抗代谢药物药物

(1) 氟尿嘧啶:为 S 期特异性药物。在细胞内转变为 5-氟尿嘧啶脱氧核苷发挥作用,抑制脱氧胸苷酸合成酶,阻止脱氧尿苷酸甲基化为脱氧胸苷酸,而影响 DNA 合成。对消化道癌症和乳癌疗效较好;对卵巢癌、宫颈癌、绒毛膜上皮癌、膀胱癌等也有效。主要不良反应为胃肠道反应、骨髓抑制、脱发、共济失调等,静脉炎,动脉内膜炎,偶见肝、肾功能损害。同类药呋氟尿嘧啶不良反应较轻。

(2) 巯基嘌呤(6-MP)对 S 期较有效,延缓 G_1 期。在体内先经酶的催化变成硫代肌苷酸,干扰嘌呤代谢,阻碍核酸合成。肿瘤细胞对 6-MP 可产生耐药性。对儿童急性淋巴性白血病疗效好,大剂量可治绒毛膜上皮癌。可致胃肠道反应,骨髓抑制,黄疸和肝功能损害。

(3) 甲氨蝶呤(MTX)对二氢叶酸还原酶有强大而持久的抑制作用,使二氢叶酸不能变成四氢叶酸,导致 5,10- 甲撑四氢叶酸不足,脱氧胸苷酸合成受阻,影响 DNA 合成。用于儿童急性白血病和绒毛膜上皮癌。可致口腔及胃肠道黏膜损害,骨髓抑制、脱发、皮炎等,致畸、死胎、大剂量损害肝、肾功能。甲酰四氢叶酸可作为救援剂,而减轻 MTX 对骨髓的抑制。

培美曲塞(pemetrexed)抑制胸苷酸合成酶、二氢叶酸还原酶和甘氨酰胺核苷酸甲酰转移酶的活性,为多靶点叶酸拮抗剂。临床联合顺铂用于治疗无法手术的恶性胸膜间皮瘤。对局部或转移性非小细胞肺癌亦有效。常见不良反应以中性粒细胞减少为主,另有恶心、腹泻、肝肾功能异常、黏膜炎、皮疹等。

(4) 阿糖胞苷(Ara-c)在体内经脱氧胞苷激酶催化成二或三磷胞苷,抑制 DNA 多聚酶的活性,影响 DNA 合成,干扰其复制,对 S 期细胞最敏感。成人急性粒细胞或单核细胞白血病。可致骨髓抑制、胃肠道反应、静脉炎等。

(5) 羟基脲(HU)抑制核苷酸还原酶,阻止胞苷酸转变为脱氧胞苷酸,而抑制 DNA 的合成。选择性地作用于 S 期细胞。用于慢性粒细胞性白血病,对黑色素瘤有短暂缓解作用。可致骨髓抑制、胃肠道反应、畸胎、肾功损害。

吉西他滨为脱氧胞苷类化物,属细胞周期特异性药物。主要杀伤 S 期细胞,亦阻滞 G_1 期细胞进入 S 期。用于治疗局部晚期或已转移的非小细胞肺癌;局部晚期或已转移的胰腺癌。不良反应有骨髓抑制、胃肠道、肾毒性、过敏反应等。

2. 影响 DNA 结构和功能的药物

(1) 烷化剂

1) 氮芥(HN_2)为烷化剂,使 DNA- 鸟嘌呤烷化,交叉连结,抑制 DNA 合成。用于恶性淋巴瘤疗效高、快,尤其适于有纵隔压迫症状者。致恶心、呕吐、眩晕、听力减退、脱发、黄疸、月经失调、男性不育等。

2) 环磷酰胺(CTX)在肝内生成醛磷酰胺,再在瘤细胞内分解成磷酰胺氮芥,使 DNA 烷化,形成交联,而影响 DNA 功能。对恶性淋巴瘤疗效显著。对多发性骨髓瘤、急性淋巴细胞白血病、卵巢癌、乳腺癌等有效。致抑制骨髓,出血性膀胱炎,肝功损害。

3) 噻替派(TSPA):其乙撑亚胺基烷化 DNA,影响瘤细胞的分裂。用于乳癌、卵巢癌、肝癌、恶性黑色素瘤。致骨髓抑制。

4) 白消安(马利兰):在体内解离后起烷化作用。用于慢性粒细胞性白血病。致抑制骨髓、胃肠道反应,久用致闭经、睾丸萎缩。

5) 卡莫司汀:对 DNA、RNA 和蛋白质都有烷化作用。其脂溶性高,能透过血脑屏障,主要用于脑瘤,对恶性淋巴瘤、骨髓瘤也有效。致骨髓抑制、消化道反应、肺毒性。

(2) 破坏 DNA 的铂类配合物

顺铂(DDP)氯解离后与 DNA 上的碱基交叉联结,破坏 DNA 的结构和功能。广谱,应用于睾丸肿瘤、卵巢癌、肺癌、鼻咽癌、淋巴癌、膀胱癌。致骨髓抑制、胃肠道反应、神经毒性、肾毒性。

同类药物卡铂抗瘤作用强,毒性低。

(3) 破坏 DNA 的抗生素类药物

1) 丝裂霉素(MMC)：为烷化剂，能与 DNA 的双链交联，抑制其复制，也部分使 DNA 断裂。用于胃癌、肺癌、乳癌、慢性粒细胞性白血病，恶性淋巴瘤等。骨髓抑制明显，胃肠道反应、局部刺激大，偶有心、肝、肾脏毒性。

2) 博莱霉素(BLM)：能与铜或铁离子络合，使氧分子转成氧自由基，而使 DNA 单链断裂，阻止其复制。用于磷状上皮癌，也用于淋巴瘤的联合治疗。致发热、脱发、肺纤维化等。

(4) 拓扑异构酶抑制剂

1) 喜树碱(CPT)类：抑制拓扑异构酶 I 干扰 DNA 功能和结构，作用于 S、G_1 和 G_2 期，用于胃癌、绒毛膜上皮癌、恶性葡萄胎、急慢性粒细胞白血病，对膀胱癌、大肠癌、肝癌也有效。喜树碱毒性大，可致胃肠道反应、泌尿道刺激症状、骨髓抑制等，羟喜树碱毒性小。

2) 鬼臼毒素衍生物：鬼臼毒素与微管蛋白结合，抑制微管聚合而破坏纺锤丝形成。鬼臼毒素衍生物依托泊苷和替尼泊苷则主要抑制 DNA 拓扑异构酶 II 而干扰 DNA 结构和功能。作用于 S 期和 G_2 期，主要用于肺癌、睾丸癌，也用于恶性淋巴瘤；依托泊苷对脑瘤也有效。可致骨髓抑制、消化道反应。

3. 干扰转录过程和阻止 RNA 合成的药物

(1) 放线菌素 D(DACT)嵌入 DNA 双螺旋中形成 DNA 复合体，阻碍 RNA 多聚酶的功能抑制 RNA 特别是 mRNA 合成。作用于 G_1 期，并阻止 G_1 期向 S 期的转变，属周期非特异性药物。用于恶性葡萄胎，绒毛膜上皮癌，淋巴瘤、肾母细胞癌、横纹肌肉瘤、神经细胞瘤。有胃肠道反应、骨髓抑制、局部刺激、脱发、皮炎、致畸。

(2) 多柔米星(阿霉素, adriamycin, ADM)嵌入 DNA 间，阻止 RNA 转录，抑制 RNA 合成，也阻止 DNA 复制。周期非特异性药物，对 S 期细胞敏感。抗癌谱广，疗效高，用于耐其他药的急性淋巴性白血病或粒细胞性白血病、恶性淋巴肉瘤、乳癌、卵巢癌、小细胞肺癌、胃癌、肝癌、膀胱癌等。可致心脏毒性、骨髓抑制等。

(3) 柔红霉素：作用机制同阿霉素，用于耐其他药的急性淋巴性白血病或粒细胞性白血病，但缓解期短。也可致心脏毒性、骨髓抑制等。

4. 抑制蛋白质合成和功能的药物

(1) 影响微管蛋白质装配和纺锤丝形成的药物

1) 长春碱类：有长春碱(VLB)、长春新碱(VCR)、长春地辛(VDS)、长春瑞宾(NVB)，它们与微管蛋白结合，抑制微管聚合，妨碍纺锤丝形成，使有丝分裂停于中期。VLB 的这一作用较 VCR 强。主要作用于 M 期；也干扰蛋白质合成和 RNA 多聚酶，对 G_1 期有作用。VLB 主要治疗急性白血病、恶性淋巴瘤、绒毛膜上皮癌。VCR 对儿童急性淋巴细胞白血疗效好，常与泼尼松合用诱导缓解。VDS 主治肺癌、恶性淋巴瘤、乳腺癌、食管癌、黑色素瘤和白血病。NVB 治肺癌、乳腺癌、卵巢癌、淋巴瘤等。长春碱类可致骨髓抑制、神经毒性、脱发、胃肠道反应和局部刺激等，VCR 的外周神经毒性大。

2) 紫杉醇类：有紫杉醇和紫杉特尔，它们促进微管聚合并抑制微管解聚，使纺锤体功能丧失，阻碍细胞有丝分裂。对卵巢癌和乳腺癌有特效，对肺癌、食管癌、大肠癌、黑色素瘤、淋巴瘤、脑瘤也有效。紫杉醇致骨髓抑制、心毒性、神经毒性和过敏反应。紫杉特尔不良反应少。

(2) 干扰核蛋白体功能的药物

三尖杉生物碱：有三尖杉酯碱和高三尖杉酯碱。它们抑制蛋白合成起始阶段并使核糖体分解，释出肽链，不抑制 rRNA 与 mRNA 或 tRNA 结合。为周期非特异药，主要对 S 期作用明显。对急性粒细胞性白血病疗效好，也用于急性单核细胞白血病、慢性粒细胞性白血病。可致骨髓抑制、脱发、胃肠道反应等。

(3) 干扰氨基酸供应的药物

L- 门冬酰胺酶：可水解 L- 门冬酰胺使瘤细胞缺乏生长受抑制，而正常细胞能合成门冬酰胺不受影响。用于急性粒细胞白血病。有消化道反应、过敏反应。

5. 调节体内激素平衡的药物

激素失调可致某些相应的肿瘤，如乳腺癌、卵巢癌、前列腺癌、睾丸癌、甲状腺癌等，应用激素或拮抗剂改善激素平衡失调状态则可抑制癌的生长，常用的药物有肾上腺皮质激素类、性激素类及其拮抗剂。它们不抑制骨髓，但作用广泛，仍需注意因此而生的不良反应。

6. 生物治疗药物

(1) 酪氨酸激酶抑制剂

1) 伊马替尼：伊马替尼可选择性抑制 Bcr-Abl、C-kit 和血小板衍生生长因子受体 PDGFR 等酪氨酸激酶，阻滞酪氨酸激酶的磷酸化，从而阻止细胞的增殖和肿瘤的形成。主要适用于费城染色体呈阳性(Ph+)的慢性髓细胞白血病(CML)及急性非淋巴细胞白血病、胃肠间质瘤、小细胞肺癌 SCLC和胶质母细胞瘤的治疗，且具有不良反应甚微、耐受性好等优点。同类药物尼洛替尼对 Bcr-Abl 酪氨酸激酶的选择性更强。临床适用于伊马替尼耐药或者不能耐受的费城染色体呈阳性(Ph+)的慢性髓细胞白血病(CML)患者，疗效显著。

2) 吉非替尼抑制 EGFR 酪氨酸磷酸化，阻断 EGFR 信号传递，从而抑制细胞生长。同时抑制微血管生成。本品适用于治疗既往接受过化学治疗的局部晚期或转移性非小细胞肺癌。厄洛替尼和埃克替尼的作用机制与吉非替尼相似。

3) 索拉非尼是一种多激酶抑制剂。可同时抑制多种存在于细胞内和细胞表面的激酶，因此，索拉非尼一方面可通过抑制 RAF/MEK/ERK 信号传导通路，直接抑制肿瘤生长；另一方面通过抑制 VEGFR 和 PDGFR 而阻断肿瘤新生血管的形成，间接抑制肿瘤细胞的生长。主要适用于：①无法手术的晚期肾细胞癌；②无法手术或远处转移的肝细胞癌。

(2) 单克隆抗体药

1) 曲妥珠单抗是一种重组的人源化单克隆 IgG1 型抗体，选择性地作用于人表皮生长因子受体 -2(HER-2)的细胞外部位。适用于治疗 HER-2 过度表达的转移性乳腺癌。

2) 利妥昔单抗能特异性地与跨膜抗原 CD20 结合，启动介导 B 细胞溶解的免疫反应。本品适用于复发或耐药的滤泡性中央型淋巴瘤的治疗。CD20 阳性弥漫大 B 细胞性非霍奇金淋巴瘤(DLBCL)应与标准 CHOP 化疗联合治疗。

3) 贝伐单抗是一种重组的人源化单克隆 IgG1 型抗体，可结合 VEGF 并防止其与内皮细胞表面的受体结合，下调 VEGF 的生物学活性，抑制新生血管生成。适用于联合以 5-FU 为基础的化疗方案一线治疗转移性结直肠癌。

4) 西妥昔单抗和尼妥珠单抗均为人源化抗人表皮生长因子受体(EGFR)单克隆抗体，阻断 EGFR 信号。西妥昔单抗单用或与伊立替康联用于 EGFR 受体过度表达的转移性直肠癌的治疗。尼妥珠单抗适用于与放疗联合治疗 EGFR 阳性表达的 III/IV 期鼻咽癌。

三、抗肿瘤药物的联合应用和毒性反应

应根据细胞增殖动力学规律、抗肿瘤药的作用机制、药物毒性抗瘤谱联合用药。

抗肿瘤药有近期毒性和远期毒性。

【试题】

(一) 单项选择题

1. 属于细胞周期非特异性药物是（　　）
   A. 环磷酰胺　　　　　　B. 甲氨蝶呤　　　　　　C. 长春新碱
   D. 阿糖胞苷　　　　　　E. 羟基脲

2. 主要作用于M期的抗癌药（　　）
   A. 氟尿嘧啶　　　　　　B. 长春新碱　　　　　　C. 环磷酰胺
   D. 泼尼松龙　　　　　　E. 柔红霉素

3. 主要作用于S期的抗癌药（　　）
   A. 烷化剂　　　　　　　B. 抗癌抗生素　　　　　C. 抗代谢药
   D. 长春碱类　　　　　　E. 激素类

4. 直接影响DNA复制的周期非特异性抗癌药是（　　）
   A. 阿霉素　　　　　　　B. 阿糖胞苷　　　　　　C. 长春新碱
   D. 甲氨蝶呤　　　　　　E. 博来霉素

5. 氟尿嘧啶的英文名是（　　）
   A. fluorouracil　　　　　B. fluocinolone　　　　　C. flurazpam
   D. flunarizine　　　　　 E. 以上均不是

6. methotrexate的中文名是（　　）
   A. 甲氨蝶呤　　　　　　B. 阿糖胞苷　　　　　　C. 阿霉素
   D. 长春碱　　　　　　　E. 以上均不是

7. 长春新碱的英文名是（　　）
   A. hydroxyurea　　　　　B. dactinomycin　　　　C. cyclophosphamide
   D. vincristine　　　　　　E. mitomycine

8. 下列哪个药物不是抗代谢药物（　　）
   A. 盐酸阿糖胞苷　　　　B. 甲氨喋呤　　　　　　C. 氟尿嘧啶
   D. 卡莫司汀　　　　　　E. 巯嘌呤

9. 烷化剂类抗肿瘤药物的结构类型**不包括**（　　）
   A. 氮芥类　　　　　　　B. 乙撑亚胺类　　　　　C. 亚硝基脲类
   D. 磺酸酯类　　　　　　E. 硝基咪唑类

10. 抗肿瘤药物卡莫司汀属于（　　）
    A. 亚硝基脲类烷化剂　　B. 氮芥类烷化剂　　　　C. 嘧啶类抗代谢物
    D. 嘌呤类抗代谢物　　　E. 叶酸类抗代谢物

11. 在体外没有抗癌作用的抗癌药物是（　　）
    A. 阿糖胞苷　　　　　　B. 阿霉素　　　　　　　C. 环磷酰胺
    D. 卡莫司汀　　　　　　E. 长春碱

12. 环磷酰胺主要用于（　　）
    A. 解热镇痛　　　　　　B. 心绞痛的缓解和预防　C. 淋巴肉瘤,霍奇金病
    D. 治疗胃溃疡　　　　　E. 抗寄生虫

13. 阿霉素的主要临床用途为（　　）

    A. 抗菌　　　　　　　　B. 抗肿瘤　　　　　　　　C. 抗真菌

    D. 抗病毒　　　　　　　E. 抗结核

14. 放线菌素 D 主要用于（　　）

    A. 革兰阴性菌感染　　　B. 真菌感染　　　　　　　C. 铜绿假单胞菌感染

    D. 肾母细胞瘤　　　　　E. 病毒感染

15. 下列哪一个药物是烷化剂（　　）

    A. 氟尿嘧啶　　　　　　B. 巯嘌呤　　　　　　　　C. 甲氨蝶呤

    D. 噻替哌　　　　　　　E. 喜树碱

16. 白消安属哪一类抗癌药（　　）

    A. 抗生素　　　　　　　B. 烷化剂　　　　　　　　C. 生物碱

    D. 抗代谢类　　　　　　E. 金属络合物

17. 下列哪种药通过抑制蛋白质合成而起抗肿瘤作用（　　）

    A. 喜树碱　　　　　　　B. L- 门冬酰胺酶　　　　 C. 博来霉素

    D. 羟基脲　　　　　　　E. 氮芥

18. 下列哪个药物是通过促进微管蛋白聚合成微管，同时抑制微管解聚而产生抗肿瘤活性的
（　　）

    A. 盐酸多柔比星　　　　B. 紫杉醇　　　　　　　　C. 伊立替康

    D. 鬼臼毒素　　　　　　E. 长春瑞滨

19. 环磷酰胺体外没有活性，在体内经代谢而活化。在肿瘤组织中所生成的具有烷化作用的
代谢产物是（　　）

    A. 4 羟基环磷酰胺　　　B. 4 酮基环磷酰胺　　　　C. 羧基磷酰胺

    D. 醛基磷酰胺　　　　　E. 磷酰氮芥

20. 羟基脲的抗肿瘤作用机制是（　　）

    A. 抑制二氢叶酸还原酶　　　　　　　B. 阻止嘧啶核苷酸生成

    C. 阻止嘌呤核苷酸生成　　　　　　　D. 抑制核苷酸还原酶

    E. 抑制 DNA 多聚酶

21. 甲氨蝶呤抗肿瘤的主要机制是（　　）

    A. 抑制二氢叶酸合成酶　　　　　　　B. 抑制二氢叶酸还原酶

    C. 破坏 DNA 结构和功能　　　　　　 D. 嵌入 DNA 干扰转录 RNA

    E. 干扰蛋白质合成

22. 三尖杉酯碱抗肿瘤的作用机制是（　　）

    A. 使细胞有丝分裂中止于中期　　　　B. 破坏纺锤丝的形成

    C. 抑制蛋白质合成的起始阶段　　　　D. 干扰核蛋白体的结合

    E. 嵌入 DNA 碱基对之间

23. 抑制肿瘤细胞二氢叶酸还原酶的药物是（　　）

    A. 甲氨蝶呤　　　　　　B. 氟尿嘧啶　　　　　　　C. 阿糖胞苷

    D. 放线菌素 D　　　　　E. L- 门冬酰胺酶

24. 抑制肿瘤细胞脱氧胸苷酸合成酶的药物是（　　）

    A. 甲氨蝶呤　　　　　　B. 氟尿嘧啶　　　　　　　C. 阿糖胞苷

D. 放线菌素 D　　　　　E. L-门冬酰胺酶

25. 抑制肿瘤细胞 DNA 多聚酶的药物是（　　）

A. 甲氨蝶呤　　　　　B. 氟尿嘧啶　　　　　C. 阿糖胞苷

D. 放线菌素 D　　　　　E. L-门冬酰胺酶

26. 能嵌入到肿瘤细胞 DNA 双链中影响其功能的药物是（　　）

A. 甲氨蝶呤　　　　　B. 氟尿嘧啶　　　　　C. 阿糖胞苷

D. 放线菌素 D　　　　　E. L-门冬酰胺酶

27. 作用机制为抑制有丝分裂的药物是（　　）

A. 甲氨蝶呤　　　　　B. 紫杉醇　　　　　C. 三尖杉酯碱

D. 他莫昔芬　　　　　E. 阿糖胞苷

28. L-门冬酰胺酶的作用机制是（　　）

A. 影响激素平衡　　　　　B. 影响蛋白质合成与功能

C. 直接破坏 DNA 结构与功能　　　　　D. 干扰转录过程阻止 RNA 合成

E. 抑制核酸生物合成

29. 环磷酰胺对何种肿瘤疗效最显著（　　）

A. 卵巢癌　　　　　B. 急性淋巴细胞性白血病

C. 肺癌　　　　　D. 多发性骨髓瘤

E. 恶性淋巴瘤

30. 用于治疗儿童急性白血病的抗叶酸药是（　　）

A. 环磷酰胺　　　　　B. 5-氟尿嘧啶　　　　　C. 甲氨蝶呤

D. 6-巯基嘌呤　　　　　E. 阿糖胞苷

31. 6-巯基嘌呤对下列哪种癌症疗效好（　　）

A. 儿童急性白血病　　　　　B. 慢性粒细胞性白血病

C. 成人急性粒细胞或单核细胞性白血病　　D. 急性淋巴细胞白血病

E. 乳腺癌

31. 顺铂的不良反应中**不包括**（　　）

A. 骨髓抑制　　　　　B. 耳毒性　　　　　C. 心脏毒性

D. 肾毒性　　　　　E. 消化道反应

32. 5-氟尿嘧啶对下列哪种肿瘤疗效较好（　　）

A. 绒毛膜上皮癌　　　　　B. 膀胱癌和肺癌　　　　　C. 消化道癌和乳腺癌

D. 卵巢癌　　　　　E. 子宫颈癌

33. 白消安最适用于（　　）

A. 急性淋巴细胞性白血病　　　　　B. 急性粒细胞性白血病

C. 慢性粒细胞性白血病　　　　　D. 慢性淋巴细胞性白血病

E. 霍奇金病

34. 与博来霉素和长春新碱联合化疗可以根治睾丸癌的药物（　　）

A. 6-巯基嘌呤　　　　　B. 甲氨蝶呤　　　　　C. 白消安

D. 顺铂　　　　　E. 放线菌素 D

35. 大多数抗癌药常见的严重不良反应是（　　）

A. 肝脏损害　　　　　B. 脱发　　　　　C. 心肌损害

D. 骨髓抑制　　　　　　　　E. 过敏反应

36. 博来霉素引起的最严重不良反应是（　　　）
    A. 骨髓抑制　　　　　　B. 免疫抑制　　　　　　　C. 胃肠道反应
    D. 肺纤维化　　　　　　E. 心脏毒性

37. 可刺激膀胱黏膜引起血尿，蛋白尿的药物是（　　　）
    A. 甲氨蝶呤　　　　　　B. 氮芥　　　　　　　　　C. 环磷酰胺
    D. 顺铂　　　　　　　　E. 长春新碱

38. 5 氟尿嘧啶最常见的不良反应是（　　　）
    A. 骨髓抑制　　　　　　B. 过敏反应　　　　　　　C. 急性小脑综合征
    D. 消化道反应　　　　　E. 肝肾损害

39. 环磷酰胺的不良反应不含（　　　）
    A. 脱发　　　　　　　　B. 血压升高　　　　　　　C. 骨髓抑制
    D. 恶心、呕吐　　　　　E. 胃肠道黏膜溃疡

40. 最容易引起出血性膀胱炎的抗癌药是（　　　）
    A. 氟尿嘧啶　　　　　　B. 环磷酰胺　　　　　　　C. 争光霉素
    D. 阿霉素　　　　　　　E. 紫杉醇

41. 对心脏有毒性的抗癌药是（　　　）
    A. 阿霉素　　　　　　　B. 长春新碱　　　　　　　C. 博来霉素
    D. 甲氨蝶呤　　　　　　E. 苯丁酸氮芥

42. 为减轻甲氨蝶呤毒性反应，可选用的救援药是（　　　）
    A. 维生素 D　　　　　　B. 维生素 B　　　　　　　C. 硫酸亚铁
    D. 维生素 C　　　　　　E. 甲酰四氢叶酸

43. 对骨髓抑制较轻的抗癌抗生素是（　　　）
    A. 放线菌素 D　　　　　B. 丝裂霉素 C　　　　　　C. 博来霉素
    D. 阿霉素　　　　　　　E. 柔红霉素

44. 对骨髓抑制不明显的抗肿瘤药是（　　　）
    A. 阿糖胞苷　　　　　　B. 长春新碱　　　　　　　C. 白消安
    D. 阿霉素　　　　　　　E. 环磷酰胺

45. 恶性肿瘤化疗后易复发的原因（　　　）
    A. G_1 期细胞对抗癌药不敏感　　　　　B. S 期细胞对抗癌药不敏感
    C. G_2 期细胞对抗癌药不敏感　　　　　D. M 期细胞对抗癌药不敏感
    E. G_0 期细胞对抗癌药不敏感

（二）多项选择题

1. 以下可以治疗恶性肿瘤的药物为（　　　）
    A. 抑制核酸生物合成的药物　　　　　　B. 影响激素平衡的药物
    C. 干扰转录过程阻止 RNA 合成的药物　　D. 影响蛋白质合成与功能的药物
    E. 直接破坏 DNA 结构与功能的药物

2. 以下属于细胞周期非特异性药物的是（　　　）
    A. 丝裂霉素　　　　　　B. 环磷酰胺　　　　　　　C. 顺铂
    D. 噻替哌　　　　　　　E. 博来霉素

3. 以下属于细胞周期特异性药物的是（　　　）
   A. 长春碱　　　　　　　B. 放线菌素 D　　　　　C. 甲氨蝶呤
   D. 阿糖胞苷　　　　　　E. 羟基脲

4. 下列抗肿瘤药物中,作用于 S 期的药物有（　　）
   A. 羟基脲　　　　　　　B. 长春新碱　　　　　　C. 阿糖胞苷
   D. 甲氨蝶呤　　　　　　E. 氟尿嘧啶

5. 阿糖胞苷的作用机制是（　　　）
   A. 分解癌细胞所需要的 L-门冬酰胺
   B. 阻断胞嘧啶核苷酸还原成脱氧胞嘧啶核苷酸
   C. 直接抑制 DNA
   D. 抑制 DNA 多聚酶
   E. 掺入 DNA 中干扰其复制

6. 需在体内代谢才有活性的抗癌药物有（　　）
   A. L-门冬酰胺酶　　　　B. 6-巯基嘌呤　　　　　C. 甲氨蝶呤
   D. 环磷酰胺　　　　　　E. 阿糖胞苷

7. 影响核酸生物合成的药物有（　　　）
   A. 氟尿嘧啶　　　　　　B. 巯嘌呤　　　　　　　C. 甲氨蝶呤
   D. 阿糖胞苷　　　　　　E. 羟基脲

8. 下列是烷化剂的药物有（　　　）
   A. 氮芥　　　　　　　　B. 环磷酰胺　　　　　　C. 顺铂
   D. 噻替哌　　　　　　　E. 卡莫司汀

9. 干扰转录过程阻止 RNA 合成的药物包括（　　　）
   A. 丝裂霉素　　　　　　B. 放线菌素　　　　　　C. 鬼臼霉素
   D. 阿霉素　　　　　　　E. L-门冬酰胺酶

10. 影响蛋白质合成的抗肿瘤药（　　　）
    A. L-门冬酰胺酶　　　　B. 三尖杉　　　　　　　C. 阿霉素
    D. 长春碱　　　　　　　E. 长春新碱

11. 直接破坏 DNA 并阻止其复制的抗癌抗生素（　　　）
    A. 放线菌素　　　　　　B. 丝裂霉素　　　　　　C. 柔红霉素
    D. 博来霉素　　　　　　E. 阿霉素

12. 直接破坏 DNA 并阻止其复制的药物是（　　　）
    A. 放线菌素 D　　　　　B. 顺铂　　　　　　　　C. 长春新碱
    D. 博来霉素　　　　　　E. 羟基脲

13. 影响核酸生物合成的抗肿瘤药有（　　）
    A. 羟基脲　　　　　　　B. 噻替哌　　　　　　　C. 阿糖胞苷
    D. 甲氨蝶呤　　　　　　E. 6-巯基嘌呤

14. 氟尿嘧啶的临床应用包括（　　　）
    A. 绒毛膜上皮癌　　　　B. 宫颈癌　　　　　　　C. 膀胱癌
    D. 卵巢癌　　　　　　　E. 消化道癌

15. 环磷酰胺的临床应用包括（　　　）

A. 淋巴瘤　　　　　　　B. 急性淋巴性白血病　　　C. 慢性粒细胞性白血病

D. 多发性骨髓瘤　　　　E. 卵巢癌

16. 以下对顺铂的叙述,哪些是**错误**的(　　　)

A. 属烷化剂　　　　　　　　　　　B. 与 DNA 交叉联结

C. 对 RNA 和蛋白质抑制作用较强　　D. 属周期特异性药物

E. 抗瘤谱广

17. 阿霉素抗肿瘤作用的机制是(　　　)

A. 影响激素平衡　　　B. 干扰 DNA 复制　　　C. 影响蛋白质合成

D. 影响核酸生物合成　E. 干扰转录,抑制 RNA 合成

18. 属于周期特异性的抗肿瘤药是(　　　)

A. 环磷酰胺　　　　　B. 羟基脲　　　　　　C. 博莱霉素

D. 长春新碱　　　　　E. 阿糖胞苷

19. 抗癌药物常见的不良反应是(　　　)

A. 胃肠道反应　　　　B. 呼吸抑制　　　　　C. 骨髓抑制

D. 过敏反应　　　　　E. 脱发

20. 环磷酰胺可以引起的不良反应是(　　　)

A. 骨髓抑制　　　　　B. 恶心,呕吐　　　　C. 血压降低

D. 出血性膀胱炎　　　E. 脱发

21. 对心脏有毒性的抗癌药物是(　　　)

A. 长春新碱　　　　　B. 柔红霉素　　　　　C. 阿霉素

D. 博莱霉素　　　　　E. 卡氮芥

22. 阿糖胞苷的主要不良反应为(　　　)

A. 脱发　　　　　　　B. 耳毒性　　　　　　C. 肺炎样病变

D. 骨髓抑制　　　　　E. 胃肠道反应

23. 对骨髓抑制较少的抗肿瘤药有(　　　)

A. 巯嘌呤　　　　　　B. 长春新碱　　　　　C. 博莱霉素

D. 鬼臼霉素　　　　　E. 丝裂霉素

24. 抗肿瘤药联合用药应考虑(　　　)

A. 药物对细胞增殖动力学的影响　　B. 药物的作用机制

C. 药物的毒性　　　　　　　　　　D. 药物的抗瘤谱

E. 药物的给药方法

(三)填空题

1. 干扰 DNA 合成的抗癌药有_____、_____、_____、_____和_____。

2. 抗癌药不良反应有_____、_____、_____、_____、_____和_____。

3. 5-氟尿嘧啶对多种肿瘤有效,特别是对_____和_____疗效较好。

4. 博莱霉素主要作用于_____,与长春碱等联用治疗_____可达根治效果。

5. 胃肠道腺癌宜用_____、_____、_____、_____等抗癌药。

(四)名词解释

1. 周期特异性抗癌药

2. 周期非特异性抗癌药

3. 烷化剂

4. 抗代谢肿瘤药

（五）问答题

1. 试述长春新碱和环磷酰胺抗恶性肿瘤的作用特点及各自的适应证。

2. 抗肿瘤代谢药根据作用机制可分为哪几类？各举例说明。

3. 目前临床上所用的酪氨酸激酶抑制剂有哪些？请说明各类的作用机制及临床适应证。

4. 影响微管蛋白质装配的抗肿瘤药物有几类？试述各类的作用机制及临床适应证。

【答案】

（一）单项选择题

1. A	2. B	3. C	4. E	5. A	6. A	7. D	8. E	9. A	10. C
11. C	12. B	13. D	14. D	15. B	16. B	17. B	18. E	19. D	20. B
21. C	22. A	23. C	24. C	25. D	26. B	27. D	28. E	29. C	30. D
31. C	32. C	33. C	34. D	35. D	36. D	37. E	38. A	39. B	40. B
41. A	42. E	43. D	44. D	45. E					

（二）多项选择题

1. ABCDE	2. ABCDE	3. ACDE	4. ACDE	5. DE	6. BDE
7. ABCDE	8. ABDE	9. BD	10. ABDE	11. BD	12. BD
13. ACDE	14. ACDE	15. ABDE	16. BE	17. BE	18. BDE
19. ACE	20. ABDE	21. BC	22. ADE	23. BC	24. ABCDE

（三）填空题

1. 6- 巯嘌呤　甲氨蝶呤　5- 氟尿嘧啶　阿糖胞苷　羟基脲

2. 抑制骨髓　胃肠反应　抑制免疫功能　皮肤黏膜反应　肝肾损害　外周神经毒性或心肌炎或致癌等

3. 消化道癌　乳腺癌

4. 磷状上皮癌　睾丸癌

5. 5- 氟尿嘧啶　噻替派　环磷酰胺　丝裂霉素 C

（四）名词解释

1. 周期特异性抗癌药：是指作用于细胞增殖周期某一时期的药物。该类药物对癌细胞的作用慢而弱，需要一定的时间才能发挥其杀伤作用。

2. 周期非特异性抗癌药：是指对整个细胞周期中的细胞均有杀伤作用的药物。该类药物对癌细胞的作用快而强，能迅速杀死癌细胞。

3. 烷化剂：是指能与细胞 DNA 的功能基团起烷化反应的一类化合物，可直接抑制 DNA 的复制，阻止细胞分裂繁殖。属于细胞增殖周期非特异性药物。

4. 抗代谢肿瘤药：这类药物主要通过干扰核酸代谢而影响 DNA 合成，进而抑制或杀伤癌细胞。它们的化学结构大多数与核酸代谢物（如叶酸、嘌呤碱、嘧啶碱）相类似，而与相应的代谢酶产生竞争，或以伪代谢物身份参与到代谢过程中，从而干扰正常细胞代谢过程，抑制核酸的合成。主要作用于 S 期。

（五）问答题

1. 试述长春新碱和环磷酰胺抗恶性肿瘤的作用特点及各自的适应证。

长春新碱通过与微管蛋白结合，抑制微管聚合，阻碍纺锤体形成，使有丝分裂停止于中期，所以它主要作用于细胞增殖周期的 M 期，故属周期特异性药物。对急性淋巴细胞白血病疗效突出，其次对恶性淋巴瘤疗效也较好，对绒毛膜上皮癌、乳腺癌、神经和肾母细胞瘤、脑瘤、平滑肌瘤及宫颈癌等也有一定疗效。

环磷酰胺在体外无抗癌作用，在体内首先经肝药酶的作用转化为醛磷酰胺，进一步在肿瘤组织中分解出环磷酰胺氮芥，才与 DNA 发生烷化作用，形成交叉联结，影响 DNA 功能，抑制肿瘤的生长。它虽属周期非特异性药物。对恶性淋巴瘤疗效显著。对多发性骨髓瘤、急性淋巴细胞白血病、卵巢癌、乳腺癌等有效。

2. 抗肿瘤代谢药根据作用机制可分为哪几类？各举例说明。

这类药物主要通过干扰核酸代谢而影响 DNA 合成，进而抑制或杀伤癌细胞。它们的化学结构大多数与核酸代谢物（如叶酸、嘌呤碱、嘧啶碱）相类似，而与相应的代谢酶产生竞争，或以伪代谢物身份参与到代谢过程中，从而干扰正常细胞代谢过程，抑制核酸的合成。这类药物主要作用于 S 期。根据其作用机制可分为以下几类：

1) 二氢叶酸还原酶抑制剂：如甲氨蝶呤（氨甲蝶呤，Methotraxete，MTX）

2) 嘌呤核苷酸互变抑制剂：如巯嘌呤（6-巯基嘌呤 6-Mercaptopurine，6-MP）

3) 胸苷酸合成酶抑制剂：如氟尿嘧啶（5-氟尿嘧啶，5-Fluorouracil，5-FU）

4) 核苷酸还原酶抑制：如羟基脲（Hydroxyurea，HU）

5) DNA 多聚酶抑制剂：如阿糖胞苷（Cytarabine，Ara-C）

3. 目前临床上所用的酪氨酸激酶抑制剂有哪些？请说明各类的作用机制及临床适应证。

1) 伊马替尼和尼洛替尼：是一种特异性很强的酪氨酸激酶抑制剂。它可选择性抑制 Bcr-Abl、C-kit 和血小板衍生生长因子受体 PDGFR 等酪氨酸激酶，其抗肿瘤的分子机制是作为 ATP 竞争性抑制剂，阻滞酪氨酸激酶的磷酸化，抑制 Bcr-Abl 表达，从而阻止细胞的增殖和肿瘤的形成。临床主要适用于费城染色体呈阳性(Ph+)的慢性髓细胞白血病(CML)及急性非淋巴细胞白血病、胃肠间质瘤、小细胞肺癌(SCLC)和胶质母细胞瘤的治疗。

2) 吉非替尼、厄洛替尼和埃克替尼：该类药物主要通过：①竞争表皮生长因子受体（EGFR）酪氨酸激酶催化区域上 ATP 结合位点，抑制 EGFR 酪氨酸磷酸化，阻断 EGFR 信号传递，从而抑制细胞生长。由于多上皮源性肿瘤均存在 EGFR 的功能异常，因此吉非替尼可显著抑制肿瘤增生；②抑制微血管生成、调节细胞周期和增加化疗敏感度的作用。该类药物适用于治疗既往接受过化学治疗（主要是指铂剂和多西紫杉醇治疗）的局部晚期或转移性非小细胞肺癌(NSCLC)。

3) 索拉非尼：是一种多激酶抑制剂。索拉非尼能同时抑制多种存在于细胞内和细胞表面的激酶，包括 RAF 激酶、血管内皮生长因子受体 -2 和 -3、血小板衍生生长因子受体 -β、KIT 和 FLT-3 等。因此，索拉非尼具有双重抗肿瘤效应，一方面，它可以通过抑制 RAF/MEK/ERK 信号传导通路，直接抑制肿瘤生长；另一方面，通过抑制 VEGFR 和 PDGFR 而阻断肿瘤新生血管的形成，间接抑制肿瘤细胞的生长。临床主要适用于：①无法手术的晚期肾细胞癌；②无法手术或远处转移的肝细胞癌。

4. 影响微管蛋白质装配的抗肿瘤药物有几类？试述各类作用机制及临床适应证。

影响微管蛋白质装配的抗肿瘤药物包括长春碱类和紫杉醇类。

　　长春碱类通过与微管蛋白结合,抑制微管聚合,阻碍纺锤体形成,使有丝分裂停止于中期。主要作用于细胞增殖周期的 M 期,属周期特异性药物。长春碱类对急性淋巴细胞白血病疗效突出,其次对恶性淋巴瘤疗效也较好,对绒毛膜上皮癌、乳腺癌、神经和肾母细胞瘤、脑瘤、平滑肌瘤及宫颈癌等也有一定疗效。紫杉醇类是新型抗微管药物,通过促进微管蛋白聚合,抑制解聚,保持微管蛋白稳定,抑制细胞有丝分裂,使细胞中止于 G_2 和 M 期。临床主要用于卵巢癌和乳腺癌及非小细胞肺癌的一线和二线治疗。

【延伸阅读】

2011 年美国 FDA 批准的抗癌药物

　　1. 治疗淋巴瘤药物 Adcetris

　　Adcetris 是抗体 - 药物偶联聚合物,Adcetris 中的抗体起引导药物到达 CD30 抗原阳性的淋巴瘤细胞靶位的作用。这种抗体介导的给药方式可以避免非特异性传统化疗方案所引起的毒副作用。主要适应证是用于治疗何杰金淋巴瘤(HL)和系统性间变性大细胞淋巴瘤(ALCL,一种罕见淋巴瘤)。

　　2. 治疗黑色素瘤药物 Yervoy 和 Zelboraf

　　Yervoy(易普单抗,Iplimumab)是 FDA 首次批准用于治疗晚期、无法手术或转移性黑素瘤的一线和二线治疗药物。易普单抗能有效阻断细胞毒性 T 细胞抗原 -4(CTLA-4),进而提高免疫系统识别并攻击黑色素瘤细胞的能力。但易普单抗可引起严重的自身免疫反应(13%)。FDA 已针对该药发出了"黑框"警告。该药其他的副作用包括结肠炎、肝炎、皮炎(其中包括毒性表皮溶解症)、神经变性病和内分泌失调。

　　Zelboraf(维罗非尼,Vemuranfenib)是 2011 年 FDA 批准的第二个用于晚期转移性或不能手术切除的黑色素瘤的治疗药物。Zelboraf 是 BRAF 抑制剂,能阻断 V600E 发生突变的 BRAF 蛋白的功能,进而抑制黑色素瘤细胞的生长。

　　3. 治疗甲状腺髓样癌药物 Caprelsa

　　Caprelsa(凡德他尼,vandetanib)是小分子多靶点酪氨酸激酶抑制剂,靶点主要包括 VEGF 受体和 EGF 受体,对于某些类型甲状腺癌,Caprelsa 还可以抑制 RET 酪氨酸激酶活性。主要用于不能手术的晚期甲状腺髓样癌成年患者的治疗。

　　4. 治疗晚期或转移性非小细胞肺癌新药 Xalkori

　　Xalkori(克唑替尼,crizotinib)是 ALK 酪氨酸激酶抑制剂,它可以阻断一系列关键的肿瘤细胞生长通路。ALK 基因改变是非小细胞肺癌(NSCLC)等肿瘤发生的关键因素。研究显示,3% ~ 5% 的 NSCLC 患者的肿瘤 ALK 基因突变阳性。Xalkori 是 6 年来 FDA 批准的第一个治疗肺癌的口服新药,用于治疗 ALK 阳性的局部晚期或转移性非小细胞肺癌。FDA 在批准 Xalkori 的同时还批准了 Vysis ALK Break-Apart FISH 检测试剂盒,使用该试剂盒检测 ALK 阳性的 NSCLC 患者可采用 Xalkori 进行治疗。

　　5. 晚期前列腺癌治疗药 Zytiga

　　Zytiga(阿比特龙醋酸盐)是细胞色素 $P_{450}17A1$(CYP17A1)的抑制剂。细胞色素 $P_{450}17A1$ 在雄性激素的生成中起重要作用,它可以刺激睾丸、肾上腺和肿瘤组织生成雄性激素。Zytiga 通过减少刺激癌细胞继续生长的激素合成而起作用。主要与泼尼松(类固醇)联合适用于与泼尼松(类固醇)

联合用于既往接受多烯紫杉醇治疗且去势治疗失败的转移性前列腺癌患者的治疗。

在 2011 年 FDA 批准的抗癌药物中包括 3 个小分子靶向药物、2 个抗体类药物，而在 3 个小分子靶向药物中有 2 个用于有特定基因突变的亚组人群。说明靶向个体化治疗是抗肿瘤药物研发的重要的方向。

（周家国）

第三十一章
抗炎免疫药物的临床应用

【学习目标】

1. 掌握主要非甾体抗炎免疫药如阿司匹林的作用特点,临床应用及不良反应。
2. 掌握疾病调修药的分类以及各类代表药物的作用特点和临床应用。
3. 熟悉 TNFα 抑制剂的作用特点,应用及主要不良反应。
4. 熟悉主要甾体抗炎免疫药的药理作用,临床应用、不良反应和防治。

【内容要点】

一、概述

影响炎症免疫反应的药物是指对炎症免疫反应具有抑制、增强或调节作用的一类药物,又称抗炎免疫药,主要用于炎症免疫性疾病的治疗。按药理作用特点将抗炎免疫药分为非甾体抗炎免疫药(non-steroid antiinflammatory-immunity drugs,NSAIDs)、甾体抗炎免疫药(steroid antiinflammatory-immunity drugs,SAIDs)和疾病调修药(disease modifying drugs,DMDs)。

非甾体抗炎免疫药具有解热、镇痛和抗炎作用,主要用于炎症免疫性疾病的对症治疗。该类药只能治标,不能治本,不能消除致炎的病因,对疾病的基本过程无明显影响,难以阻止疾病的继续发展。NSAIDs 可抑制环氧酶(cyclooxygenase,COX)活性,减少前列腺素(prostaglandins,PGs),抑制多种细胞因子的分泌。但 COX 活性被抑制后,脂氧酶代谢产物白三烯等相应增加。故一个较全面的 NSAIDs 也应对脂氧酶有抑制作用。抑制炎症细胞的聚集、激活、趋化等亦是 NSAIDs 的重要作用机制。

甾体抗炎免疫药具有强大的抗炎作用和一定的免疫抑制作用,其作用是阻止炎症细胞向炎症部位集中,抑制炎性因子的释放,并抑制 T,B 淋巴细胞的增殖和分泌。由于长期使用有较严重的不良反应,故一般认为 SAIDs 在临床上不作为相对较轻的炎症免疫性疾病的常规治疗药,是治疗一些严重疾病如多发性肌炎、皮肌炎、SLE、危重病例及急性危象的药物。

疾病调修药多为免疫制剂;根据药物的性质又分为化学药物、中药和天然药物以及生物制剂等。该类药物广泛应用于炎症免疫性疾病、肿瘤、移植排斥反应等的治疗。其本身多无抗炎作用,与一般抗炎药相比,它们更多地影响疾病的基本过程。虽然它们的化学结构和药理作用互不相同,但临床药理学特征相似,即起效慢,用药数周或数月后,炎症的症状和体征逐渐减轻,连续服药、长时间才获得比较稳定的疗效,继续服药其疗效可维持数月甚至数年。

二、非甾体抗炎免疫药

1. 非甾体抗炎免疫药分类 从化学结构上看,此类药包括羧酸类、烯酸类、磺酰丙胺类,其中羧酸类又包括水杨酸类、丙酸类、乙酸类、灭酸类;烯酸类包括昔康类和吡唑酮类等。磺酰丙胺类包括尼美舒利及其衍生物。根据其对 COX、脂氧酶的作用强度分为 COX 抑制剂、COX/脂氧酶抑制药。根据其对 COX-1 和 COX-2 作用的不同将其分为选择性 COX-1 抑制剂、非选择性 COX-1 抑制剂、选择性 COX-2 抑制剂及高度选择性 COX-2 抑制剂。

2. COX 的分类及生理特点。COX-1 是结构酶,其底物 PG 主要参与调节机体的生理功能;COX-2 为诱导酶,在细胞因子和有丝分裂原等的诱导下被激活,其底物 PGs 参与炎症过程。在组织损伤后的内皮细胞、巨噬细胞、滑膜纤维细胞、软骨细胞及成骨细胞中表达,因此在炎症过程中起着重要作用。COX-3 是又一个 COX 家族异构酶,COX-3 与 COX-1 基因序列高度重叠,大部分富含在大脑皮质和心脏。COX-3 具有糖基化依赖的 COX 活性,可被一些解热镇痛药如对乙酰氨基酚、非那西丁、安乃近、安替比林等选择性抑制。

3. 非甾体抗炎免疫药的不良反应。①胃肠道损伤;②肾损害;③肝损害;④变态反应等。

4. 阿司匹林药理作用及临床应用。药理作用:①抗炎作用;②解热作用;③镇痛作用;④影响血栓形成。临床应用:①治疗头痛和肌肉骨骼痛的首选药物。也常用于神经痛、月经痛、关节痛、牙痛等;②解热,对温度过高或持久发热或小儿高热者可解热,减少并发症,抢救生命;③控制急性风湿热;④治疗 RA,为治疗 RA 的经典药物,可迅速镇痛,消退关节炎症,减轻或延缓关节损伤的发展;⑤预防冠心病;⑥治疗胆道蛔虫症;⑦缓解癌痛。

5. 阿司匹林不良反应与防治。①胃肠道反应,短期应用不良反应较少,用量较大时,常易发生食欲缺乏、恶心、呕吐;严重时致消化道出血,长期服用溃疡发病率较高。②对血液系统的影响,用药后出血时间延长,应用 0.3g 就可出现,0.6g 时出血时间显著延长。大剂量可引起血小板减少症,维生素 K 可防治之。③对肝、肾的影响,表现为转氨酶升高,肝细胞坏死。PGs 有扩张血管维持肾血流的作用,长期服用本品,可出现不同程度的肾损。④水杨酸反应,当本品用量过大,可出现头痛、头晕、耳鸣、视听减退,重者有精神紊乱、酸碱平衡障碍和出血等,此时需立即停药,并采取各种对症治疗和输液、给维生素 K 及静滴碳酸氢钠溶液碱化尿液等措施。⑤过敏反应,水杨酸类药物中阿司匹林较易产生过敏反应,较常见的是哮喘,严重的可致死。

6. 阿司匹林用法与注意事项。①胃、十二指肠溃疡患者慎用或不用本品,饮酒前后不可服用,以免引起胃黏膜屏障的损害而致出血。②严重肝损伤、低凝血酶原血症、维生素 K 缺乏等均需避免服用本品,手术前一周也应停药。③孕妇长期使用可使产程延长,产后出血增多,故于临产前两周,应予停药。④糖皮质激素类可加速水杨酸盐的代谢,降低其血浆浓度,长期应用糖皮质激素的患者,停用皮质激素时,由于水杨酸盐积聚,出现中毒症状。⑤耳鸣为本品的早期症状,若出现耳鸣,即应调整剂量,但儿童对耳鸣的耐受性较大,易被忽视。⑥本品继续治疗 2 周以上,症状未见改善者,应选用其他药物。

三、疾病调修药

(一) 化学药物

1. 环孢素 A 药理作用、临床应用及不良反应。环孢素 A 通过与细胞内免疫嗜素亲环蛋白结合,抑制辅助性 T 细胞活化及对 IL-2 的反应性,对细胞免疫和体液免疫有较高抑制作用。环孢素 A 主要用于器官移植和某些自身免疫性疾病如 RA、SLE、皮肌炎等治疗。环孢素 A 主要不良反应为肾损害,肝损害,继发感染,淋巴瘤,神经系统和胃肠道反应等。

2. 他克莫司(FK506)药理作用、临床应用及不良反应。他克莫司抑制 IL-2 的合成及其受体表达,作用于辅助 T 细胞,抑制 T 细胞活化基因的产生,抑制 T 淋巴细胞增殖反应的作用比 CsA 强 50 ~ 100 倍。他克莫司是肝脏及肾脏移植患者的首选免疫抑制药物,肝脏及肾脏移植后排斥反应对传统免疫抑制方案耐药者,也可选用该药物。常见的不良反应有震颤、思维紊乱、失眠、视力障碍、感觉异常、高血压、恶心、呕吐、腹泻、便秘、高血钙、高血糖、感染、心悸、低血磷和肾功能异常(血肌酐升高、尿素氮及尿量增加或减少)等。偶见有白细胞减少、贫血(再生不良性或溶血性)和过敏反应等。

3. 霉酚酸酯药理作用、临床应用及不良反应。霉酚酸酯高效、选择性、非竞争性、可逆性的次黄嘌呤单核苷酸脱氢酶(IMPDH)抑制剂,可抑制鸟嘌呤核苷酸的经典合成途径。强烈抑制 T 和 B 淋巴细胞的增殖反应、细胞毒 T 细胞生成,以及 B 淋巴细胞抗体生成作用。霉酚酸酯主要用于肾脏、肝脏及心移植,能显著减少急性排斥反应的发生。用于自身免疫性疾病银屑病和 RA 治疗,对 SLE 血管炎、重症 IgA 肾病也有一定效果,有预防卡氏肺囊虫感染的作用。主要不良反应包括:呕吐、腹泻等胃肠道症状,白细胞减少症,败血症,尿频以及某些类型的感染的发生率增加。偶见血尿酸升高、高血钾、肌痛或嗜睡。

4. 甲氨蝶呤(methotrexate,MTX)药理作用、临床应用及不良反应。MTX 对体液和细胞免疫均具有抑制作用,能抑制初次和再次免疫反应,对迟发型过敏反应,移植物抗宿主反应及实验性自身免疫病有抑制作用。MTX 主要用于治疗自身免疫性疾病,如皮肌炎、坏死性肉芽肿、RA、SLE、眼色素层炎、毛发红糠疹、天疱疮及银屑病等,可单用或与糖皮质激素合用。已有充足证据证实 MTX 对 RA 的疗效,尚无其他传统抗风湿药 DMARD 可超越 MTX。MTX 主要不良反应为白细胞降低和肝功能损害,通常只要密切随访,多数副作用可及时发现并在处理后好转,极少危及生命或造成严重后果。为保证药物能迅速排出,用药前至用药后 48 小时内可大量补充水、电解质或服用碱性药物,以碱化尿液,提高本品及代谢产物的溶解度;出现骨髓抑制毒性可采用亚叶酸钙救治。

5. 来氟米特(leflunomide,LFM)药理作用、临床应用及不良反应。LFM 对细胞免疫和体液免疫均有抑制作用,其活性代谢产物 A771726 能抑制细胞二氢乳清酸脱氢酶(DHODH)的活性从而阻断嘧啶的从头合成途径,影响嘧啶合成,使增生活跃的 T、B 淋巴细胞等受到抑制,减少免疫球蛋白的产生,但不影响活淋巴细胞数和蛋白质浓度。临床应用:①LFM 治疗 RA 有良好的疗效,可改善 RA 患者临床症状和实验室指标,提高患者的关节功能,降低血沉及 C-反应蛋白,对早期轻型 RA,可能是适当的首选药物;对血沉和 C-反应蛋白的改善与 MTX 相近,能明显降低类风湿性因子滴度。②器官移植,能有效控制肾脏移植的急性及慢性排异反应。③其他自身免疫性疾病,LFM 治疗 SLE,患者临床指标评分得到改善,疾病活动程度明显降低。不良反应,皮疹、一过性转氨酶升高和白细胞下降、可逆性脱发、胃肠道反应等。一般为轻度和中度。LFM 所产生的不良反应是可逆的,大部分在用药过程中恢复正常,部分患者在疗程结束后恢复,其对白细胞和转氨酶的影响呈一过性。肾脏损害的患者要慎重使用;对 LFM 及其代谢物过敏的患者禁用,孕妇、哺乳期妇女不得使用 LFM,育龄期妇女在使用 LFM 时要采取可靠的避孕措施。

6. 柳氮磺吡啶(Sulfasalazine,SSZ)药理作用、临床应用及不良反应。为磺胺类抗菌药。属口服不易吸收的磺胺药。5- 氨基水杨酸与肠壁结缔组织络合停留在肠壁组织中起到抗菌消炎和免疫抑制作用,如减少大肠埃希菌和梭状芽胞杆菌,同时抑制前列腺素合成以及其他炎症介质白三烯的合成。主要用于炎症性肠病,即 Crohn 病和溃疡性结肠炎。血清磺胺吡啶及其代谢产物的浓度(20 ~ 40μg/ml)与毒性有关。浓度超过 50μg/ml 时具毒性,故应减少剂量,避免毒性反应。过敏反应较为常见,可表现为药疹,严重者可发生渗出性多形红斑、剥脱性皮炎和大疱表皮松解萎缩性皮炎等。中性粒细胞减少或缺乏症、血小板减少症及再生障碍性贫血。溶血性贫血及血红蛋白尿。高胆红素血症和新生儿核黄疸。肝脏损害,可发生黄疸、肝功能减退,严重者可发生急性重型肝炎。肾脏损害,可发生结晶尿、血尿和管型尿。偶有患者发生间质性肾炎或肾管坏死的严重不良反应。偶有患者发生艰难梭菌肠炎,此时需停药。甲状腺肿大及功能减退偶有发生。中枢神经系统毒性反应偶可发生。罕见有胰腺炎、男性精子减少或不育症。

7. 羟氯喹药理作用、临床应用及不良反应。为 4- 氨基喹啉衍生物类抗疟药。抑制多种酶的活性,包括溶酶体的磷脂酶 A 和其他一些前列腺素生物合成需要的其他酶。羟氯喹也可浓集在溶酶体中,使溶酶体内 pH 值升高,继而抑制溶酶体活性。干扰 DNA 功能。与 DNA 双螺旋相互作用,从而形成喹啉 -DNA 复合体,通过阻断脱氧核糖核酸酶的解聚作用,而稳定 DNA;并抑制DNA 和 RNA 多聚酶反应,抑制 DNA 复制和 RNA 转录,因此干扰蛋白质的合成,阻断 DNA 与抗 DNA 抗体的反应。具有解热作用、抗炎作用、抗疟作用、抗血栓作用、抗高脂血症和减少类固醇激素的作用、抑制免疫反应、减轻皮疹及日光保护作用。副作用与每日的最大剂量相关,表现为胃肠道反应、皮肤损害、神经系统症状、眼毒性等。眼毒性包括眼球调节反射障碍、角膜沉积、视网膜病变。

8. 沙利度胺药理作用、临床应用及不良反应。稳定溶酶体膜,抑制中性粒细胞趋化性,产生抗炎及免疫调节作用作用。抑制血管内皮生长因子(VEGF)和成纤维生长因子(bFGF),下调内皮细胞 aVβ3 整合素的表达及调节细胞黏附分子的表达,而抑制新血管生长。对于红斑狼疮皮肤损害及黏膜溃疡缓解作用比较明显。缓解时间大约为服药后 1 ~ 12 周。治疗白塞病皮肤黏膜溃疡的疗效比较肯定,缓解率一般都在 80% 以上。对于强直性脊柱炎、系统性硬皮病、成人斯蒂尔病和干燥综合征的治疗作用,也显示其有相应作用。对于结节病,特别是结节病皮损的治疗效果较好,可以作为传统药物的辅助药物使用。对多发性骨髓瘤、急性髓系白血病、子宫肿瘤、前列腺癌等有一定的抗肿瘤血管生成作用。不良反应有致畸作用、外周神经病及其他副作用便秘、疲倦、嗜睡、皮疹等。

9. JAK 抑制剂药理作用、临床应用及不良反应。鲁索替尼(ruxolitinib)是美国 FDA 批准第一个应用于临床的,专门治疗骨髓纤维化的选择性 JAK1/2 抑制剂,作用于 JAK1 和 JAK2 与作用于 JAK3 相比,选择性高 130 多倍。托法替尼(tofacitinib)是一种新型 JAK3 抑制剂,比作用于 JAK2 和 JAK1 选择性高 20 到 100 倍。ruxolitinib 适用于治疗中间或高危骨髓纤维化,包括原发性骨髓纤维化,真性红细胞增多症后骨髓纤维化和原发性血小板增多症后骨髓纤维化患者。FDA 批准 tofacitinib 为成人中度至重度活动性 RA 在甲氨蝶呤标准治疗无效或不能耐受。但本品不应与生物制品类 DMARDs 药物或与强免疫抑制剂例如硫唑嘌呤和环孢素联用。ruxolitinib 最常见的血液学不良反应(发生率＞ 20%)是血小板计数减低和贫血。最常见非血液学不良反应(发生率＞ 10%)是瘀斑、眩晕和头痛。tofacitinib 常见上呼吸道感染。FDA 将 tofacitinib 可导致严重感染甚至死亡的黑框警告加入到该药的说明书中。用 tofacitinib 治疗患者中曾报道淋巴瘤和其他恶性病。

(二) 生物制剂

1. B细胞表面CD20分子单抗-利妥昔单抗药理作用、临床应用及不良反应。利妥昔单抗是一种嵌合鼠/人的单克隆抗体,该抗体与前B和成熟B淋巴细胞膜的CD20抗原特异性结合,并引发B细胞溶解的免疫反应。主要用于非霍奇金淋巴瘤(NHL)、慢性淋巴细胞白血病(CLL)和自身免疫性疾病等治疗。不良反应包括:滴注相关症候、出血、感染和原有的心脏病,如心绞痛和充血性心力衰竭加重。

2. TNFα抑制剂药理作用、临床应用及不良反应。TNFα抑制剂主要作用机制是结合游离、膜结合的TNFσ,抑制其与受体结合,从而抑制TNFα活性。主要用于Crohn's病、RA、青少年关节炎(juvenile rheumatoid,JIA)、银屑病性关节炎(psoriatic arthritis,PA)、溃疡性结肠炎(ulcerative colitis,UC)、强直性脊柱炎(ankylosing spondylitis,AS)、斑块状银屑病(plaque psoriasis,PP)。TNFα抑制剂在使用过程中也出现了一系列不良反应、偶发严重的、致命性的不良反应。①首先与肿瘤发生关系密切。FDA早已提示使用TNFα抑制剂与肿瘤发生可能有关,在上市的4种TNFα抑制剂(英夫利昔单抗、依那西普、阿达木单抗和聚乙二醇结合赛妥珠单抗)处方信息中均注明了有肿瘤发生风险。②诱发其他免疫病,TNFα抑制剂用于治疗自身免疫病时,也可诱发其他免疫病,主要为皮肤脉管炎、狼疮样综合征、系统性红斑狼疮、间质性肺炎和自身免疫性肝炎等。③增加感染几率,使用TNFα抑制剂还可增加结核病、真菌病、细胞内细菌感染的发病率。

3. IL-6受体单克隆抗体药理作用、临床应用及不良反应。托珠单抗(tocilizumab)是免疫球蛋白IgG1亚型的重组人源化IL-6受体单克隆抗体。tocilizumab特异性结合可溶性及膜结合的IL-6受体(sIL-6R和mIL-6R),抑制其介导的信号传导。与甲氨蝶呤联合治疗作为中、重度活动性RA有效治疗方法,对TNF拮抗药难治的RA患者能够达到快速持久的临床改善。不良反应包括输液反应、感染(①细菌感染;②结核感染;③肝炎病毒感染;④其他感染:EB病毒感染)、肿瘤发生风险、消化道不良反应、实验室检查异常(①血脂检查异常;②肝转氨酶升高;③中性粒细胞减少)。注意事项:①外科手术:建议在进行大型外科手术前至少14d停用托珠单抗;②疫苗接种:不推荐使用活疫苗;③妊娠:FDA将托珠单抗归为妊娠C类药物。在整个妊娠期间不推荐使用托珠单抗。

4. IL-17单抗药理作用、临床应用及不良反应。苏金单抗(secukinumab)是一种重组、高亲和性、全人免疫球蛋白G1κ单克隆抗体,选择性地与IL-17A结合从而中和IL-17A的作用。2015年欧洲药品管理局推荐批准诺华公司研发的单抗新药secukinumab上市,用于银屑病的一线治疗。临床试验显示银屑病患者使用secukinumab 12周治疗效果优于TNFα拮抗剂依那西普。不良反应表现为:①感染,在慢性感染或复发性感染中慎用。如发生严重感染,终止使用;②结核:开始用药治疗前,评价结核感染;③克罗恩氏病:对活动性克罗恩氏病患者应慎用,secukinumab可能会加重克罗恩氏病;④超敏性反应:如发生过敏性反应,立即终止使用,并对症适当治疗。注意事项:疫苗接种用药期间不接种活疫苗。

(三) 中药和天然药物免疫调节剂

1. 雷公藤总苷(tripterygium glycosides,TG)药理作用、临床应用及不良反应。雷公藤总苷是一种免疫抑制剂,具有较强的抗炎和免疫抑制作用。①抗炎作用:TG对多种炎症模型均有较好的抗炎作用;②免疫抑制作用:可抑制细胞免疫和体液免疫。目前临床使用广泛,多用于自身免疫性疾病的治疗。治疗RA患者;作为免疫抑制药物在近20年来已被广泛用于治疗SLE;TG治疗肾炎、肾病综合征、肾小球疾病,对狼疮模型的肾小球硬化具有明确保护作用;其他疾病,治疗重症肌无力、皮肌炎、银屑病、急性前葡萄膜炎、溃疡性结肠炎、复发性阿弗他溃疡等,TG 可降低子宫内膜异位症术后复发率,也是治疗过敏性紫癜的有效药物。主要有皮肤过敏反应、心血管系统不良反应、消化系统反应、造血系统反应、神经系统不良反应、生殖系统不良反应、肝肾不良反应;其他不良反应如还可引起脱发、色素沉着、腰痛等。

2. 白芍总苷(total glucosides of paeony,TGP)药理作用、临床应用及不良反应。药理作用:①免疫调节作用:TGP 具有明显的免疫调节作用,可明显调节免疫细胞因子的产生,上调 AA 大鼠低下的 T 细胞增殖反应和 IL-2 水平,降低 CIA 大鼠血清抗 CⅡ抗体水平,抑制巨噬细胞 PGE2、IL-1 和 TNFα 的产生。调节免疫细胞 G 蛋白耦联信号转导和 MAPKs 信号通路。②抗炎镇痛作用:TGP 具有一定的抗炎镇痛作用,明显抑制关节炎大鼠足爪肿胀和病理损伤。TGP 呈剂量依赖性抑制小鼠扭体和嘶叫;能剂量依赖性地延长小鼠舔足潜伏期。临床应用:①治疗 RA,TGP 治疗 RA,能改善 RA 患者的临床症状和体征,降低血沉和类风湿因子。②治疗 SLE,TGP 用于治疗合并有白细胞减少症的 SLE 患者安全、有效,并且可以降低 SLE 患者感染的发生率。③治疗膝 OA,TGP 对老年膝 OA 具有较好而稳定的疗效,安全性好。④治疗强直性脊柱炎,TGP 和 SSZ 联合应用是一种治疗强直性脊柱炎的有效治疗方案。⑤肝病,对病毒性肝炎具有治疗或辅助治疗作用。⑥治疗干燥综合征,TGP 对我国干燥综合征患者有良好的治疗作用且副作用小。TGP 是一种高效低毒的抗类风湿新药,TGP 的不良反应少,副作用轻微,不良反应发生率为 3.3%,长期使用患者耐受性好。

(四) 甾体抗炎免疫药

1. 糖皮质激素药理作用

(1) 抗炎作用,其抗炎作用机制可能是通过下列途径:①抑制膜磷脂类释放花生四烯酸,由此减少 PGs 与白三烯的形成;②增加毛细血管对儿茶酚胺的敏感性;③稳定肥大细胞和溶酶体膜,减少脱颗粒和溶酶体酶的释放;④干扰补体激活,减少炎症介质的产生;⑤通过其抗免疫作用,抑制免疫反应所致的炎症;⑥减少炎症组织的粘连及疤痕形成;⑦直接抑制成纤维细胞的增殖与分泌功能,使结缔组织基质如胶原、黏多糖等合成受抑。

(2) 免疫抑制作用,其作用主要有以下几个方面:①抑制巨噬细胞吞噬和处理抗原作用;②可引起淋巴细胞数量和分布的明显变化,而使参与免疫过程的淋巴细胞大为减少;③能抑制敏感动物的抗体反应;④可阻碍一种或多种补体成分附着于细胞表面;⑤干扰和阻断淋巴细胞的识别;⑥可抑制一些炎症因子的生成,如抑制巨噬细胞和淋巴细胞生成 IL-1、IL-2 和 IFN-γ;⑦糖皮质激素强大的抗炎作用也参与其抑制免疫反应。

(3) 其他作用,糖皮质激素还有抗毒、抗休克作用,并对中枢神经系统、心血管系统、血液及造血系统、淋巴组织等均有影响。

2. 糖皮质激素临床应用及评价

(1) 急性炎症,包括治疗细菌感染、结核病和病毒感染等。

(2) 器官移植排斥反应,糖皮质激素广泛用于防治器官移植的排斥反应。术前 1~2d 开始口服泼尼松,按每日 100mg 口服,术后第一周改为每日 60mg,以后逐渐减少剂量。

(3) 风湿热,当风湿热累及心脏而出现心肌炎时,用糖皮质激素能迅速控制心肌炎的发展。

(4) 自身免疫性疾病,①治疗 RA:低剂量糖皮质激素治疗 RA 的疗效、安全性受到重新评价。糖皮质激素一般不作首选药或单独使用,仅在其他药物无效时才采用。②治疗 SLE:对于重症病例,如出现肾病综合征、溶血性贫血、血小板减少症、急性脉管炎、中枢神经受累或胸、腹膜有大量渗出液等症状时,则应首选糖皮质激素。③治疗多发性肌炎或皮肌炎:糖皮质激素为首选药,通常用泼尼松。④治疗慢性活动性肝炎:有自身免疫现象的慢性活动性肝炎,特别是狼疮性肝炎及慢性肝炎,证实血清中有免疫复合物或抗补体现象者,应用皮质激素效果显著。⑤治疗肾病型慢性肾炎:常用泼尼松。⑥溃疡性结肠炎:一般多采用 SSZ,无效时再用泼尼松。⑦特发性血小板减少性紫癜:皮质激素为治疗此病的首选药。⑧重症肌无力:近年有人认为是一种自身免疫性疾病。对严重全身型患者,主张用大剂量突击加小剂量维持的疗法。

(5) 变态反应性疾病,包括支气管哮喘和药物性皮炎等。

3. 糖皮质激素不良反应与防治。

(1) 医源性肾上腺皮质功能亢进:一般无须特殊治疗,停药后可自行消退,必要时可分别采取对症治疗。

(2) 医源性肾上腺皮质功能不全,防治办法:停用激素后连续采用 ACTH7 天左右;在停药后 1 年内如遇应激情况(如感染或手术等)时,应及时投予足量的激素。

(3) 反跳现象,减量太快或突然停药会使原有疾病症状迅速重现或加重。防止办法是采取缓慢地减量至停药。

(4) 诱发或加重感染,妨碍溃疡和伤口愈合,使胃溃疡恶化,抑制儿童骨成长,妊娠早期应用可致胎儿畸形;偶可诱发精神病;可致骨质疏松,伤口愈合延迟。凡患有严重精神和癫痫,活动性溃疡病,新近肠胃手术、骨折、严重高血压、糖尿病、孕妇、水痘等禁用糖皮质激素。

4. 糖皮质激素用法与注意事项。

(1) 冲击疗法,适用于急性、危及患者生命疾病的抢救,常采用氢化可的松静脉给药,首剂 200 ~ 300mg,一日量可超过 1g,以后逐日减量,疗程不超过 3 ~ 5d。例如控制器官移植急性排斥危象时,可采用氢化可的松静脉给药,3d 序贯用量为 3g、2g 和 1g,必要时加用环磷酰胺,常可迅速见效。大剂量应用时宜并用氢氧化铝凝胶等以防止急性消化道出血。

(2) 一般剂量长期疗法,多用于结缔组织病和肾病综合征等。常用泼尼松口服,开始为 10 ~ 30mg/d,3 次 /d,获得临床疗效后,逐渐减量到最小维持量,持续用药数月。

(3) 小剂量替代疗法,用于艾迪生病和肾上腺皮质次全切除手术后的患者,可的松每日 12.5 ~ 25mg 或氢化可的松每日 10 ~ 20mg 口服。

(4) 隔日疗法　糖皮质激素分泌具有晨高晚低的昼夜节律性,在采用长期疗法治疗某些慢性疾病(结缔组织病宜除外)时配合这种节律性,将一日或二日糖皮质激素总量于一日或隔日早晨一次投予,疗效好,对肾上腺皮质功能影响较小。隔日服药以选用泼尼松较好。

【试题】

(一) 单项选择题

1. 下列有关阿司匹林解热镇痛作用的描述,**错误**的是(　　　)
   A. 直接作用于体温调节中枢
   B. 通过抑制前列腺素(PG)的合成发挥解热作用
   C. 只降低发热者的体温
   D. 对直接注射 PG 引起的发热无效
   E. 其退热作用为非特异性的

2. 伴有胃溃疡的风湿性关节炎患者最好选用(　　　)
   A. 消炎痛　　　　　　　　B. 布洛芬　　　　　　　　C. 阿司匹林

   D. 保泰松　　　　　　　　　　E. 扑热息痛
3. 能引起溶血的药物是（　　）
   A. 阿司匹林　　　　　　　B. 对乙酰氨基酚　　　　　C. 保泰松
   D. 布洛芬　　　　　　　　E. 消炎痛
4. 保泰松的特点是（　　）
   A. 解热镇痛作用弱,抗炎作用强,毒性较小
   B. 解热镇痛作用弱,抗炎作用强,毒性较大
   C. 解热镇痛作用强,抗炎作用弱,毒性较小
   D. 解热镇痛作用强,抗炎作用弱,毒性较大
   E. 解热镇痛作用强,抗炎作用强,毒性较大
5. 支气管哮喘者禁用（　　）
   A. 阿司匹林　　　　　　　B. 布洛芬　　　　　　　　C. 吡罗昔康
   D. 舒林酸　　　　　　　　E. 尼美舒利
6. 不良反应多,但作用强,常用于治疗不易控制的发热的药物是（　　）
   A. 阿司匹林　　　　　　　B. 保泰松　　　　　　　　C. 对乙酰氨基酚
   D. 布洛芬　　　　　　　　E. 消炎痛
7. 糖尿病患者应慎用（　　）
   A. 青霉素　　　　　　　　B. 呋塞米　　　　　　　　C. 糖皮质激素
   D. 奥美拉唑　　　　　　　E. 硫糖铝
8. 患者胃肠吻合术后应禁用（　　）
   A. 环丙沙星　　　　　　　B. 白蛋白　　　　　　　　C. 脂肪乳
   D. 糖皮质激素　　　　　　E. 哌替啶
9. 抗炎作用最强的是（　　）
   A. 氢化可的松　　　　　　B. 可的松　　　　　　　　C. 泼尼松
   D. 泼尼松龙　　　　　　　E. 地塞米松
10. 不宜选用糖皮质激素治疗的疾病是（　　）
   A. 中毒性菌痢　　　　　　B. 流行性脑膜炎　　　　　C. 猩红热
   D. 病毒性感染　　　　　　E. 败血症
11. 中毒性肺炎合并全身水肿宜选用的糖皮质激素是（　　）
   A. 氢化可的松　　　　　　B. 可的松　　　　　　　　C. 泼尼松
   D. 泼尼松龙　　　　　　　E. 地塞米松
12. 孕妇禁用糖皮质激素的主要原因是（　　）
   A. 升高血压　　　　　　　B. 升高血糖　　　　　　　C. 向心性肥胖
   D. 致畸胎　　　　　　　　E. 肌肉萎缩
13. 糖皮质激素一般剂量长期疗法中隔日晨给药最好选择（　　）
   A. 氢化可的松　　　　　　B. 可的松　　　　　　　　C. 泼尼松龙
   D. 地塞米松　　　　　　　E. 倍他米松
14. 感染性休克用糖皮质激素治疗应采用（　　）
   A. 大剂量肌注　　　　　　B. 小剂量反复静脉点滴　　C. 大剂量突击静脉给药

D. 小剂量口服　　　　E. 小剂量快速静脉注射

15. **不宜**用糖皮质激素治疗的疾病是（　　）

A. 荨麻疹　　　　B. 湿疹　　　　C. 麻疹

D. 风湿性心肌炎　　　　E. 肾病综合征

（二）多项选择题

1. 下列哪些做法能避免阿司匹林诱发的胃溃疡和胃出血（　　）

A. 饭后服用　　　　B. 将药片嚼碎　　　　C. 同服碳酸钠

D. 服用肠溶片　　　　E. 同服酸奶

2. 主要用于风湿，类风湿关节炎的药物有（　　）

A. 对乙氨基酚　　　　B. 阿司匹林　　　　C. 保泰松

D. 布洛芬　　　　E. 甲酚那敏

3. 肝功能不全的病人应选用的糖皮质激素有（　　）

A. 氢化可的松　　　　B. 可的松　　　　C. 泼尼松

D. 地塞米松　　　　E. 倍他米松

4. 下列关于糖皮质激素的药物相互作用，正确的有（　　）

A. 与苯巴比妥合用需增加剂量

B. 与西咪替丁合用需减少剂量

C. 与格列本脲可降低格列本脲的降糖作用

D. 与华法林合用华法林用量须增大

E. 与阿司匹林合用，易诱发消化道溃疡

5. 长期应用糖皮质激素的病人的饮食应（　　）

A. 补蛋白　　　　B. 补钾　　　　C. 补钠

D. 补钙　　　　E. 低糖饮食

6. 可用于器官移植的药物有（　　）

A. 地塞米松　　　　B. 硫唑嘌呤　　　　C. 环磷酰胺

D. 左旋咪唑　　　　E. 干扰素

7. 下列哪些是已应用于临床的高选择性 COX-2 抑制剂（　　）

A. 塞来昔布　　　　B. 尼美舒利　　　　C. 罗非昔布

D. 吲哚美辛　　　　E. 布洛芬

8. 下列哪些是已应用于临床的 TNFα 抑制剂（　　）

A. Etanercept　　　　B. Infliximab　　　　C. Adalimumab

D. Belimumab　　　　E. Ataticept

（三）填空题

1. 治疗类风湿关节炎的首选药物是＿＿＿＿。

2. 小剂量阿司匹林可＿＿＿＿血栓形成，原因是减少血小板中＿＿＿＿生成。高浓度时可＿＿＿＿血栓形成，原因是减少了＿＿＿＿的合成。

3. 血浆半衰期最长的解热镇痛抗风湿药是＿＿＿＿。

4. 皮质激素的分泌具有＿＿＿＿节律性，分泌高潮在＿＿＿＿时，分泌低潮在＿＿＿＿时，故长期疗法中一般采用＿＿＿＿给药法。

5. TNFα 抑制剂不良反应主要包括＿＿＿＿，＿＿＿＿和＿＿＿＿。

（四）名词解释

1. 抗炎免疫药物
2. 疾病调修药
3. 炎症免疫软调节药物
4. 隔日疗法

（五）简答题

1. 简述甾体抗炎免疫药的药理作用及机制。
2. 简述来氟米特药理作用及临床应用。
3. 简述 TNFα 抑制剂临床应用及不良反应。
4. 简述依托度酸临床应用及不良反应。
5. 简述羟氯喹临床应用。
6. 简述白芍总苷药理作用及临床应用。
7. 简述糖皮质激素的给药方法。

（六）论述题

1. 试述非甾体抗炎免疫药的不良反应。
2. 试述阿司匹林的药理作用及临床应用。
3. 试述长期大剂量应用糖皮质激素的不良反应和防治。

【参考答案】

（一）单项选择题

1. A　　2. B　　3. B　　4. B　　5. A　　6. E　　7. C　　8. D　　9. E　　10. D
11. E　　12. D　　13. C　　14. C　　15. C

（二）多项选择题

1. ABCD　　2. BCDE　　3. ADE　　4. ABCE　　5. ABCDE　　6. ABCD
7. AC　　8. ABC

（三）填空题

1. 阿司匹林
2. 抑制　TXA_2　促进　PGI_2
3. 吡罗昔康
4. 昼夜　上午 8　午夜 12　隔日
5. 与肿瘤发生关系密切　诱发其他免疫病　增加感染几率

（四）名词解释

1. 抗炎免疫药物：抗炎免疫药是指对炎症免疫反应具有抑制、增强或调节作用的一类药物，主要用于炎症免疫性疾病的治疗。按药理作用特点可将抗炎免疫药分为非甾体抗炎免疫药、甾体抗炎免疫药和疾病调修药。

2. 疾病调修药：根据药物的性质又分为化学药物、中药和天然药物以及生物制剂等。该类药物广泛应用于炎症免疫性疾病、肿瘤，移植排斥反应等的治疗。其本身多无抗炎作用，与一般抗炎药相比，它们更多地影响疾病的基本过程。

3. 炎症免疫反应软调节药物：是选择性调控细胞、基因和蛋白异常活性至生理水平，恢复细胞动态平衡,发挥治疗作用,并减少不良反应,而不是完全或过度抑制细胞、基因和蛋白活性的药物。

4. 隔日疗法:在采用长期疗法治疗某些慢性疾病(结缔组织病宜除外)时,为避免糖皮质激素对垂体—肾上腺皮质轴的抑制性影响,通常采用将一日或二日糖皮质激素总量于一日或隔日早晨一次给药的方法。

(五) 简答题

1. 简述甾体抗炎免疫药的药理作用及机制。

从化学结构上看,非甾体抗炎免疫药分为羧酸类、烯酸类、磺酰丙胺类,其中羧酸类又包括水杨酸类(如阿司匹林)、丙酸类(如萘普生、布洛芬)、乙酸类(如吲哚美辛)、灭酸类(如甲灭酸);烯酸类包括昔康类(如吡罗昔康)和吡唑酮类(如保泰松)等。根据其对环氧酶(COX)、脂氧酶的作用强度分为COX抑制剂、COX/脂氧酶抑制药。根据其对COX-1和COX-2的作用的不同将其分为选择性COX-1抑制剂(如低剂量阿司匹林)、非选择性COX-1抑制剂(如吲哚美辛、吡罗昔康、双氯芬酸等)、选择性COX-2抑制剂(如尼美舒利、美洛昔康等)及高度选择性COX-2抑制剂(塞来昔布、罗非昔布等)。

2. 简述来氟米特药理作用及临床应用。

LFM对细胞免疫和体液免疫均有抑制作用,其活性代谢产物A771726能抑制细胞二氢乳清酸脱氢酶(DHODH)的活性从而阻断嘧啶的从头合成途径,影响嘧啶合成,使增生活跃的T、B淋巴细胞等受到抑制,减少免疫球蛋白的产生,但不影响活淋巴细胞的细胞数和蛋白质浓度。临床应用:①LFM治疗RA有良好的疗效,可改善RA患者临床症状和实验室指标,提高患者的关节功能,降低血沉及C-反应蛋白,对早期轻型RA,可能是适当的首选药物;对血沉和C-反应蛋白的改善与MTX相近,能明显降低类风湿性因子滴度。②器官移植,能有效控制肾脏移植的急性及慢性排异反应。③其他自身免疫性疾病,LFM治疗SLE,患者临床指标评分得到改善,疾病活动程度明显降低。

3. 简述TNFα抑制剂临床应用及不良反应。

TNFα抑制剂主要作用机制是结合游离、膜结合的TNF,抑制其与受体结合,从而抑制TNFα活性。主要用于Crohn's病、RA、青少年关节炎(juvenile rheumatoid,JIA)、银屑病性关节炎(psoriatic arthritis,PA)、溃疡性结肠炎(ulcerative colitis,UC)、强直性脊柱炎(ankylosing spondylitis,AS)、斑块状银屑病(plaque psoriasis,PP)。TNFα抑制剂在使用过程中也出现了一系列不良反应、偶发严重的、致命性的不良反应。①注射部位局部反应,包括轻至中度红斑、瘙痒、疼痛和肿胀等。②首先与肿瘤发生关系密切。FDA早已提示使用TNFα抑制剂与肿瘤发生可能有关,在上市的4种TNFα抑制剂(英夫利昔单抗、依那西普、阿达木单抗和certolizumab pegol)处方信息中均注明了有肿瘤发生风险。③诱发其他免疫病,TNFα抑制剂用于治疗自身免疫病时,也可诱发其他免疫病,主要为皮肤脉管炎、狼疮样综合征、系统性红斑狼疮、间质性肺炎和自身免疫性肝炎等。④增加感染几率,使用TNFα抑制剂还可增加结核病、真菌病、细胞内细菌感染的发病率。⑤其他不良反应为头痛、眩晕、皮疹,咳嗽,腹痛等。

4. 简述依托度酸临床应用及不良反应。

临床应用:缓解骨关节炎(退行性关节病变)、类风湿关节炎、疼痛的症状和体征。①止痛,急性疼痛推荐剂量为200～400mg,每日最大剂量不超过1.2g。②慢性疾病,治疗慢性疾病(如骨关节炎、类风湿关节炎)的推荐剂量为每日0.4～1.2g,每日最大剂量不超过1.2g。

不良反应:耐受性较好轻微且短暂。全身症状:腹痛、乏力、不适、寒战、发热。消化症状。神经系统:焦虑、抑郁、头晕、皮肤及附属器:瘙痒、皮疹。特殊感觉:视物模糊,耳鸣。泌尿生殖系统:排泄困难、尿频。

5. 简述羟氯喹临床应用。

①解热作用,抑制炎症作用而控制发热。②抗炎作用,抑制多形核细胞趋化性而抑制炎症。③抗疟作用,干扰疟原虫编码的血红素多聚酶,从而在感染的红细胞中对血红素分子起到解毒作用。④抗血栓作用,体外有抗凝作用,并可抑制血小板凝集,减少或阻断血浆黏滞度。⑤抗高脂血症和减少类固醇激素的作用,可降低系统性红斑狼疮患者血清胆固醇和低密度脂蛋白水平,而降低动脉粥样硬化的危害。能够减少服用激素患者激素用量或停用激素。⑥减轻皮疹及日光保护作用,通过影响紫外光的吸收或调节机体异常组织的紫外线吸收而改善红斑狼疮的皮肤损害。

6. 简述白芍总苷药理作用及临床应用。

药理作用:①免疫调节作用:TGP 具有免疫调节作用,可调节免疫细胞因子的产生,上调 AA 大鼠低下的 T 细胞增殖反应和 IL-2 水平,降低 CIA 大鼠血清抗抗 C Ⅱ 抗体水平,抑制巨噬细胞 PGE2、IL-1 和 TNFα 的产生。调节免疫细胞 G 蛋白耦联信号转导和 MAPKs 信号通路。②抗炎镇痛作用,具有抗炎镇痛作用,明显抑制关节炎大鼠足爪肿胀和病理损伤。TGP 呈剂量依赖性抑制小鼠扭体和嘶叫;能剂量依赖性地延长小鼠舔足潜伏期。

临床应用:①治疗 RA,TGP 治疗 RA,能改善 RA 患者的临床症状和体征,降低血沉和类风湿因子;②治疗 SLE,TGP 用于治疗合并有白细胞减少症的 SLE 患者安全、有效,并且可以降低 SLE 患者感染的发生率;③治疗膝 OA,TGP 对老年膝 OA 具有较好而稳定的疗效,安全性好;④治疗强直性脊柱炎,TGP 和 SSZ 联合应用是一种治疗强直性脊柱炎的有效治疗方案;⑤肝病,对病毒性肝炎具有治疗或辅助治疗作用;⑥治疗干燥综合征,TGP 对我国干燥综合征患者有良好的治疗作用且副作用小。

7. 简述糖皮质激素的给药方法。

糖皮质激素用法与疗程有下述几种:①冲击疗法。适用于急性、危及病人生命疾病的抢救,常采用氢化可的松静脉给药,首剂 200 ~ 300mg,一日量可超过 1g,以后逐日减量,疗程不超过 3 ~ 5d。②一般剂量长期疗法。多用于结缔组织病和肾病综合征等。常用泼尼松口服,开始为 10 ~ 30mg/d,3 次 /d,获得临床疗效后,逐渐减量到最小维持量,持续用药数月。③小剂量替代疗法。用于艾迪生病和肾上腺皮质次全切除手术后的病人,可的松每日 12.5 ~ 25mg 或氢化可的松每日 10 ~ 20mg 口服。④隔日疗法。糖皮质激素分泌具有晨高晚低的昼夜节律性,在采用长期疗法治疗某些慢性疾病(结缔组织病宜除外)时配合这种节律性,将一日或二日糖皮质激素总量于一日或隔日早晨一次投予,疗效好,对肾上腺皮质功能影响较小。

(六) 论述题

1. 试述非甾体抗炎免疫药的不良反应。

由于非甾体抗炎免疫药(NSAIDs)抑制了前列腺素(PG)的生理作用,故不良反应较多,尤其是长期大剂量应用(如风湿病时),不良反应发生率更高。包括:①胃肠道损伤。是最常见的不良反应。主要表现为胃肠黏膜损伤、胃十二指肠溃疡、出血甚至穿孔。②肾损害。表现为急性肾衰、肾病综合征、肾乳头坏死、水肿、高血钾和(或)低血钠等。由于 NSAIDs 抑制肾脏 PG 合成,使肾血流量减少,肾小球滤过率降低,故易导致肾功能异常。吲哚美辛可致急性肾衰和水肿,苯氧布洛芬、布洛芬及萘普生可致肾病综合征,酮洛芬偶可致膜性肾病。③肝损害。几乎所有的 NSAIDs 均可致肝损害,从轻度的肝酶升高到严重的肝细胞损害致死。④对血液系统的影响。几乎所有 NSAIDs 都可抑制血小板聚集,使出血时间延长。但除阿司匹林外,其他 NSAIDs 对血小板的影响是可逆的。

NSAIDs 可致再生障碍性贫血及粒细胞减少。⑤变态反应。变态反应可表现为皮疹、荨麻疹、瘙痒及光敏、支气管哮喘等，也有中毒表皮坏死松解及多型红斑。⑥其他不良反应。NSAIDs 也可出现中枢神经系统症状，如头痛、头晕、耳鸣、耳聋、视神经炎和球后神经炎。综合分析表明，NSAIDs 还可能通过多种 PG 依赖性调节机制而使血压升高。

2. 试述阿司匹林的药理作用及临床应用。

阿司匹林的药理作用包括：①抗炎作用。本品具有较强的抗炎抗风湿作用，且其作用可随剂量增加而增强。对控制风湿性和类风湿关节炎的症状有肯定疗效，是抗炎抗风湿药物中的首选药物。但不能阻止风湿疾病病程的发展及并发症的出现。阿司匹林的抗炎作用主要是由于其抑制前列腺素（PG）合成酶，减少 PG 的生成。此外，阿司匹林通过抑制白细胞凝聚、减少激肽的形成、抑制透明质酸酶、抑制血小板聚集及钙的移动而发挥抗炎作用。②解热作用。由于抑制 PGs 合成而发挥解热作用，能降低发热者的体温，而对体温正常者几乎无影响，仅对症治疗，不能对因治疗。③镇痛作用。本品由于减少炎症部位 PGs 的生成，故有明显镇痛作用。对慢性疼痛效果良好，对尖锐性一过性刺痛无效。④影响血栓形成。本品能抑制环氧酶（COX）的活性，减少血小板中血栓烷 A_2（TXA_2）的生成，有抗血小板聚集和抗血栓形成作用。高浓度时，本品抑制血管壁中 PGI_2 生成。由于 PGI_2 是 TXA_2 的生理对抗剂，它的合成减少反而促进血栓形成。

临床上阿司匹林主要用于治疗：①镇痛。对钝痛特别是伴有炎症者，小剂量即有效，镇痛作用温和，无任何中枢作用，是治疗头痛和短暂肌肉骨骼痛的首选药物，也常用于神经痛、月经痛、关节痛、牙痛等。对创伤性剧痛和其他平滑肌痉挛的绞痛无效。②退热。对温度过高或持久发热或小儿高热者可降低体温，缓解并发症，抢救生命。但其退热作用为非特异性的，对于疾病的进程没有影响，只能在短时间内使患者主观感觉有所改变。③急性风湿热。本品能控制急性风湿热的渗出性炎症过程。给以足量 24 ~ 28 小时，受损关节的红、肿、热、痛可明显减轻，关节活动范围加大，体温降至正常范围。继续服药可预防受损关节的恶化，但对关节外的损害无改变，对整个疾病的病程亦无改进。④类风湿关节炎。本品为治疗类风湿性关节炎的经典药物，可迅速镇痛，关节炎症消退，减轻或延缓关节损伤的发展。⑤冠心病。本品可通过抑制血小板的凝集而减低心肌梗死的速度和死亡率。⑥胆道蛔虫症。⑦癌痛。本品能缓解癌痛，机制可能是直接作用于痛觉感受器，从而阻止致痛介形成或对抗组织损害时致痛物质的释放。

3. 试述长期大剂量应用糖皮质激素的不良反应和防治。

大剂量应用可引起下述不良反应：①医源性肾上腺皮质功能亢进。一般毋须特殊治疗，停药后可自行消退，必要时可分别采取对症治疗。②医源性肾上腺皮质功能不全。防治办法是：停用激素后连续采用 ACTH 7d 左右；在停药后 1 年内如遇应激情况（如感染或手术等）时，应及时投予足量的激素。③反跳现象。其发生原因可能是病人对长期应用激素产生了依赖或疾病症状尚未完全控制所致，故减量太快或突然停药会使原有疾病症状迅速重现或加重。防止办法是采取缓慢地减量至停药。④其他。诱发或加重感染，妨碍溃疡和伤口愈合，使胃溃疡恶化，抑制儿童骨成长，妊娠早期应用可致胎儿畸形；偶可诱发精神病；可致骨质疏松，伤口愈合延迟。

【延伸阅读】

一、非甾体抗炎免疫药分类

这是一类非同质且具有相似药理作用的化合物（表 31-1）。从化学结构上看，此类药包括羧酸类、烯酸类、磺酰丙胺类,其中羧酸类又包括水杨酸类、丙酸类、乙酸类、灭酸类;烯酸类包括昔康类和吡唑酮类等。磺酰丙胺类包括尼美舒利、塞来昔布、罗非昔布及其衍生物。根据其对 COX、脂氧酶的作用强度分为 COX 抑制剂、COX/脂氧酶抑制药。根据其对 COX-1 和 COX-2 作用的不同将其分为选择性 COX-1 抑制剂(如低剂量阿司匹林)、非选择性 COX-1 抑制剂(如吲哚美辛、吡罗昔康、双氯芬酸等)、选择性 COX-2 抑制剂(如尼美舒利、美洛昔康等)及高度选择性 COX-2 抑制剂(塞来昔布、罗非昔布等)。

表 31-1　非甾体抗炎免疫药物的化学分类

化学分类			代表性药物
羧酸类	甲酸类	水杨酸类	乙酰水杨酸、二氟尼柳
	乙酸类	吲哚乙酸类	吲哚美辛、阿西美辛
		苗乙酸类	舒林酸
		萘乙酸类	萘丁美酮
		邻氨苯乙酸类	双氯芬酸
		苯乙酸	芬布芬
	丙酸类	苯丙酸类	布洛芬、酮洛芬
		杂环芳酸类	噻洛芬酸、噁丙嗪
		萘丙酸类	
	灭酸类		甲灭酸、氯灭酸
烯酸类	苯并噻嗪类	昔康类	吡罗昔康、美洛昔康
	吡唑酮类		保泰松、扑热息痛
磺酰胺类	磺酰丙胺		尼美舒利
	苯磺酰胺		塞来昔布
			罗非昔布

二、环氧酶(cyclooxygenase,COX)

COX 是一个位于细胞膜上分子量为 71KDa 的糖蛋白,它由两个不同的基因所编码,分别为 COX-1 和 COX-2。COX-1 和 COX-2 是结构不同的蛋白,只有 60% 同源性,COX-1 是在正常、静态条件下产生的普遍存在形式,也是正常细胞的组成蛋白,它调节 PG 的产生。COX-1 是结构酶,其底物 PG 主要参与调节机体的生理功能;COX-2 为诱导酶,在细胞因子和有丝分裂原等的诱导下被激活,其底物 PGs 参与炎症过程。在组织损伤后的内皮细胞、巨噬细胞、滑膜纤维细胞、软骨细胞及成骨细胞中表达,因此在炎症过程中起着重要作用。

对 COX-1 的选择性抑制可导致胃肠道、肾的不良反应;对 COX-2 的选择性抑制则发挥抗炎作用。NSAIDs 对 COX-1 和 COX-2 作用的不同可能是其药理作用和不良反应不一致的原因之一。选择性 COX-2 抑制剂,又称昔布类药物,包括塞来昔布(celecoxib)、罗非昔布(rofecoxib)、氯美昔布(lumiracoxib)、瓦德昔布(vadecoxib)、帕瑞昔布(parecoxib)和依妥昔布(etoricoxib)等。它们的共同之处在于:在治疗剂量下不抑制 COX-1,相比于传统 NSAIDs,在保证抗炎镇痛疗效的同时,具有更好的胃肠道安全性。但应该高度重视 COX-2 抑制剂心血管不良反应的风险。

COX-3 是又一个 COX 家族异构酶,COX-3 与 COX-1 基因序列高度重叠,大部分富含在大脑皮质和心脏。COX-3 具有糖基化依赖的 COX 活性,可被一些解热镇痛药如对乙酰氨基酚、非那西丁、安乃近、安替比林等选择性抑制。这些药物通过抑制 COX-3 而达到解热镇痛的作用。COX-3 的发现及其结构与功能的研究,为炎症性疾病的治疗提供了又一新的靶点,对发展新一代抗炎免疫药具有重要意义。

其他一些常用的非甾体抗炎药物比较见表 31-2。

表 31-2　部分常用的 NSAIDs 的药理学比较

药物名称	血浆 $t_{1/2}$(h)	药理作用特征				临床应用及不良反应特点
		抗炎	镇痛	解热	抗急性痛风	
水杨酸类						
阿司匹林 (aspirin)	3-5	+	+	+	+	价廉有效,可作为轻度疼痛的首选药,可引起胃肠道不适、耳鸣、出血和过敏等不良反应。
二氟尼柳 (diflunisal)	8-13	+	+	−		抗炎镇痛作用为乙酰水杨酸的 10 倍,解热作用为后者的 1.5 倍,胃肠道刺激反应少见。
丙酸类						
萘普生 (naproxen)	13	+	+	+	+	治疗 RA、OA、强直性脊椎炎、各种类型的风湿性肌腱炎、肩关节炎等,疗效良好。不良反应包括胃肠反应、中枢反应。对阿司匹林过敏者,妊娠后期、哺乳期的患者忌用本品。活动性胃及十二指肠溃疡患者慎用。与华法林等抗凝药或口服降血糖药合用时应注意。心肌炎患者忌用。
布洛芬 (ibuprofen)	2	+	+	+		用于缓解 RA、OA、强直性脊椎炎症状。亦可用于软组织损伤,腰背痛、痛经及口腔、眼部等手术后疼痛。不良反应主要为胃肠道刺激症状,与阿司匹林有交叉过敏,应予注意。偶见弱视眼毒性反应,一旦出现应立即停药。哮喘、孕妇及哺乳妇女禁用,溃疡和有出血倾向者慎用。
氟吡洛芬 (flurbrofen)	4	+	+	+		为炎症性关节炎疾病首选药,副作用少见;以萘普生最佳。苯酮酸为一前体药,在肝中转化为活性型,较少引起胃肠道出血。
芬布芬 (fenbufen)	10	−	+	+		
酮洛芬 (ketoprofen)	2	+	+	+	+	

续表

药物名称	血浆 $t_{1/2}$(h)	药理作用特征				临床应用及不良反应特点
		抗炎	镇痛	解热	抗急性痛风	
噁丙秦 (oxaprozin)	50	+	+	,	+	对 COX 和脂氧酶有双重抑制作用,治疗 RA 疗效较好,不良反应较轻。
乙酸类						
吲哚美辛 (indomethacin)	2	++	+	+	+	对强直性脊椎炎、OA、急性痛风性关节炎有较好疗效,尚可用于治疗顽固性和恶性肿瘤发热。不良反应发生率高达 35% ~ 50%。常见的有食欲不振、上腹部不适、恶心、腹泻等消化道症状,也能诱发或加重胃溃疡,甚至造成穿孔。中枢症状较多见,如头痛、头晕、幻觉、精神抑郁或错乱等。还可损害肝脏,抑制造血系统。与阿司匹林有交叉过敏。禁用于孕妇、儿童、精神失常、癫痫或帕金森病、溃疡病患者。
舒林酸 (sulindac)	7	+	+	+	+	为一前体药,可与其活性型硫化代谢物互变,作用时间长,效力仅为吲哚美辛的一半。
芬氯酸 (fenclofenac)	12	+	+	+	+	胃肠道反应少,常见发疹(25%);可能具有直接抗风湿作用。
萘丁美酮 (nabumetone)	24	+	+			主要适用于 RA、OA、强直性脊柱炎、软组织损伤的抗炎、镇痛治疗。不良反应最常见的是胃肠道反应,其次是中枢神经系统的不良反应,皮肤反应如皮疹、瘙痒、光敏感性等,有一过性蛋白尿的报道。
灭酸类						
甲氯芬那酸 (meclofenamic acid)	2	+	+	+		中度抗炎作用;可致胃肠道反应,可能引起腹泻,有报道可引起溶血型贫血。
甲芬那酸 (mefenamic acid)	4	±	+	+		
双氯芬酸钠 (dic1ofenac sodium)		+	+	+	+	各种中等度疼痛、RA、粘连性脊椎炎、非炎性关节痛、椎关节炎等引起的疼痛,各种神经痛、手术及创伤后疼痛,以及各种疼痛所致发热等。可引起食欲不振、恶心、呕吐、胃痛等。有十二指肠溃疡、胃炎病史者慎用。偶见头痛、头晕、皮疹。对阿司匹林有过敏性哮喘者,或有哮喘病史者不宜用本品。肝、肾功能有损害者、孕妇慎用,妊娠 3 个月之内最好避免使用。

续表

药物名称	血浆 $t_{1/2}$(h)	药理作用特征				临床应用及不良反应特点
		抗炎	镇痛	解热	抗急性痛风	
醋氯芬酸 (aceclofenac)	4 ~ 4.3	+	+	+		主要用于治疗 OA、RA 和强直性脊椎炎等引起的疼痛和炎症症状的治疗。
喜康类						
吡罗昔康 (piroxicam)	45	++	+	+	+	是世界范围内广泛应用于慢性炎症性疾病治疗的一种药物;胃肠道刺激反应发生率达20%,亦可致耳鸣、发疹。在肝中代谢,每日服一次,有多次血浆峰值出现,提示有肝肠循环,老年人或伴肾功能者无蓄积现象。
美洛昔康 (meloxicam)	25	+	+			多用于 RA、OA 和急性坐骨神经痛的治疗。其胃肠道和肾脏的不良反应发生率均比传统的 NSAIDs 低。美洛昔康为 COX-2 抑制剂,具有心血管危险性,且只能应用最短疗程。近 6 个月内有消化道溃疡的、有上呼吸道出血者禁用;有消化道溃疡史者慎用。
氯诺昔康 (lomoxicam)	4	+	+			治疗急性坐骨神经或腰骶部疼痛;对拔牙、妇科或矫形外科手术后有很好的止痛作用。用于治疗类风湿性关节炎、OA、腰骶部痛或强直性脊椎炎等的慢性疼痛。主要的副作用是胃肠道功能失调,包括腹痛、消化不良、恶心、呕吐等。对肾功能受损的病人或正在使用华法林、磺脲类、噻嗪类利尿剂或地高辛的病人要引起注意。
吡唑酮类						
保泰松 (phenylbutazone)	50 ~ 100	+	±	+	+	作用强,作用时间长,毒性也大,可致肝肾损害和骨髓发育不良;限用于关节强硬性脊椎炎。
阿扎丙辛 (azapropazone)	20	+	+			中度效果,可引起轻度胃肠道症状。
对乙酰氨基酚 (paracetamol)	2 ~ 4	−	+	+		治疗剂量对轻度疼痛安全有效,过量可致严重肝中毒。
磺酰丙胺类						
尼美舒利 (nimesulide)	2 ~ 5	+	+	+		单独或合并使用抗生素治疗各种炎症和疼痛:RA、OA、肌腱炎、腱鞘炎;急慢性支气管炎、肺炎、发热、痛经、乳腺炎;中耳炎、喉

续表

药物名称	血浆 $t_{1/2}$(h)	药理作用特征				临床应用及不良反应特点
		抗炎	镇痛	解热	抗急性痛风	
尼美舒利(nimesulide)	2～5	+	+		+	炎、咽炎；口腔炎、牙痛、牙龈炎；尿道炎、前列腺炎；肿瘤痛、手术后痛、外伤后炎症等。不良反应发生率约为 7.1%，主要表现为恶心、食欲缺乏、胃痛、胃烧灼感、头痛、失眠等，多呈轻度，患者耐受性较好。

艾拉莫德

艾拉莫德(Iguratimod)化学名为 3- 甲酰胺基 -7- 甲磺酰胺基 -6- 苯氧基 -4H-1- 苯丙吡喃 -4- 酮，为一种甲磺酰胺类 COX-2 抑制药物。艾拉莫德有抗炎、镇痛作用，能够抑制胶原性关节炎模型大鼠的足肿胀，缓解大鼠骨和软骨组织的破坏。其作用机制是选择性抑制 COX-2，减少炎症组织中 PGE_2 产生；抑制炎症组织释放缓激肽；抑制单核细胞释放 TNFα、IL-1β 和 IL-6 等炎症细胞因子；抑制抗原特异性 T 细胞增殖及 B 细胞抗体产生等。临床治疗 RA 有较好的疗效和安全性，能显著改善 RA 患者的晨僵、休息痛、双手平均握力、压痛关节数、肿胀关节数、关节功能，改善患者日常生活能力、病人评价和医生评价，降低 ESR 和 RF 水平，对 CRP 作用不明显。不良反应主要包括恶心、呕吐、胃痛、发疹以及一过性肝酶增加，与第一个甲磺酰胺类尼美舒利相比，口服艾拉莫德片后显示较低的胃肠道副作用。

霉酚酸酯(吗替麦考酚酯，Mycophenolate mofetil，MMF)

【体内过程】

口服后迅速大量吸收，并代谢为活性成份霉酚酸(MPA)。口服平均生物利用度为静脉注射的 94%，口服后在循环中测不出 MMF。肾移植病人口服 MMF，其吸收不受食物影响，但进食后血 MPA 峰值将降低 40%。由于肠肝循环作用，服药后 6～12 小时将出现第二个血浆 MPA 高峰，与考来酰胺同时服用将使 MPA 曲线下面积减少约 40%，表明 MPA 通过肠肝循环的量很多。在临床有效浓度下，97% 的 MPA 与血浆蛋白结合。MPA 主要通过葡萄糖醛酸转移酶，代谢成 MPA 的酚化葡萄糖苷糖(MPAG)，MPAG 无药理活性。MMF 代谢成的 MPA 有极少量(< 1%)从尿液排出，多数(87%)以 MPAG 的形式从尿液排出。移植后近期内(< 40 日)，平均曲线下面积(AUG)和血峰值(C_{max})比正常志愿者和移植肾功能稳定的病人约低 50%。

【药理作用与机制】

霉酚酸酯是 MPA 的 2- 乙基酯类衍生物。MPA 是高效、选择性、非竞争性、可逆性的次黄嘌呤单核苷酸脱氢酶(IMPDH)抑制剂，可抑制鸟嘌呤核苷酸的经典合成途径。选择性作用于淋巴细胞，强烈抑制 T 和 B 淋巴细胞增殖反应、细胞毒 T 细胞生成，以及 B 淋巴细胞抗体生成作用，并干扰粘附分子蛋白的糖基化，减轻炎症白细胞渗出，对血管平滑肌细胞、系膜细胞亦有一定抑制作用。MMF 在 DNA 合成期阻断细胞的增殖，但不抑制 T 和 B 淋巴细胞对有丝分裂原或抗原刺激的早期反应。

【临床应用及评价】

1. 器官移植　主要用于肾脏、肝脏及心移植，能显著减少急性排斥反应的发生。预防排斥剂量应于移植 72 小时内开始服用。肾移植病人服用推荐剂量为 1g，1 日 2 次。口服 2g/ 日比口服 3g/ 日安全性更高。在临床试验中，治疗难治性排斥的推荐剂量为 1.5g/ 次，2 次 / 日。

2. 自身免疫性疾病　用于银屑病和 RA 疗效较好，对 SLE 血管炎、重症 IgA 肾病也有一定效果。

3. 肺孢子虫病　由于 MMF 抑制了卡氏肺囊虫生长需要的 IMPDH 的活性,因此,MMF 有预防卡氏肺囊虫感染的作用。

【不良反应与注意事项】

主要的不良反应包括:呕吐、腹泻等胃肠道症状,白细胞减少症,败血症,尿频,感染的发生率增加。偶见血尿酸升高、高血钾、肌痛或嗜睡。

对 MMF 或 MPA 发生过敏反应的病人不能使用本药。服用本药的病人在第一个月每周 1 次进行全血细胞计数,第二和第三个月每月 2 次,余下的一年中每月 1 次,如果发生中性粒细胞减少,应停药或减量,并对病人密切观察。

对有严重慢性肾功能损害的病人(肾小球滤过率小于 25ml/ 分 /1.73m²),应避免超过 1g/ 次,每日 2 次的剂量(移植后即刻使用除外)。对这些病人应仔细观察。对移植后肾功能延期恢复的病人不需要作剂量调整。 肾移植后肾功能恢复的病人,平均 0 ~ 12 小时 MPA 曲线下面积与正常恢复病人相仿。但 MPAG 的 0 ~ 12 小时曲线下面积前者比后者高 2 ~ 3 倍。对这些肾功能延迟恢复的病人无须作剂量调整,但应密切观察。

本药作为联合应用免疫抑制药物时,有增加淋巴瘤和其他恶性肿瘤(特别是皮肤瘤)发生的危险。这一危险性与免疫抑制的强度和持续时间关,而不是与某一特定药物有关。

甲氨蝶呤(methotrexate,MTX)

为抗叶酸类抗代谢药物,是一种较强的免疫抑制剂。

【体内过程】

MTX 可多途径给药。口服生物利用度为 65%,剂量超过 80mg/m² 时,生物利用度可降低至 20%;进入体内后迅速分布于全身组织,但不易通过血 - 脑脊液屏障。MTX 血浆浓度的衰减有三相,$t_{1/2}$ 分别为 0.8 小时、3.5 小时和 27 小时。血浆中毒浓度为 10mg/L,与浓度有关的骨髓毒性:24 小时内超过 10mg/L,48h 内超过 1mg/L,72h 后超过 0.1mg/L。MTX 主要以原形经肾排泄,其清除率为 1.6±0.3ml/(min·kg)。尿排泄量为 85%±11%,尿毒症等肾功能不良时,其清除率降低,易蓄积中毒。

【药理作用与机制】

MTX 对体液和细胞免疫均具有抑制作用,能抑制初次和再次免疫反应,对迟发型过敏反应、移植物抗宿主反应及实验性自身免疫病(如过敏性脑脊髓炎、甲状腺炎等)有抑制作用,亦有弱的抗排异作用。在接触抗原的同时或 1 ~ 2d 后用药,免疫抑制作用最强;接触抗原前用药,不仅不抑制免疫反应,甚至能增强免疫反应。MTX 亦具较强抗炎作用。

【临床应用及评价】

MTX 主要用于治疗自身免疫性疾病,如皮肌炎、坏死性肉芽肿、RA、SLE、眼色素层炎、毛发红糠疹、天疱疮及银屑病等,可单用或与糖皮质激素合用。已有充足证据证实 MTX 对 RA 的疗效,尚无其他传统 DMARD 可超越 MTX。在 RA 治疗中,MTX 单独应用可控制病情进展,改善长期预后,MTX 与其他药物(包括生物制剂)联合应用可提高治疗的总有效率。可以说,MTX 是 RA 治疗方案中的基础药物和核心药物。对于活动性 RA 或既往未应用过 MTX 的 RA 患者,应首先考虑使用 MTX 治疗。此外,尚用于治疗骨髓移植物抗宿主病,本品与抗淋巴细胞球蛋白联合治疗,对骨髓移植物抗宿主病有一定程度的改善。

【不良反应与注意事项】

MTX 的治疗作用与其使用剂量相关,通常剂量较大时疗效好。在欧洲,MTX 的用法为每周 1 次,剂量根据患者的耐受性和治疗效果调整,通常为 7.5 ~ 30mg/ 周。而在我国,MTX 的使用剂量相对较小,一般为 7.5 ~ 15mg/ 周,由于顾虑其副作用,有时剂量仅为 7.5 ~ 10mg/ 周。须注意的是,对于 MTX 治疗无效者,首先应考虑增大 MTX 剂量。实际上,MTX 的安全性较高,其主要副作用为白细胞降低和肝功能损害,通常只要密切随访,多数副作用可及时发现并在处理后好转,极少危及生命或造成严重后果。为保证药物能迅速排出,用药前至用药后 48 小时内可大量补充水、电解质或服用碱性药物,以碱化尿液,提高本品及代谢产物的溶解度;出现骨髓抑制毒性可采用亚叶酸钙救治,若应用免疫抑制剂量的 MTX,24 小时内同用适量的亚叶酸钙,可能对抗本品的骨髓抑制作用,几乎不影响其免疫抑制作用。用药期间应逐月检查肝肾功能、血象及血药浓度。肝、肾、骨髓功能不良者慎用,孕妇禁用。

【药理作用与机制】

来氟米特(leflunomide,LFM)对细胞免疫和体液免疫均有抑制作用,其活性代谢产物 A771726 能抑制细胞二氢乳清酸脱氢酶的活性从而阻断嘧啶的从头合成途径,影响嘧啶合成,使增生活跃的 T、B 淋巴细胞等受到抑制,减少免疫球蛋白的产生,但不影响活淋巴细胞数和蛋白质浓度。此外,LFM 对酪氨酸激酶的活性有抑制作用,影响细胞间的信息传递,减少细胞黏附。LFM 对细胞的抑制是可逆的,不会引起细胞凋亡。其抑制作用可被外源性的尿嘧啶和胞嘧啶所逆转。LFM 可抑制抗体产生,抑制 IL-2 的产生和对 IL-2 的反应性,促进免疫抑制性细胞因子产生,同时抑制单核细胞的黏附作用及炎症反应中的诱导性 COX-2 通路。A771726 10 ~ 50μg/ml 剂量依赖性地减少外周血单核细胞聚集,50μg/ml 可以阻止外周血单核细胞从细胞周期的 G_1 期进入 S 期;5 ~ 10μg/ml A771726 可抑制 NF-κB 的活性和 NF-κB 依赖的相关基因表达,并呈浓度和时间依赖性。

LFM 可明显减轻胶原诱导的关节炎关节肿胀度和炎症积分,降低基质 I 型和 II 型胶原以及蛋白聚糖的血清抗体水平;对腹腔巨噬细胞产生的 PGE 和胸膜炎渗出液细胞产生的白三烯有一定的抑制作用。LFM 能预防及治疗鼠狼疮及并发的肾小球肾炎,降低抗双链 DNA 抗体水平及 RF 水平,停药后观察,鼠狼疮及肾小球肾炎均无复发。在器官移植实验中,LFM 能有效抑制大鼠、犬、猴等动物多种器官的急、慢性排异反应,克服了异种移植排异反应,延长了仓鼠及大鼠的移植心脏存活时间,LFM 和环孢素有协同作用。

其他一些传统化学药物包括柳氮磺胺吡啶、氯喹和羟基氯喹、硫唑嘌呤、环孢素 A、环磷酰胺、西罗莫司等均具有抗炎及免疫抑制作用,对炎症免疫性自身免疫病有一定疗效。由于这些药物毒性较大,应注意副作用监测。其药理作用特点、适应证及不良反应见表 31-3。

表 31-3 其他一些传统 DMDs 药理作用等特点比较

药物名称	药理作用	临床应用	不良反应
柳氮磺胺吡啶	有抗菌、消炎和免疫抑制作用。	用于慢性溃疡性结肠炎和节段性回肠炎或与皮质激素合用于轻、中度溃疡性节肠炎急性期。也可用于 RA 治疗。	长期服药可发生恶心、呕吐、药疹、药物热、白细胞减少等不良反应。尚可影响精子活动能力而致男性不育症。
氯喹和羟基氯喹	免疫抑制作用:抑制自身抗原的加工和递呈,抑制细胞因子生成和抗原抗体免疫复合物形成。抗炎作用:抑制磷脂酶 A_2 和 C 降低前列腺素合成。光保护:增强对紫外线保护作用。抗高脂血症和抗增生作用。	广泛应用于治疗风湿病,尤其是肝损害患者应用羟基氯喹治疗是不错的选择。另外没有发现致畸作用,所以羟基氯喹还可用于孕期风湿病患者。治疗狼疮的皮疹和光过敏。	可出现厌食、恶心、呕吐腹泻等不良反应;有时会出现瘙痒、出汗、头痛、失眠;但严重的副作用主要表现在皮肤、肝脏、血液系统、眼睛、神经肌肉、心肌以及对妊娠的影响。

续表

药物名称	药理作用	临床应用	不良反应
硫唑嘌呤	具有嘌呤拮抗作用,能抑制DNA 的合成,从而抑制淋巴细胞的增殖,产生免疫抑制作用。对 T 淋巴细胞的抑制作用较强,抑制 B 淋巴细胞的剂量要比抑制 T 细胞的剂量大得多。大剂量对体液免疫也有一定作用。	急慢性白血病;自身免疫病:溶血性贫血、特发性血小板减少性紫癜、SLE、RA、慢性活动性肝炎(与自体免疫有关的肝炎)、原发性胆汁性肝硬变、甲状腺机能亢进、重症肌无力、慢性非特异性溃疡性结肠炎、节段性肠炎、多发性神经根炎、狼疮性肾炎,增殖性肾炎、Wegener 氏肉芽肿等。	可致骨髓抑制,肝功能损害,畸胎,亦可发生皮疹,偶见肌萎缩。肝功能差者忌用,亦可发生皮疹,偶致肌肉萎缩,用药期间严格检查血象。
西罗莫司	抑制 T 和 B 细胞增殖;抑制IL-1、IL-2、IL-6 和 IFN-γ 诱导的淋巴细胞增殖;抑制IgG 和供者特异性抗体(细胞毒抗体)产生;抑制单核细胞增殖。	可用于抗移植排斥反应和治疗RA、SLE 等自身免疫病。	口腔溃疡,腹泻,恶心,高胆固醇血症,痤疮样皮疹和下肢水肿。
环磷酰胺	免疫抑制作用强而持久,抗炎作用较弱,能抑制初次、再次体液和细胞免疫应答、迟发型超敏反应和阻止排斥反应与移植物抗宿主反应。能选择杀伤抗原敏感淋巴细胞,B 细胞对其可能较 T 细胞敏感。T细胞不同亚群对其敏感性不同;亦可明显抑制天然杀伤细胞的功能。	自身免疫性疾病,Wegener 肉芽肿、结节性多动脉炎、全身性坏死性血管炎、RA、SLE 和肾小球病、特发性血小板减少性紫癜及自身免疫性溶血性贫血等,单用或与激素合用,有较好的疗效。器官移植排斥反应和移植物抗宿主反应有显著抑制作用。肿瘤和流行性出血热治疗。	骨髓抑制和胃肠道反应明显比氮芥轻。主要有骨髓抑制、胃肠道反应、白细胞及血小板减少、出血性膀胱炎、脱发、心脏毒性,偶见肝功能障碍。
金制剂(代表药金诺芬)	具有抗炎作用,可抑制前列腺素系统;组织蛋白酶有抑制作用;可结合免疫球蛋白、类风湿因子和补体,并可抑制部分补体活性;对抗原或某些有丝分裂原刺激的免疫反应有抑制作用,而且免疫球蛋白的生成降低,多克隆 B 细胞的激活减少。同时,对DNA 合成有抑制作用,并可影响淋巴细胞转化。	主要用于进行性多关节受累的 RA患者。	皮肤与黏膜的反应:皮炎和口腔炎占不良反应的40%、胃炎约见于80%金制剂治疗反应者。肾脏损害:80% 的注射金制剂由肾脏排出,故对肾脏的毒性也较常见;对造血功能影响。胃肠道反应。注射后反应:主要表现为眩晕、出汗、恶心呕吐、颜面潮红等血管运动障碍的症状。一过性的肌肉关节肿胀疼痛和僵硬、关节活动障碍等。

续表

药物名称	药理作用	临床应用	不良反应
青霉胺	改善淋巴细胞功能,明显降低血清和关节囊液中的 IgM 类风湿因子和免疫复合物的水平。抑制新合成原胶原交叉连接。能络合铜、铁、汞、铅、砷等重金属。	治疗 RA、皮肤和软组织胶原病。重金属中毒、Wilson 病、胱氨酸尿及其结石。	约 20% ~ 30% 病人出现味觉异常、食欲减退、恶心、呕吐。部分病人出现皮肤瘙痒、皮疹,少数病人有发热。少数病人有白细胞及血小板减少、蛋白尿,偶见肝损害。长期使用可引起视神经炎。妊娠妇女大量使用可致胎儿畸形。
左旋咪唑	使低下的细胞免疫功能恢复正常。对抗体产生有双向调节作用,使之恢复到正常水平。可增强巨噬细胞和中性多形核白细胞的趋化与吞噬功能。	治疗免疫功能低下或免疫缺陷伴发的慢性感染性疾病。肿瘤的辅助治疗。某些自身免疫病,如 RA、SLE 和局限性回肠炎等。	有消化道、神经系统反应和过敏反应。长期连续用药(150mg/d×6 个月,或每周用药 3d)治疗 RA,粒细胞减少症的发生率可高达 5% ~ 10%。

利妥昔单抗(rituximab)

【体内过程】

给病人每平方米体表面积 125mg,250mg,或 375mg 的静脉滴注,每周 1 次,共 4 次,病人的血清抗体浓度随剂量的增加而增加。在给予每平方米体表面积 375mg 的病人中,第一次滴注后,利妥昔单抗的平均血清半衰期为 68.1 小时,最大浓度为 238.7ug/ml,平均血浆清除率为 0.0459L/h。在第四次滴注后,平均血清半衰期,最大浓度和血浆清除率分别是 189.9 小时,480.7ug/ml 和 0.0145L/h。此外,利妥昔单抗的血清浓度在缓解病人中的增高具有统计学意义,其典型意义是在 3 ~ 6 个月后仍可测到利妥昔单抗。在第一次给药后,中位外周 B 淋巴细胞数明显降低至正常水平以下,6 个月后开始恢复,在治疗完成的 9 ~ 12 个月后恢复正常。

TNFα 抑制剂作用特点及适应证等比较见表 31-4。

表 31-4　上市或在研的生物制剂(单抗或融合蛋白)

抗体名称	中文名	抗体结构类型	靶点	研发阶段	适应证	作用机制
Etanercept	依那西普	全人化重组 TNFR2 与 IgG$_1$ Fc 融合蛋白	TNF	已上市	RA,JIA,PA,AS,PP	结合游离、膜结合的 TNF,抑制其与受体结合,从而抑制 TNF 活性
Infliximab	英夫利昔单抗	人鼠嵌合 IgG$_1$	TNF	已上市	Crohn's 病,RA,PA,UC,AS,PP	结合游离、膜结合的 TNF,抑制其与受体结合;诱导 T 细胞和巨噬细胞凋亡

续表

抗体名称	中文名	抗体结构类型	靶点	研发阶段	适应证	作用机制
Adalimumab	阿达木单抗	人 IgG_1	TNF	已上市	RA,JIA,PA,Crohn's病,AS,PP	结合游离、膜结合的TNF,抑制其受体结合,通过CDC作用杀伤细胞;诱导T细胞和巨噬细胞凋亡
Certolizumab pegol	赛妥珠	人源化Fab,PEG结合	TNF	已上市	Crohn's病,RA	结合游离、膜结合的TNF,抑制其与受体结合
Golimumab	戈利木单抗	人(转基因鼠)IgG_1	TNF	已上市	RA,PA,AS	结合游离、膜结合的TNF,抑制其与受体结合
Belimumab	贝利单抗	人(噬菌体来源)IgG_1	BAFF	已上市	SLE	结合并中和可溶性BAFF
Atacicept	阿塞西普	TACI-Fc(IgG_1)融合蛋白	BAFF和APRIL	Ⅲ期临床 Ⅱ期临床	SLE RA	结合、中和BAFF,阻断TACI活化
Briobacept	–	BAFF-R-Fc(IgG_1)融合蛋白	BAFF	Ⅱ期临床	RA	结合、中和BAFF,阻断BAFFR活化
Canakinumab	–	人 IgG_1	IL-1β	已上市 Ⅲ期临床	CAPS JIA,GA	结合配体,受体拮抗
Ustekinumab	–	人 IgG_1	IL-12和IL-23	已上市 Ⅲ期临床 Ⅲ期临床	PP PA Crohn's病	结合配体,受体拮抗
Briakinumab	–	人 IgG_1	IL-12和IL-23	Ⅲ期临床	银屑病,PP	结合配体,受体拮抗
Rituximab	利妥昔单抗	嵌合 IgG_1	CD20	已上市	NHL,RA,CLL	诱导凋亡,ADCC、CDC作用耗竭B淋巴细胞
Ofatumumab	–	人(转基因小鼠)IgG_1	CD20	Ⅲ期临床 已上市	RA CLL	ADCC、CDC作用耗竭B淋巴细胞
Ocrelizumab	–	人源化的 IgG_1	CD20	Ⅲ期临床	RA,SLE	ADCC、CDC作用耗竭B淋巴细胞
Epratuzumab	依帕珠单抗	人源化的 IgG_1	CD22	Ⅲ期临床	SLE,NHL	ADCC作用耗竭B淋巴细胞,下调B细胞受体

续表

抗体名称	中文名	抗体结构类型	靶点	研发阶段	适应证	作用机制
Alemtuzumab	阿仑单抗	人源化的 IgG$_1$	CD52	已上市 Ⅲ期临床	MS CLL	ADCC 作用
Otelixizumab	–	嵌合轻链,人源化重链,Fc 糖基化的 IgG$_1$	CD3	Ⅲ期临床	T1D	调节 T 细胞功能
Teplizumab	–	人源化的 Fc 变异的 IgG$_1$	CD3	Ⅲ期临床	T1D	调节 T 细胞功能
Abatacept	阿巴西普	CTLA-4 与人 IgG$_1$ 的变异的 Fc 段结合而成的可溶性融合蛋白	CD80 和 CD86	已上市 Ⅲ期临床 Ⅲ期临床	RA,JIA UC,Crohn's 病 SLE	结合 CD80、CD86 阻断其与 CD28 相互作用,从而抑制 T 细胞活化
Efalizumab	依法利珠单抗	人源化单克隆抗体	LFA-1(CD11a)的 a 亚基	已上市	PP	通过抑制 LFA-1 与 IcAM-1 的结合,影响 T 淋巴细胞的活化
Natalizumab	那他珠单抗	人源化 IgG$_4$	整合素 α$_4$β$_1$、α$_4$β$_7$ 的 α$_4$ 亚基	已上市	AS,Crohn's 病	结合受体,抑制白细胞黏附
Vedolizumab	–	人源化 IgG$_1$	整合素 α$_4$β$_7$	Ⅲ期临床	UC,Crohn's 病	结合受体,抑制白细胞黏附
Anakinra	阿那白滞素	重组非糖基化的人 IL-1 受体拮抗剂	IL-1R	已上市	RA	竞争性与 IL-1 受体相结合,抑制 IL-1 的生物活性
Tocilizumab	–	人源化 IgG$_1$	IL-6R	已上市	JIA	结合受体,封闭配体的作用

RA:类风湿关节炎;JIA:青少年关节炎;PA:银屑病性关节炎;AS:强直性脊柱炎;PP:斑块状银屑病;UC:溃疡性结肠炎;SLE:系统性红斑狼疮;CAPS:冷吡啉相关的周期性综合征;GA:急性痛风性关节炎;NHL:非霍奇金淋巴瘤;CLL:慢性淋巴细胞白血病;MS:多发性硬化症;T1D:1 型糖尿病;AS:强直性脊柱炎。

　　此外,单克隆抗体也可以通过结合受体,阻断配体 - 受体的相互作用,发挥治疗作用。这些抗体包括治疗 RA 的 IL-6 受体抗体 tocilizumab,重组非糖基化的人 IL-1 受体拮抗剂阿那白滞素(anakinra)等。BAFF(B cell activating factor belonging to the TNF family)单克隆抗体贝利单抗(belimumab),用于 SLE 肾炎的治疗。依法利珠单抗(efalizumab)是一种针对 LFA-1 的 a 亚基人源化单克隆抗体药物,该抗体药物于 2002 年通过 FDA 批准用于治疗中度和重度斑块状银屑病。那他珠单抗(natalizumab)是整合素 α$_4$β$_1$ 和 α$_4$β$_7$ 的 α$_4$ 亚基抗体,2004 年在美国 FDA 批准上市,该药物主要用于复发性的多发性硬化症(multip le sclerosis,MS)。TACI-Fc 融合蛋白阿塞西普(atacicept,TACI-Ig),可以结合 BAFF 和 APRIL,阻断 TACI 的活化,目前正进行 SLE Ⅲ期临床试验和 RA 的

Ⅱ期临床试验。BAFFR-Fc 融合蛋白 briobacept,可以结合 BAFF 阻断 BAFFR 的活化,已经进入治疗 RA 的Ⅱ期临床试验(表 31-4)。阿伦珠单抗(alemtuzumab)是第一个 CD52 人源化单克隆抗体。利妥昔单抗和阿伦珠单抗最初用于非霍奇金淋巴瘤(non-Hodgkinps lymphoma,NHL)和慢性淋巴细胞白血病(chronic lymphocytic leukemia,CLL)的治疗,随后在自身免疫性疾病进行了临床试验。Ⅱ期临床试验发现利妥昔单抗和阿伦珠单抗对复发好转型多发硬化症(relapse remitting multiple sclerosis,RRMS)有良好疗效。依帕珠单抗(epratuzumab)是人源化 CD22 特异性单克隆抗体,目前正在进行 SLE 的Ⅲ期临床研究(表 31-4)。

【药理作用】

1. 免疫调节作用　白芍总苷(total glucosides of paeonia,TGP)具有明显的免疫调节作用,可明显调节免疫细胞因子的产生,上调 AA 大鼠低下的 T 细胞增殖反应和 IL-2 水平,降低 CIA 大鼠血清抗 CⅡ抗体水平,抑制巨噬细胞 PGE_2、IL-1 和 TNFα 的产生。调节免疫细胞信号转导,TGP 体外给药可抑制 γIL-1α 诱导的成纤维滑膜细胞(FLS)Gαi1、Gαi2 和 Gαi3 表达;并可通过影响 γIL-1α 诱导的 FLS 胞浆 PKC/PKA 活性变化,影响 GRK,arrestin 蛋白表达,而调节滑膜细胞 G 蛋白耦联信号转导。TGP 可明显抑制 AA、CIA 大鼠滑膜组织 JNK、ERK 和 p38 磷酸化程度,而调节 MAPKs 信号通路活化。TGP 的免疫调节作用是其发挥治疗关节炎作用的重要基础。TGP 还能有效减轻慢性湿疹小鼠和豚鼠耳组织肿胀,改善其病理学改变,对小鼠和豚鼠慢性湿疹有治疗作用,其作用机制可能与调节 Th1 和 Th2 平衡有关。TGP 可明显对抗 D-半乳糖胺或四氯化碳所致小鼠肝损伤后血清谷丙转氨酶升高、血清白蛋白的下降及肝糖原含量下降。TGP 能拮抗空肠弯曲菌 CJ-S131 诱导的小鼠 SLE 血清 IgG 型自身抗体水平的升高,抑制 ConA 及 LPS 诱导的淋巴细胞增殖反应和 IL-1 生成。

2. 抗炎镇痛作用　TGP 具有一定的抗炎镇痛作用,TGP 明显抑制关节炎大鼠的足爪肿胀和继发性关节炎表现,抑制关节的病理损伤。TGP 的抗关节炎作用与其抑制炎症致炎因子如 PGE2、IL-1、LTB4、TNF-α 等有关。在小鼠扭体反应模型上,TGP 呈剂量依赖性抑制小鼠扭体和嘶叫;在小鼠热板反应模型上,TGP 能剂量依赖性地延长小鼠舔足潜伏期。

糖皮质激素的作用机制主要是:

1. 基因效应　糖皮质激素作为脂溶性分子,易于通过细胞膜进入细胞,与细胞质内糖皮质激素受体结合。糖皮质激素受体是由约 800 个氨基酸构成的多肽组成,存在于细胞浆中,和几种其他蛋白质结合组成复合体而处于非激活状态。这些蛋白质包括热休克蛋白 90(heat shock protein 90,HSP 90)和热休克蛋白 70(heat shock protein 70,HSP 70),还有亲免疫蛋白(immunophilin)。这些蛋白质所起的作用是帮助糖皮质激素受体维持一定的构型和处于未被激活状态。糖皮质激素受体的 C 端是与糖皮质激素结合的部位;受体的中央有两个锌指(zinc finger)结构,是受体与 DNA 结合的结构域(DNA-binding domain);受体的 N 端是功能区,分为功能区 τ1 和 τ2,其中 τ2 是人糖皮质激素受体所特有。功能区 τ1 涉及基因的转录活化以及与其他转录因子的结合。糖皮质激素受体存在两种类型,包括受体 α 和受体 β,糖皮质激素主要和受体 α 结合,发挥其生理及药理功能。受体 α 的密度及亲和力与糖皮质激素的疗效呈正相关。受体 β 不与糖皮质激素结合,受体 β 可能是受体 α 的内源性抑制因子,对受体 α 的功能有拮抗作用,抑制受体 α 的转录激活功能。未活化的受体 α 与热休克蛋白形成复合物,这种复合物与激素结合后,构型发生改变,受体 α 与热休克蛋白分离,随后激素-受体 α 复合物进入细胞核,与靶基因的启动子结合,引起转录的增加与减少。

2. 非基因快速效应　大剂量糖皮质激素的抗过敏作用常常在用药几分钟内发生,这显然与其基因效应不符合。糖皮质激素的快速非基因效应与细胞膜类固醇受体密切相关。目前这一受体的主要结构已清楚,并已被克隆。糖皮质激素膜受体是存在于多种细胞膜上的糖皮质激素另一种形式的受体,在糖皮质激素的快速效应及诱导某些细胞凋亡等过程中发挥重要作用。有研究报道,糖皮质激素通过膜受体快速激活细胞内信号转导机制与 MAPK 通路有关。对糖皮质激素快速效应及膜受体的新认识,使激素的作用机制得到了新阐明,也为临床应用提供了更好的理论依据。

   3. 非基因生化效应　近年来研究证实,激素对细胞能量代谢有直接影响。常用糖皮质激素类药物的比较见表 31-5。

表 31-5　常用糖皮质激素类药物的比较

类别	药物*	水盐代谢（比值）	糖代谢（比值）	抗炎作用（比值）	等效剂量(mg)	半衰期(min)	半效期(h)	一次口服常用量(mg)
短效	氢化可的松①	1.0	1.0	1.0	20	90	8～12	10～20
	可的松②	0.8	0.8	0.8	25	90	8～12	12.5～25
中效	泼尼松③	0.6	3.5	3.5	5	>200	12～36	2.5～10
	氢化泼尼松④	0.6	4.0	4.0	5	>200	12～36	2.5～10
	6-甲基氢化泼化松⑤	0.5	5.0	5.0	4	>200	12～36	2.0～8
	氟羟氢化泼尼松⑥	0	5.0	5.0	4	>200	12～36	2.0～8
长效	地塞米松⑦	0	30	30	0.75	>300	36～54	0.75～1.5
	倍他米松⑧	0	30～35	25～35	0.60	>300	36～54	0.6～1.2
外用	氟氢可的松⑨	125	12					
	肤轻松⑩		40					

（魏　伟　张玲玲）

第三十二章
抗变态反应药物的临床应用

【学习目标】

1. 掌握变态反应的概念,变态反应的分类及常见临床疾病。
2. 熟悉四种变态反应的发生机制。
3. 掌握临床常用的抗变态反应药物分类及其代表性药物。
4. 掌握三代抗组胺药的药理作用与机制、临床应用、不良反应与防治。
5. 掌握糖皮质激素的药理作用与机制、临床应用、不良反应与防治。
6. 了解白三烯受体拮抗剂、肥大细胞膜稳定剂、钙剂的药理作用与机制、临床应用、不良反应与防治。

【内容要点】

一、变态反应

1. 变态反应(allergy)是指人体与抗原物质接触后发生的异常免疫反应,常导致生理功能紊乱或组织损伤。多数变态反应具有发作性、反复性、可逆性、特应性和间歇性等共同特征。

2. 由于近代免疫学的发展,将变态反应性疾病分为四型,分别称为Ⅰ、Ⅱ、Ⅲ、Ⅳ型变态反应。

Ⅰ型变态反应:即速发型过敏反应,是指已致敏的机体当再次接触该抗原后立即(数分钟以内)发生局部或全身反应。速发型过敏反应是因为 IgE 分子的 Fc 端易与嗜碱性粒细胞和肥大细胞膜上的 Fc 受体结合,使细胞致敏。当这些细胞再次接触相同的抗原时,抗原与细胞上两个邻近 IgE 分子的 Fc 端桥联,使细胞活化脱颗粒,释放多种过敏/炎症介质,如组胺、白三烯(C4、D4)、激肽、前列腺素(PGD、TXA)、嗜酸性粒细胞趋化因子等,引起毛细血管扩张、血管壁通透性增加,平滑肌收缩和腺体分泌增多。在临床上表现为荨麻疹、过敏性休克、哮喘、腹痛和腹泻等多种症状。

Ⅱ型变态反应:也称细胞毒型(cytotoxic type),是抗体(IgG、IgM)直接作用于相应细胞或组织上的抗原,在补体、巨噬细胞和 NK 细胞参与下,造成损伤的反应。常见的靶细胞有血细胞、肾小球基底膜细胞、肝细胞、皮肤细胞、平滑肌细胞或某些内分泌细胞等,其损伤靶细胞的作用方式有:①依赖抗体的补体介导的细胞毒作用;②抗体依赖性细胞介导的细胞毒性作用(ADCC);③抗体介导的细胞功能异常。

Ⅲ型变态反应:抗原进入机体与体内的相应抗体(IgG,IgM)结合,形成免疫复合物在血管壁或组织中沉着,激活补体、血小板和炎症免疫细胞,产生炎症反应,并造成组织损伤。因抗原复合物形成的部位不同,其免疫损伤的特征也不同,一般分为:①局部免疫复合物损伤;②血清病。

Ⅳ型变态反应:也称迟发型(delayed type)变态反应,是机体接受抗原刺激 24 ~ 48 小时后,由致敏 T 淋巴细胞与抗原特异的反应而引起的组织损伤。此型反应中主要浸润细胞为淋巴细胞,它被激活后释放出许多淋巴因子,吸引和激活更多的淋巴细胞、巨噬细胞和成纤维细胞,局部形成肉芽肿,所以也称细胞介导型变态反应。

二、抗组胺药物

针对变态反应性疾病的共性,治疗变态反应的原则主要是纠正免疫失调和抑制变态反应性炎症反应。本节重点介绍用于控制速发型变态反应的药物,临床常用的抗组胺药、白三烯受体拮抗剂、肥大细胞膜稳定剂、糖皮质激素、钙剂。

(一) 第一代抗组胺药

1. 第一代抗组胺药,又称为镇静性抗组胺药,由于受体特异性差,中枢神经活性强,以致明显的镇静和抗胆碱作用,表现为安静、嗜睡,精神活动或工作时精力难以集中。代表性药物:①乙醇胺类:苯海拉明;②丙胺类:氯苯那敏(扑尔敏);③乙二胺类:曲吡那敏;④吩噻嗪类:异丙嗪;⑤哌啶类:赛庚啶;⑥羟嗪类:去氯羟嗪。

2. 药理作用与机制 经典的 H_1 受体阻断药与组胺竞争靶细胞上的 H_1 受体而发挥抗组胺作用,其主要药理作用:①抑制血管渗出和减少组织水肿;②抑制平滑肌收缩,从而拮抗组胺引起的支气管、胃肠道等平滑肌收缩,以及毛细血管扩张和通透性增加。此外,还有抗胆碱、止痛、麻醉作用。

3. 临床应用及评价 本类药物对以组胺释放为主的皮肤黏膜的 Ⅰ 型变态反应性疾病,如荨麻疹、过敏性湿疹、过敏性药疹、眼结膜炎和血管神经性水肿等疗效较好。

4. 不良反应与防治 嗜睡、头晕、乏力等中枢抑制现象,用药期间应避免驾驶车及高空作业等;孕妇禁用。

(二) 第二代抗组胺的药物

1. 第二代抗组胺药,又称为非镇静抗组胺药(NSA),因对 H_1 受体选择性高,无镇静作用,中枢神经系统不良反应较少,具有抗胆碱作用与抗组胺作用相分离的特点。代表性药物:西替利嗪、氯雷他定、特非那定、阿司咪唑、左卡巴斯汀等。

2. 不良反应与防治 第二代抗组胺药(NSA),在一部分患者中还有一定困倦感,少数患者还有轻微口干感。对心肌的毒性作用,是近年来引人关注的问题。

(三) 第三代抗组胺药

1. 由于第二代抗组胺药长期使用时,发现部分药物引发的心脏毒性问题,因此在第二代抗组胺药的基础上研制了第三代抗组胺药,第三代抗组胺药既具备第二代抗组胺药少有镇静作用的特点,同时,降低了心脏毒性的发生率。代表性药物:非索非那定、去甲阿司咪唑、左旋西替利嗪等。

2. 药理作用与机制 本品不通过血 - 脑脊液屏障,可抑制支气管痉挛,显著减少人体炎症因子的释放。

3. 临床应用及评价 改善变态反应性鼻炎症状,季节性过敏性鼻炎与慢性特发性荨麻疹,而且还能提高生活质量。作用特点:①临床疗效好,作用选择性强;②作用迅速,作用时间持久,一天只需服用一次,提高了患者的依从性;③副作用小,无心脏毒性作用,无镇静作用;④非索非那定是特非那定在人体肝脏的代谢产物,直接使用非索非那定,可减轻药物对肝脏的损伤,因而它适用于肝衰患者。

4. 不良反应　心脏的毒性作用发生率低。

三、白三烯受体拮抗剂

白三烯在过敏反应的发生中起着非常重要的作用,白三烯阻断药能选择性抑制白三烯的活性,阻断白三烯所导致的血管通透性增加、气道嗜酸性粒细胞浸润及支气管痉挛等作用,主要用于支气管哮喘患者的预防和治疗。代表性药物:扎鲁司特、孟鲁司特钠等。

1. 药理作用与机制　选择性拮抗白三烯受体,有效预防白三烯所引起的血管通透性增加、气道水肿和支气管平滑肌的收缩,抑制嗜酸性粒细胞、淋巴细胞和组织细胞的浸润,减少因肺泡巨噬细胞刺激所产生的过氧化物,但不影响前列腺素、血栓素、胆碱和组胺受体。治疗后可达到减轻气管收缩、气道炎症的作用,从而缓解哮喘症状,减少哮喘发作,改善肺功能。

2. 临床应用及评价　能抑制各种刺激引起的支气管痉挛,降低速发相和迟发相炎症反应,能预防运动和过敏原引起的哮喘发作。对使用肾上腺素 β 受体激动剂治疗但未获得理想疗效的患者,是一线维持治疗用药。

3. 不良反应　轻微头痛、胃肠道反应、咽炎,少见皮疹和氨基转移酶增高;较大剂量给药时,导致继发肿瘤的危险性增加;肝功能不全者、孕妇及哺乳期妇女慎用。

四、肥大细胞膜稳定剂

过敏反应中一个最重要环节是肥大细胞脱颗粒,肥大细胞可高度亲和变应原特异性 IgE,使机体处于致敏状态。代表性药物:色甘酸钠、酮替芬、曲尼司特等。

1. 药理作用与机制　稳定肥大细胞的细胞膜,阻止肥大细胞脱颗粒,从而抑制组胺、5- 羟色胺慢反应物质以及白三烯等炎症介质的释放,进而阻抑这些炎症介质对组织的不良作用。

2. 临床应用及评价　预防过敏性支气管哮喘的发作,抑制气管通道痉挛,也可用以防治过敏性皮炎及其他过敏性疾病。

3. 不良反应　咽喉部不适或水肿,嗜睡、头晕等,胸部紧迫感及恶心等。

五、糖皮质激素

糖皮质激素具有强大的抗炎作用与免疫抑制作用,所以,抑制病理性免疫反应和免疫性炎症反应是其抗变态反应的作用基础。

1. 药理作用与机制　①抗炎作用:可抑制多种炎症细胞的趋化、游走、聚集和分泌;抑制巨噬细胞释放多种炎症介质和嗜酸性粒细胞脱颗粒;②免疫抑制作用:治疗量的糖皮质激素能抑制巨噬细胞对抗原的吞噬,处理与递呈作用,抑制激活巨噬细胞产生 IL-1,还可抑制 T 细胞产生 IL-2,抑制 IFN 对巨噬细胞的作用;③抑制花生四烯酸代谢:通过抑制环氧酶和脂氧酶,减少白三烯与前列腺素的合成,从而具有抗炎、抗过敏作用;④抗休克作用:能够抑制某些炎性因子的形成,减轻全身炎症反应综合征及组织损伤;稳定溶酶体膜,阻止蛋白水解酶释放,减少心肌抑制因子的形成;扩张痉挛收缩的血管和兴奋心脏、加强心脏收缩力,并能降低对某些缩血管活性物质的敏感性,使微循环血流动力学恢复正常,改善休克状态,常用于感染中毒性休克的治疗。

2. 临床应用及评价　用于治疗各种变态反应性疾病,如过敏性皮炎、血清病、顽固性荨麻疹、过敏性休克、严重输血反应、血小板减少性紫癜、全身性红斑狼疮、接触性皮炎、血管神经性水肿、重症支气管哮喘等。

3. 不良反应与防治　口腔或咽喉部念珠菌感染,用药后口腔清水含漱,可防止此类不良反应发生。停药反应,引起肾上腺皮质功能不全或危象及反跳现象,停药时或待症状缓解后应缓慢减量、停药。

六、钙剂

钙剂的代表药有葡萄糖酸钙、氯化钙、乳酸钙、门冬氨酸钙等。

1. 药理作用与机制　通过增加毛细血管的致密度,降低通透性,从而减少渗出,并对抗体的形成具有重要作用,减轻或缓解过敏症状。

2. 临床应用及评价　静脉注射,起效迅速。常用于荨麻疹、湿疹、接触性皮炎、血清病、血管神经性水肿等过敏性疾病的辅助治疗。

3. 不良反应与防治　钙剂注射时有热感,宜缓慢推注,注射过快或剂量过大时,可引起心律失常,严重的可致心室纤颤或心脏停搏。如发生心脏严重不适现象,应立即停药。

【试题】

(一) 单项选择题

1. 属于Ⅰ型变态反应的疾病是(　　　)
　　A. 药物性溶血　　　　　　　　　　　B. 系统性红斑狼疮
　　C. 过敏性休克　　　　　　　　　　　D. 甲状腺功能亢进
　　E. 器官移植排斥反应

2. H_1受体阻断药对哪种疾病效果最好(　　　)
　　A. 过敏性休克　　　　　　　　　　　B. 皮肤黏膜性变态反应疾病
　　C. 支气管哮喘　　　　　　　　　　　D. 溶血反应
　　E. 胃溃疡

3. H_1受体阻断药明显的不良反应是(　　　)
　　A. 中枢抑制作用　　　　B. 心脏毒性　　　　　　C. 水肿
　　D. 咽喉部感染　　　　　E. 体温升高

4. 中枢神经系统不良反应较少H_2受体阻断剂是(　　　)
　　A. 氯苯那敏　　　　　　B. 异丙嗪　　　　　　　C. 赛庚啶
　　D. 布克利嗪　　　　　　E. 特非那定

5. 以下临床药物中通过选择性拮抗白三烯受体发挥抗变态反应的是(　　　)
　　A. 色甘酸钠　　　　　　B. 酮替芬　　　　　　　C. 苯海拉明
　　D. 扎鲁斯特　　　　　　E. 乳酸钙

6. 氯雷他定抗过敏反应的作用机制是(　　　)
　　A. 中枢抑制作用　　　　　　　　　　B. 组胺H_1受体阻断作用
　　C. 降低毛细血管通透性　　　　　　　D. 抑制NO的产生
　　E. 抑制组织肥大细胞脱颗粒

（二）多项选择题

1. 四型变态反应发生机制描述正确的是（　　　）

　　A. Ⅰ型变态反应又称速发型过敏反应,临床上常表现为荨麻疹、过敏性休克等

　　B. Ⅱ型变态反应又称细胞毒型,临床上常表现为溶血性贫血、粒细胞减少等

　　C. Ⅲ型变态反应常临床上表现为类风湿关节炎、系统性红斑狼疮等

　　D. Ⅳ型变态反应又称迟发型变态反应,临床上表现为接触性皮炎、器官或骨髓移植排斥反应等

　　E. 以上说法都正确

2. 中枢抑制作用较弱的临床常用抗组胺药是（　　　）

　　A. 布克利嗪　　　　　　B. 佐卡巴斯汀　　　　　　C. 西替利嗪

　　D. 左旋西替利嗪　　　　E. 酮替芬

3. 糖皮质激素治疗抗变态反应的临床应用是（　　　）

　　A. 过敏性皮炎　　　　　B. 顽固性荨麻疹　　　　　C. 过敏性休克

　　D. 重症支气管哮喘　　　E. 以上都不是

（三）填空题

1. 变态反应分为_____、_____、_____和_____。

2. 第二代抗组胺药代表性药物有_____、_____、_____。

3. 扎鲁斯特选择性拮抗_____、_____受体等。

4. 支气管哮喘是_____型变态反应;SLE 是_____型变态反应;溶血性贫血是_____型变态反应;接触性皮炎是_____型变态反应。

（四）名词解释

1. Allergy

2. 白三烯受体拮抗剂

3. 肥大细胞脱颗粒

（五）简答题

1. 三代抗组胺药的分类及其代表性药物。

2. 白三烯受体拮抗剂的药理作用机制及其代表性药物。

（六）论述题

1. 试述 H_1 受体阻断剂的药理作用,临床应用和不良反应。

2. 试述糖皮质激素抗变态反应的药理作用机制,临床应用和不良反应。

【答案】

（一）单项选择题

1. C　　2. B　　3. A　　4. E　　5. D　　6. B

（二）多项选择题

1. ABCD　　2. BCD　　3. ABCD

（三）填空题

1. Ⅰ型变态反应　　Ⅱ型变态反应　　Ⅲ型变态反应　　Ⅳ型变态反应

2. 特非那定　　氯雷他定　　西替利嗪

3. 白三烯 D_4　　白三烯 E_4

4. Ⅰ型变态反应　　Ⅲ型变态反应　　Ⅱ型变态反应　　Ⅳ型变态反应

（四）名词解释

1. Allergy：即变态反应，指人体与异物抗原物质接触后发生的不正常免疫反应，常导致生理功能紊乱或组织损伤。多数变态反应具有发作性、反复性、可逆性、特应性和间歇性等共同特征。

2. 白三烯受体拮抗剂：能选择性抑制白三烯的活性，阻断白三烯所导致的血管通透性增加、气道嗜酸性粒细胞浸润及支气管痉挛等作用，主要用于支气管哮喘患者的预防和治疗。

3. 肥大细胞脱颗粒：是过敏反应中一个最重要环节，肥大细胞可高度亲和变应原特异性 IgE，使机体处于致敏状态。当同一过敏原再次进入致敏者体内，可与两个或两个以上的 IgE 分子结合，发生桥联反应，肥大细胞被激活并释放颗粒内活性介质，触发肥大细胞膜上一系列生化反应。

（五）简答题

1. 三代抗组胺药的分类及其代表性药物。

（1）第一代抗组胺药：①乙醇胺类——苯海拉明；②丙胺类——氯苯那敏（扑尔敏）；③乙二胺类——曲吡那敏；④吩噻嗪类——异丙嗪；⑤哌啶类——赛庚啶；⑥羟嗪类——去氯羟嗪。

（2）第二代抗组胺药：西替利嗪、氯雷他定等。

（3）第三代抗组胺药：特非那定。

2. 白三烯受体拮抗剂的药理作用机制及其代表性药物。

（1）药理作用与机制：选择性拮抗白三烯受体，有效预防白三烯所引起的血管通透性增加、气道水肿和支气管平滑肌的收缩，抑制嗜酸性粒细胞、淋巴细胞和组织细胞的浸润，减少因肺泡巨噬细胞刺激所产生的过氧化物，但不影响前列腺素、血栓素、胆碱和组胺受体。治疗后可达到减轻气管收缩、气道炎症的作用，从而缓解哮喘症状，减少哮喘发作，改善肺功能。

（2）临床应用：支气管哮喘、花粉，毛屑等引起的速发相和迟发相炎症反应。

（六）论述题

1. 试述 H_1 受体阻断剂的药理作用，临床应用和不良反应。

（1）药理作用与机制：经典的 H_1 受体阻断药与组胺竞争靶细胞上的 H_1 受体而发挥抗组胺作用，其主要药理作用：①抑制血管渗出和减少组织水肿；②抑制平滑肌收缩，此外，还有抗胆碱、止痛和麻醉作用。新的 H_1 受体阻断药不断涌现，具有高效与长效的特点，无明显的镇静和抗胆碱作用。

（2）临床应用：本类药物对以组胺释放为主的皮肤黏膜的Ⅰ型变态反应疾病，在呼吸道过敏中治疗过敏性鼻炎及花粉性鼻炎的效果要比支气管哮喘为佳。

（3）不良反应有嗜睡、头晕、乏力等中枢抑制现象，故用药期间应避免驾驶车、船及高空作业等。其次是口干、厌食及上腹部不适等消化道反应。

2. 试述糖皮质激素抗变态反应的药理作用机制，临床应用和不良反应。

（1）药理作用与机制：①抗炎作用：可抑制多种炎症细胞的趋化、游走、聚集和分泌；抑制巨噬细胞释放多种炎症介质和嗜酸性粒细胞脱颗粒；②免疫抑制作用：治疗量的糖皮质激素能抑制巨噬细胞对抗原的吞噬，处理与递呈作用，抑制激活巨噬细胞产生 IL-1，还可抑制 T 细胞产生 IL-2，抑制 IFN 对巨噬细胞的作用；③抑制花生四烯酸代谢：通过抑制环氧酶和脂氧酶，减少白三烯与前列腺素的合成，从而具有抗炎、抗过敏作用；④抗休克作用：能够抑制某些炎性因子的形成，减轻全身炎症反应综合征及组织损伤；稳定溶酶体膜，阻止蛋白水解酶释放，减少心肌抑制因子的形成；扩张痉挛收缩的血管和兴奋心脏、加强心脏收缩力，并能降低对某些缩血管活性物质的敏感性，使微循环血流动力学恢复正常,改善休克状态,常用于感染中毒性休克的治疗。

(2)临床应用:用于治疗各种变态反应性疾病,如过敏性皮炎、血清病、顽固性荨麻疹、过敏性休克、严重输血反应、血小板减少性紫癜、全身性红斑狼疮、接触性皮炎、血管神经性水肿、重症支气管哮喘等。

(3)不良反应与防治:口腔或咽喉部念珠菌感染,用药后口腔清水含漱,可防止此类不良反应发生。停药反应,引起肾上腺皮质功能不全或危象及反跳现象,停药时或待症状缓解后应缓慢减量、停药。

【延伸阅读】

世界变态反应组织 2011 白皮书

2011 年世界变态反应组织(World Allergy Organization,WAO)发布了《变态反应白皮书》,白皮书涵盖了变态反应性疾病近期患病率趋势的评估,引起变态反应性疾病的原因(社会和经济上的负担),目前变态反应性疾病的治疗和研究策略,以及能够影响变态反应性疾病患者的政策如住房标准、食品标签、学校的工作和环境。白皮书从什么是变态反应性疾病、变态反应性疾病的类型、引起变态反应性疾病的危险因素、变态反应性疾病的诊断与处理、变态反应性疾病的预防、变态反应性疾病的卫生保健、医学教育等六个方面系统介绍了变态反应性疾病。

白皮书给出了如下的结论和建议:①对于公众来说,过敏性疾病中心的专家和高质量的诊断和治疗服务是必须的。临床医生将初级、二级和三级护理相互配合使用将是提高过敏患者的诊断和管理的关键。然而,带有严重或者复杂过敏条件的患者,可能需要专家在过敏中心长期跟踪观察。②过敏疾病的治疗和诊断上缺乏卫生专业知识,我们建议那些负责医疗培训的部门,应加强对临床过敏输入的本科生和研究生,内科医生,初级保健医生及这些部门的护士的培训。③虽然细胞和分子机制的过敏性研究工作正在推进,但是促进过敏发展的因素和"过敏疫情"仍然难以弄清。当务之急是将进一步研究重点放在环境因素上,例如早期过敏原的暴露可能促进过敏性疾病的启动、预防和发作。我们担心从细胞和分子机制的过敏研究中获得的知识不能转向临床实践,同时被认定为未满足的需求方面,需要更大的优先考虑。

正如"白皮书"所述,当这个国家的变态反应性疾病的患病率一直被声称已经达到流行病的程度,我们的报告是时候到来了。

(李 俊 黄 成)

第三十三章

维生素的合理应用

【学习目标】

1. 掌握维生素的分类;掌握代表性的水溶性维生素和脂溶性维生素的药理作用、临床应用和不良反应。
2. 熟悉各种维生素缺乏症的特点。
3. 了解过量使用维生素有哪些不良反应及其防治措施。

【内容要点】

一、概述

维生素是维持机体正常代谢和功能所必需的一类低分子化合物。它是人体六大营养要素(糖、脂肪、蛋白质、盐类、维生素和水)之一,大多数必须从食物中获得,仅少数可在体内合成或由肠道细菌产生。维生素缺乏可导致机体的物质代谢障碍。各种维生素主要用于防治维生素缺乏症或某些疾病的辅助治疗。

维生素分为水溶性和脂溶性两大类,常用的水溶性维生素有 B、C 两族,脂溶性维生素有 A、D、E、K 等。

过量摄入维生素可引起毒性反应,应杜绝盲目将维生素作为营养品或安慰剂而滥用的行为。

二、水溶性维生素

水溶性维生素(water-soluble vitamins)包括 B 族维生素和维生素 C,多作为辅酶参与机体生化代谢。除了治疗相应的缺乏症外,水溶性维生素也用于多种疾病的辅助治疗。

1. 维生素 B_1(vitamin B_1,硫胺素,thiamine) 维生素 B_1 广泛存在于谷类、肉类、干果等食物中。成人每日必需量为 1mg,孕妇及儿童需要量增加。缺乏维生素 B_1 会导致脚气病或 Wernicke 脑病。临床用于维生素 B_1 缺乏症的防治和部分遗传性酶缺陷病的症状改善。大量应用可出现头痛、疲倦、烦躁、食欲减退、腹泻、心律失常及水肿。注射给药可发生过敏反应,偶可发生过敏性休克,除急需补充的情况外很少采用注射给药。

2. 维生素 B_2（vitamin B_2, 核黄素） 维生素 B_2 在牛奶、鸡蛋、肝肾心等脏器、谷物、绿色蔬菜及干酵母中含量丰富。缺乏维生素 B_2 因影响生物氧化可导致物质代谢障碍。病变多表现为口、眼和外生殖器等部位皮肤黏膜交界处的炎症，可继发贫血、网状红细胞减少。若同时伴有其他 B 族维生素的缺乏，还可发生神经症状、白内障和角膜血管增生。维生素 B_2 主要用于防治维生素 B_2 缺乏症，治疗多重营养缺乏症，宜同时与其他 B 族维生素进行复合治疗。服药后尿液呈黄绿色。

3. 维生素 B_6（vitamin B_6, 吡多辛） 维生素 B_6 的活性型主要作为辅酶参与氨基酸代谢。维生素 B_6 缺乏主要表现为皮肤和神经系统症状，如眼、鼻、口腔周围的脂溢性皮炎、舌炎、口炎、末梢神经炎及关节的滑膜肿胀等。长期维生素 B_6 缺乏因抑制中枢神经递质如 γ- 氨基丁酸、NE、5-HT 等合成，有时会引起痉挛发作。主要用于维生素 B_6 缺乏导致的皮肤、神经系统症状。较少引起急性毒性反应，长期较大剂量（> 200mg/d）应用可引起神经毒性反应。

4. 维生素 C（vitamin C, 抗坏血酸） 维生素 C 不能自身合成而必须从食物中不断获得。维生素 C 广泛存在于新鲜水果及绿叶蔬菜中。维生素 C 血浆浓度 < 0.15μg/ml 可出现维生素 C 缺乏病症状。临床上可用于防治维生素 C 缺乏病、克山病急性发作的辅助治疗，治疗慢性铁中毒、特发性高铁血红蛋白血症以及部分维生素 C 需要量增加患者的维生素 C 补充。大剂量使用（1 ~ 4g/d）可造成消化、心血管、泌尿、血液、生殖等多系统不良反应。与维生素 K、碱性药物（如氨茶碱、碳酸氢钠）、氧化剂、核黄素、铜、铁等溶液存在配伍禁忌，应避免配伍使用。

三、脂溶性维生素

脂溶性维生素（fat-soluble vitamins）包括维生素 A、维生素 D、维生素 E 和维生素 K，在食物中与脂类共存。脂类食物缺乏或吸收不良可造成缺乏症；长期过量摄入，可在体内蓄积，出现中毒症状。

1. 维生素 A（vitamin A, 维生素甲、视黄醇） 维生素 A 广泛存在于黄色及绿色果蔬中，肝、黄油、蛋黄中含量较丰富。缺乏可致夜盲症和角膜软化。临床可用于防治夜盲症、干眼病等维生素 A 缺乏症。摄入过量维生素 A，可致严重中毒，甚至死亡。

2. 维生素 D（vitamin D） 维生素 D 常与维生素 A 共存于鱼肝油中，也存在于肝、乳汁、蛋黄中。维生素 D 促进钙与磷酸盐在小肠的吸收，增加血钙浓度，有利于钙、磷在骨中沉着，促进骨组织钙化，是骨骼发育不可缺少的营养素。可防治维生素 D 缺乏、佝偻病、低钙血症、慢性肾衰、搐手搦足症等。母乳喂养的婴儿 1 日 400U，可预防维生素 D 缺乏。维生素 D 中毒主要表现为高血钙引起的肾脏损害，中毒后应立即停药，适当补充钾、钠和镁，也可使用肾上腺糖皮质激素利尿剂。

3. 维生素 E（vitamin E） 维生素 E 是一类具有抗不孕作用的脂溶性维生素，故又称生育酚。维生素 E 广泛分布于动植物组织中，以麦胚油、豆油、玉米油中含量丰富。维生素 E 有抗氧化作用，调节组织呼吸功能，参与多种酶活动，可维持和促进生殖功能。维生素 E 缺乏症十分罕见。临床上主要用于维生素 E 缺乏症的防治以及习惯性流产、先兆流产、不育症及更年期障碍的治疗的辅助治疗。不良反应较少见，但过量服用及长期大量口服可致恶心呕吐、眩晕、视力模糊、皮肤皲裂、口角炎和胃肠功能紊乱，小儿可致脱水，妇女可引起月经过多、闭经、性功能紊乱等。

【试题】

(一) 单项选择题

1. 维生素 B_1 的临床应用有（　　　）

A. 防治 Wernicke 脑病
B. 治疗贫血和中毒性粒细胞缺乏症
C. 防治高脂血症和血栓栓塞性疾病
D. 局部应用治疗褥疮和静脉曲张性溃疡
E. 防治维生素 C 缺乏病

2. 以下哪种维生素可以防治因大量或长期使用异烟肼、肼屈嗪治疗时引起的周围神经炎、失眠、不安（　　　）

A. 维生素 A
B. 维生素 C
C. 维生素 B_6
D. 维生素 B_2
E. 维生素 E

3. 应用巴比妥类、四环素类、水杨酸类药物时，机体哪种维生素的需要量增加（　　　）

A. 维生素 A
B. 维生素 C
C. 维生素 B_6
D. 维生素 B_2
E. 维生素 E

4. 维生素 C 的主要临床应用为（　　　）

A. 用于风湿性心脏病、动脉硬化和肺心综合征引起的心功能不全以及风湿性关节炎、急慢性肝脏疾病、术后肠绞痛、胃和十二指肠溃疡等的辅助治疗
B. 防治因大量或长期使用异烟肼、肼屈嗪治疗时引起的周围神经炎及失眠不安等中枢症状
C. 防治高脂血症和血栓栓塞性疾病
D. 局部应用治疗褥疮和静脉曲张性溃疡
E. 防治维生素 C 缺乏病

5. 能够在体内氧化生成顺视黄醛和反视黄醛的物质为（　　　）

A. 维生素 A
B. 维生素 C
C. 维生素 D
D. 维生素 B_1
E. 维生素 K

6. 下列不属于维生素 E 的药理作用机制的是（　　　）

A. 抗氧化作用
B. 调节组织呼吸功能
C. 参与多种酶活动
D. 诱导细胞和组织生长分化
E. 维持和促进生殖功能

(二) 多项选择题

1. 维生素是维持机体正常代谢和功能所必需的小分子有机化合物，下列选项中哪些属于脂溶性维生素（　　　）

A. 维生素 A
B. 维生素 C
C. 维生素 D
D. 维生素 E
E. 维生素 K

2. 下列说法正确的是（　　　）

A. 缺乏维生素 B_1 会导致脚气病
B. 维生素 B_6 具有生长促进作用而被称为发育维生素
C. 长期维生素 B_2 缺乏因抑制中枢神经递质如 γ- 氨基丁酸、NE、5-HT 等合成，有时会引起

痉挛发作

    D. 维生素 C 因可与维生素 K 在体液中发生氧化还原反应降低疗效,因此不建议合用

    E. 维生素 C 可降低毛细血管的通透性,并能增强机体对感染的抵抗力和对亚硝胺等致癌物质的解毒能力

3. 下列说法错误的是( )

    A. 维生素 D 缺乏可致夜盲症和角膜软化

    B. 维生素 A 促进钙与磷酸盐在小肠的吸收,增加血钙浓度,有利于钙、磷在骨中沉着,促进骨组织钙化,是骨骼发育不可缺少的营养素

    C. 维生素 E 是一类具有抗不孕作用的脂溶性维生素,故又称生育酚

    D. 泛酸为辅酶 A 或酰基载体蛋白的组成成分

    E. 维生素 C 有 D 型和 L 型光学异构体,两者都不具有氧化还原能力

(三) 填空题

1. 维生素 B_1 缺乏症可见于长期进行肠外营养但未添加水溶性维生素的患者,主要表现为_____。

2. 维生素_____主要用于妇产科疾病、心血管系统等疾病的辅助治疗。

3. 维生素 D 中毒后应_____,必要时采用低钙饮食,适当补充钾、钠和镁。

4. 维生素_____主要用于防治夜盲症、干眼病等症状。

5. 维生素 C 主要用于_____。

(四) 简答题

1. 常用的水溶性维生素和脂溶性维生素有哪些?

2. 维生素 B_1 缺乏症的特点是什么? 如何防治维生素 B_1 缺乏症?

3. 维生素 D 有何临床应用?

4. 过量使用维生素 A 有哪些不良反应?

5. 维生素 E 有何临床应用?

【答案】

(一) 单项选择题

1. A 2. C 3. B 4. E 5. A 6. D

(二) 多项选择题

1. ACDE 2. ADE 3. ABD

(三) 填空题

1. 神经系统及心血管系统症状

2. E

3. 立即停药

4. A

5. 防治维生素 C 缺乏病

(四) 简答题

1. 常用的水溶性维生素和脂溶性维生素有哪些?

(1) 水溶性:维生素 B 族、维生素 C。

(2) 脂溶性:维生素 A、维生素 D、维生素 E 和维生素 K。

2. 维生素 B_1 缺乏症的特点是什么? 如何防治维生素 B_1 缺乏症?

主要表现为神经系统及心血管系统症状,前者表现为末梢神经炎和感觉异常(亢进或低下);重症患者可出现四肢麻痹、抑郁、记忆减退等。后者主要表现为呼吸困难、心悸、心电图异常(T 波低平或倒置,Q-T 间期延长)和急性心力衰竭等。还可导致神经传导障碍,出现浮肿、胃肠功能障碍、食欲缺乏等。

3. 维生素 D 有何临床应用?

维生素 D 有何临床应用:①维生素 D 缺乏的预防与治疗、维生素 D 依赖性佝偻病的治疗:维生素 D_2、骨化二醇、骨化三醇;②家族性低磷血症(抗维生素 D 佝偻病)的治疗:骨化二醇、骨化三醇;③低钙血症伴甲状旁腺功能低下的治疗、慢性肾衰竭的治疗:骨化二醇、骨化三醇、DHT;④急性、慢性、潜在性手术后及特发性手足搐搦症的治疗:DHT、维生素 D_2;⑤早产婴儿低钙搐搦的预防及治疗:骨化三醇。

4. 过量使用维生素 A 有哪些不良反应?

过量服用可使血中游离维生素 A 增高引起毒性反应。急性中毒可以出现颅内压升高、嗜睡、谵妄和消化系统症状。慢性中毒可引起骨骼系统、神经系统、皮肤黏膜和肝肾等损害。

5. 维生素 E 有何临床应用?

维生素 E 有何临床应用:①用于未进食强化奶粉或有严重脂肪吸收不良母亲的新生儿、早产儿、低出生体重儿;②脂肪吸收异常等引起的维生素 E 缺乏症;③用于习惯性流产、先兆流产、不育症及更年期障碍的治疗的辅助治疗。

【延伸阅读】

叶酸生理、药理和临床应用

叶酸是由蝶啶、对氨基苯甲酸和谷氨酸组成的水溶性 B 类维生素为机体细胞生长和繁殖必需的物质。叶酸在体内以四氢叶酸(THF)的形式传递碳基团(包括 CH_3、CH_2、CHOH 等)参与体内很多生化反应。叶酸进入人体后,在空肠的近端吸收,口服后 5 ~ 20 分钟即可在血中出现。1 小时后血中浓度可达到高峰。其 $t_{1/2}$ 约为 0.7 小时。叶酸由门静脉进入肝脏,肝内内存量占全身的1/2 ~ 1/3。叶酸主要由尿中排泄量极小,24 小时内约为 3μg。在大剂量摄入后,尿中叶酸的排泄量会增加。

临床可用于治疗各种原因引起的叶酸缺乏和巨幼细胞性贫血及人身后期的预防给药。

用法用量

口服。治疗用,成人一次 5 ~ 10mg,15 ~ 30mg/d,每一疗程为 14d,或用到红细胞数量恢复正常为止;维持量 2.5 ~ 10mg/d。预防用,一次 0.4mg,qd。

在肾功能正常的患者,本品很少发生中毒现象,偶见过敏反应。有些患者长期服用叶酸后可出现厌食、恶心、腹胀等胃肠道症状。大量服用叶酸时,可引起黄色尿。

药物相互作用

与维生素 C 同服,后者可能抑制叶酸在胃肠道中的吸收。

叶酸与苯妥英钠同用,可降低后者的抗癫痫作用。

甲氨蝶呤、乙胺嘧啶、培美曲塞等对二氢叶酸还原酶有较强亲和力,阻止叶酸转化为四氢叶酸,中止叶酸的治疗作用。反之在甲氨蝶呤治疗肿瘤时,如使用大剂量叶酸,可会影响甲氨蝶呤的药效。培美曲塞化疗时,为预防骨髓、黏膜毒性,则需要同时服用适当的叶酸以减轻化疗毒性。

(戴海斌)

第三十四章
水肿的临床用药

【学习目标】

1. 掌握呋塞米、噻嗪类、螺内酯的药理学作用、临床应用与不良反应。
2. 熟悉渗透性利尿药的药理作用、临床应用和不良反应。
3. 了解尿液产生的生理过程,利尿药作用的生理学基础。
4. 了解髓袢升支粗段髓质部与尿液稀释和浓缩的关系。

【内容要点】

利尿药是一类作用于肾脏,增加水和电解质的排出,使尿量增加,临床上主要用于消除各种原因引起的水肿。脱水药属于渗透性利尿药,常用的有甘露醇、山梨醇等,它们可增加血浆渗透压,引起组织脱水,用于治疗脑水肿。另外亦产生利尿作用,常用于急性肾衰竭的治疗。

一、利尿药作用的生理学基础

尿液的形成机制:尿液的生成是通过肾小球滤过、肾小管和集合管再吸收及分泌而实现的。

肾小球滤过:原尿——血液流经肾小球,除蛋白质和血细胞外,其他成分形成原尿,180L/d 进入小管腔,终尿量 1 ~ 2L。影响因素:肾小球滤过压↑→尿量↑;肾血流量↑→尿量↑。

肾小管重吸收:髓袢升支粗段的髓质和皮质部:再吸收 Na^+ 占原尿 Na^+ 的 35%,对水的通透性极低,不伴有水的吸收,是高效利尿药的重要作用部位。机制:抑制 Na^+-K^+-$2Cl^-$ 同向转运系统。

肾对尿液的稀释功能:原尿流经髓袢升支时,随着 NaCl 的重吸收,小管液由肾乳头部流向肾皮质部时,也逐渐由高渗变为低渗,进而形成无溶质的净水。

肾对尿液的浓缩功能:髓质组织间液中,Na^+、Cl^- 增加,形成髓质高渗,由于管内外的渗透压差,当尿液流经集合管时,在抗利尿素的调节下,大量的水被再吸收。

远曲小管近端:Na^+-Cl^- 共同子介导,再吸收原尿中 10% 的 Na^+,对水重吸收少,管腔液进一步稀释。噻嗪类抑制 Na^+-Cl^- 共同转运系统。噻嗪类在此段抑制 NaCl 的再吸收,影响稀释机制。药物:噻嗪类。

远曲小管远段及集合管:在醛固酮作用下,促使 K^+-Na^+ 交换;结果为保钠排钾。低效利尿药通过拮抗醛固酮，或抑制 K^+-Na^+ 交换，使 Na^+ 排出↑，K^+ 回收 = 保钾排钠利尿。如螺内酯、氨苯蝶啶，同时，在集合管，在甲状旁腺素的作用下，对 Ca^{2+} 主动再吸收。

醛固酮的作用：是肾上腺皮质球状带所分泌的一种激素，通过增加醛固酮诱导蛋白、兴奋 Na^+-K^+-ATP 酶、促进细胞的生物氧化过程，提供 ATP；从而促进远曲小管和集合管对 Na^+ 的主动重吸收，同时促 K^+ 排出，故有保 Na^+ 排 K^+ 作用。

原理：醛固酮与远曲小管、集合管上皮细胞内胞浆受体结合，再与核内受体结合→ mRNA 合成→ ATP 合成↑→促 Na^+ 泵运转→ Na^+ 重吸收↑。

二、常用利尿药

Na^+-K^+-$2Cl^-$ 共转运子抑制药，也被称为高效利尿药（袢利尿药）。代表药物：呋塞米（furosemide，速尿），依他尼酸（etacrynic acid，利尿酸），布美他尼。特点：作用快、强和短暂。主要抑制髓袢升支粗段 Na^+-K^+-$2Cl^-$ 同向转运系统，妨碍 NaCl 的重吸收，影响尿的稀释功能和浓缩功能。临床用于各种严重水肿及预防急性肾衰竭。主要不良反应是水电解质紊乱、耳毒性。

呋塞米（furosemide，速尿）：强效、速效、短效。主要用于严重水肿、急性肺水肿和脑水肿、预防急性肾衰和加速毒物排出。可引起水与电解质紊乱、高尿酸血症、耳毒性等。

Na^+-Cl^- 共转运子抑制药（噻嗪类及类噻嗪类利尿药）：噻嗪类（thiazides）利尿药基本结构相似。中等强度利尿。作用于远曲小管开始部位，干扰 Na^+-Cl^- 同向转运系统，减少 NaCl 和水的重吸收，伴有 K^+ 的丢失。对碳酸酐酶有轻度抑制作用，抑制 H^+-Na^+ 交换，略增加 HCO_3^- 的排泄。降压作用，排钠利尿，降低血管对儿茶酚胺的敏感性。抗尿崩症：降低血浆渗透压，减轻患者口渴感。主要用于轻中度水肿、高血压、尿崩症。肾远曲小管和集合管对 Na^+ 的再吸收及 Na^+ 通道抑制药：这类药物也称作保钾利尿药。

螺内酯（安体舒通 antisterone）：化学结构与醛固酮相似，拮抗醛固酮 - 利尿，与醛固酮竞争远曲小管、集合管的醛固酮受体→阻碍醛固酮诱导蛋白的合成→影响 K^+-Na^+ 交换，Na^+ 重吸收减少，K^+ 分泌减少，排钠保钾。用于治疗与醛固酮升高有关的顽固性水肿，充血性心力衰竭。

氨苯蝶啶（triamterene）和阿米洛利（amiloride）：抑制远曲小管、集合管对 K^+ 的分泌，降低 Na^+ 的重吸收；促进尿酸排泄，用于痛风。常与排钾利尿药合用治疗顽固性水肿。

乙酰唑胺：利尿，但作用微弱。可抑制眼睫状体上皮细胞和脑膜血管上的碳酸酐酶活性，减少房水和脑脊液的产生，使眼内压和颅内压下降。主要用于治疗青光眼和脑水肿。

三、渗透性利尿药

静脉注射后可以迅速提高血浆渗透压，产生组织脱水作用的药物，又称渗透性利尿药。代表药：甘露醇、山梨醇、50%GS、尿素等。

共同特点：①易经肾小球滤过但不易被肾小管重吸收；②在体内不被代谢；③无其他药理作用；④大量静脉注射后，迅速升高血浆渗透压（脱水）及肾小管腔液的渗透压（利尿）。

甘露醇：是一种己六醇，药用 20% 的高渗溶液。有脱水作用，利尿作用。用于预防急性肾衰竭，脑水肿及青光眼。

山梨醇：甘露醇同分异构体，作用与临床应用同甘露醇，水溶性较高，可制成 25% 的高渗液使用，进入体内后可在肝内部分转化为果糖，故作用较弱。

葡萄糖：50% 的高渗葡萄糖，易被代谢并能部分地从血管弥散到组织中，高渗作用维持不久，常与甘露醇合用以治疗脑水肿。

【试题】

(一) 单项选择题

1. 可拮抗醛固酮作用的利尿药物是（　　　）
    A. 氨苯蝶啶　　　　　　　B. 氯噻酮　　　　　　　C. 乙酰唑胺
    D. 螺内酯　　　　　　　　E. 氢氯噻嗪

2. 甘露醇最适宜治疗下列哪种水肿（　　　）
    A. 肝性水肿　　　　　　　B. 肾性水肿　　　　　　C. 心性水肿
    D. 脑水肿　　　　　　　　E. 下肢水肿

3. 治疗左心衰竭引起的急性肺水肿可首选的药物是（　　　）
    A. 呋塞米　　　　　　　　B. 氢氯噻嗪　　　　　　C. 螺内酯
    D. 乙酰唑胺　　　　　　　E. 山梨醇

4. 下列哪项不是呋塞米的不良反应（　　　）
    A. 低血钾　　　　　　　　B. 低血镁　　　　　　　C. 高尿酸血症
    D. 高血钙　　　　　　　　E. 听力下降

5. 高效利尿药的作用机制是（　　　）
    A. 抑制髓袢升支 Na^+-K^+ 交换
    B. 减少近曲小管 $NaCl$ 的重吸收
    C. 抑制髓袢升支粗段 K^+-Na^+-$2Cl^-$ 同向转运系统，减少 $NaCl$ 的重吸收
    D. 阻断远曲小管 $NaCl$ 的重吸收
    E. 阻断集合管 $NaCl$ 的重吸收

6. 伴有糖尿病的水肿患者，**不宜**选用哪一种利尿药（　　　）
    A. 氢氯噻嗪　　　　　　　B. 氨苯蝶啶　　　　　　C. 呋塞米
    D. 乙酰唑胺　　　　　　　E. 螺内酯

7. 关于利尿药的作用部位，叙述**错误**的是（　　　）
    A. 呋塞米作用于髓袢升支的髓质部和远曲小管近端
    B. 氢氯噻嗪作用于远曲小管近端
    C. 布美他尼作用于髓袢升支粗段的皮质部与髓质部
    D. 氨苯蝶啶作用于远曲小管
    E. 乙酰唑胺作用于近曲小管

8. 不属于呋塞米适应证的是（　　　）
    A. 痛风　　　　　　　　　B. 充血性心力衰竭　　　C. 急性肺水肿
    D. 肾性水肿　　　　　　　E. 急性肾衰竭早期

9. 噻嗪类利尿药的作用部位是（　　　）
    A. 近曲小管　　　　　　　B. 髓袢升支粗段髓质部　C. 远曲小管近端
    D. 集合管　　　　　　　　E. 远曲小管

10. **不宜**与卡那霉素合用的利尿药是（　　　）
    A. 氨苯蝶啶　　　　　　　B. 螺内酯　　　　　　　C. 呋塞米
    D. 氢氯噻嗪　　　　　　　E. 环戊噻嗪

11. 长期应用可引起低血钾和听力损害的药物是（　　）
    A. 氨苯蝶啶　　　　　　B. 螺内酯　　　　　　　C. 呋塞米
    D. 氢氯噻嗪　　　　　　E. 乙酰唑胺

12. 竞争性拮抗醛固酮的利尿药是（　　）
    A. 氢氯噻嗪　　　　　　B. 螺内酯　　　　　　　C. 呋塞米
    D. 氨苯蝶啶　　　　　　E. 乙酰唑胺

13. 主要用于治疗伴有醛固酮增高的顽固性水肿的药物是（　　）
    A. 甘露醇　　　　　　　B. 螺内酯　　　　　　　C. 呋塞米
    D. 氨苯蝶啶　　　　　　E. 氯噻酮

14. 治疗醛固酮增高症的水肿患者,最合理的联合用药是（　　）
    A. 呋塞米加氨苯蝶啶　　B. 螺内酯加氨苯蝶啶　　C. 呋塞米加氢氯噻嗪
    D. 氨苯蝶啶加氢氯噻嗪　E. 氢氯噻嗪加螺内酯

15. 长期应用可能升高血钾的利尿药是（　　）
    A. 氯噻酮　　　　　　　B. 乙酰唑胺　　　　　　C. 呋塞米
    D. 布美他尼　　　　　　E. 氨苯蝶啶

16. 下列哪种药物适用于治疗急性肺水肿（　　）
    A. 氢氯噻嗪　　　　　　B. 乙酰唑胺　　　　　　C. 呋塞米
    D. 螺内酯　　　　　　　E. 氨苯蝶啶

（二）多项选择题

1. 下列哪项是氢氯噻嗪的临床适应证（　　）
   A. 尿崩症　　　　　　　B. 高血压　　　　　　　C. 痛风
   D. 高血钙症　　　　　　E. 心性水肿

2. 呋塞米的不良反应包括（　　）
   A. 高尿酸血症　　　　　B. 高血钙症　　　　　　C. 听力下降
   D. 低钾血症　　　　　　E. 耳毒性

3. 甘露醇可用于治疗以下何种疾病（　　）
   A. 青光眼　　　　　　　B. 高血压　　　　　　　C. 预防急性肾功衰竭
   D. 术前清洁胃肠道　　　E. 严重煤气中毒

4. 氢氯噻嗪对尿中离子的影响是（　　）
   A. 排 K^+ 增加　　　　B. 排 Na^+ 增多　　　C. 排 Cl^- 增加
   D. 排 HCO_3^- 增加　　E. 排 Mg^{2+} 增加

5. 氢氯噻嗪的不良反应是（　　）
   A. 水和电解质紊乱　　　B. 高尿酸血症　　　　　C. 耳毒性
   D. 钾潴留　　　　　　　E. 高血糖

6. 可与链霉素合用而不增加耳毒性的利尿药是（　　）
   A. 氨苯蝶啶　　　　　　B. 螺内酯　　　　　　　C. 呋塞米
   D. 氢氯噻嗪　　　　　　E. 环戊噻嗪

7. 可引起血钾增高的利尿药为（　　）
   A. 氨苯蝶啶　　　　　　B. 螺内酯　　　　　　　C. 呋塞米
   D. 氢氯噻嗪　　　　　　E. 乙酰唑胺

8. 伴有糖尿病的水肿患者,不宜选用哪些利尿药( )

    A. 氢氯噻嗪   B. 布美他尼   C. 螺内酯

    D. 乙酰唑胺   E. 氯噻嗪

9. 螺内酯的主要不良反应是( )

    A. 高血钾   B. 性激素样作用   C. 低血钾

    D. 妇女多毛症   E. 高血镁

10. 渗透性利尿药的作用特点是( )

    A. 能从肾小球自由滤过   B. 为一种非电解质

    C. 很少被肾小管重吸收   D. 通过代谢变成有活性的物质

    E. 不易透过血管

11. 静注甘露醇的药理作用是( )

    A. 下泻   B. 脱水   C. 利尿

    D. 增高眼压   E. 增加眼房水

12. 甘露醇的适应症是( )

    A. 治疗急性青光眼   B. 预防急性肾衰竭   C. 治疗脑水肿

    D. 治疗心性水肿   E. 高血压

13. 作用于远曲小管和集合管的利尿药包括( )

    A. 乙酰唑胺   B. 阿米洛利   C. 螺内酯

    D. 氢氯噻嗪   E. 氨甲蝶呤

14. 关于呋塞米的叙述,正确的是( )

    A. 静脉用药,口服均有效   B. 经肝脏代谢失活

    C. 易通过胎盘屏障   D. 可引起高尿酸血症

    E. 反复给药不易在体内蓄积

15. 通过抑制 Na^+-K^+-$2Cl^-$ 共同转运载体发挥利尿作用的药物包括( )

    A. 乙酰唑胺   B. 呋塞米   C. 螺内酯

    D. 氢氯噻嗪   E. 甘露醇

16. 呋塞米治疗急性肺水肿的作用机制是( )

    A. 可降低心脏前负荷   B. 可降低心脏后负荷

    C. 可收缩肺部血管,减轻渗出   D. 可加强心肌收缩

    E. 可扩张肺部血管

17. 可用于治疗青光眼的药物包括( )

    A. 普萘洛尔   B. 噻吗洛尔   C. 乙酰唑胺

    D. 毛果芸香碱   E. 甘露醇

(三) 填空题

1. 利尿药按其作用部位和强弱分为_____、_____和_____。

2. 呋塞米主要作用于_____,特异性地与腔膜侧_____蛋白可逆性结合,抑制其转运能力,干扰_____的重吸收而发挥利尿作用。

3. 呋塞米的不良反应有_____、_____和_____。

4. 噻嗪类利尿药的不良反应有_____、_____、_____和_____。

5. 螺内酯可竞争性地与细胞浆中_____受体结合,拮抗_____的排钾保钠作用,促进

_____和_____的排出,减少_____排出。

(四)名词解释

1. 髓袢利尿药

2. 渗透性利尿药

(五)简答题

1. 简述呋塞米的临床应用。

2. 简述噻嗪类利尿药的不良反应。

3. 简述呋塞米与噻嗪类利尿药药理作用的区别。

(六)论述题

1. 为什么呋塞米的利尿作用较氢氯噻嗪强?

2. 高、中效利尿药引起低钾血症的机制是什么?

【答案】

(一)单项选择题

1. D　　2. D　　3. A　　4. D　　5. C　　6. A　　7. A　　8. A　　9. C　　10. C

11. C　　12. B　　13. B　　14. E　　15. E　　16. C

(二)多项选择题

1. ABE　　2. ACDE　　3. ACDE　　4. ABCDE　　5. ABE　　6. ABDE

7. AB　　8. AE　　9. ABD　　10. ABCE　　11. BC　　12. ABC

13. BC　　14. ADE　　15. BDE　　16. ABE　　17. BCDE

(三)填空题

1. 高效利尿药　中效利尿药　弱效利尿药

2. 髓袢升支粗段　Na^+-K^+-$2Cl^-$ 同向转运　NaCl

3. 电解质紊乱　耳毒性　高尿酸血症

4. 电解质紊乱　高血糖　脂质代谢紊乱　高尿酸血症及高尿素氮血症

5. 醛固酮　醛固酮　钠　水　钾

(四)名词解释

1. 髓袢利尿药:即高效利尿药,作用机制为干扰髓袢升支粗段 Na^+-K^+-$2Cl^-$ 同向转运系统,抑制 NaCl 重吸收,抑制远曲小管和集合管 Na^+ 重吸收,产生强大利尿作用。常用的髓袢利尿药有呋塞米、依他尼酸、布美他尼等。

2. 渗透性利尿药:是指静脉注射能迅速提高血浆和肾小管腔渗透压,产生组织脱水和渗透性利尿作用的药物,多为体内不被代谢,易经肾小球滤过而不易被肾小管重吸收的低分子量化合物。常用药物有甘露醇、山梨醇、高渗葡萄糖等。

(五)简答题

1. 简述呋塞米的临床应用。

严重水肿,对心、肝、肾性等各类水肿均有效。急性肺水肿和脑水肿。急性肾功衰竭,呋塞米能增加肾血流量,对急性肾衰早期的少尿及肾缺血有明显改善作用,并可防止肾小管的萎缩和坏死,故可用于急性肾衰早期的防治,也用于甘露醇无效的少尿患者,但禁用于无尿的肾衰患者。加速毒物排出。

2. 简述噻嗪类利尿药的不良反应。

电解质紊乱，长期用药可致低血钾、低血钠、低血氯。高尿酸血症及高尿素氮血症，痛风患者慎用。高血糖、糖尿病患者慎用。脂质代谢紊乱，长期用药可增加 LDL 胆固醇、TGL 含量。

3. 简述呋塞米与噻嗪类利尿药药理作用的区别。

呋塞米利尿作用强大，作用于髓袢升支粗段，抑制 Na^+-K^+-$2Cl^-$ 同向转运蛋白，干扰 NaCl 的重吸收，既影响尿的稀释过程，又影响尿的浓缩过程。噻嗪类利尿药作用强度中等，作用于远曲小管近端，抑制 Na^+、Cl^- 共同转运系统，只影响尿的稀释过程，不影响尿的浓缩过程。

（六）论述题

1. 为什么呋塞米的利尿作用较氢氯噻嗪强？

因为呋塞米可影响髓袢升支粗段 NaCl 的重吸收，原尿中 30%～35% 的 Na^+ 在该段被重吸收，既影响尿的稀释过程，又影响尿的浓缩过程；而氢氯噻嗪影响远曲小管，该段 Na^+-Cl^- 同向转运速率明显低于髓袢升支粗段，只影响尿的稀释过程，不影响尿的浓缩过程。

故呋塞米的利尿作用较氢氯噻嗪强。

2. 高、中效利尿药引起低钾血症的机制是什么？

主要是由于中、高效利尿药分别抑制肾小管髓袢升支、远曲小管近端对钠的重吸收，导致大量 Na^+ 在转运至远曲小管远端时，促进 Na^+-K^+ 交换而使较多的 K^+ 从尿中丢失。

（李　慧　谭焕然）

第三十五章
休克的临床用药

【学习目标】

1. 掌握休克的定义,以及休克的分类。
2. 掌握常用抗休克的血管活性药物的作用机制。
3. 熟悉休克的激素治疗。
4. 熟悉抗休克治疗的原则。

【内容要点】

一、概述

休克(shock)是机体有效循环血容量急剧减少、组织灌流不足,细胞代谢紊乱和功能受损的病理过程,是一种由多种病因引起的综合征。按病因可将休克分类为:失血性休克、失液性休克、创伤性休克、感染性休克、过敏性休克、神经源性休克和心源性休克等,其中创伤和失血引起的休克划为低血容量性休克。

二、休克治疗的原则

休克的治疗采取综合疗法,针对引起休克的原因和休克不同发展阶段的重要生理紊乱采取相应治疗。对于低血容量休克扩容治疗是抗休克治疗的基本手段,应包括晶体液和胶体液的合理组合,尽快改善微循环、逆转休克状态。同时积极处理原发病,在积极扩容的前提下合理使用血管活性药物并纠正内环境紊乱,及时发现并治疗相关并发症如 DIC、器官功能衰竭等。本章主要介绍当前临床常用的休克治疗药物,包括心血管活性药物(血管扩张药、收缩血管药、强心药)、激素等。

三、心血管活性药物

(一)血管扩张药

由于休克时机体交感 - 肾上腺髓质强烈兴奋,血中儿茶酚胺浓度升高,毛细血管前阻力明显升高,导致微循环灌注量急剧减少,组织发生严重缺血性缺氧。因此,应使用血管扩张药,能解除小动脉痉挛,改善微循环和组织缺氧。另外,还可降低外周阻力,减轻心脏后负荷,使容量血管扩张,减少回心血量,减轻心脏前负荷,从而增加心输出量。

1. 直接扩血管药

(1) 硝普钠(sodium nitroprusside):硝普钠为硝基扩血管药,进入体内释放一氧化氮(NO)扩张血管;可直接扩张动脉和静脉平滑肌,降低左心室充盈压和射血阻抗,降低心室的前后负荷和心肌耗氧量。主要用于心源性休克,特别是左室充盈压及射血阻抗高的急性心肌梗死患者。该药长期大量使用可致甲状腺功能低下以及代谢产物蓄积引起中毒。用法:只能静脉滴注,$0.5\mu g/(kg \cdot min)$开始,根据治疗反应以$0.5\mu g/(kg \cdot min)$逐渐调整剂量,极量为$10\mu g/(kg \cdot min)$。

(2) 硝酸甘油(nitroglycerin):本品在平滑肌细胞及血管内皮细胞中降解后产生NO,刺激细胞内的鸟苷酸环化酶(GC),产生cGMP,激活PKG(蛋白激酶G),促使血管平滑肌松弛。表现为舒张全身静脉、动脉。用于心源性休克合并血流动力学异常,具有减低血管收缩、降低外周阻力和心脏前负荷、增加左室搏出量的作用。用法:舌下含服一次$0.25 \sim 0.5mg$;静注单次20mg,静推速度2mg/min,随后$20 \sim 40\mu g/min$静滴,静脉滴注以$5\mu g/min$开始,每$3 \sim 5$分钟增加$5\mu g/min$。

(3) 其他药物:与硝酸甘油类似的药物还有硝酸异山梨酯、单硝酸异山梨酯等药物,其药理作用和机制与硝酸甘油类似,临床主要用于治疗对洋地黄毒苷或利尿剂效果不满意的充血性心力衰竭患者。

2. 扩血管兼强心药

(1) 异丙肾上腺素(isoproterenol, isoprenaline):本品可激动β受体,加强心肌收缩力、加快心率、增加心输出量;还可激动血管β_2受体,舒张外周及内脏的小血管,降低血管阻力,改善微循环。临床上用于低排高阻型感染性休克伴有心功能不全而强心药及多巴胺无效时。但不宜用于心源性休克。常用量1mg加入5%葡萄糖液500ml中,滴速$0.5 \sim 2\mu g/min$,不应超过$5\mu g/min$。

(2) 多巴胺(dopamine):多巴胺主要激动α、β和多巴胺D_1受体。作用随剂量而异。小剂量$0.5 \sim 2\mu g/(kg \cdot min)$,能激动$D_1$受体,使肾、肠系膜、冠脉及脑血管扩张,心脏有轻度正性频率、正性肌力作用,小到中等剂量$2 \sim 10\mu g/(kg \cdot min)$以兴奋$\beta_1$受体为主,心脏的正性频率、正性肌力作用明显,对维持血压有利;剂量大于$10\mu g/(kg \cdot min)$时,兴奋皮肤、黏膜、骨骼肌等组织的α_1受体,血管收缩,使肾、肠血流量减少,同时还可能诱发心律失常。临床上常用于低血容量性休克、感染性休克和心源性休克的治疗,特别是伴有肾功能不全、心输出量降低、外周阻力高的情况。多巴胺剂量过大或输液速度过快,可出现快速型心律失常,静滴发生外漏可引起局部缺血、坏死。成人常用量治疗剂量为$1 \sim 5\mu g/(kg \cdot min)$,10min内以$1 \sim 4\mu g/(kg \cdot min)$速度递增,以达到疗效。不宜超过$20\mu g/(kg \cdot min)$。

3. α受体阻断药

(1) 酚妥拉明(phentolamine, 立其丁, regitine):酚妥拉明可扩张血管、降低周围血管阻力,其对小静脉的作用比对小动脉强,可以降低毛细血管静水压,降低肺循环阻力,防止肺水肿的发生。同时,也能增强心肌收缩力,增加心输出量。临床上适用于心排血量低、外周阻力高、已补足血容量的感染性、神经源性及心源性休克患者。常见不良反应为低血压,心动过速或心律失常和心绞痛,亦有腹痛、腹泻、恶心、呕吐等消化道症状。成人常用剂量为$20 \sim 40mg$,加入5%葡萄糖500ml中,以$0.3 \sim 0.5mg/min$静滴。

(2) 酚苄明(苯苄胺, phenoxybenzamine, dibenzyline):本品为一种长效阻断剂,其药理作用和临床应用与酚妥拉明相似,但因其起效慢,作用长而持久,直立性低血压的发生较酚妥拉明更常见。静脉滴注为 1mg/kg 加入生理盐水 200 ~ 500ml 中静滴 1 小时以上。

4. 其他扩血管药物 胆碱能受体阻滞剂如东莨菪碱(scopolamine)、山莨菪碱等可抑制腺体分泌,解除毛细血管痉挛,从而改善微循环,可用于感染性休克的治疗。其他类尚有冬眠合剂、血管紧张素转换酶抑制剂等药物。

(二) 血管收缩药

本类药物能够通过收缩血管、升高血压、增加组织灌流压,同时能增强心肌收缩力和心输出量。但本类药物的缩血管作用能引起肾血管流量减少,造成少尿或无尿,所以仅适合于短期内小剂量使用。主要适用于:①血压骤降,需短时间内提升血压、增强心肌收缩力、保证重要脏器(心、脑)的血液供应;②补充血容量后,血压仍不回升,外周阻力低,心输出量少者;③与 α 受体阻断药合用,可去除其 α 受体的兴奋作用,保留 β 受体兴奋作用。

1. 肾上腺素(adrenaline,epinephrine) 小剂量肾上腺素兴奋心脏使心排出量增加,收缩压中度升高,同时作用于骨骼肌血管床的 β_2 肾上腺素受体,血管扩张,周围血管阻力降低而减低舒张压。较大剂量时作用于骨骼肌血管床 α 肾上腺素受体,使血管收缩,增加外周血管阻力,使收缩压、舒张压均增高,并且能抑制组胺和白三烯等过敏物质的释放。主要用于过敏性休克的治疗,纠正主要由体外循环所引起的低排血量综合征。成人用量初始量为 0.5mg,皮下或肌内注射,随后0.025 ~ 0.05mg 静脉注射,如需要可每隔 5 ~ 15min 重复给药一次。

2. 去甲肾上腺素(noradrenaline,norepinephrine) 去甲肾上腺素可以激动血管的 α 受体,使全身血管收缩,使总的外周阻力增加,使收缩压和舒张压升高,增加冠状动脉血流量;激动心脏的 β_1受体使心肌收缩力增加,心率加快,心排出量增加。用于各种休克(除外出血性休克)早期。小剂量短期内静滴,以维持血压,保证脑、心等重要器官血液供应。该药外漏可引起局部组织的缺血、坏死;若大剂量长时间使用,有引起急性肾衰竭的风险;突然停药可产生低血压。成人常用量开始以 8 ~ 12μg/min 速度滴注,根据血压调整滴速,维持量 2 ~ 4μg/min。

3. 间羟胺(metaraminol,阿拉明,aramine) 间羟胺是人工合成的拟交感胺,对心脏、血管的作用与去甲肾上腺素相似,小剂量应用时主要表现为 β_1 受体兴奋,心肌收缩力增强,心排出量增加。目前主要用于各种休克的早期,可与多巴胺合用治疗重症休克,包括心源性休克和感染性休克等。成人静脉注射初始量用 0.5 ~ 5mg,继而静脉滴注,将本药 15 ~ 100mg 加入生理盐水或 5% 葡萄糖液 500ml 中,根据血压调整滴数和用量。

(三) 强心药

1. 磷酸二酯酶抑制剂 临床上常用的是氨力农(氨吡酮,amrinone)和米力农(milrinone),其作用机制是抑制细胞内磷酸二酯酶活性,增加细胞内 cAMP 的水平,从而增加心肌收缩性,扩张动静脉。同时具有正性肌力和扩张血管的作用。在严重的心力衰竭患者能增加心搏出量、射血分数,并能降低心脏充盈压和系统动脉血压。对平均动脉压和心率无明显影响。米力农为氨力农的类似物,其作用是氨力农的 10 ~ 30 倍,作用时间短,副作用也少。临床上主要用于各种原因引起的急性心力衰竭,慢性心力衰竭急性加重期的短期治疗。用法:氨力农首剂 750μg/kg,2 ~ 3 分钟注射完,并用 5 ~ 10μg/(kg·min)作静脉滴注维持疗效,每日最大的剂量不超过 10mg/kg。米力农静脉注射 25 ~ 75μg/kg,以后每分钟 0.25 ~ 1.0μg/kg 维持,每日最大剂量不超过 1.13μg/kg。两者用药疗程不超过 2 周。

2. 洋地黄类药物 该类药物治疗量的药理作用包括:①增加心肌收缩力和速度,可以抑制细胞膜上的 Na^+-K^+-ATP 酶,减少钠钾交换,增加钙离子转入而使心肌收缩力增强;②通过直接对心肌细胞和间接通过迷走神经的作用,降低窦房结自律性;提高浦肯野纤维自律性;减慢房室结传导速度。临床常用的洋地黄制剂包括毒毛花苷 K(strophanthin K)、毛花苷 C(西地兰,lanatoside C),两者作用快、维持时间短,适用于急性心功能不全或慢性心功能不全急性加重者。但本品的用药安全窗小,易出现洋地黄中毒,表现为出现新的心律失常、胃肠道反应以及中枢神经症状。毒毛花苷 K 静脉注射成人常用量首剂 0.125 ~ 0.25mg(5% 葡萄糖注射液稀释),2 小时后按需要再给 0.125 ~ 0.25mg,总量 0.5mg。西地兰静脉注射成人剂量首次 0.4 ~ 0.8mg(5% 葡萄糖注射液稀释),必要时可间隔 2 ~ 4 小时后再给 0.2mg;维持量为每日 0.2 ~ 0.4mg,一日一次,或分 2 次,间隔 12 小时。

3. 肾上腺素能受体兴奋剂　多巴胺和多巴酚丁胺是较早应用于心衰治疗的药物,多巴胺药理机制和临床应用等详见血管扩张药章节,多巴酚丁胺是多巴胺的衍生物,可通过兴奋 β_1 受体增强心肌收缩力,对加快心率的反应比多巴胺小。

四、休克的激素治疗

糖皮质激素(glucocorticosteroid)的作用包括直接增强心肌收缩力并使心肌细胞对儿茶酚胺的敏感性增加;具有膜稳定性,尤其是溶酶体膜,防止溶酶体破裂;减少致炎物质的合成与释放;抑制血小板聚集;提高机体对细菌内毒素的耐受力,减轻毒血症。目前常用的药物包括地塞米松、氢化可的松和泼尼松龙,主要用于感染性休克、低血容量性休克的辅助治疗。短期使用副作用少,长期使用,使免疫功能受抑制,致使感染扩散。激素治疗的原则是早期、足量、短时。以静脉注射为主。氢化可的松 200 ~ 300mg 以生理盐水或 5% 葡萄糖液 500ml 稀释后静脉滴注,每日 1g,连用不超过 3d。地塞米松每日用量 3 ~ 6mg/kg,泼尼松龙每日 30mg/kg。

五、其他抗休克药物

包括高张盐水和中分子羟基淀粉(HES)溶液、纳洛酮(naloxone)、极化液和氧自由基清除剂等药物。

【试题】

(一) 单项选择题

1. 休克的现代概念是(　　)
   A. 休克时剧烈的震荡或打击
   B. 休克是以脸色苍白、四肢发凉、出冷汗、脉搏细弱、尿量减少、血压降低为临床表现的综合征
   C. 休克是急性外周动脉紧张度不足所致的循环衰竭
   D. 休克是机体丧失对外界刺激的调节能力
   E. 休克是急性循环障碍使组织血液灌注量严重不足

2. 下列哪一类不属于低血容量休克(　　)
   A. 失血　　　　　　B. 烧伤　　　　　　C. 挤压伤
   D. 脱水　　　　　　E. 感染

3. 下列情况首选缩血管药物的是(　　)
   A. 心源性休克　　　B. 过敏性休克　　　C. 感染性休克

D. 失血性休克　　　　　E. 烧伤性休克

4. 应用糖皮质激素治疗休克的主要机制是（　　）

A. 加强心肌收缩　　　　　　　　B. 稳定细胞膜和细胞器

C. 阻断儿茶酚胺有害作用　　　　D. 扩张小血管、改善微循环

E. 增强肝脏解毒能力

5. 治疗休克的补液原则为（　　）

A. 失多少补多少　　B. 需多少补多少　　C. 宁多勿少

D. 宁少勿多　　　　E. 血压正常可停止补液

6. 应用扩血管药治疗休克应首先（　　）

A. 充分扩容　　　B. 病因治疗　　　C. 改善心功能

D. 纠正酸中毒　　E. 防止细胞损伤

7. 休克代偿期的主要治疗措施为（　　）

A. 扩血管药物　　B. 缩血管药物　　C. 扩充血容量

D. 强心药　　　　E. 纠正酸中毒

8. 休克进展期充分扩容后宜（　　）

A. 扩血管药物　　B. 缩血管药物　　C. 扩充血容量

D. 强心药　　　　E. 纠正酸中毒

9. 微循环血量占总循环血量的（　　）

A. 5%　　　　B. 10%　　　　C. 15%

D. 20%　　　E. 25%

10. 纠正休克时最常用的血管活性药物是（　　）

A. 肾上腺素　　B. 多巴酚丁胺　　C. 间羟胺

D. 多巴胺　　　E. 异丙肾上腺素

11. 长期大量使用升压药治疗休克的弊病是（　　）

A. 增加机体对升压药的耐受性　　B. 使血管平滑肌对升压药失去反应

C. 使机体的交感神经系统耗竭　　D. 使微循环障碍加重

E. 使机体丧失对应激反应的能力

12. 从纳洛酮的抗休克作用,说明下列哪一种物质在休克发病机制中起重要作用（　　）

A. 血栓素 A_2　　B. 内源性阿片肽　　C. 血管紧张素Ⅱ

D. PAF　　　　　E. NO

13. 冬眠灵的配方是（　　）

A. 异丙嗪 + 哌替啶　　B. 氯丙嗪 + 异丙嗪　　C. 异丙嗪 + 哌替啶 + 氯丙嗪

D. 异乐定 + 哌替啶　　E. 氯丙嗪 + 哌替啶 + 安定

（二）多项选择题

1. 休克治疗中缩血管药物的使用原则是（　　）

A. 用于休克早期血压过低,而暂时无法扩容

B. 用于过敏性休克和神经源性休克

C. 用于休克期血压降低不明显患者

D. 用于心源性和感染性休克高动力型

E. 用于血容量补足而血压仍较低的患者

2. 扩血管药**不宜**用于（　　　）

　　A. 失血性休克　　　　　B. 心源性休克　　　　　C. 过敏性休克

　　D. 高动力型休克　　　　E. 神经源性休克

3. 下列哪项不是休克治疗的主要目的是（　　　）

　　A. 恢复血容量　　　　　B. 升高血压　　　　　　C. 恢复心排出量

　　D. 恢复组织血流灌注　　E. 恢复器官功能

4. 阿托品的临床应用有（　　　）

　　A. 窦房阻滞　　　　　　B. 膀胱刺激症　　　　　C. 盗汗

　　D. 感染性休克　　　　　E. 有机磷酸酯中毒

（三）填空题

1. 根据休克的微循环变化特点可把休克分为＿＿＿＿、＿＿＿＿和＿＿＿＿＿三期。

2. 长期大量使用缩血管药物治疗休克可使＿＿＿＿＿加重，使＿＿＿＿＿进一步下降，导致休克恶化。

3. 休克患者的补液原则是＿＿＿＿，＿＿＿＿，在＿＿＿＿＿的基础上，可适当选用血管活性药物。

4. 低血容量性休克发展到休克进展期，因微循环淤血、血浆外渗，治疗上补液量应大于＿＿＿＿＿量，不但要补充＿＿＿＿，而且还要补充＿＿＿＿量。

（四）名词解释

1. 休克（shock）

2. 弥散性血管内凝血（disseminated intravascular coagulation，DIC）

（五）简答题

1. 哪些原因可以引起休克？

2. 休克中可使用的血管活性药物有哪些？

3. 休克发病的始动环节有哪些？各举一型休克说明。

（六）论述题

1. 休克患者使用糖皮质激素的主要作用有哪些？

2. 根据休克的微循环学说，如何合理使用血管活性药物？

【答案】

（一）单项选择题

1. E　　2. D　　3. B　　4. B　　5. B　　6. A　　7. C　　8. E　　9. D　　10. D

11. B　　12. B　　13. C

（二）多项选择题

1. ABDE　　2. CDE　　3. ABCE　　4. ABCDE

（三）填空题

1. 微循环缺血期　微循环淤血期　微循环衰竭期

2. 微循环障碍　有效循环血量

3. 需多少　补多少　充分补液

4. 丢失　已丢失的体液　血浆外渗和淤滞在微循环中的血液量

（四）名词解释

1. 休克（shock）：是机体在各种强烈有害因子作用下发生的组织有效血液灌流量急剧减少，从而导致细胞和重要器官功能代谢障碍、结构损害的急性全身性病理过程。

2. 弥散性血管内凝血（disseminated intravascular coagulation，DIC）由于血液内凝血机制被弥散性激活，促发小血管内广泛纤维蛋白沉着，导致组织和器官损伤；另一方面，由于凝血因子的消耗引起全身性出血倾向。两种矛盾的表现在 DIC 疾病发展过程中同时存在，并构成特有临床表现。

（五）简答题

1. 哪些原因可以引起休克？

休克的原因有严重失血、烧伤、创伤、感染、过敏、大面积心肌梗死及强烈的脑、神经损伤和高位脊髓麻醉等。

2. 休克中可使用的血管活性药物有哪些？

包括：血管扩张药、收缩血管药、强心药，血管扩张药又包括了：直接扩血管药、扩血管兼强心药、α受体阻断药。

3. 休克发病的始动环节有哪些？各举一型休克说明。

各种病因分别通过三个环节影响组织有效灌流量而导致休克：血容量减少：如失血性休克；血管容量增加：如过敏性休克；心泵功能障碍：如心源性休克。

（六）论述题

1. 休克患者使用糖皮质激素的主要作用有哪些？

糖皮质激素一般用于感染性休克和严重休克。其主要作用有：①阻断α受体兴奋作用，使血管扩张，降低外周阻力，改善微循环；②保护细胞内溶酶体，防止溶酶体破裂；③增强心肌收缩力，增加心排量；④增进线粒体功能和防止白细胞聚集；⑤促进糖异生，使乳酸转化为葡萄糖，有利于酸中毒减轻；⑥降低患者对内毒素的敏感性，一般主张大剂量应用，但只是用 1～2 次。

2. 根据休克的微循环学说，如何合理使用血管活性药物？

血管活性药物分为缩血管药物和扩血管药物，根据微循环学说，合理使用血管活性药物，应从下列四方面论述：①用药目的：由于微循环障碍，休克时组织的有效血液灌流量急剧减少，选用血管活性药物的目的必须提高组织微循环血液灌流量，反对单纯追求升高血压长期大量使用血管收缩药而导致灌流量明显下降，主张合理使用。②用药前提：扩血管药物应在充分补充血容量的基础上应用，否则，血管扩张使血压急剧下降，心脑血管将丧失自身调节能力而使血液供应减少；缩血管药物应在纠正酸中毒的基础上应用，否则，由于酸中毒使血管壁对血管活性药物的反应性降低，且参与微血管扩张，如果不纠正酸中毒，缩血管药难以奏效。③扩血管药物的应用：适用于低排高阻型休克或使用缩血管药物引起血管高度痉挛的患者。在休克早期可解除毛细血管前阻力，提高微循环灌注量；在休克中、晚期，可解除过高的毛细血管后阻力，改善微循环血液淤滞，提高组织灌流量。④缩血管药物的应用：使过敏性休克和神经源性休克扩大了的血管床容量缩小，恢复血管床与血容量的平衡，纠正全身组织的血液灌注不足，是这二型休克的最佳选择药物。高排低阻型感染性休克和低阻力型心源性休克，在综合治疗的基础上，也可应用缩血管药，防止血管床的进一步扩大和血压的进一步降低。如血压过低，降低到心脑血管丧失自身调节的临界值（7.0kPa）以下，又无条件迅速补液时，可使用缩血管药物，暂时提升血压，保证心脑的血液灌流。

【延伸阅读】

一、去甲肾上腺素治疗休克的新进展

应用血管活性药物是休克重要的循环支持手段,提高血压是应用血管活性药物的首要目标,然而改善器官组织灌注,逆转组织缺血,才是休克复苏和血管活性药物应用的关键。理想的血管活性药物应能迅速提高血压,改善心脏和脑血流灌注,改善内脏器官的血流灌注,纠正组织缺血,防止多器官功能障碍综合征(multiple organ dysfunction syndrome,MODS)的发生。

目前多个临床指南将去甲肾上腺素和多巴胺作为治疗休克的一线用药。相继发表的去甲肾上腺素对感染性休克血流动力学影响的研究证明,去甲肾上腺素较多巴胺在治疗感染性休克方面有更大的优势,尤其是前者在提高平均动脉压、增加外周血管阻力和改善肾功能方面表现了较强的作用,能够改善内脏的灌注和氧合,可使局部氧代谢改善,氧摄取率增加,满足了微循环对氧的需求,而后者可能有更多的不良反应,特别是心房颤动等心律失常,且死亡风险增加。

1. 去甲肾上腺素的肾脏保护作用　去甲肾上腺素可迅速改善感染性休克患者的血流动力学状态,显著增加肌酐清除率和尿量,改善肾脏功能。其原因可能与去甲肾上腺素能引起入球小动脉和出球小动脉收缩,增加肾小球囊内压、增加滤过压,从而增加尿量和滤过水排泄分数有关。此外,去甲肾上腺素可通过 β_1 受体引起的正性肌力作用和冠状动脉灌注压的升高以增加心输出量,从而增加肾血流量。

2. 去甲肾上腺素对内脏血流的影响　在休克及感染性休克等血管扩张的情况下,去甲肾上腺素可通过增加外周循环阻力升高血压,从而增加脏器血流。去甲肾上腺素还具有部分 β 受体作用和冠状动脉灌流增加,也可进一步增加内脏血供。研究发现在感染性休克中应用去甲肾上腺素可使动静脉短路的血管收缩,分流减少,还可提高胃肠道 pH 值,从而增加内脏血流,改善胃肠缺氧和代谢。近期有研究指出中等剂量去甲肾上腺素[0.4mg/(kg·min)]显著增加冠状动脉和肾脏血流,对肠道血流无明显影响,只有在平均动脉压(MAP)超过 150mmHg 时应用去甲肾上腺素才能减少内脏血流。

总之,去甲肾上腺素在改善休克患者血压和改善肾等内脏灌注方面具有一定的价值,其在抗休克治疗中的应用需根据不同类型休克以及应用的时间和剂量进行选择。

二、感染性休克的容量复苏

给予充分的血容量支持,可从静脉及胃肠道补给,保证组织灌注,快速扩容以增加心排血量和运输氧的能力,保证脑组织及各器官组织氧的供给,迅速恢复循环血容量,减少器官血流灌注不足的时间,防止发生多器官功能衰竭。

容量复苏的目标:一旦确定存在组织低灌注时应当立即进行,不应延迟到患者入住重症监护病房以后。对急性全身感染导致的低灌注的复苏目标包括以下所有内容,并作为治疗方案的一部分:①CVP8 ~ 12mmHg;②MAP ≥ 65mmHg;③尿量 > 30ml/h;④ScO_2 ≥ 0.70 或混合静脉血氧饱和度(SvO_2)≥ 0.65。对以乳酸水平升高作为组织低灌注指标的患者,以乳酸水平降至正常作为复苏目标。

容量复苏的原则:感染性休克早期,患者均有血容量不足,根据血细胞比容、中心静脉压和血

流动力学监测选用补液的种类,掌握输液的速度。推荐晶体为主,有利于防止胶体从血管渗漏导致肺水肿和心力衰竭的发生。低蛋白血症患者推荐白蛋白。需要强调的是,容量复苏应考虑疾病需要,以及患者心血管的顺应性,心血管顺应性差时(如心力衰竭或肾功能衰竭时),早期目标导向治疗(early gold directed therapy,EGDT)可能导致基础疾病加重,输液速度不宜太快。不建议早期进行有创检测,因为相当一部分患者可以从早期液体复苏中恢复。

(沈江华 闫素英)